CHIRURGIE
DES ARTÈRES

DES VEINES
DES LYMPHATIQUES ET DES NERFS

PAR

J. BOUGLÉ

Chirurgien des hôpitaux de Paris.

Avec 96 figures dans le texte.

PARIS
OCTAVE DOIN, ÉDITEUR
8, PLACE DE L'ODÉON, 8

1901

CHIRURGIE
DES ARTÈRES

DES VEINES
DES LYMPHATIQUES ET DES NERFS

PAR

J. BOUGLÉ

Chirurgien des hôpitaux de Paris.

Avec 96 figures dans le texte.

PARIS

OCTAVE DOIN, ÉDITEUR

8, PLACE DE L'ODÉON, 8

1901

CHIRURGIE

DES ARTÈRES, DES VEINES

DES LYMPHATIQUES ET DES NERFS

CHIRURGIE
DES ARTÈRES

DES VEINES

DES LYMPHATIQUES ET DES NERFS

PAR

J. BOUGLÉ

Chirurgien des hôpitaux de Paris.

Avec 96 figures dans le texte.

PARIS

OCTAVE DOIN, ÉDITEUR

8, PLACE DE L'ODÉON, 8

1901

BIBLIOTHÈQUE

DE

CHIRURGIE CONTEMPORAINE

Publiée sous la direction de

A. BRICARD ET **E. ROCHARD**

Professeur agrégé à la Faculté de médecine de Paris,
Chirurgien de l'hôpital Saint-Louis

Chirurgien des Hôpitaux
de Paris

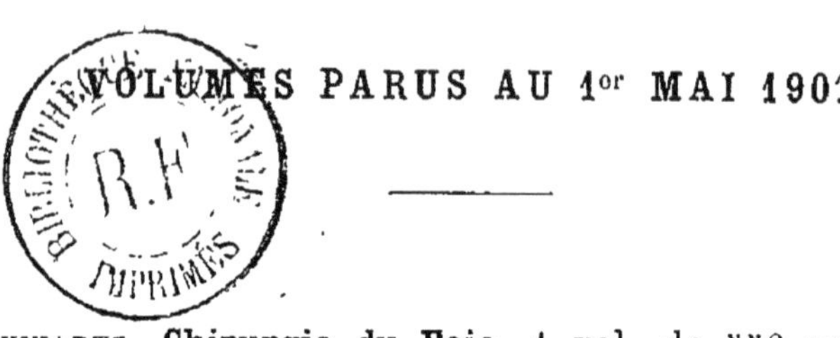

VOLUMES PARUS AU 1ᵉʳ MAI 1901

E. Schwartz, **Chirurgie du Foie**, 1 vol. de 550 pages avec 58 figures dans le texte. . . . .   7 fr.

P. Villemin, **Infections, Traumatismes et Diathèses**, 1 vol. de 550 pages, avec figures tirées en couleurs dans le texte . . . .   7 fr.

J. Bouglé, **Chirurgie des artères, de veines, des lymphatiques et des nerfs**, 1 volume de 500 pages, avec 96 figures dans le texte. . . . .   6 fr.

P. Mauclaire, **Chirurgie générale des muscles, des tendons, des bourses séreuses et de la peau**, 1 volume de 425 pages avec 79 figures dans le texte . . . .   6 fr.

J. Arrou, **Chirurgie de l'appareil génital de l'homme**, 1 volume de 350 pages avec figures dans le texte . .   5 fr.

CHIRURGIE
DES ARTÈRES, DES VEINES
DES LYMPHATIQUES ET DES NERFS

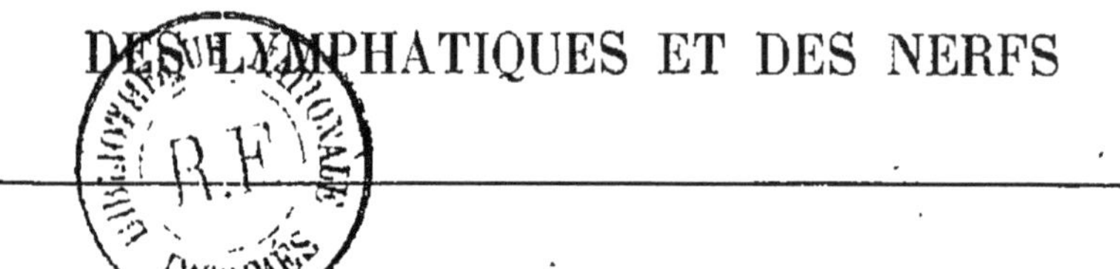

PREMIÈRE PARTIE
CHIRURGIE DES ARTÈRES

PRÉLIMINAIRES

STRUCTURE NORMALE DES ARTÈRES

Il est impossible d'entreprendre l'étude anatomique des *traumatismes artériels* et des *anévrismes* sans connaître la disposition normale des artères.

Nous devons donc dans un court chapitre, résumer nos connaissances actuelles sur la structure des artères.

Lorsqu'on dissèque une artère, on constate qu'elle est environnée d'une atmosphère de tissu cellulaire lâche résultant sans doute des mouvements incessants de distension et de rétraction qui caractérisent ce qu'on a appelé la *locomotion des artères*. Vers la surface du vaisseau, ce tissu cellulaire devient plus dense et lui constitue une *gaine* qui, mince et peu visible au niveau des petites artères, devient très apparente lorsqu'on examine un tronc important, la carotide ou la fémorale par exemple. Cette gaine est reliée à la périphérie de l'artère par quelques tractus de tissu conjonctif qui servent de soutien aux nombreux vaisseaux et nerfs se rendant à l'artère. Elle remplit donc un double rôle :

elle protège et isole l'artère et lui fournit ses nerfs moteurs et trophiques et ses vaisseaux nourriciers.

La paroi artérielle est constituée par trois tuniques : externe, moyenne et interne (fig. 1).

La *tunique externe* ou *adventice* est formée de fibres élastiques anastomosées ; dans les mailles de ce réseau se trouvent des fibres et des cellules conjonctives. Vers la tunique moyenne le tissu élastique se condense en une sorte de lame qui porte le nom de limitante externe.

La *tunique moyenne* est la plus épaisse, c'est également la plus importante, l'artère lui doit ses propriétés physiologiques. Elle renferme des fibres musculaires lisses et des fibres élastiques en proportion variable suivant l'artère qu'on envisage. Au niveau des membres, les artères sont à *type musculaire* (fig. 2) ; la tunique moyenne est essentiellement musculaire, les fibres disposées circulairement sont presque au contact les unes des autres, séparées seulement par quelques fibres conjonctives et élastiques et par quelques cellules plates conjonctives.

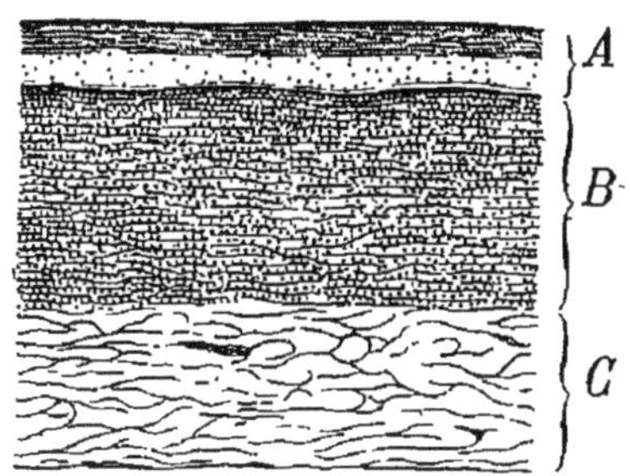

Fig. 1.

Coupe longitudinale de l'aorte thoracique de l'homme, faible grossissement.

A, tunique interne. — B, tunique moyenne. C, tunique externe (d'après Ranvier).

Dans les grosses artères, comme l'aorte, les carotides, l'élément *élastique* prédomine. La tunique moyenne est représentée par une série de lames élastiques superposées, reliées les unes aux autres par des tractus de même nature. Dans l'intervalle, se trouvent quelques fibres musculaires lisses ainsi que des fibres et cellules conjonctives.

Vers la tunique interne, la tunique moyenne est limitée par une lame élastique plus épaisse, d'aspect plus réfringent sur les coupes. C'est la *lame élastique interne* toujours très visible, et qui constitue un point de repère important dans les examens de pièces pathologiques.

La lame élastique interne se retrouve sur toutes les artères ; son aspect réfringent tranche davantage sur les artères à type musculaire.

La *tunique* la plus *interne* encore appelée *endartère*, ou *tunique de Bichat* est composée de deux couches : en dedans, vers la

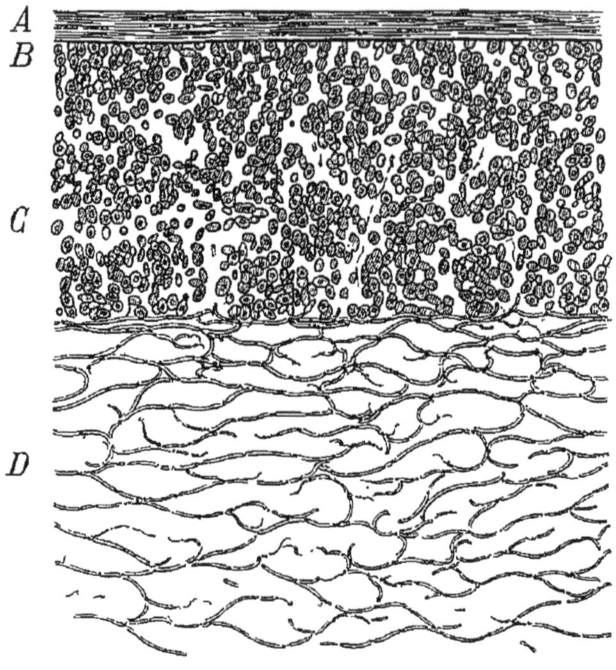

Fig. 2.

Coupe longitudinale de la radiale de l'homme après dessiccation.

A, tunique interne. — B, lame élastique interne. — C, tunique moyenne.
D, tunique externe. 150 diamètres (d'après RANVIER).

lumière du vaisseau, elle est limitée par une rangée de cellules plates qu'on nomme l'endothélium ; celui-ci est doublé d'une couche conjonctive élastique renfermant des fibres élastiques anastomosées, des fibres et des cellules conjonctives.

Les *vaisseaux nourriciers* (*vasa vasorum* des anciens), émanant de la gaine péri-artérielle, se ramifient dans la tunique externe et s'arrétent normalement à la surface de la tunique moyenne. Nous verrons plus loin que la pénétration des vasa vasorum dans les couches profondes constitue un des caractères les plus communs de la pathologie artérielle.

Des *fibres nerveuses* pâles, dites fibres de REMAK, anastomosées en plexus dans l'épaisseur de la tunique externe, se terminent au niveau des fibres musculaires de la tunique moyenne.

CHAPITRE PREMIER
LÉSIONS TRAUMATIQUES

ARTICLE PREMIER
PLAIES, CONTUSIONS, RUPTURES

Les artères sont soumises à des altérations variables suivant la nature de l'agent vulnérant et selon son mode d'action.

D'emblée, il y a lieu de distinguer les **plaies par piqûre ou section**, les **contusions**, les **ruptures** et les **ulcérations**.

Les ulcérations des artères méritent une étude à part non pas à cause de leur fréquence, nous verrons en effet qu'elles sont relativement rares, mais parce qu'elles relèvent d'un processus spécial.

Quant aux piqûres et sections, contusions et ruptures, elles se trouvent très fréquemment associées, aussi les envisagerons-nous dans un chapitre commun.

§ 1. — ÉTIOLOGIE, ANATOMIE ET PHYSIOLOGIE PATHOLOGIQUES

PLAIES

A. **Plaies par piqûre.** — Les piqûres d'artères sont produites par des aiguilles, des épingles, par la branche pointue de ciseaux, ou encore par la pointe d'une épée, d'un fleuret, d'un poignard ou d'une baïonnette. Dans certaines fractures, comme celle du bassin, un fragment osseux pointu et saillant, une esquille, peuvent léser un tronc artériel important. On a encore vu de ces plaies déterminées par l'aiguille d'une seringue de Pravaz, par l'extrémité d'un trocart ou bien au cours d'une opération par le bistouri, les ciseaux ou l'aiguille à sutures maladroitement dirigés.

Les cas de perforation de l'aorte à travers l'œsophage rapportés par Poulet [1] ne doivent pas être classés parmi les plaies par piqûre, mais plutôt parmi les ulcérations vasculaires. Il en est de même des blessures produites par les séquestres dans l'ostéomyélite ou la tuberculose osseuse.

La piqûre du vaisseau n'est pas toujours *pénétrante*. La pointe de l'instrument peut s'arrêter à la tunique externe ou à la tunique moyenne. CALLISEN, GUATTANI, GUTHRIE ont signalé ces *plaies non pénétrantes* et HALLER les a reproduites expérimentalement. En pratique, elles n'ont pas d'intérêt et ne méritent pas de nous arrêter.

La pointe d'une fine aiguille peut traverser la paroi artérielle et même le vaisseau de part en part sans entraîner d'hémorragie. L'instrument pénètre entre les fibres musculaires de la tunique moyenne, les écarte sans les rompre et lorsqu'il est retiré, l'oblitération se fait spontanément par rapprochement des fibres momentanément écartées.

Mais c'est là un fait exceptionnel, habituellement la blessure est plus large et l'hémorragie se produit. Le sang issu du vaisseau s'infiltre d'abord dans l'épaisseur de la gaine celluleuse périvasculaire. Si l'épanchement est plus abondant, cette première barrière est franchie et le sang se répand autour du vaisseau, maintenu par les parties molles (muscles, aponévroses, téguments) et par les plans osseux qui environnent l'artère.

B. **Plaies par section.** — Ici encore on a décrit des *plaies non pénétrantes*, n'intéressant qu'une ou plusieurs tuniques sans entamer toute l'épaisseur de la paroi, et l'on discuta longtemps pour savoir si la tunique interne intacte faisait hernie à travers les tuniques externe et moyenne sectionnées. Ayant fait à plusieurs reprises sur le chien des *excisions partielles*, des *sections superficielles* d'artères dans le but de produire des anévrismes, je n'ai jamais constaté de hernie tuniquaire à travers la brèche faite à la paroi artérielle.

[1] Poulet. *Traité des corps étrangers en chirurgie*, p. 122.

. Au surplus, cette question n'a pas à l'heure actuelle l'importance qu'on lui accordait jadis. Les plaies non pénétrantes parmi lesquelles on peut ranger la *dénudation*, c'est-à-dire la destruction de la gaine celluleuse péri-vasculaire, qu'on s'efforçait d'éviter au cours des opérations, n'ont pas la gravité qu'on leur attribuait et le chirurgien n'a guère à s'en préoccuper à condition toutefois que la paroi artérielle n'ait pas perdu sa solidité au point de se rompre secondairement sous l'influence de l'élévation de la tension sanguine.

Les accidents constatés autrefois à la suite des érosions et dénudations artérielles étaient en réalité la conséquence de *l'infection* de la plaie : une artérite se déclarait qui aboutissait à la thrombose ou à l'embolie septique. A l'heure actuelle nous ne redoutons pas l'infection opératoire que nous savons éviter, mais dans les opérations au cours desquelles des troncs artériels importants sont mis à nu, nous devons éviter l'action irritante caustique des antiseptiques. La *chirurgie des vaisseaux*, et nous aurons souvent l'occasion de le répéter, *a largement bénéficié de la substitution de l'asepsie à l'antisepsie*. On empêchera ainsi les thromboses aseptiques qui pourraient résulter de l'action destructive d'un liquide antiseptique sur une paroi artérielle entamée ou simplement dénudée.

La section artérielle, produite le plus souvent par un coup de couteau, de rasoir ou par un fragment de verre, est *complète* ou *incomplète* suivant que le vaisseau est séparé en deux tronçons

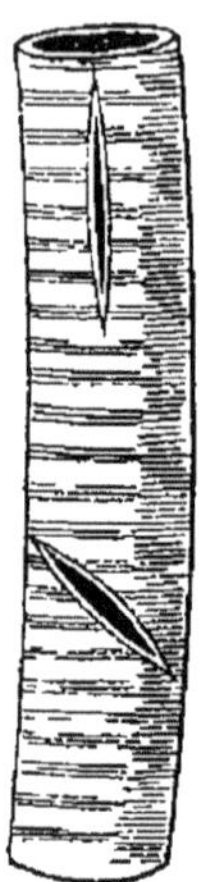

Fig. 3.

Sections longitudinale et oblique d'une artère (schéma).

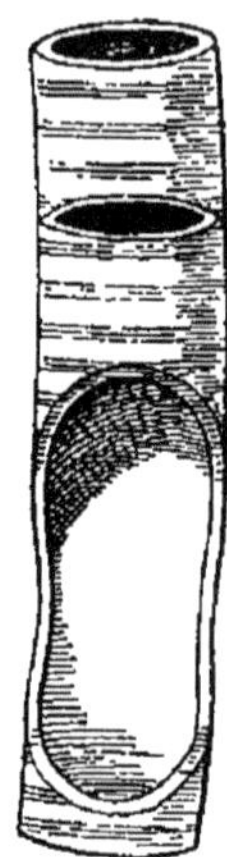

Fig. 4.

Sections transversales d'une artère (schéma).

ou qu'une portion seulement de la circonférence est atteinte. Dans ce dernier cas, la plaie est *longitudinale, transversale* ou *oblique*.

Dans la *section complète*, les deux bouts artériels se rétractent dans leur gaine, sous l'influence de leur élasticité. De plus, la contraction des fibres musculaires de la tunique moyenne amène le rétrécissement de l'orifice du vaisseau et contribue ainsi à la production de l'hémostase (MORAND)[1].

Dans les *plaies incomplètes longitudinales* (fig. 3), les deux lèvres de la section ont une tendance naturelle à rester au contact, ce qui est également favorable à l'hémostase spontanée. Au contraire, si la section est *transversale* (fig. 4), l'orifice est maintenu largement béant, et l'hémorragie est abondante. Les *plaies obliques* s'accompagnent d'un écartement modéré des lèvres de l'incision ; leur disposition est intermédiaire aux deux précédentes.

HÉMOSTASE SPONTANÉE. — Qu'il s'agisse d'une *piqûre* ou d'une *section longitudinale*, l'hémostase peut se produire spontanément au bout d'un temps assez court. Le sang issu du vaisseau se répand à son pourtour et rencontre un premier obstacle constitué par la gaine celluleuse de l'artère. Le défaut de parallélisme entre la plaie de cette gaine et celle du vaisseau, la nature même de cette gaine modérément extensible, expliquent la possibilité de l'hémostase, surtout si la blessure artérielle est minime.

D'autres fois, cette première barrière franchie, le sang fuse autour de la gaine vasculaire et rencontre les plans musculo-aponévrotiques environnant l'artère ; en certains points même, la barrière musculaire et fibreuse est renforcée par un plan osseux sous-jacent. Il en résulte un ralentissement dans l'écoulement du sang, ralentissement favorable à la coagulation.

Le caillot ainsi formé présente, comme l'a montré J.-L. PETIT[2],

---

[1] MORAND. *Mémoires de l'Académie des sciences*, 1736, p. 321.

[2] J.-L. PETIT. *Mémoires de l'Académie royale des sciences de Paris*, 1731, p. 35 ; 1732, p. 388 ; 1735, p. 435.

deux portions : l'une pariétale, interstitielle, étroite, entre les deux lèvres de la plaie artérielle, l'autre périphérique, étalée comme le chapeau d'un champignon ou « *la tête d'un clou* » (J.-L. PETIT) (fig. 5).

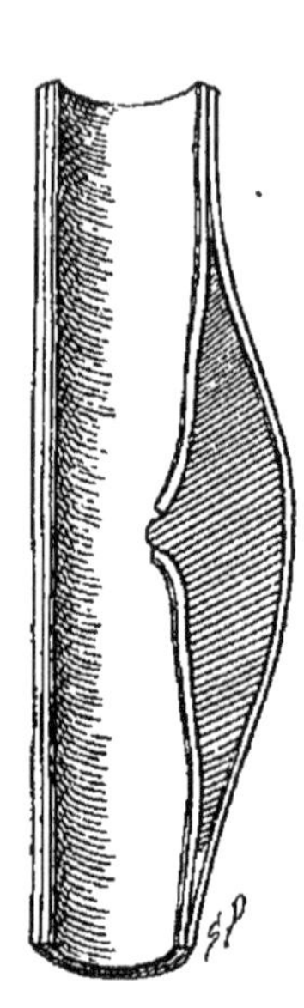

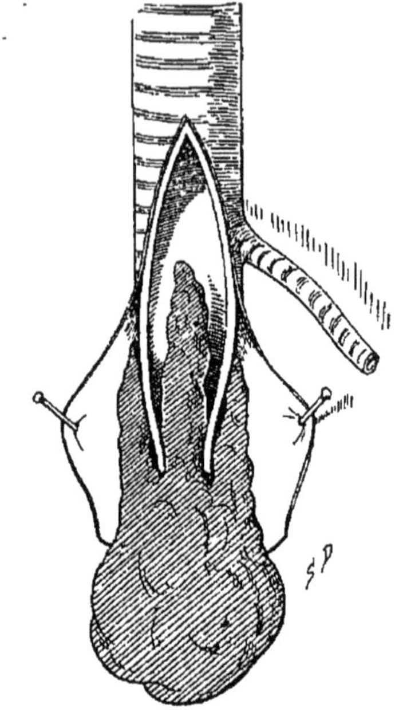

Fig. 5.

Hémostase spontanée
d'une plaie latérale (schéma).

Fig. 6.

Hémostase provisoire, bouchon et
couvercle (d'après FOLLIN et DUPLAY).

La coagulation a débuté par la tête du clou et s'est propagée à la « *tige* » qui oblitère l'orifice vasculaire. Aussi se trouve constituée un véritable bouchon ne présentant au début aucune adhérence avec le vaisseau ; puis peu à peu le caillot se modifie, il est envahi par le travail cicatriciel né de la paroi artérielle au voisinage de l'orifice traumatique, et à l'*hémostase provisoire*, fragile, que le moindre mouvement peut faire cesser par détachement du caillot, succède une *hémostase définitive* par cicatrisation de la plaie. Nous étudierons plus loin le mécanisme de l'hémostase définitive, à propos de la *ligature artérielle.*

Quand l'artère est *complètement sectionnée*, le sang s'épanche

1.

dans l'intérieur de la gaine celluleuse, entre les deux bouts artériels rétractés. La gaine celluleuse distendue renfoncée au dehors par les plans musculo-fibreux, s'oppose bientôt à l'écoulement sanguin, déjà ralenti par le resserrement des deux extrémités vasculaires. La coagulation spontanée se fait, d'abord dans la gaine entre les deux bouts de l'artère, (caillot externe ou « *couvercle* » de J.-L. PETIT), puis dans l'intérieur des tronçons vasculaires (caillot interne ou « *bouchon* ») (fig. 6). Les caillots internes sont coniques à base répondant au caillot externe et à sommet tourné vers l'intérieur du vaisseau. Le caillot du bout central de l'artère est toujours plus long, plus important que celui du bout périphérique (GUTHRIE); il se prolonge jnsqu'à la hauteur de la première branche collatérale.

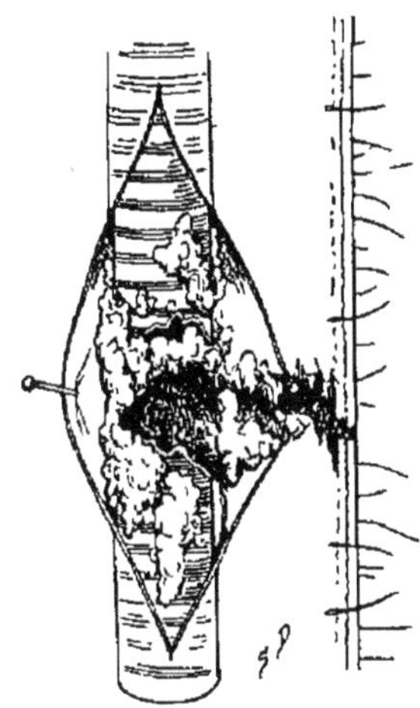

Fig. 7.

Plaie d'artère. Communication de la plaie avec l'extérieur par un trajet étroit (d'après FOLLIN et DUPLAY).

L'immobilité du sujet, l'abaissement de la pression artérielle, le ralentissement des battements du cœur, leur arrêt à plus forte raison, favorisent *l'hémostase provisoire*. Nombre de blessés ont échappé à la mort grâce à une syncope bienfaisante permettant au sang épanché de se coaguler. Chez les sujets très anémiques, chez les leucémiques, dans cette affection bizarre que par ignorance nous nommons *hémophilie*, le sang paraît avoir perdu une partie de son pouvoir coagulant. Aussi les plaies artérielles sont-elles particulièrement graves chez eux.

Lorsque la section intéresse une grande partie de la circonférence du vaisseau, l'hémostase spontanée est à peù près impossible, les deux bouts de l'artère étant maintenus béants par le pont de paroi vasculaire non sectionné.

Certaines régions sont peu propices à la coagulation. C'est ainsi que les blessures des gros vaisseaux situés au voisinage du cœur (aorte, carotide) sont presque toujours mortelles. De même si l'artère lésée traverse une zone de tissu cellulaire lâche, en longeant une articulation mobile (*creux de l'aisselle, pli du coude, creux poplité, aine,* etc.) ou côtoie une cavité séreuse toute prête à se laisser distendre par un épanchement (*péritoine, plèvre,* etc.) l'hémorragie peut être très abondante.

Nous n'insisterons pas davantage sur cette question de l'hémostase spontanée. Elle nous explique, et c'est là son unique intérêt, comment toutes les plaies artérielles ne sont pas mortelles; mais, nous l'avons vu, dans bien des cas, elle est nulle ou incomplète et même lorsqu'elle se produit, elle peut n'être que temporaire, donnant au malade et à son entourage une quiétude dangereuse.

Pratiquement, on ne devra jamais compter sur elle; en présence d'une plaie artérielle, l'intervention s'impose, la véritable hémostase est celle produite par le chirurgien.

ANÉVRISME DIFFUS. — Entre les petites plaies artérielles à épanchement très limité, à hémostase spontanée, et les grandes hémorragies rapidement mortelles, il y a lieu d'étudier une variété d'épanchement sanguin intermédiaire dans laquelle la masse est souvent animée de battements. C'est l'*anévrisme diffus*. Les conditions habituelles de sa production sont : d'une part, la lésion d'un rameau artériel important et d'autre part l'étroitesse de la plaie des téguments. Le sang est déversé en abondance dans le tissu cellulaire péri-artériel et ne trouve pas d'issue au dehors.

Un cas fréquemment rencontré en pratique est celui d'une blessure de l'artère fémorale par coup de couteau. Le sang ne peut pas s'échapper par l'incision étroite de la peau, il s'épanche dans les interstices musculo-aponévrotiques et distend la cuisse. A un certain moment, l'obstacle fourni par les plans musculaires, fibreux et osseux et par le tissu cellulaire refoulé et tassé soumet le sang épanché à une tension égale ou plus élevée que la pression artérielle. Par suite, l'hémorragie s'arrête, du moins momentanément, car sous l'influence d'un mouvement, d'une contraction musculaire, une fissure peut se produire et le sang fuse au delà de ses limites primitives. Le sang épanché subit les oscillations des ondes sanguines intra-vasculaires. Ainsi est constitué l'*anévrisme diffus* de LE FORT ; c'est une tuméfaction animée de battements isochrones aux pulsations artérielles. C'est par un véritable abus de langage qu'on à donné à cet épanchement le nom d'anévrisme, puisqu'il ne possède pas de paroi propre. Contrairement à nombre d'auteurs qui rangent l'*anévrisme diffus* dans le chapitre des *anévrismes artériels,* je pense qu'il doit en être distrait pour être décrit avec les *plaies des artères* dont il est une conséquence fréquente. FOLLIN [1] a proposé d'appeler ces anévrismes diffus : *anévrismes traumatiques* par opposition aux anévrismes vrais dits anévrismes spontanés. CRUVEILHIER les a dénommés : *hématomes anévrismaux diffus,* terme que MICHAUX [2] a adopté. Cette dernière expression ne me semble pas tout à fait exacte. L'hématome diffus est à proprement parler celui que nous voyons si fréquemment à la suite des fractures, c'est-à-dire cet épanchement sans limites précises qui infiltre progressivement tous les tissus de la profondeur à la surface aboutissant finalement à l'ecchymose, c'est-à-dire à l'infiltration du derme. La présence des battements qui caractérise l'épanchement appelé anévrisme diffus suppose au contraire que la collection sanguine est circonscrite. Quand on dit que l'anévrisme diffus n'a pas de parois propres, il faut s'entendre. Il est limité, en réalité, par une paroi, mais au lieu que celle-ci soit formée par le vaisseau distendu et dégénéré comme dans l'anévrisme artériel, elle est constituée par tous les tissus périphériques refoulés, tassés (tissu cellulo-graisseux, aponévroses, muscles, ligaments, périoste, etc.), si bien que lorsque cet anévrisme diffus date de quelques jours, et qu'une nappe de fibrine en tapisse les parois, à défaut de commémoratifs, le chirurgien incisant une telle poche pourrait hésiter entre un faux anévrisme par épanchement et un véritable anévrisme artériel à paroi adhérente. C'est sans doute en commettant une telle confusion que certains

---

[1] FOLLIN et DUPLAY. *Traité de pathologie externe,* t. II, p. 359.

[2] MICHAUX. *Traité de chirurgie.* Duplay-Reclus, t. II, p. 103.

auteurs ont conseillé de pratiquer l'extirpation de la poche des anévrismes diffus.

Le terme qui me paraît le meilleur pour dénommer l'anévrisme diffus est celui d'*hématome pulsatile*, supprimant le mot anévrisme qui prête à l'erreur.

C. **Plaies contuses.** — Jusqu'à présent nous avons supposé que la plaie artérielle (par piqûre ou section) était bien limitée, à bords nets. Il n'en est pas toujours ainsi ; souvent le corps vulnérant en même temps qu'il produit un trou écrase, meurtrit les portions avoisinantes de la paroi vasculaire. La lésion, on le conçoit, est beaucoup plus grave que la plaie artérielle simple. La destruction de la paroi vasculaire, plus ou moins étendue par mortification des régions avoisinant la plaie, peut atteindre le niveau des branches collatérales, par suite, la circulation supplémentaire se trouve entravée, et la gangrène en est la conséquence fréquente. De plus, ces tissus mortifiés sont une proie facile pour l'infection. La *gangrène* et l'*infection*, les deux principales complications des plaies artérielles en dehors de l'hémorragie primitive, doivent donc être ici particulièrement redoutées.

Ces plaies contuses sont produites par un corps pesant à la fois tranchant et contondant (*explosion de mine, éclats de verre, de meule*). Souvent la blessure résulte de l'action vulnérante d'un fragment osseux saillant dans la *fracture d'un membre*, ou la *rupture du bassin*.

Le type de ces plaies contuses est la *plaie par projectile d'arme à feu*. Les lésions produites par les balles de fusil de guerre sont les mieux connues. Elles ont été étudiées en France par DELORME [1], puis par CHAUVEL et NIMIER [2]. Les expériences de DELORME ont été faites avec le fusil Gras, celles de CHAUVEL et NIMIER avec le fusil Lebel. Ces derniers auteurs sont d'avis qu'on a beaucoup exagéré la facilité avec laquelle les artères échappent

---

[1] DELORME. *Traité de chirurgie de guerre,* 1888, t. I, p. 479 et suiv.

[2] CHAUVEL et NIMIER. *Traité pratique de chirurgie d'armée.* Paris, 1890.

à l'action des petits projectiles. Dans 42 coups de feu avec les balles cuirassées Lebel, ils ont obtenu 9 fois des lésions artérielles, soit 21,4 p. 100, qu'il s'agisse de contusion ou de plaie contuse. La question est de savoir si cette proportion reste la même, si au lieu d'expérimenter sur des artères de cadavres, les balles frappent des sujets vivants. Les artères pleines de sang à parois vivantes, plongées au sein d'un tissu cellulaire lâche, non condensé comme sur le cadavre, ne fuient-elles pas plus aisément le traumatisme ? Louis LAGANT [1] a apporté tout récemment la statistique des blessures artérielles dans la campagne de Santiago de la dernière guerre hispano-américaine. Elle tend à prouver la rareté de ces plaies avec les fusils de calibre réduit. Sur 1 400 blessés, pas un seul ne mourut d'hémorragie externe. La fémorale, l'iliaque externe, la cubitale furent liées chacune une fois pour anévrisme diffus, la radiale et la sous-clavière deux fois pour le même motif.

Il semble que dans bien des cas, l'action du projectile soit indirecte ; il produit une fracture et les os déplacés vont blesser l'artère. C'est l'opinion de GUHDE [2] qui remarque que les lésions artérielles sont beaucoup moins fréquentes dans les coups de feu des parties molles que dans les fractures.

L'observation de FISCHER [3], à savoir que sur les champs de bataille les plaies d'artères par balles se rencontrent plus souvent aux membres inférieurs qu'aux membres supérieurs, tient sans doute à la même cause.

CHAUVEL et NIMIER pensent qu'à l'avenir les *plaies* seront plus fréquentes que les *contusions* à cause de la vitesse de plus en plus grande des projectiles.

L'artère est blessée latéralement, perforée ou complètement sectionnée. Il n'est pas besoin d'une grande vitesse de projection pour produire les plaies latérales et les perforations artérielles d'après DELORME, CHAUVEL et NIMIER, contrairement à l'opinion de LIDELL et d'OTIS.

[1] L. LAGANT. *Archives de médecine et de pharmacie militaires,* t. XXXVI, n° 10, octobre 1900, p. 339.

[2] GUHDE. Cité par CHAUVEL et NIMIER, *loc. cit.*

[3] FISCHER. Cité par CHAUVEL et NIMIER,, *loc. cit.*

Dans les *plaies latérales*, les trois tuniques de l'artère sont coupées à la même hauteur, les bords de la section sont nets, à peine frangés, il n'y a pas rebroussement des tuniques à l'intérieur du vaisseau. Telles sont du moins les conclusions des expériences cadavériques. De même, quand l'artère est perforée, les orifices sont nets, arrondis, béants, du diamètre du projectile ou d'un diamètre inférieur. Ici encore on n'observe pas de rebroussement des tuniques dans l'intérieur du vaisseau; les trois tuniques sont sectionnées au même point. L'artère est percée de part en part ou bien, s'il s'agit d'un gros vaisseau, la perforation est parfois unique, la balle reste dans la lumière du vaisseau et, entraînant des esquilles ou des débris de vêtements, fait bouchon.

R. Le Fort [1] a rapporté un cas de perforation de l'aorte par balle de revolver; les bords étaient déchiquetés, l'orifice avait un aspect étoilé. Pensant que ces lésions produites sur un sujet vivant étaient différentes de celles obtenues expérimentalement, parce que ces dernières n'avaient pas été réalisées dans des conditions parfaites, cet auteur a repris les expériences cadavériques en s'efforçant de se rapprocher de la disposition physiologique, c'est-à-dire en maintenant dans l'aorte de l'eau sous pression. Il a vu que dans ces conditions les balles du revolver d'ordonnance (modèle 1892) produisent des plaies à bords irréguliers, déchiquetés, avec fissures à distance.

D'après Delorme, Chauvel et Nimier, dans les sections complètes, les bords de la plaie artérielle sont frangés, étirés. Cependant malgré cela, il n'y a pour ainsi dire jamais de recroquevillement des tuniques interne et moyenne et par suite *pas d'hémostase spontanée possible*. Parfois, l'artère est rompue par arrachement, à distance du point frappé par le projectile; dans ce cas la tunique externe s'allonge, s'étire.

CONTUSIONS

Les artères peuvent être fortement comprimées au point que la vitalité de leurs parois soit compromise sans qu'il y ait solu-

---

[1] R. Le Fort. *Bull. Soc. anat.*, 1898, n° 7, p. 284.

tion de continuité au moment même du traumatisme. La *contusion* résulte parfois de l'action d'un fragment osseux. Dans la fracture de l'extrémité inférieure du fémur, l'artère poplitée peut être contusionnée par le fragment supérieur.

Les deux mécanismes les plus importants sont les contusions par balles d'arme à feu et les lésions résultant de la compression des parties molles sans plaie, comme dans les écrasements ou les broiements des membres.

Les *contusions par balles* ont été décrites par LIDELL [1] et étudiées expérimentalement par DELORME. LIDELL admet qu'un projectile animé d'une faible vitesse frappant tangentiellement la paroi vasculaire détermine un épanchement plus ou moins étendu dans les gaines, épanchement qui rétrécit le calibre du vaisseau sans arrêter complètement le cours du sang dans son intérieur.

DELORME distingue, d'après ses expériences, *trois degrés*. Dans le *premier degré*, la tunique interne de l'artère est seule lésée. On y voit, après ouverture et étalement du vaisseau des « éraflures comparables à celles qu'on aurait produites en passant légèrement la pointe d'une épingle sur la face interne de l'artère ». Il existe quelques points ecchymotiques à la surface du vaisseau.

Au *deuxième degré*, les tuniques interne et moyenne sont rompues au niveau du centre d'action du projectile, au-dessus et au-dessous on retrouve des lésions isolées de la tunique interne. La surface de l'artère présente également des ecchymoses au point contus.

Enfin dans un *troisième degré*, les lésions des tuniques interne et moyenne atteignent toute la circonférence du vaisseau; vue par l'extérieur, l'artère présente un étranglement correspondant à la rupture et à la rétraction des deux tuniques interne et moyenne.

Les conséquences de cette contusion sont variables : au premier et au deuxième degré, la perméabilité du vaisseau persiste habituellement et les lésions de la paroi se réparent. Si la contusion est plus forte, il se fait un thrombus au point lésé. D'autres fois

---

[1] LIDELL. *Encyclopédie internat. de chirurgie*, t. III, p. 205.

une escarre se produit qui, en s'éliminant, entraîne une ulcération du vaisseau, d'où la production d'une hémorragie secondaire, d'un anévrisme diffus.

DELORME pense que la contusion d'une artère peut être le point de départ ultérieur d'un anévrisme artériel. CHAUVEL et NIMIER l'admettent également sur la foi des auteurs classiques tout en remarquant que le fait doit être exceptionnel.

FREYHAHN [1] a observé un anévrisme de l'aorte déterminé par une balle de revolver logée dans la paroi anévrismale.

Dans la *pratique civile*, les *contusions artérielles* se rencontrent surtout, avons-nous dit, à la suite des écrasements des membres. Les lésions sont comparables à celles décrites par DELORME.

Le professeur BERGER [2], dans un rapport à la Société anatomique sur la contusion artérielle, conclut qu'elle peut aboutir à l'anévrisme ou à la rupture. Tout en faisant dès maintenant des réserves sur cette pathogénie des anévrismes artériels, je n'y insisterai pas ici, me proposant d'y revenir avec le développement que cette intéressante question comporte au chapitre suivant (voy. *Anévrismes artériels*).

J'étudierai également à part les ruptures artérielles qui, à mon avis, doivent être distraites des contusions.

Complications. — Les véritables *complications* de la contusion grave sont la *thrombose artérielle* et l'*hémorragie secondaire* par suite d'une escarre produite au point contus.

Le professeur BERGER [3] cite de nombreux cas d'oblitération artérielle par contusion. La guérison fut obtenue avec persistance de l'oblitération dans le fait de CADIER [4] ; la perméabilité fut rétablie au bout de huit mois dans l'observation d'HORTELOUP [5]. Plusieurs fois la thrombose a entraîné la gangrène du

---

[1] FREYHAHN. *Soc. de méd. de Berlin*, 29 nov. 1893.

[2] BERGER. *Bulletin de la société anatomique*, 1877, p. 461. Rapport sur la candidature de Chuquet.

[3] BERGER. *Loc. cit.*

[4] CADIER. Cité par BERGER.

[5] HORTELOUP. *Idem.*

membre (RICHET [1], BOURDILLAT)[2]. Lorsqu'on put examiner l'artère, on a constaté le plus souvent qu'elle était athéromateuse et BERGER insiste sur cet état du vaisseau expliquant, selon lui, les lésions. Tantôt la tunique interne parut intacte (P. BROCA [3], BOURDILLAT), tantôt elle fut trouvée éraillée avec recroquevillement d'un lambeau dans l'intérieur du vaisseau (CHUQUET [4]). TILLAUX [5] et TERRIER [6] ont noté dans leurs cas une déchirure des deux tuniques interne et moyenne.

Les faits de VERNEUIL [7] et de RIVET [8] sont particulièrement intéressants. Dans les deux cas, il s'agissait d'une contusion de la carotide par une roue de wagon. Les deux malades moururent après avoir présenté des signes d'hémiplégie, d'aphasie, de paralysie faciale. A l'autopsie, on trouva une rupture circulaire des tuniques interne et moyenne et, dans l'observation de RIVET, il existait une sorte de valvule relevée dans le sens du courant sanguin, provenant de la rupture des tuniques interne et moyenne. Un caillot siégeait à ce niveau et remontait vers le cerveau, jusqu'aux dernières branches de l'artère sylvienne dans le cas de VERNEUIL.

DIETERLIN [9] a recueilli dans le service du professeur GUYON, à l'hôpital Necker un cas de contusion de l'artère poplitée. L'autopsie fit découvrir un caillot long de près 3 centimètres et l'examen histologique de la paroi artérielle pratiqué par DARIER montra une rupture des deux tuniques interne et moyenne avec recroquevillement très léger. Dans le fait analogue rapporté par Raymond PICOU [10] la tunique interne « se termine au-dessus du

[1] RICHET. Cité par BERGER.

[2] BOURDILLAT. *Idem.*

[3] P. BROCA. *Idem.*

[4] CHUQUET. *Idem.*

[5] TILLAUX. *Idem.*

[6] TERRIER. *Idem.*

[7] VERNEUIL. *Bulletin de l'Académie de Médecine*, 1872, p. 46.

[8] RIVET. *Semaine médicale*, 1898, p. 99.

[9] Ch. DIETERLIN. *France médicale*, 1882, t. I, p. 854.

[10] Raymond PICOU. *Bull. Soc. An.*, 1895, p. 260.

segment contus par un bord libre, déchiqueté non-recroque-villé. »

Cette rupture partielle, de dedans en dehors, constitue donc la lésion caractéristique de la contusion artérielle; la thrombose est secondaire et ne se produit pas fatalement, il faut sans doute pour qu'elle survienne qu'il y ait une altération profonde de la paroi.

En résumé, les écrasements par roue de voiture ou de wagon

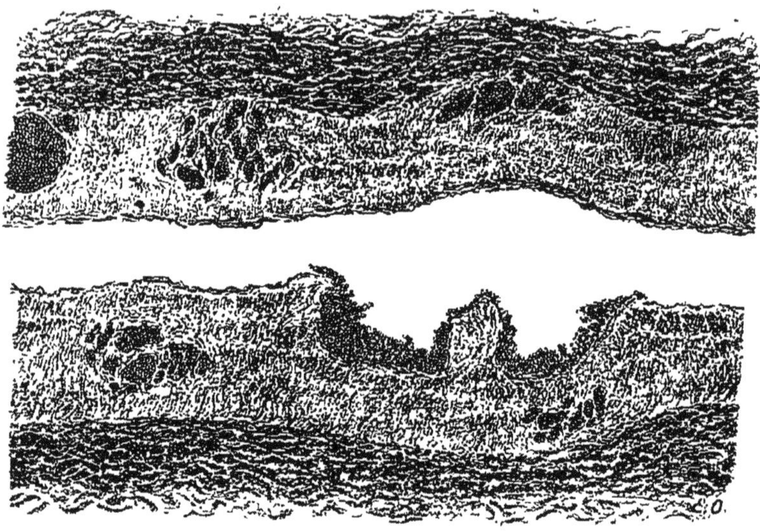

Fig. 8.

Contusion expérimentale d'une carotide de chien. Coupe longitudi-nale du vaisseau. Foyers hémorragiques disséminés dans la tunique moyenne. Destruction de la tunique interne et d'une portion de la tunique moyenne sur la paroi inférieure.

produisent des lésions absolument comparables à celles obtenues par DELORME dans ses expériences avec les projectiles d'armes de guerre.

Les carotides présentent sans doute des déchirures analogues dans la strangulation et la pendaison.

Faut-il admettre avec le professeur BERGER que l'état athéro-mateux de l'artère est presque indispensable pour la production de ces ruptures internes ? BIDARD [1] expérimentant sur des chiens

______
[1] BIDARD. Cité par P. BERGER.

ne serait parvenu à produire qu'un épaississement des artères par la contusion simple. J'ai répété ces expériences sur des carotides de chiens, et j'ai aisément obtenu la rupture de la tunique interne (fig. 8). D'ailleurs, la *forcipressure*, l'*angiotripsie* comme nous le verrons plus loin, agissent par contusion de l'ar-

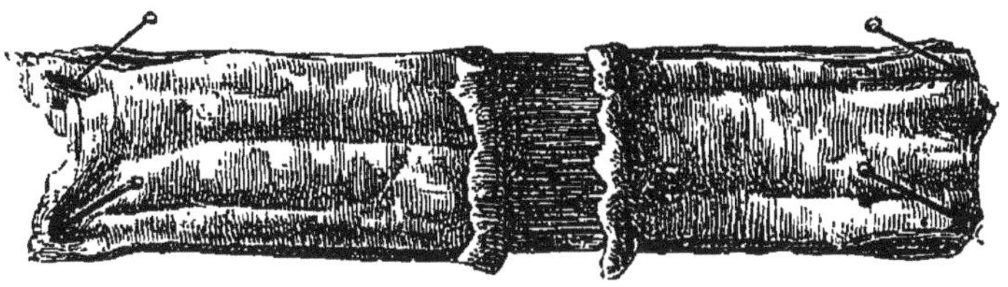

Fig. 9.

Rupture incomplète d'une artère à la suite d'une contusion.

tère; or, elles ont pour résultat de rompre les tuniques internes du vaisseau.

RUPTURES

Dans les pages qui précèdent, nous avons envisagé successivement les plaies par instruments piquants, tranchants, conton-

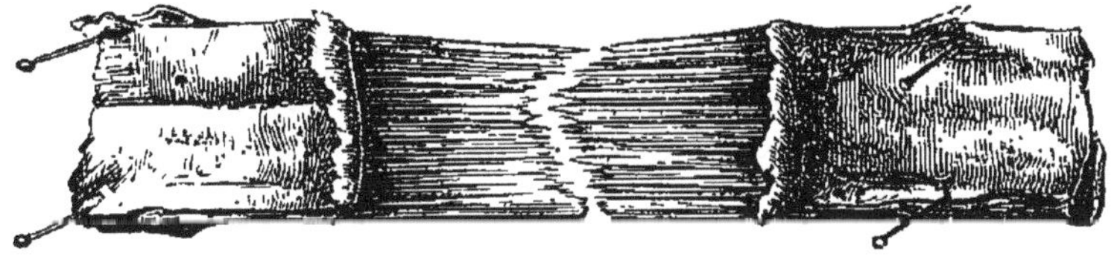

Fig. 10.

Rupture complète d'une artère par arrachement.

dants, et les contusions des artères; il nous reste à parler des *plaies par arrachement*, c'est-à-dire des *ruptures artérielles*. Elles se produisent dans les arrachements des membres pris dans une courroie de transmission ou dans un engrenage. Plus rarement, elles succèdent à un acte chirurgical tel que le redressement d'ankylose du genou (ZUCKERKANDL [1]) ou du coude ou la ré-

---

[1] ZUCKERKANDL. *Soc. Imp. Roy. des médecins de Vienne*, 21 oct. 1892. *Sem. Med.*, 1892, p. 427.

duction d'une luxation ancienne (BONFILS[1]) ou récente de l'épaule (RIBEREAU[2]).

Sous l'influence de la traction, l'artère s'allonge mais bientôt, arrivée à la limite de son élasticité elle se rompt. *Ici encore comme dans la contusion, c'est la tunique interne qui cède la première*, puis la tunique moyenne. La tunique externe résiste plus longtemps, elle se laisse étirer comme un tube de verre à la lampe d'émailleur ; mais elle finit, elle aussi, par se rompre et les deux bouts du vaisseau allongés, effilés, se rétractent dans leur gaine celluleuse.

Lorsque la tunique interne est seule rompue, la réparation se fait habituellement complète, sans oblitération de l'artère. D'autres fois les lèvres de la tunique interne se recroquevillent, font saillie dans l'intérieur du vaisseau et deviennent le point de départ d'une coagulation. Si la rupture est latérale, non circulaire, et le caillot petit, pariétal, celui-ci peut se résorber et la guérison survenir sans oblitération. Dans le cas contraire, la lumière de l'artère est complètement obstruée. Suivant l'importance du vaisseau et la disposition des branches collatérales, cette thrombose artérielle entraîne des accidents plus ou moins sérieux de gangrène ou ne s'accompagne d'aucune complication importante. Un fragment du caillot peut se détacher et, projeté dans l'artère, il va obstruer une branche plus petite, provoquant des accidents ischémiques dans le territoire vasculaire correspondant.

La *rupture des deux tuniques interne et moyenne* entraîne plus fréquemment encore l'oblitération de l'artère surtout lorsqu'il existe des lambeaux flottants dans l'intérieur du vaisseau.

La *séparation en deux tronçons* s'accompagne d'une hémorragie plus ou moins abondante suivant le calibre de l'artère lésée et, comme il s'agit habituellement de ruptures sous-cutanées, on voit survenir un *anévrisme diffus,* ou *hématome pulsatile*. L'hémostase spontanée a cependant plus de tendance à se faire que dans les cas de section nette de l'artère ou de plaie

---

[1] BONFILS. Thèse de doctorat. Paris, 1897-98, n° 233.

[2] RIBEREAU. Thèse de doctorat. Bordeaux, 1894.

contuse, à cause des franges et du recroquevillement des tuniques internes et aussi par suite du rétrécissement et de la torsion que subit souvent la tunique externe.

La *torsion chirurgicale des artères* que nous étudierons plus loin mérite d'être rapprochée de la *rupture artérielle*, la production de l'hémostase étant comparable dans les deux cas.

En résumé les altérations produites sur une artère par arrachement sont comparables à celles de la contusion. Dans les deux mécanismes, la lésion procède de dedans en dehors, commençant à la tunique interne pour aboutir à l'externe (LEJARS[1]).

Il en est de même dans l'*éclatement* et il faut convenir que dans un violent traumatisme, tel que le broiement d'un membre, il est souvent difficile de faire la part de chacun de ces mécanismes, l'artère est soumise en même temps à la contusion, à la traction et à l'éclatement sans compter qu'un fragment d'os brisé peut encore ajouter son action tranchante et contondante. Parfois, l'examen de la pièce permettra de reconnaître la diversité du traumatisme. C'est ainsi que dans un cas rapporté par Pozzi[2] le bout supérieur de l'artère était terminé en massue et le bout inférieur effilé, l'*arrachement était combiné avec l'attrition*. De même dans un fait observé par KIRMISSON dans le service de VERNEUIL et rapporté par DURET[3] d'un individu ayant eu la cuisse écrasée à son tiers inférieur, il se produisit un anévrisme diffus. L'amputation pratiquée au tiers supérieur de la cuisse permit de constater sur le membre enlevé une lésion complexe de l'artère fémorale : le bout supérieur était taillé en bec de flûte de haut en bas et d'avant en arrière, il n'existait pas de caillot dans la lumière du vaisseau ; les bords de l'orifice vasculaire, nets en avant étaient frangés en arrière. Le bout inférieur très écarté du supérieur était effilé sur une grande étendue, formé seulement à ce niveau par la tunique externe et un lambeau de la tunique moyenne. Ce bout inférieur était oblitéré par un caillot adhérent en partie fibrineux et en partie cruorique.

[1] LÉJARS. *Revue de chirurgie*, 1898, p. 290 et 540.

[2] S. POZZI. *Bulletin de la Société anatomique*, 1877, p. 463.

[3] DURET. *Progrès médical*, 1878. p. 801.

La même remarque s'adresse, pour le dire en passant, aux plaies par balles ; il ne s'agit pas toujours de contusion simple, mais en même temps d'arrachement et d'éclatement.

Eppinger admet que la tunique interne des artères peut se rompre sous la seule influence de la pression artérielle. Les recherches de Gréhant et Quinquaud [1] ne sont pas favorables à cette opinion. Ils ont montré en effet que les pressions nécessaires pour rompre les artères sont très supérieures à celles qui existent normalement dans les vaisseaux. Chez le chien, il faut une pression trente-cinq ou trente-six fois plus forte que la normale. Ils ont vu également, ce qu'on pouvait prévoir à priori, que les artères sont d'autant plus résistantes qu'elles présentent un moindre calibre. En sorte qu'il n'est guère admissible qu'une artère saine puisse se rompre même partiellement sous la simple action de la pression sanguine. Par contre, l'*athérome* diminue considérablement la résistance du vaisseau. Gréhant et Quinquaud ont trouvé que la pression nécessaire pour rompre une carotide ou une artère iliaque, étant de 7 à 8 II à l'état normal, tombait à 2 ou 3 dans l'athérome.

Résumé. — On voit donc, par ce qui précède, que l'*évolution anatomique* des *lésions traumatiques* des artères varie suivant l'intensité du trauma :

a. S'agit-il d'une piqûre avec une aiguille fine, d'une minime section longitudinale à bords nets, l'hémostase se fait spontanément surtout si le vaisseau est d'un faible calibre et environné de masses musculaires exerçant une compression naturelle. La réparation est parfaite avec conservation de la perméabilité du vaisseau. De même, une contusion légère, une traction modérée entraînent une rupture partielle de la tunique interne qui se cicatrisera sans oblitération.

b. La plaie est contuse ou même, sans plaie, une contusion ou une traction plus fortes ont entraîné la rupture des deux tuniques interne et moyenne de l'artère, la guérison spontanée peut encore se produire, mais au prix d'une oblitération du vaisseau.

---

[1] Gréhant et Quinquaud. *Journ. de l'anatomie*, juillet et août 1885.

c. Enfin dans les plaies même minimes des gros troncs vasculaires, surtout au voisinage des espaces celluleux (creux de l'aisselle, creux proplité).ou des cavités séreuses (plèvres, péritoine), dans les sections incomplètes à orifice largement béant ou les sections complètes sans resserrement suffisant des deux bouts, dans les ruptures par écrasement dans lesquelles la contusion, l'éclatement et l'arrachement entrent en jeu, une hémorragie plus ou moins abondante survient, aboutissant ou non à l'hématome pulsatile suivant la disposition de la région, le calibre du vaisseau et l'étendue de la plaie des téguments. Si le malade survit à l'hémorragie, l'épanchement se résorbe peu à peu.

Dans le cas d'épanchement circonscrit, la fibrine déposée et la réaction cellulaire qu'elle provoque produisent une induration périphérique, un bourrelet bien connu des cliniciens. C'est cette paroi fibrineuse qu'on a prise pour la paroi d'une poche anévrismale ; en réalité la limite de l'épanchement est formée par les plans musculo-aponévrotiques environnants et il n'existe pas de paroi propre. Souvent, le sang fuse par des fissures entre les plans musculaires et, gagnant la surface vient infiltrer la couche profonde de la peau, constituant des ecchymoses parfois très étendues. La résorption du sang se fait progressivement, et la guérison survient spontanément à moins qu'il ne se produise de nouvelles hémorragies avec accroissement successif de l'hématome, ou qu'une infection secondaire ne se développe dans ce liquide éminemment propice à la pullulation des germes septiques. Cette *transformation purulente de l'hématome* est, suivant les cas, *précoce* ou *tardive*, survenant parfois plusieurs semaines après l'hémorragie. L'infection a deux origines possibles. Tantôt elle est due à la pénétration des germes au moment de l'accident ; peu nombreux au début, ceux-ci se sont développés progressivement jusqu'au jour où ils ont envahi tout l'épanchement et l'ont transformé en pus. Tantôt elle résulte d'un apport microbien par la voie sanguine. Le sujet est atteint d'une maladie générale infectieuse (grippe, fièvre typhoïde, etc.) et l'hématome primitivement stérile suppure secondairement.

Lorsque l'épanchement est très abondant d'emblée, comme au creux poplité, au creux axillaire, où les deux conditions se trouvent réunies, blessure d'un gros tissu artériel, et tissu cellulaire lâche environnant, l'hématome peut comprimer les troncs vasculaires (artériels et veineux) sur une grande étendue ; par suite, le rétablissement de la circulation artérielle par les branches collatérales est gêné. La *gangrène* du membre est la conséquence possible de cette compression vasculaire.

Ultérieurement, sous l'influence du travail de cicatrisation, la couche fibrineuse se rétracte ; il peut en résulter des tiraillements et des compressions sur les troncs nerveux et veineux de la région, d'où la production d'œdèmes, de névralgies, et parfois même l'apparition de troubles moteurs et trophiques secondaires.

Sans parler de l'hémorragie qui est parfois rapidement mortelle, les deux principaux facteurs de gravité des plaies artérielles sont l'*infection* et les *lésions concomitantes des veines et des nerfs*. Si la plaie a été infectée, on peut voir survenir une lymphangite, une phlébite, une névrite et même des accidents généraux dus à la septicémie ou à la pyohémie. L'agent vulnérant ne borne pas toujours son action à l'artère, il atteint souvent la veine satellite ou les troncs nerveux voisins, outre les troubles circulatoires et nerveux qui en résultent cette complication favorise beaucoup la gangrène.

§ 2. — Symptômes

A) Signes locaux

1° Hémorragie artérielle. — Dans une plaie large et peu profonde, la section d'une artère s'accompagne de symptômes caractéristiques : le sang s'échappe rutilant, vermeil du bout central, par jets saccadés, isochrones aux pulsations artérielles, à la systole cardiaque, tandis que toute l'étendue de la plaie suinte en nappe. La compression exercée au-dessus de la section, entre la plaie et le cœur, arrête l'hémorragie, son effet est nul si elle est appliquée au-dessous.

En certaines régions, où il existe de larges anastomoses entre les branches artérielles, par exemple à la main ou à la partie inférieure de l'avant-bras, là où il est si fréquent en pratique d'observer les blessures des artères radiale ou cubitale, le sang s'échappe également par le bout périphérique de l'artère ; le jet y est moins fort toutefois qu'au niveau du bout central.

L'*hémorragie artérielle*, se présente encore avec les caractères que nous venons de signaler, à l'extrémité d'un membre coupé, broyé ou écrasé. Cependant dans ce cas, la violence du traumatisme produit parfois un aplatissement du vaisseau ou une sorte de contraction spasmodique de la tunique musculaire artérielle et le sang ne coule pas en abondance au moment de l'accident. Ce n'est que quelques minutes ou quelques heures après, lorsque l'artère a retrouvé son calibre et que les battements du cœur, ralentis et affaiblis au début, ont repris leur intensité et leur fréquence normales, que l'hémorragie se produit. Telle est l'*hémorragie primitive retardée* de LEGOUEST.

2° Hématome pulsatile. — D'autres fois, les faits se passent de la façon suivante : la blessure a été produite par une balle ou par un coup de couteau, la plaie des téguments est étroite et l'instrument vulnérant suivant un trajet oblique est allé frapper l'artère dans la profondeur. Le sang sort en bavant par la section cutanée ; les mouvements du membre augmentent l'abondance de l'écoulement sans qu'il y ait jamais de jet à proprement parler. Peu à peu le membre se tuméfie, devient chaud et douloureux ; les extrémités pâlissent, le malade éprouve de l'engourdissement, des fourmillements et souvent des battements. Au palper, on sent de l'empâtement, une tuméfaction profonde. En explorant plus attentivement, on remarque que la région est *fluctuante*, animée de *mouvements d'expansion*, de véritables *battements*. A l'auscultation. Il existe un *bruit de souffle* vague, lointain. Au-dessous de la région tuméfiée, en se rapprochant de l'extrémité du membre la recherche des pulsations artérielles est négative. La compression au-dessus arrête les mouvements d'expansion et les battements. Les jours suivants, la tuméfaction augmente encore et, avec elle, la douleur, l'impotence du membre ; des ecchymoses apparaissent çà et là .dans les plans superficiels.

Les ruptures artérielles par contusion ou arrachement, telles que celles qui surviennent à la suite de l'écrasement d'un membre par le passage d'une roue de voiture, ou d'une fracture (creux poplité, jambe, creux sus-claviculaire[1]), ou d'une luxation (aisselle), s'accompagnent également d'hémorragie interstitielle ou d'hématome pulsatile. Mais, dans ce cas, il n'y a pas de plaie de téguments, une éraflure, une zone ecchymotique, indiquent seulement le passage de l'agent vulnérant.

B) Signes généraux

1° Shock. — Au moment de l'accident, lorsque le traumatisme a été violent le blessé est en état de *shock*. Son visage est pâle, souvent baigné de sueur, le regard est vague, il est dans l'immobilité absolue ; sa concience est très obtuse, parfois même il a totalement perdu connaissance. L'impotence est complète, les membres soulevés retombent inertes, la respiration est courte, superficielle, le pouls est fréquent, faible, sans consistance, parfois irrégulier. Cette phase de stupeur qui dure plusieurs heures dans les cas accentués, n'est pas constante. Elle n'implique pas forcément l'existence d'une plaie artérielle ; elle est seulement l'indice de la commotion nerveuse et se retrouve dans tous les grands traumatismes.

2° Syncope grave terminale. — *Il ne faut pas confondre le shock avec l'affaiblissement du sujet qui résulte d'une hémorragie abondante.* Le shock atteint son maximum d'emblée, au moment de l'accident, puis se dissipe peu à peu. Au contraire lorsque l'écoulement sanguin est abondant ou se prolonge, après une période plus ou moins courte d'amélioration pendant laquelle le malade a repris connaissance et s'est senti assez bien, les troubles reparaissent : pâleur de la face, douleurs épigastriques, battements de cœur précipités, angoisse précordiale, bourdonnements d'oreille, nausées, sensation d'étouffement, soif d'air, inspirations courtes et rapides, sueurs froides, vertiges, éblouissements, spasmes convulsifs, lipothymie, pouls à peine percep-

____
[1] FABRE. Thèse de Montpellier, 1894-1895, n° 31.

tible. Tous ces signes s'accentuent jusqu'à la *syncope mortelle.*

3° Syncope bénigne précoce. — Parfois, chez des sujets pusillanimes, la vue du sang provoque une syncope dès le début de l'hémorragie. Cette syncope est bienfaisante, sous l'influence du ralentissement des battements du cœur, de la diminution de la pression artérielle, l'écoulement sanguin est plus lent, la coagulation se fait et ainsi se produit l'*hémostase spontanée* par obturation du vaisseau blessé. Mais cette hémostase est bien fragile, lorsque le malade reprend connaissance, s'il fait un mouvement intempestif, le caillot se déplace et l'hémorragie reparaît. Il est fréquent d'observer cette *hémostase spontanée* au niveau de la main et du poignet. Les deux bouts de l'artère radiale ou cubitale sectionnée sont bouchés par un caillot saillant hors de la lumière du vaisseau. Le moindre mouvement le plus léger frottement de la plaie suffit pour le détacher. Cette disposition explique l'apparition d'hémorragie dans les jours qui suivent l'accident si, confiant en cette hémostase spontanée, on n'a pas recherché et lié méthodiquement les deux bouts de l'artère coupée.

Hémorragie interne. — L'hémorragie se produisant dans la cavité péritonéale ou pleurale peut passer inaperçue si l'on n'y prête attention. On aura pour se guider les renseignements fournis sur la nature du traumatisme (contusion ou plaie du thorax ou de l'abdomen). Un minutieux examen local mettra sur la voie, en révélant la présence d'un épanchement thoracique ou abdominal. Il n'est pas toujours aisé de faire cette exploration, surtout au niveau de l'abdomen. Mais l'importance des signes généraux, par suite de la rapidité de l'hémorragie fera songer d'emblée à une *hémorragie interne* qu'on localisera d'après le siège du traumatisme.

§ 3. — MARCHE. PRONOSTIC. COMPLICATIONS

L'hémorragie arrêtée, l'épanchement sanguin se résorbe peu à peu. Au début la palpation à travers les parties molles permet de sentir à sa périphérie une zone d'induration plus ou moins large, un véritable bourrelet, tandis qu'au centre la consistance est molle, pâteuse, fluctuante. A mesure que le travail de résorption et de cicatrisation progresse, l'induration s'étend de la périphérie au centre. C'est ainsi que des épanchements anciens donnent une sensation de dureté qui induirait en erreur un observateur non prévenu.

Hémorragies secondaires. — La guérison peut être entravée par différentes causes et en particulier par les *hémorragies secondaires*. Vers le septième jour et surtout du septième au quinzième jour, on voit survenir une hémorragie au niveau de la plaie. C'est souvent un suintement en nappe dont l'abondance et la persistance peuvent entraîner la mort. *Ces hémorragies dites secondaires*, jadis si fréquentes, *sont d'origine septique*. La plaie artérielle infectée au lieu de se cicatriser régulièrement après la ligature est désunie par le pus, la paroi vasculaire se sphacèle. Le caillot se ramollit, se détache et l'écoulement sanguin reparaît. La contusion artérielle sans solution de continuité telle que celle qui résulte d'un coup de feu ou de l'écrasement d'un membre prédispose aux hémorragies secondaires. Le segment du vaisseau meurtri se mortifie, il se fait une escarre qui se détache et produit ainsi une perte de substance. Ici encore, sans doute, l'infection joue un rôle des plus importants. A l'abri des germes microbiens la prolifération de la paroi artérielle autour du point contus suffit à obturer le vaisseau, mais vienne la suppuration, la mortification s'étend et la paroi s'ulcère. La végétation de l'endartère entravée par l'infection ne parvient pas à oblitérer l'artère. En sorte que, même dans ces cas d'attrition profonde de la paroi artérielle, je pense avec Pierre DELBET [1] que l'hémorragie secondaire n'a pas seulement une cause mécanique mais est aussi fonction de septicité.

On rencontrera surtout les hémorragies secondaires chez les sujets dont l'état général est mauvais : le *diabète*, l'*alcoolisme*, l'*albuminurie*, le *paludisme*, les *maladies du foie* (VERNEUIL), placent l'organisme dans de fâcheuses conditions pour résister

---

[1] Pierre DELBET. *Traité de chir*. Le Dentu et Delbet, t. IV, p. 161.

2.

à l'infection si minime soit-elle. Ainsi s'expliquent les *hémorra-gies secondaires dyscrasiques* de FISCHER, hémorragies graves par leur répétition. Un sang clair, très fluide reparaît sans cesse au niveau de la plaie, surtout la nuit, revenant parfois à intervalles réguliers. Il peut se produire ainsi une série de petites hémorragies (*hémorragies de signal de* NEUDÖRFER) jusqu'au jour où un écoulement sanguin plus abondant emportera le malade arrivé au dernier terme de la cachexie.

Gangrène. — La *gangrène* est une complication des plus sérieuses. Elle apparaît au bout de quelques jours à l'extrémité du membre atteint; elle revêt habituellement les allures de la *gangrène humide*. On l'observe surtout dans les cas de contusion ou de broiement d'un membre. Elle est due non pas seulement à la plaie de l'artère principale, mais à un ensemble de causes dont les principales sont les lésions concomitantes des veines et des nerfs, la compression par l'épanchement sanguin entravant la circulation collatérale et aussi l'infection de la plaie.

Pierre DELBET [1] pense que la gangrène est particulièrement fréquente dans les contusions artérielles parce que des caillots nés au niveau des tuniques interne et moyenne rompues et recroquevillées se détachent et vont former des embolies dans les portions sous-jacentes du vaisseau, par un processus analogue à celui signalé par le même auteur dans les gangrènes consécutives aux anévrismes.

Septicémie. Pyohémie. — L'infection développée au niveau de la plaie peut se propager à tout l'organisme, créant la *septicémie, l'infection purulente* et ces états morbides ont eux-mêmes secondairement une influence fâcheuse sur l'évolution de la plaie et sur la cicatrisation artérielle.

§ 4. — DIAGNOSTIC

Lorsque le sang artériel s'échappe au dehors en jets saccadés, le diagnostic est aisé. Cependant tous les auteurs insistent sur

---

[1] Pierre DELBET. *Traité de chirurgie* Le Dentu et Delbet, t. IV, p. 165.

la confusion possible avec une *hémorragie veineuse* chez un pléthorique fiévreux. Dans ce cas, le sang sort de la veine rutilant, en jet parfois même saccadé si une grosse artère se trouve dans le voisinage et lui imprime ses battements. Il me semble cependant que l'erreur est facile à éviter. L'hémorragie veineuse augmente par compression entre le cœur et la plaie et diminue si la compression est faite entre la plaie et les capillaires. Cette épreuve donne donc un résultat absolument inverse de celui obtenu dans le cas de plaie artérielle.

Lorsque la plaie est étroite et l'hémorragie externe peu abondante, la difficulté est un peu plus grande et à plus forte raison dans les ruptures artérielles sans plaie. Toutefois les renseignements fournis sur la nature du traumatisme, le refroidissement du membre, l'absence de pulsations sur l'artère sousjacente, le gonflement rapide, l'empâtement, et un peu plus tard l'apparition de plaques violacées ou jaunâtres à la surface des téguments feront reconnaître l'épanchement interstitiel. Les mouvements d'expansion, les battements constatés au point contus indiqueront la formation d'un hématome pulsatile ou anévrisme diffus. Les notions anatomiques permettront de localiser la plaie artérielle.

Von Wahl[1] admet que dans le cas de blessure incomplète d'une artère avec persistance du courant sanguin, on perçoit à la palpation et à l'auscultation un frémissement et un bruit de souffle ou de râpe au niveau de la blessure. Von During[2] a retrouvé ce souffle également dans les blessures complètes. Il existerait même dans le cas de section complète de l'artère, d'après Von Zoege Manteuffel[3], disparaissant lorsque l'artère est oblitérée par hémostase spontanée. Je n'ai pas contrôlé ces faits qui me paraissent d'ailleurs accessoires. Le diagnostic important est celui de la rupture artérielle et de l'hématome consécutif ; la seule thérapeutique rationnelle est l'intervention d'urgence sans escompter l'hémostase spontanée.

---

[1] Von Wahl. *Deut. Zeit. fur chir.* Bd XXI, p. 118.

[2] Von During. *Centr. f. chir.* 1885, nº 10.

Von Zoege Manteuffel. In. Diss. Dorpat, 1886.

Au début, immédiatement après l'accident, le malade est en état de shock si le traumatisme a été violent ; et point n'est besoin d'une rupture artérielle pour provoquer cet état. Mais s'il existe une lésion artérielle et par suite une hémorragie, la stupeur du début au lieu de se dissiper se prolonge et même s'accentue si bien que le malade meurt sans avoir repris connaissance. *On voit donc l'importance qu'il y a à distinguer ces deux états morbides le shock et l'hémorragie.* La nature et le siège du traumatisme fourniront des renseignements précieux. C'est ainsi qu'une forte contusion de l'abdomen peut provoquer la rupture d'une artère intra-abdominale.

Bien qu'il soit admis qu'un blessé en état de shock se trouve dans de mauvaises conditions pour subir une opération, s'il existe le moindre doute, si l'on soupçonne une hémorragie, on devra intervenir sans retard, réduisant l'acte chirurgical au minimum et s'efforçant d'agir avec la plus grande célérité.

L'étude de la température n'est pas d'un grand secours pour arriver au diagnostic et par contre elle peut induire en erreur. Une hémorragie d'une certaine abondance s'accompagne d'hypothermie que l'écoulement sanguin se fasse au dehors, à travers la plaie des téguments ou en dedans, dans le tissu cellulaire ou dans une cavité splanchnique. Cette hypothermie, lorsque l'hémorragie n'est pas assez grave pour entraîner la mort à brève échéance, est habituellement de courte durée. La température revient à la normale et même le thermomètre monte bientôt à 38° 38°,5. *L'hyperthermie post-hémorragique* est plus accentuée dans les épanchements sanguins intra-séreux que dans ceux qui se produisent dans le tissu cellulaire. Elle survient au bout de vingt-quatre à quarante-huit heures et n'indique nullement la transformation purulente de l'épanchement. Sans doute, comme on l'a dit, cette fièvre hémorragique est en rapport avec la résorption des éléments du sang. Le pouvoir absorbant considérable des séreuses, du péritoine en particulier, permet de comprendre qu'elle soit particulièrement marquée dans le cas d'hémorragie intra-péritonéale. Peut-être la pénétration dans l'organisme des ferments de la fibrine en est-elle la cause immédiate.

A une période plus avancée, lorsque l'hématome date de plusieurs jours, si la région devient plus douloureuse, s'il survient des frissons, des sueurs et si en même temps la température monte, c'est à la *suppuration de la poche* qu'il faudra songer. *Mais s'agit-il d'un hématome suppuré ou d'un abcès primitif?* A défaut de renseignements sur l'évolution de la lésion, l'examen du malade, l'aspect blanc jaunâtre, le teint cireux des téguments, caractéristique d'une hémorragie abondante et récente, aideront à faire cette distinction. L'étude histologique du sang fournit dans ces cas des données très précieuses.

Il est important, pour établir le pronostic, d'examiner la plaie, de rechercher l'état des muscles, des tendons, des os, et surtout de voir s'il n'existe pas des lésions concomitantes des nerfs et des veines, ces dernières favorisant beaucoup le développement de la gangrène.

Dans le cas de forte contusion d'un membre, de plaie par instrument piquant en une région où l'artère est flanquée d'une veine importante, il y aura lieu de faire toutes réserves sur le développement ultérieur d'un anévrisme artériel et surtout d'un anévrisme artério-veineux.

§ 5. — TRAITEMENT

PRINCIPES GÉNÉRAUX

En présence d'une hémorragie artérielle, la première indication est d'arrêter l'écoulement sanguin qui peut entraîner la mort en quelques minutes, en moins de temps même s'il s'agit d'une grosse artère et d'une large plaie béante des téguments.

Si la plaie siège dans la continuité d'un membre et que la compression soit possible au-dessus, entre elle et le cœur, c'est le meilleur procédé d'hémostase provisoire. Un lien quelconque est rapidement passé autour du membre et serré assez fortement pour arrêter l'écoulement sanguin. Un morceau de bois, une tige métallique glissée entre le lien constricteur et la peau pourra faire l'office de *garrot* et assurer l'hémostase d'une façon plus efficace.

S'il est impossible de comprimer à distance, par exemple

dans les plaies du cou de la racine des membres, on se résoudra à faire la compression directe à l'aide d'un linge faisant tampon et fixé par un lien ou maintenu à la main. L'inconvénient de ce procédé est le risque d'infecter la plaie. Cette hémostase grossière sera aussi courte que possible, ne durant que le temps de transporter le malade dans un milieu chirurgical. On substituera rapidement au tampon primitif une compresse aseptique et, si on le peut, on appliquera le tube d'Esmarch, ou un tube de caoutchouc quelconque maintenu serré à l'aide d'une pince à forcipressure.

Il est inutile de parler du *garrot* de Morel, du *tourniquet* de J.-L. Petit, ou du *compresseur* de Moore qu'aucun chirurgien n'emploie aujourd'hui et qui n'ont plus qu'un intérêt historique.

L'*hémostase directe définitive* devra être pratiquée sur-le-champ pour une double raison, d'abord pour faire promptement l'occlusion aseptique de la plaie, ensuite pour supprimer la compression en masse du membre, douloureuse et dangereuse.

Les différents moyens mis à la disposition du chirurgien sont la *ligature*, la *forcipressure* et la *suture*. A la forcipressure doivent être rattachées deux méthodes spéciales : la *torsion* et l'*angiotripsie*.

Quant à l'*acupressure*, aux *caustiques*, aux *réfrigérants*, aux *hémostatiques chimiques*, ils doivent être systématiquement rejetés.

J'en dirai autant de la *compression en masse* quel que soit l'instrument employé. Quand une artère saigne, il faut oblitérer sa blessure en agissant sur elle directement, c'est un principe absolu dont on ne saurait se départir en aucun cas. Tout autre procédé d'hémostase ne peut être qu'un procédé d'attente et doit être par conséquent rapidement supprimé.

Le principe que je viens d'énoncer s'applique en particulier aux *anévrismes diffus*. L'indication est formelle et les nombreuses observations publiées dans ces dernières années prouvent que la plupart des chirurgiens admettent la nécessité, en cas d'anévrisme diffus, d'intervenir hâtivement par une incision large qui permet, après évacuation rapide des caillots, de découvrir les *deux bouts* de l'artère blessée et de les obturer séance tenante. L'opération peut être délicate et laborieuse, la découverte du vaisseau qui saigne n'est pas toujours aisée et s'il s'agit d'une artère de gros calibre il y a urgence à ne pas laisser l'hémorragie persister le temps de cette recherche sous peine de perdre le malade sur la table d'opération. Aussi est-il prudent de faire momentanément l'hémostase à distance avec le *tube* d'ESMARCH, la *bande* de NICAISE, ou avec un simple tube de caoutchouc. On pourra encore faire exercer par un aide une compression à distance sur le tronc artériel principal, par exemple sur la sous-clavière en cas d'hémorragie de l'aisselle. On a eu parfois recours dans le même but à la découverte de l'artère et à la compression directe du vaisseau par un des moyens *d'hémostase temporaire* dont j'aurai l'occasion de parler plus loin.

Je rappelle, sans pouvoir y insister dans ce chapitre de généralités, que l'*hémostase artérielle préventive* a été fréquemment employée au moment d'entreprendre des opérations longues ou sanglantes, notamment dans les amputations, les désarticulations, les résections, les opérations sur le cuir chevelu, etc. Il semble à l'heure actuelle qu'il y ait une tendance à y renoncer.

Dans le traitement des plaies artérielles, lo méthode de choix est la ligature; la forcipressure est une méthode de nécessité. Quant à la *suture artérielle*, c'est la méthode idéale et peut-être pour certains troncs artériels volumineux la méthode de l'avenir.

LIGATURE

A. PARÉ (1536) n'est pas, comme on le pense généralement, l'inventeur de la ligature artérielle. La première mention en fut faite par CELSE, trente ans avant l'ère chrétienne [1] ARCHIGÈNE d'Apamée, RUFUS d'Ephèse, PAUL d'Egine pratiquèrent les ligatures médiate et immédiate et l'hémostase préventive dans l'ablation des tumeurs. En 980 AVICENNE préconisa également la ligature.

Au XVIIIe siècle, LA PEYRONNIE et DESAULT défendirent la liga-

[1] Les renseignement historiques sont puisés dans l'excellente thèse de BOTHÉZAT, Montpellier. 1893-1894 : *Contribution à la chirurgie des artères.*

ture des vaisseaux devant l'Académie royale de chirurgie. Ils
employaient la ligature *médiate*, chargeant à la fois dans leur
anse de fil, veines, nerf et artère. Une telle opération, faite
sans anesthésie, était extrêmement douloureuse et, de plus, elle
entraînait des troubles nerveux profonds, aussi en 1733, J.-L.
Petit rejeta-t-il cette méthode brutale et dangereuse en faveur
de l'acupressure.

Au commencement du xixe siècle Jones étudia la ligature expérimentalement. Puis parurent les travaux de Travers, Aberne-
thy, Sheridan Delépine [1], Lawrance et Cooper, Béclard et
Breschet, Manec (1836). Cornil et Ranvier, dans leur traité
d'histologie pathologique, ont donné une description détaillée
de l'effet de la ligature sur l'artère et de l'évolution du caillot.

La *ligature aseptique*, telle qu'elle doit être pratiquée à l'heure
actuelle a fait récemment l'objet de nombreux et excellents
travaux parmi lesquels je signalerai en France ceux du professeur Forgue et de Bothézat [2], du professeur Duplay et de
Lamy [3].

Étude histologique de la ligature. — Cornil et Ranvier,
expérimentant sur la carotide ou la fémorale du chien, consta-
tèrent que, vingt-quatre heures après la ligature du vaisseau,
il s'est formé dans le bout central de l'artère un caillot qui
remonte jusqu'à la première collatérale. La tunique interne
s'épaissit au contact du sang coagulé et, le huitième jour, elle
commence à bourgeonner. Les bourgeons pénètrent dans le
caillot. Ils sont très riches en capillaires, remplis de sang provenant de l'extension des vasa vasorum à travers la tunique
moyenne amincie.

Le caillot, ainsi envahi, finit par disparaître complètement,
il ne reste que quelques petits îlots de globules rouges décolorés,

---

[1] Sheridan Delépine. *Assoc. méd. Britann.*, séance de Dublin,
août 1887.

[2] Forgue et Bothézat. *Nouveau Montpellier médical,* 1893 ; *Archives
de Médecine expérimentale,* 1er juillet 1894, p. 473.

[3] Duplay et Lamy. *Archives générales de médecine,* 1897, p. 513.

granuleux et des globules blancs. *L'oblitération définitive des artères à la suite de la ligature est donc le résultat d'une néoformation dont le point de départ est une artérite consécutive à la lésion traumatique.* Le caillot disparaît après avoir subi une série d'altérations régressives semblables à celles qu'éprouve le sang alors qu'il est épanché dans les tissus en dehors des vaisseaux. Ce point acquis de l'origine vasculaire et non sanguine de la cicatrice renverse l'ancienne théorie de l'organisation du caillot, telle que l'avait conçue WEBER.

BOTHÉZAT a repris cette étude dans sa thèse et a introduit une notion fort importante à savoir *qu'il faut distinguer dans l'évolution des phénomènes consécutifs à la ligature entre les opérations septiques et les interventions aseptiques.* Le caillot est plus petit, plus lent à se former dans les ligatures aseptiques : « *son volume est en rapport direct avec l'état de septicité de la plaie* ». Dans le bout central sus-jacent à la ligature, le caillot est conique, à base dirigée du côté du fil et fortement adhérente au niveau des tuniques déchirées par le fil. Le sommet s'effile et se fixe sur les parois de l'artère, de préférence au point d'abouchement d'une branche collatérale. Le caillot du bout périphérique sous-jacent à la ligature, est toujours plus petit. Son

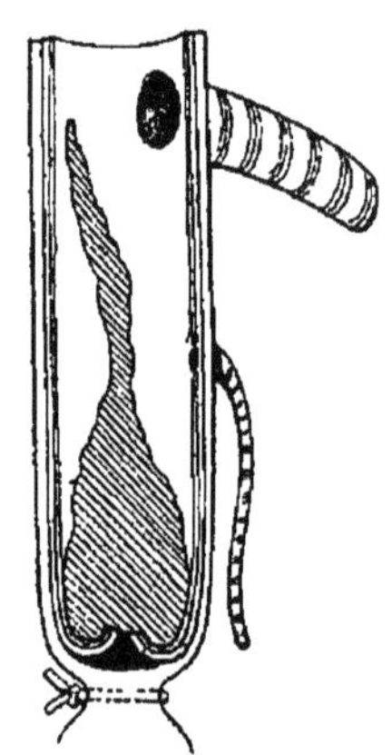

Fig. 11.
Ligature artérielle, aspect du caillot.

volume dépend du reste de la pression sanguine et est en raison inverse de cette pression. Il est par conséquent plus faible dans les grosses artères, au voisinage du cœur, que dans les petites artères loin du centre circulatoire, plus petit dans les axillaires que dans les fémorales, plus petit dans les carotides que dans les axillaires. Le caillot est formé par stratification des couches de fibrine, la partie centrale est la plus ancienne, la périphérique la plus récente.

Du côté de la paroi artérielle se passent les phénomènes suivants : dès es premières heures qui suivent la ligature, on constate une dilatation très marquée des vasa vasorum ; cette vaso-dilatation entraîne une diapédèse active de leucocytes qui infiltrent les tuniques externe et moyenne du vaisseau. L'épaisissement de ces tuniques résulte en outre d'une prolifération abondante des cellules conjonctives. Les cellules endo théliales de la tunique interne ne restent pas inactives. Elles se multiplient, se disposent sur plusieurs rangées et, se détachant de la paroi, envahissent le caillot. Elles s'anastomosent et se soudent de façon à constituer un réseau capillaire de néoformation contenant dans ses mailles les débris du caillot ainsi disloqué. Les vasa vasorum venus de la tunique externe traversent les couches moyenne et interne qui en sont dépourvues à l'état normal et viennent se continuer avec les cellules vasoformatives nées de la prolifération de l'endothélium. BOTHEZAT admet que les cellules conjonctives proliférées des tuniques de l'artère pénètrent dans le caillot et concourent avec les cellules endothéliales à l'oblitération fibreuse des artères. Quant aux leucocytes qui ont également envahi le caillot, ils disparaissent avec lui. Leur rôle est passif au même titre que les globules rouges et la fibrine du coagulum sanguin.

Résumant les travaux de WALDEYER, CORNIL et RANVIER, BAUMGARTEN, etc., et ses recherches personnelles, VAQUEZ [1], dans son remarquable rapport au Congrès de Nancy a donné de l'oblitération artérielle expérimentale une description qui confirme celle que nous venons d'exposer d'après BOTHEZAT.

Le professeur CORNIL [2] a récemment repris l'étude de la physiologie pathologique des thromboses et des coagulations sanguines en général. Sa conclusion est que « l'organisation des caillots intravasculaires se fait aux dépens des éléments cellulaires de la tunique interne des vaisseaux, cellules endothéliales de l'endoveine ou de l'endartère. Le réticulum fibrineux du caillot sert

---

[1] VAQUEZ. *Troisième congrès français de médecine interne*. tenu à Nancy du 6 au 10 août 1896. Séance du 7 août (soir). Pathogénie des coagulations sanguines intra-vasculaires.

[2] CORNIL. *Douzième congrès international de médecine* tenu à Moscou du 19 au 26 août 1897. *Presse médicale*, 1897, n° 69, p. 103.

uniquement de soutien à la végétation de ces éléments. » Élargissant la question, le professeur CORNIL ajoute : « Les phénomènes d'organisation sont partout les mêmes, quel que soit le siège de la coagulation sanguine, vaisseaux, cœur, poumons, *tissu cellulaire*. Selon le siège, l'agent de l'organisation est la cellule endothéliale vasculaire, cardiaque, pulmonaire ou *bien la cellule fixe du tissu conjonctif dont les autres ne sont que des dérivés.* » Par suite, dans les anévrismes diffus, dans les épanchements sanguins traumatiques, le processus de réparation et de cicatrisation est le même que celui que nous étudions au niveau de l'artère oblitérée par une ligature, l'organisation du caillot étant un phénomène d'ordre général. Ce ne sont donc pas les leucocytes du caillot qui, en se transformant produisent la cicatrice comme le pensaient VIRCHOW, WEBER, PIROGOFF, RINDFLEISCH, BUBNOFF, BILLROTH, mais les cellules conjonctives qui pénètrent le caillot, le fissurent et se substituent à lui pour former le tissu cicatriciel.

Le professeur DUPLAY et LAMY [1] ont étudié comparativement les *ligatures septiques* (avec fils trempés dans des cultures de microbes pyogènes), *antiseptiques* et *aseptiques*.

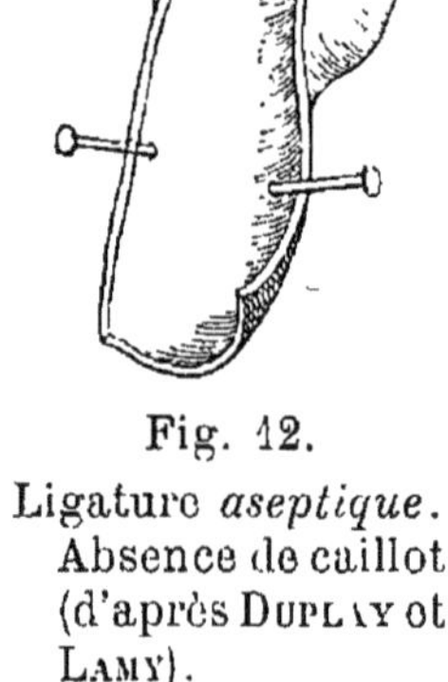

Fig. 12.

Ligature *aseptique*. Absence de caillot (d'après DUPLAY et LAMY).

Dans les *ligatures septiques*, il y a constamment formation d'un caillot remontant jusqu'à la première collatérale. Le fil se détache et doit être éliminé. C'est l'évolution des ligatures telle qu'elle est rapportée par les chirurgiens avant l'introduction des doc-

---

[1] DUPLAY et LAMY. *Loc. cit.* Cicatrisation des artères à la suite de la ligature, dans la continuité. Effets comparatifs des ligatures septiques et aseptiques.

trines pastoriennes (Manec[1], Amussat[2], Malgaigne[3], Gayet[4]).

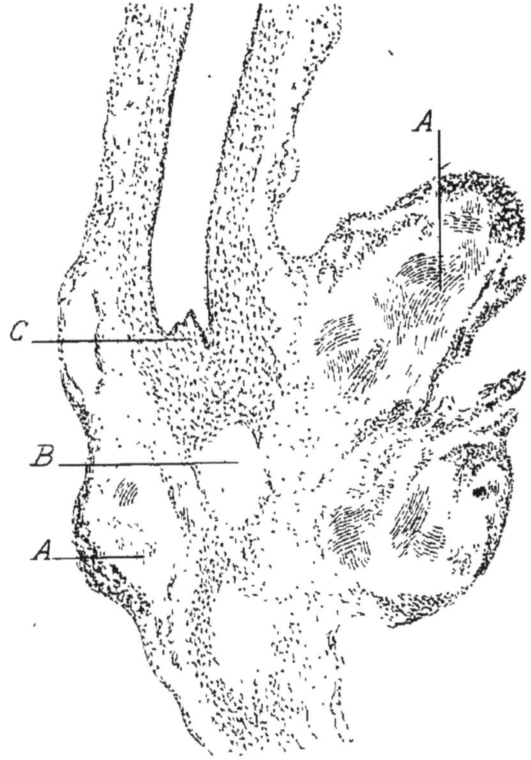

Fig. 13.

Coupe longitudinale d'une ligature artérielle aseptique.

A. A, fil à ligature. — B, zone de l'artère enserrée par le fil. — C, légère prolifération endothéliale saillant dans la lumière du bout central. Pas de caillot (d'après
Duplay et Lamy).

L'usage des *fils antiseptiques* plongés dans la solution bouil-

[1] Manec. *Traité de la ligature des artères*, Paris, 1832.

[2] Amussat. Nouvelles recherches expérimentales sur les hémorragies
traumatiques. *Mémoires de l'Académie royale de Médecine*, t. V,
fasc. I.

[3] Malgaigne. *Traité d'anatomie chirurgicale et de chirurgie expérimentale*, t. I. Paris 1838. p. 191 et suiv.

[4] Gayet. Recherches expérimentales sur la cicatrisation des artères
après ligature. Thèse de Paris, 1888.

lante de sublimé à 1 p. 1000 provoque des lésions profondes de la paroi artérielle. Le caillot est volumineux ; dans un cas, l'artère était presque complètement sectionnée dès le troisième jour.

Avec les *fils rigoureusement aseptiques*, la cicatrisation se fait par première intention. La coagulation est insignifiante, parfois seulement microscopique (fig. 13).

La ligature artérielle doit-elle être faiblement ou fortement serrée ? Dans les ligatures telles qu'on les pratique habituellement, c'est-à-dire fortement serrées, les tuniques interne et moyenne de l'artère sont rompues, refoulées en dedans, plus ou moins recroquevillées (voy. fig. 14). La paroi du vaisseau est réduite à l'épaisseur de la tunique externe. L'effet est le même, que dans la contusion artérielle ou la rupture incomplète, avec cette différence toutefois que l'oblitération du vaisseau est mieux assurée dans la ligature par la constriction du fil qui fronce circulairement la tunique externe et produit ainsi un noyau fibreux cicatriciel sous-jacent à la soudure des tuniques interne et moyenne.

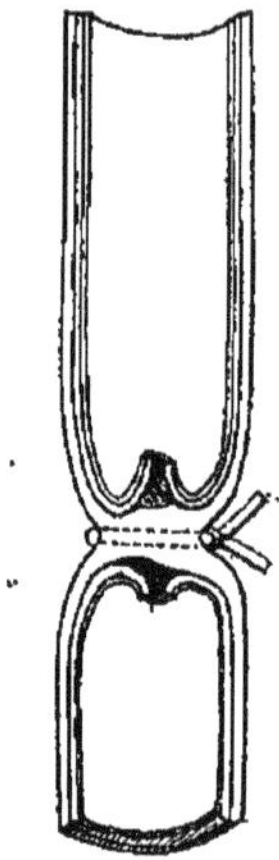

Fig. 14.
Effet de la ligature fortement serrée (demi schématique).

Ch. Ballance et W. Edmunds [1], dans un important mémoire, ont recommandé la ligature faiblement serrée, dans laquelle les parois artérielles sont *accolées* par le fil sans être partiellement rompues. Bothezat conclut de ses recherches que cette ligature est peu favorable par la raison que le processus de cicatrisation y est plus lent et moins énergique. Le rétablissement de la circulation peut se produire après une ligature faiblement serrée, or ce n'est pas ce qu'on cherche à obtenir quand on lie une artère.

Que devient le fil à ligature ? Bothezat, dans ses expériences, s'est servi de fil de soie tressée. Cinq à six jours après la ligature, le fil est entouré d'une gangue de tissu qui donne à la pièce

[1] Ch. Ballance et W. Edmunds. Ligature of the great arteries in continuity. London and New-York, 1891.

examinée à l'œil nu un aspect fusiforme. Au microscope, cette gangue est constituée par de grosses cellules conjonctives et des leucocytes nombreux. Le fil est progressivement dissocié par l'envahissement cellulaire et finit par être résorbé. Il disparaît complètement vers le soixantième jour, quelquefois plus tôt, vers le cinquantième, mais on peut en trouver des traces jusqu'au centième jour. Le professeur DUPLAY et LAMY confirment ces faits ; ils ont observé une dissociation très rapide des fils de soie aseptiques par les cellules conjonctives proliférées.

Ayant voulu vérifier ces assertions, j'ai recherché l'état des fils de soie placés sur des artères de chiens au bout d'un temps variant entre cinquante et cent vingt jours. J'ai toujours retrouvé le fil entier avec son nœud. On peut m'objecter que mes ligatures n'étaient pas parfaitement aseptiques, car c'est là, évidemment, une condition essentielle pour la prompte résorption du fil ; mes observations ne sont pas assez nombreuses pour qu'il me soit permis de m'inscrire en faux contre les conclusions du chirurgien de Montpellier. D'autant plus que les observations rapportées par certains auteurs, par GUINARD en particulier, de ligatures faites chez l'homme sur la carotide ou la sous-clavière et dont il était impossible de retrouver le fil quelques semaines après, à l'autopsie, plaident en faveur de son opinion.

BOTHEZAT ajoute que le crin de Florence se résorberait également, mais seulement au bout d'un an ou deux. Ce dernier fait est plus surprenant et mérite confirmation. En tout cas, il nous importe peu pour le sujet qui nous occupe, le crin de Florence n'étant pas et ne devant pas, à notre avis, être employé dans les ligatures artérielles ; la constriction obtenue avec le crin de Florence est brutale, forte, elle risque de couper le vaisseau, faible, pour éviter cet accident, elle peut être insuffisante.

NATURE DU FIL A LIGATURE. — Les substances couramment employées sont les fils de soie, ou le catgut. Contrairement à ce qu'on a dit, je pense qu'un catgut de calibre moyen, à nœuds suffisamment serrés, oblitère l'artère dans d'excellentes conditions. Jusque dans ces dernières années, on employait du catgut très gros. Or cette substance présente une grande résistance à la traction; à calibre égal, elle est plus forte que la soie modifiée par la stérilisation. Aussi peut-on employer un fil de catgut relativement fin, qu'il est beaucoup plus aisé de nouer et de serrer à fond que celui de gros calibre. On aura soin de faire d'abord un double nœud dit « de chirurgien » et un nœud simple par-dessus. L'emploi du catgut est particulièrement indiqué lorsqu'on opère dans une plaie septique.

En milieu aseptique, la ligature à la soie donne de très bons résultats; il est également inutile d'employer un fil de gros calibre, une soie fine régulièrement serrée assure une hémostase parfaite.

Le fil de lin dont la résistance est grande et la stérilisation facile constitue encore, à notre avis, un excellent fil pour les ligatures vasculaires.

Ligatures temporaires. — A côté des *ligatures serrées définitives* destinées à oblitérer l'artère, il y a lieu d'envisager les *ligatures temporaires* dont le but est d'obtenir une *hémostase provisoire*. Il fallait d'abord se demander si cette ligature était permise, si elle n'entraînait pas des lésions irréparables de la paroi artérielle. Bothézat a soigneusement étudié les conditions que doit remplir la ligature provisoire pour n'être pas nocive : la nature du fil, la durée et le degré de la constriction du vaisseau. Cet auteur a employé un *fil élastique* de 2 à 3 millimètres de diamètre dont les deux extrémités sont tendues, croisées et fixées par une pince au ras de l'artère. *Au bout de vingt minutes* les lésions du vaisseau sont minimes et se réparent très rapidement. *Après une heure* de ligature, l'endothélium est détruit; néanmoins, au bout de dix jours, la réparation est complète. Si l'artère a été liée *pendant deux heures*, la tunique interne et la portion interne de la tunique moyenne sont sectionnées. La lame élastique interne reste intacte (?). Examinée au bout de quinze jours l'endartère s'était reformée, seule la tunique externe demeurait épaissie. Bothézat fit encore une ligature serrée à la soie déchirant les tuniques internes, et la retira au bout d'une minute. L'artère fut examinée dix jours après, elle était rétrécie en diaphragme au niveau du point serré, mais elle était encore perméable.

J'ai pratiqué sur des carotides de chien des ligatures temporaires à la soie en ayant soin de serrer modérément, assez cependant pour arrêter la circulation dans l'artère. Les ligatures furent maintenues *pendant une demi-heure* puis supprimées; jamais je n'ai produit d'oblitération. Dans un cas, le segment de carotide correspondant fut enlevé trois mois plus tard. La pièce examinée histologiquement montra un aspect du vaisseau absolument normal[1]. La tunique interne, ou du moins l'endothélium, avait sans doute été altéré momentanément, mais cette altération toute passagère n'avait entraîné aucune lésion persistante.

La ligature temporaire d'une artère est donc permise à condition de serrer le fil modérément juste assez pour faire l'hémostase, et de ne pas prolonger la constriction trop longtemps. L'extrême limite est une heure, en général on ne dépassera pas une demi-heure.

Le meilleur fil à employer me parait pas être le fil de soie d'un calibre moyen, ni trop fine ni trop grosse. en faisant un double nœud, c'est-à-dire le nœud dit « de chirurgien » sans ajouter un second nœud par-dessus. La constriction est suffisante et la ligature peut être facilement et promptement supprimée. Le catgut donnerait sans doute un résultat moins satisfaisant, il faudrait faire deux nœuds et on risquerait de blesser l'artère en supprimant le fil. La ligature élastique me parait présenter également des inconvénients ; il est difficile de se rendre compte du degré de constriction, on risque de faire trop ou trop peu. C'est ainsi que J.-L. FAURE[2] ayant tenté la ligature élastique de l'aorte pour faire une désarticulation intra-ilio-abdominale, la ligature fut insuffisante. J.-L. FAURE n'en est pas moins partisan convaincu de la *ligature provisoire*

---

[1] Toutes ces recherches histologiques et expérimentales ont été faites dans le laboratoire de M. le professeur RAYMOND, à la Salpêtrière avec l'assistance éclairée et dévouée du Dr PHILIPPE, chef du laboratoire.

[2] J.-L. FAURE. Treizième Congrès français de chirurgie, 1899. Séance du 21 octobre, C. R., p. 713.

qu'il conseille de pratiquer avec un catgut en serrant *très doucement* et en faisant un nœud simple fixé par une pince à forcipressure, ou à son défaut, un nœud double qu'on coupera à la fin de l'opération. FAURE a employé ce procédé deux fois avec un bon résultat.

On a encore conseillé de faire l'hémostase temporaire *en soulevant simplement le vaisseau avec un fil*. Le pli ainsi formé fait dans la lumière du vaisseau une saillie suffisante pour l'oblitérer. NÉLATON [1] a mis ce procédé en pratique dans un cas de rupture de l'artère axillaire. Avant de faire la recherche et la ligature des deux bouts dans la plaie, il découvrit l'artère sous-clavière, la chargea et la souleva à l'aide d'une anse de fil. J.-L. FAURE pense que si l'opération dure quelque temps on risque de léser l'artère.

FORCIPRESSURE

L'idée d'exercer une compression directe sur un vaisseau pour faire l'hémostase remonte à DESAULT (1787). En 1855, CHARRIÈRE imagina sa pince *presse-artère* et porte-aiguille, qui fut perfectionnée par KOEBERLÉ par l'adjonction d'un cran d'arrêt (1865). Cette méthode d'hémostase dénommée **forcipressure** par VERNEUIL fut systématiquement employée par PÉAN dès 1868, non seulement au cours des opérations pour faire l'hémostase provisoire, mais même comme moyen d'hémostase définitive, en laissant les pinces *à demeure*. PERCY, le premier, avait songé à laisser une pince sur le vaisseau à oblitérer, il se servait d'une pince à verrou à mors arrondis.

A l'heure actuelle, les pinces à forcipressure, dont les modèles sont nombreux (fig. 15 à 20), sont encore employées dans le double but de l'*hémostase provisoire* et de l'*hémostase définitive*. Mais pour obtenir cette dernière, l'emploi des pinces n'est plus considéré que comme un pis-aller.

On y a recours en France dans l'hystérectomie vaginale, la ligature des ligaments larges ne paraissant pas offrir une sécurité

[1] NÉLATON. Bulletin de la Société de chirurgie, 9 mai 1888.

suffisante. Il est probable que par une technique plus perfectionnée permettant de mieux isoler les pédicules vasculaires
utérin et utéro-ovarien, on arrivera même dans cette opération
à substituer la ligature à la forcipressure. Son principal inconvénient est le même que celui de la ligature médiate ; les mors

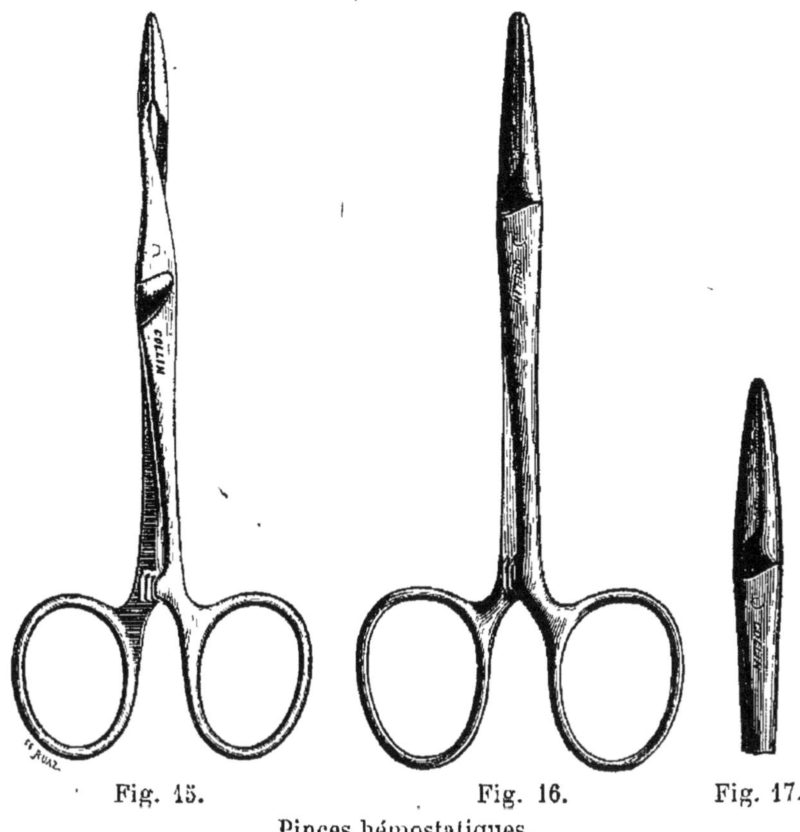

Fig. 15.   Fig. 16.   Fig. 17.

Pinces hémostatiques.

de la pince compriment et mortifient non seulement l'artère et
la veine, mais encore les tissus voisins, il en résulte la formation
d'escarres plus ou moins volumineuses, propices à l'infection.

Dans des cas exceptionnels, on peut être amené, au cours d'une
opération, à laisser une pince à demeure sur un point qui saigne
en abondance et au niveau duquel il est impossible de placer
un fil à cause de la profondeur de la plaie ou par suite de la

difficulté de pédiculer et d'isoler le vaisseau ouvert. Grâce aux perfectionnements incessants de la technique opératoire, avec le souci constant de la chirurgie actuelle de bien exposer le champ opératoire par des incisions larges, par des positions

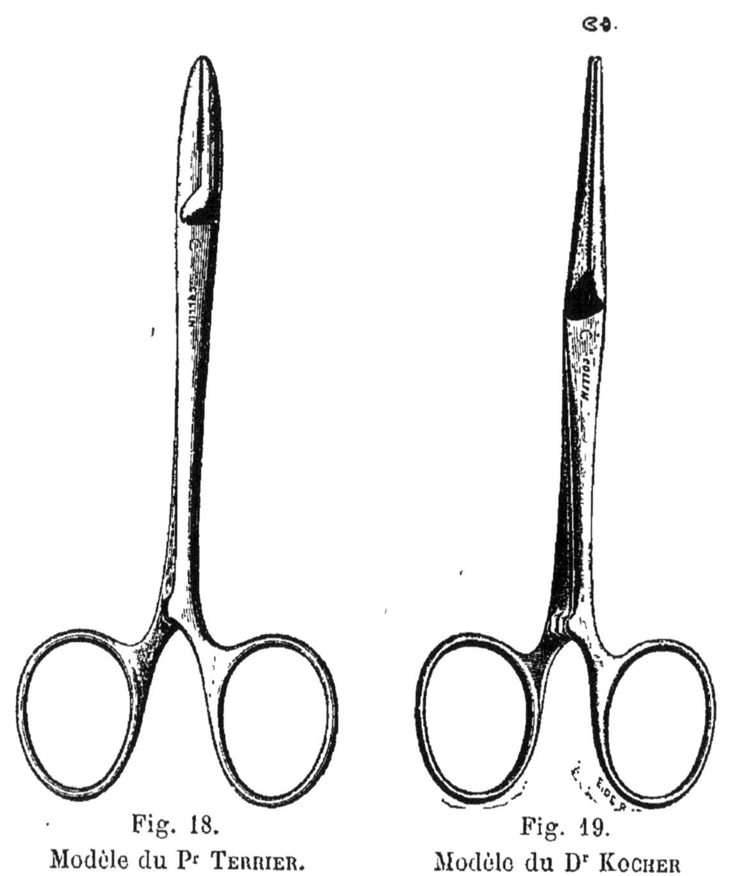

Fig. 18.
Modèle du Pr TERRIER.

Fig. 19.
Modèle du Dr KOCHER

meilleures données à l'opéré (plan incliné), l'emploi des pinces à demeure sera de plus en plus restreint. Je ne puis insister ici sur les détails de technique pour chaque région en particulier, sur la manière de placer le fil qui doit remplacer la pince (avec une aiguille de Reverdin courbe, par exemple), suivant la disposition de l'artère à lier.

L'hémostase dans la forcipressure résulte de la rupture des

tuniques interne et moyenne avec refoulement en dedans et de
l'accolement des deux parois de la tunique externe et des débris
de la tunique moyenne. Au bout de vingt-quatre heures, lorsqu'il s'agit d'un petit vaisseau et que celui-ci a été comprimé isolément, sans pincer en même temps une couche plus ou moins épaisse de tissu périvasculaire, l'hémostase est habituellement faite. Cependant, par prudence, la plupart des chirurgiens laissent la pince à demeure pendant quarante-huit heures.

Parfois l'accolement est imparfait, et le sang coule à l'enlèvement de la pince, si bien qu'on a proposé, pour éviter cet accident, de prolonger la forcipressure pendant trois jours. Cette précaution ne semble pas mettre davantage à l'abri des hémorragies, et, comme d'autre part la forcipressure est toujours douloureuse et mal supportée par les malades, elle ne doit pas être recommandée. Ces hémorragies secondaires, à l'enlèvement de la pince, rares en réalité, tiennent plus à l'état du vaisseau qu'à la durée de la forcipressure. C'est surtout chez les sujets âgés, artério-scléreux, à parois vasculaires athéromateuses et friables qu'on les rencontre. Sans doute les évitera-t-on le plus souvent en ayant soin, au moment de l'application de la pince, de serrer brusquement les branches de façon à produire l'écrasement du vaisseau.

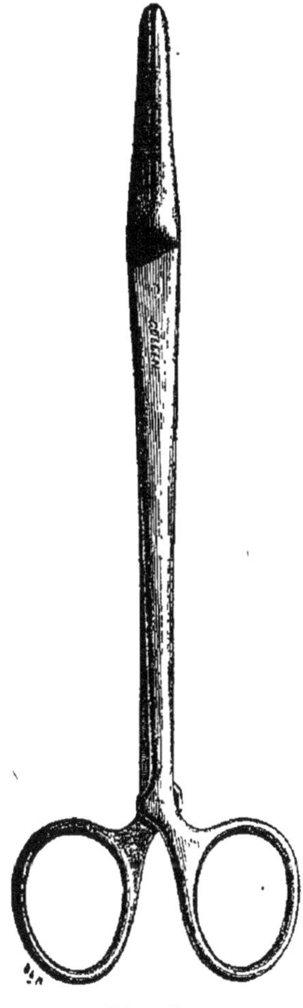

Fig. 20.
Pince hémostatique
pour hystérectomie va-
ginale.

Forcipressure temporaire. — A l'heure actuelle, on pratique surtout la *forcipressure temporaire*. Au cours d'une opération, à mesure que les artères sont ouvertes par le bistouri ou les ciseaux, une pince est placée qui ferme leur lumière momentanément;

puis chaque pince est remplacée par une ligature. Pour faciliter le placement du fil, la forcipressure provisoire doit être faite avec soin ; au lieu de pincer les tissus en masses comprenant à la fois l'artère coupée et les tissus cellulaire, adipeux et musculaire avoisinants, on doit s'efforcer de ne saisir que l'artère entre les mors de la pince. Ainsi le fil substitué ultérieurement à la pince ne glissera pas et on ne risquera pas de comprendre des filets nerveux dans l'anse du fil.

Un autre procédé d'hémostase provisoire par les pinces consiste à appliquer sur le vaisseau deux pinces éloignées l'une de l'autre d'un à deux centimètres et de couper l'artère entre les deux. On supprime ainsi tout écoulement de sang, ce qui doit être la préoccupation constante du chirurgien.

De même, dans certaines régions où l'isolement des vaisseaux est impossible, une pince à mors longs et élastiques, courbe ou droite suivant les cas, sera appliquée au delà du point où finira la section. Cette section faite, on s'efforcera de pincer isolément les vaisseaux béants sur la tranche de façon à éviter les ligatures en masse qui glissent et serrent insuffisamment.

Il est intéressant de savoir si une forcipressure douce, suffisante cependant pour arrêter momentanément le cours du sang, entraîne sur le vaisseau comprimé des lésions irréparables. J.-L. FAURE [1] rejette la forcipressure temporaire comme dangereuse et incertaine, lui préférant la ligature temporaire.

BOTHÉZAT [2] admet que la forcipressure avec une pince de Péan appliquée sur une grosse artère à type élastique pendant *deux heures* détermine des lésions qui se réparent *ad integrum* sans que l'oblitération s'en suive. Malheureusement l'auteur ne nous donne aucun détail sur les conditions de son expérience. La compression a été très forte puisque, nous dit-il, les lésions de la paroi artérielle sont très prononcées ; la paroi est réduite à la tunique externe, les tuniques interne et moyenne sont rompues. Je ne pense pas qu'une telle compression puisse être faite sans inconvénient. Des caillots formés au niveau de la

[1] J.-L. FAURE. *Loc. cit.*
[2] BOTHEZAT. *Loc. cit.*

rupture des tuniques pourront, à un moment donné, se détacher et, emportés par le courant sanguin, aller obstruer une branche du tronc artériel. L'embolie, la gangrène sont donc les conséquences possibles d'une telle lésion artérielle. Ces contusions opératoires ne sont-elles pas comparables, jusqu'à un certain point, à celles survenues accidentellement et dont Verneuil et Rivet nous ont narré la triste fin.

Faut-il donc renoncer à la *forcipressure temporaire ?* Je ne le pense pas ; je serais même tenté de croire que c'est le *meilleur mode d'hémostase provisoire à employer au cours d'une opération,* à la condition de faire cette forcipressure avec quelques précautions. Sur un chien, j'ai pratiqué la compression temporaire de la carotide en employant la pince de Kocher fabriquée par Collin dont les mors étaient garnis d'un tube de caoutchouc rouge et dont les branches ne furent serrées qu'au premier cran, c'est-à-dire à un degré juste suffisant pour obtenir l'arrêt de la circulation. Au bout d'une demi-heure, la pince fut enlevée. Pendant quelques instants, le vaisseau présenta une coloration blanche au niveau du point comprimé, puis devint violacé, enfin il reprit sa coloration gris rosé normale. Ces différences de coloration sont en rapport au début avec l'arrêt de la circulation dans les vasa vasorum, puis avec l'afflux du sang et enfin avec le rétablissement régulier de la circulation dans ces vasa vasorum. Les parois n'ont pas paru amincies, réduites à la tunique externe, comme le signale Bothezat dans ses expériences, et lorsque le sang reprit son cours, il ne se produisit pas la légère dilatation anévrismale constatée par cet auteur et qui, d'ailleurs, est toute passagère. Dans les opérations de suture artérielle, dont nous parlerons plus loin, il est indispensable de faire l'hémostase au-dessus et au-dessous de la plaie artérielle ; on peut pour cela utiliser les doigts d'un aide, la forcipressure ou la ligature. La forcipressure avec des pinces garnies de caoutchouc m'a donné les meilleurs résultats, même dans les cas de suture artérielle bout à bout.

Deux méthodes dérivent directement de la forcipressure : la *torsion* et l'*angiotripsie.*

TORSION

La *torsion* des artères, déjà signalée par GALIEN, fut étudiée au commencement du xixº siècle par THIERRY et par AMUSSAT (1827). Elle rencontra dès le début une vive opposition, notamment de la part de MANEC (1836) en faveur de la ligature. Cependant LIEBER, SCHRAEDER la défendirent, et elle fut employée pour la première fois sur l'homme vivant par VELPEAU, puis par BLANDIN. COSTELLO essaya de l'introduire en Angleterre en 1834, KOHLER et BAMBERGER

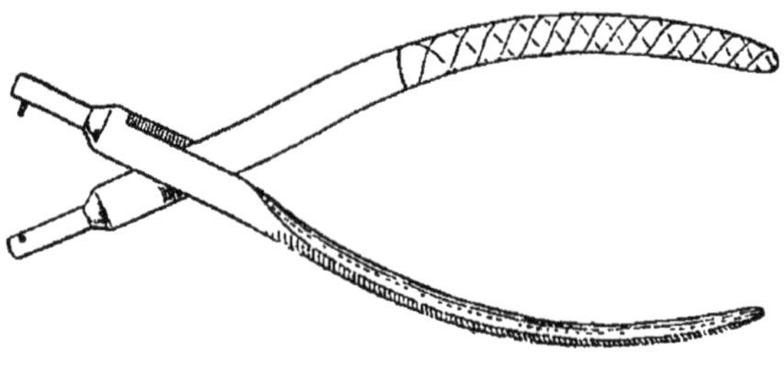

Fig. 21.
Pince à baguettes d'AMUSSAT.

en Allemagne en 1845. Abandonnée quelque temps, elle fut réhabilitée en 1868 par BRYANT, HILL, FORSTER, HUMPHRY. En France, le professeur TILLAUX [1], MAGON [2] à Paris, Daniel MOLLIÈRE à Lyon, s'en déclarèrent partisans. A l'heure actuelle, cette méthode d'hémostase est encore recommandée par MARDOCK [3] et par DUNDEE [4]. Ce dernier auteur a publié une statistique de 130 cas heureux.

On pratique la torsion de deux façons différentes, soit sur un bout d'artère sectionnée, soit sur le vaisseau intact dans le but de guérir les anévrismes. AMUSSAT faisait la torsion avec une pince placée au bout de l'artère, tandis que de l'autre main, il écrasait le vaisseau en travers avec sa « *pince à baguettes* » (fig. 21) pour refouler les tuniques interne et moyenne.

[1] TILLAUX. Bulletins de la Société de chirurgie, 1876, p. 131.

[2] MAGON. *De la torsion des artères.* Thèse du doctorat, Paris, 1875.

[3] MARDOCK (cité par Pierre Delbet).

[4] DUNDEE. Intern. med. magaz. Philadelphie, 1894 (cité par Pierre Delbet).

C'est surtout à la torsion simple qu'on a eu recours. A l'aide d'une *pince à verrou* solide, munie de mors carrés et larges, on saisissait le bout de l'artère et on tordait le vaisseau en tournant toujours dans le même sens jusqu'à ce que la pince se détache emportant un morceau de l'artère dans ses mors. Telle est la torsion *simple, complète*, sans *refoulement*, recommandée par le professeur Tillaux. Bryant[1] conseillait de faire dix tours pour les grosses artères,

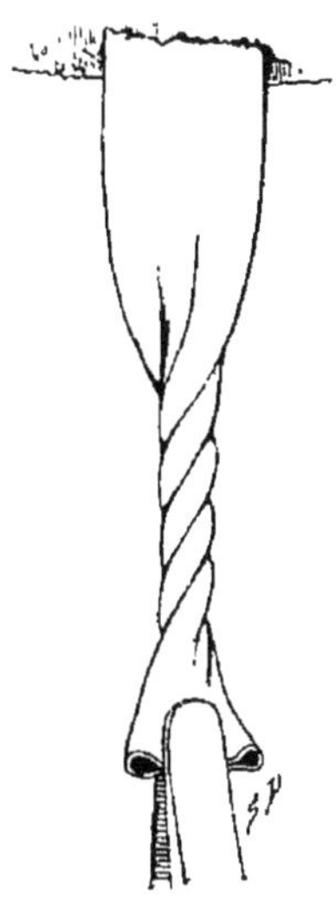

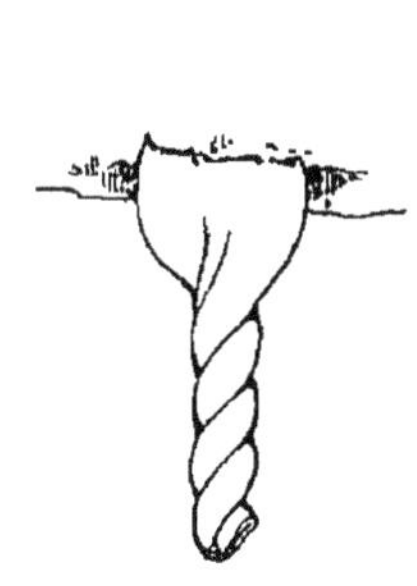

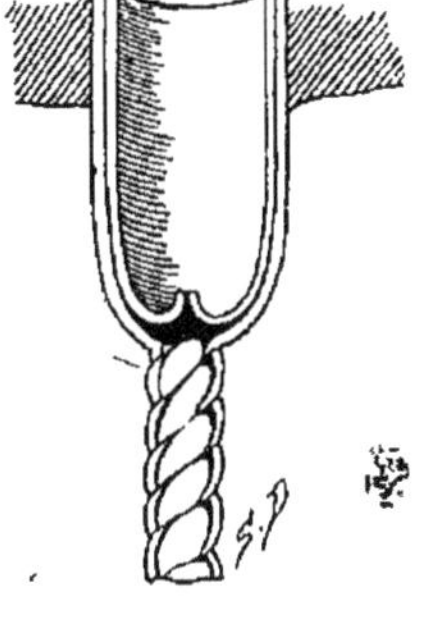

Fig. 22.   Fig. 23.   Fig. 24.

Torsion d'une artère.

six pour les moyennes et quatre pour les petites. Hill[2] pensait qu'un nombre moindre de tours était suffisant. La torsion a pour effet de rompre les deux tuniques interne et moyenne et de les refouler vers l'intérieur du vaisseau (voy. fig. 22, 23, 24). En même temps, la tunique externe s'étire et s'enroule en pas de vis complétant l'oblitération de la lumière de l'artère. Certains chirurgiens recommandaient de fixer l'artère à une petite distance au-dessus du point tordu pour limiter la torsion. Le mécanisme de l'hémostase par torsion est comparable à celui qui assure parfois l'hémostase spontanée dans les plaies par arrachement.

Ainsi que l'a fait remarquer le professeur Tillaux, l'hémos-

[1] Bryant. Cit épar Farabeuf. *Précis du manuel opératoire*, 4ᵉ édit., 1893-1895, p. 26.

[2] Hill. Lancet, 5 novembre 1870.

tase est obtenue d'autant plus sûrement qu'on s'adresse à un vaisseau d'un calibre plus gros. Une fémorale se tord et s'oblitère plus facilement qu'une intercostale. L'inconvénient de cette méthode est qu'il est difficile, même en employant une pince fixatrice, de limiter la torsion. Les lésions des tuniques de l'artère se prolongent à distance au-dessus du point tordu, BOTHÉZAT a bien décrit ces *déchirures échelonnées* de la tunique interne et de la tunique moyenne, d'autant plus profondes qu'on se rapproche davantage du point de rupture complète. Il en résulte fatalement la production d'un caillot très allongé, d'où l'oblitération de plusieurs troncs collatéraux et par suite une entrave au rétablissement de la circulation.

La torsion n'en fut pas moins un progrès très sensible dans la chirurgie des vaisseaux, à l'époque où les fils à ligature constituaient autant de corps étrangers septiques dont l'élimination nécessaire entraînait souvent des hémorragies secondaires, MALGAIGNE n'avait-il pas promis l'immortalité d'A. PARÉ à qui trouverait le moyen d'oblitérer les artères sans laisser de corps étrangers dans la plaie ?

Aujourd'hui, cette préoccupation n'a plus sa raison d'être : aussi la torsion a-t-elle été presque universellement abandonnée, du moins pour les gros troncs artériels. Certains chirurgiens la réservent aux petites artères superficielles, dans le but de supprimer les ligatures qui prolongent la durée de l'opération. Une hémostase soignée étant une condition essentielle pour la réunion régulière des plaies et la torsion n'étant pas toujours efficace pour les petites artères, il est préférable, même dans ce cas, de lier successivement les différents vaisseaux pincés ce qui, en vérité, peut être effectué très rapidement.

ANGIOTRIPSIE

L'idée d'écraser les vaisseaux appartient à MAUNOIR qui, pour remplacer la torsion lente, imagina en 1820 de fermer les artères avec une pince disposée de façon à rompre les tuniques interne et moyenne, en ménageant la tunique externe. La compression était répétée un certain nombre de fois sur le même point de l'ar-

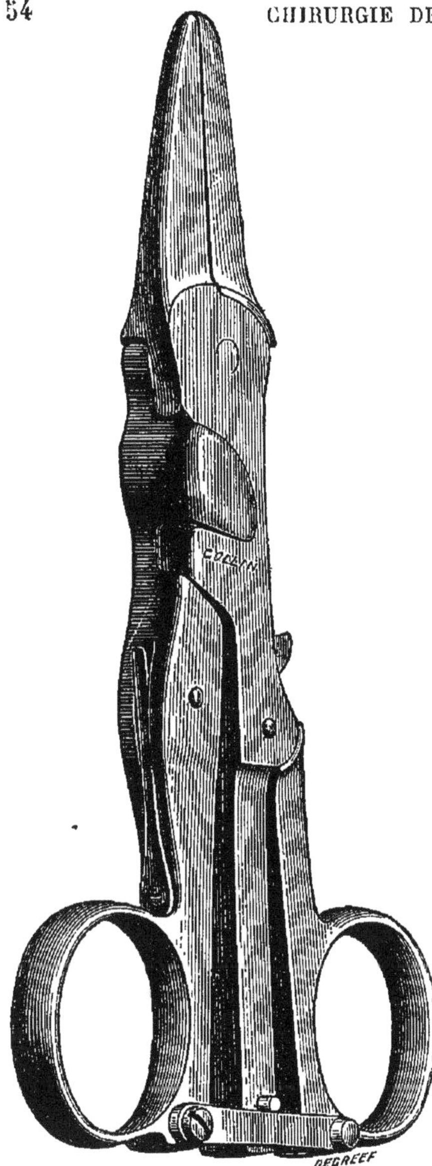

Fig. 25.

Pince-clamp à pression progressive
de DOYEN.

tère. C'est le procédé dit *des
màchures*. AMUSSAT, avec sa
pince à baguettes fit également l'écrasement des vaisseaux. Mais, n'ayant pas pu
obtenir par ce moyen une
hémostase complète, il as-
socia l'écrasement et la torsion ou l'écrasement et la
ligature. DOYEN[1] fut guidé
par la même idée en fai-
sant fabriquer ses pinces
hémostatiques puissantes à
mors courts, puis sa « *pince-
clamp à pression progres-
sive* ». Le but cherché est
de refouler les tuniques interne et moyenne des artères et d'obtenir la réduction
du vaisseau à un très mince
pédicule formé par les parois accolées de la tunique
externe. Dans des publications nombreuses, DOYEN[1]
insiste sur les résultats heureux qu'il a sobtenus avec sa
pince-clamp ou *vasotribe* qui
permet d'exercer une pression de 800 à 1200 kilos. Son
instrument peut servir à
écraser et réduire d'épais pédicules vasculaires comme
les *ligaments larges*, dans
l'hystérectomie vaginale, les

---

[1] DOYEN. Technique chirurgicale, 1897, p. 198 et suiv. *Gazette des
hôpitaux*, 1898, n° 55, p. 507 ; congrès de Moscou, 1897. *Revue de
gynécologie*, 1898, p. 755.

pédicules des kystes ovariques, les *franges épiploïques*, etc. L'intention de l'auteur est de réduire dans des proportions considérables l'épaisseur des pédicules *qu'on liera ensuite avec une soie très fine*. De cette façon, dans l'hystérectomie vaginale, les escarres

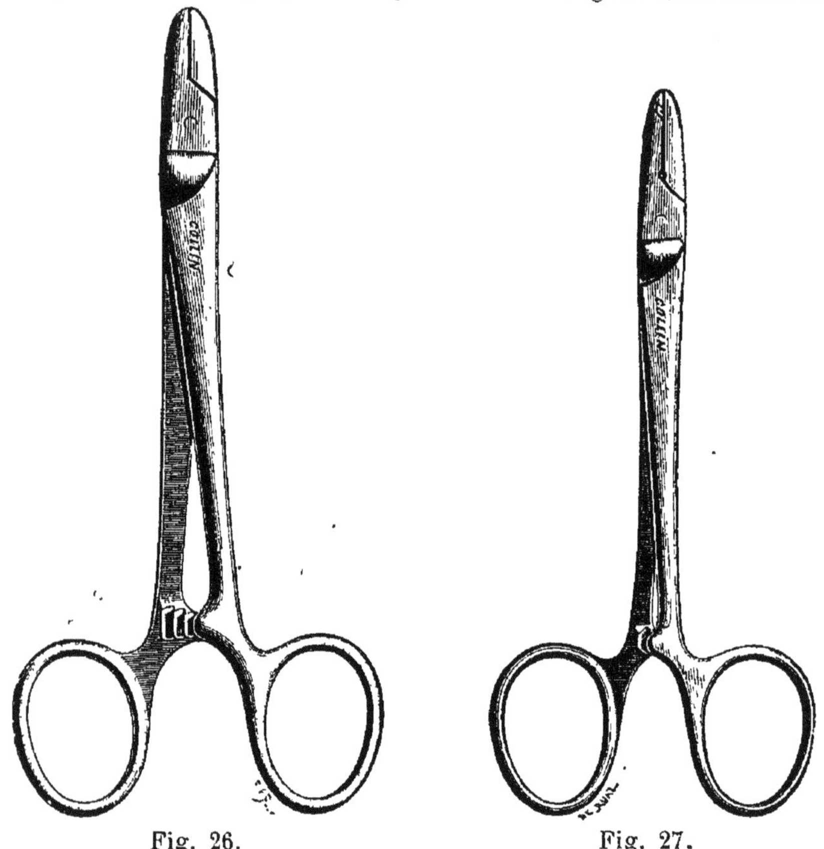

<table>
<tr><td>Fig. 26.</td><td>Fig. 27.</td></tr>
</table>

Pinces hémostatiques à mors courts de DOYEN.

sont minines. Il est important de noter que dans l'esprit de l'inventeur du *vasotribe* cet instrument ne permet pas d'assurer l'hémostase des artères de moyen et de gros calibre ; il est nécessaire d'y placer un fil fin de sûreté. Pour les artères plus petites, même pour la faciale, DOYEN emploie seulement une forte pince à anneaux, à branches longues et à mors courts et larges qui donne une pression de 4 à 500 kilos ; l'instrument est maintenu en place pendant deux à trois minutes, et l'hémostase est obtenue.

Dans deux communications à la Société de chirurgie, TUFFIER [1] a présenté et recommandé un nouvel écraseur d'artères auquel il a donné le nom d'*angiotribe*. Les mors sont exactement les mêmes que l'instrument imaginé par DOYEN. La pression est obtenue à l'aide d'une vis et d'un écrou qui rapproche les deux branches de la pince. L'instrument est plus long que celui de DOYEN et exige les deux mains pour être manœuvré tandis que celui de DOYEN, avec un peu d'habitude, peut être tenu d'une seule main. TUFFIER estime que son instrument est suffisamment puissant pour permettre d'écraser des vaisseaux aussi volumineux que l'artère utérine, sans placer de fil à ligature. Il a rapporté trente cas d'hystérectomie vaginale exécutée par cette méthode. Ces observations publiées dans la thèse de son élève TARIN ne sont pas absolument concluantes. Un certain nombre d'instruments ont été inventés depuis, qui ne diffèrent des précédents que par le mode de pression, la forme du levier. Citons en particulier l'*écraseur* de J.-L. FAURE [2], ceux de REYNIER [3] et de TITO CAVAZZANI [4], l'*angioclaste* de SCHMELTZ [5], la *pince à levier* de THUMIM [6]. DELANGLADE [7] (de Marseille), SOCRATE TSAKONA [8], SCHTRAUCH [9] ont essayé l'*angiotrible* de TUFFIER et s'en déclarent satisfaits. THUMIM [10], assistant de LANDAU, a fait avec sa pince 31 hystérectomies vaginales et a obtenu une hémostase parfaite.

---

[1] TUFFIER. Bulletins de la Société de chirurgie, 22 décembre 1897 et 18 mai 1898.

[2] J.-L. FAURE. Bulletins de la Société de chirurgie, 1898, 5 janvier, p. 20.

[3] REYNIER. Bulletins de la Société de chirurgie, 1898, 28 juin, p. 699.

[4] TITO CAVAZZANI. L'angiotripsie. Gaz. degli Osped. e delle Cliniche, 1898, p. 115.

[5] SCHMELTZ. Sem. gynécol., 1898, 3 décembre, p. 39.

[6] THUMIM. Centr. f. Gynækol. 4 février 1899, n° 5, p. 129.

[7] DELANGLADE. Congrès de gynécologie de Marseille, 1898.

[8] SOCRATE TSAKONA. Grèce médicale, décembre 1898.

[9] SCHTRAUCH. Wratch. 1898, n° 44.

[10] THUMIM. *Loc. cit.*

QUERALTO [1] recommande également cette méthode d'hémostase. SCHULTEN [2] expérimentant sur des vaisseaux de petit et de moyen calibres des pinces analogues à celles de SPENCER WELLS ou de DOYEN, en a retiré de bons effets. Plus récemment LYOT et REBREYEND [3], s'appuyant sur des observations personnelles, recommandent l'emploi de l'*angiotribe* de TUFFIER dans l'ablation des annexes de l'utérus.

J'ai écrasé des carotides et des fémorales de chien avec le *vasotribe* de Doyen, maintenant la pince en place une minute environ. Au niveau du point serré l'artère est extrêmement amincie et aplatie. Néanmoins, en attendant un temps variable généralement assez court, on voit les parois se décoller sous la poussée de l'onde sanguine; jamais je n'ai obtenu une hémostase parfaite. Le segment d'artère écrasé a été recueilli et coupé longitudinalement; la figure 28 représente cette coupe passant vers la partie moyenne de l'artère et vue à un faible grossissement. On y remarque la rupture et le refoulement des tuniques interne et moyenne; le recroquevillement des tuniques n'apparaît pas suffisamment étendu pour assurer l'hémostase. THUMIN a fait des examens histologiques des portions de ligament large écrasés avec son instrument. Il a constaté simplement une compression extrême du ligament large se traduisant par un tassement considérable de tous les éléments avec conservation de la forme de ces éléments. Les vaisseaux comprimés entre les mors de la pince avaient leur lumière oblitérée par l'accolement de l'endothélium tapissant les parois. Cette oblitération, dit l'auteur, est encore rendue plus ferme par la coagulation du sang dans l'intérieur du vaisseau au voisinage des points écrasés. Ces résultats diffèrent de ceux que j'ai obtenus et de ceux rapportés par DOYEN. On peut m'objecter que j'ai expérimenté sur des chiens et que peut-être en chirurgie artérielle, il n'y a pas lieu de conclure du chien à l'homme. Quoi qu'il en soit, d'accord avec

[1] QUERALTO. Gyn. Catalane, 1898, n° 2, p. 52.

[2] SCHULTEN. Centr. f. Chir., 1898, n° 29, p. 756.

[3] LYOT et REBREYEND. Revue de gynécologie, 1899, n° 1, janvier et février, p. 61.

Doyen, le promoteur de la méthode, il ne me paraît pas prudent de pratiquer l'*angiotripsie* d'un vaisseau tel que l'artère utérine sans placer une fine soie ou un catgut de sûreté sur le pédicule.

Tout dernièrement Doyen a modifié son premier instrument le rendant plus maniable tout en lui conservant une énorme puissance. Dans ces conditions, nul doute qu'il ne rende de grands services en chirurgie, notamment pour réséquer l'épiploon dans

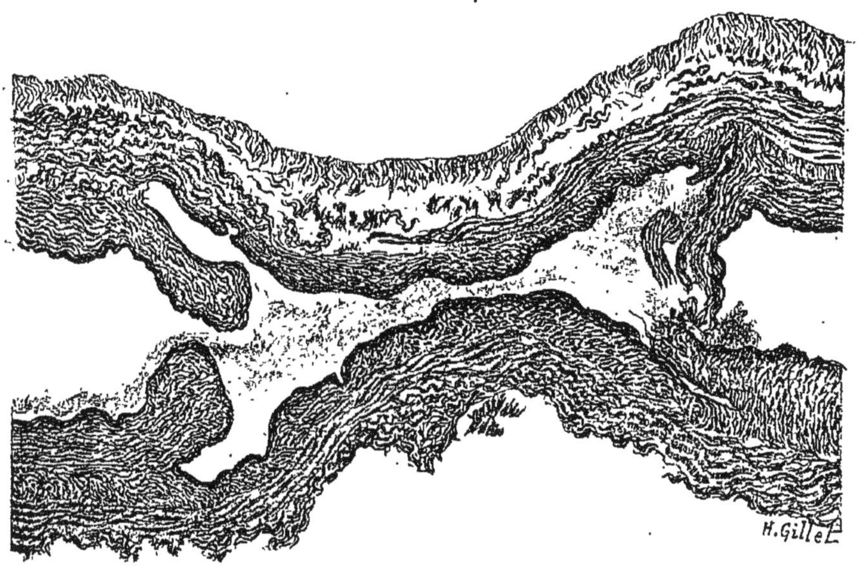

Fig. 28.

Effet du vasotribe de Doyen sur une carotide de chien.

Coupe longitudinale. Faible grossissement.

les cures radicales de hernie ou pour réduire le pédicule d'un kyste ovarique, sans parler de son application à la chirurgie intestinale.

Skene, de Brooklyn, a imaginé un appareil électrique dans lequel l'hémostase est obtenue par la compression des artères à l'aide d'une pince spéciale ; ses mors sont traversés par un courant électrique. C. Jacobs, de Bruxelles[1], a introduit cet instru-

---

[1] Jacobs (de Bruxelles). Électro-hémostase. *Revue de gynécologie et de chirurgie abdominale,* juillet-août 1899, p. 721.

ment en Europe et s'en déclare très partisan. En une demi-minute, deux minutes au maximum, l'extrémité de l'artère comprimée est écrasée, desséchée, et prend l'aspect d'un lambeau translucide de parchemin. Cette *pince électrique* n'a pas été suffisamment employée pour qu'on puisse à l'heure actuelle se prononcer sur sa valeur.

SUTURE ARTÉRIELLE

Les deux méthodes employées précédemment, la *forcipressure* et la *ligature*, ont fait leurs preuves; en présence d'une plaie artérielle, elles assurent l'hémostase. Mais l'arrêt de l'hémorragie n'est obtenu qu'au prix de l'oblitération du tronc artériel. La gangrène, tant redoutée jadis, n'est nullement fatale à la suite de cette oblitération, même lorsqu'il s'agit de l'artère principale d'un membre. La circulation collatérale se développe avec une merveilleuse rapidité et assure la nutrition du membre. Cependant, s'il était possible de conserver la perméabilité du vaisseau en suturant la plaie pariétale ou en mettant au contact les deux bouts artériels écartés, et si cette façon de faire n'entraînait ultérieurement aucun inconvénient, ce serait la méthode idéale, puisque ce serait la *restitutio ad integrum*. D'après MURPHY[1], LEMBERT[2] semble avoir émis le premier l'idée de la suture artérielle. Les tentatives expérimentales faites par ASSMANN[3], GLÜCK[4], POSTEMPSKI[5], VON HOROCH[6], ne furent pas couronnées de succès. GLÜCK put obturer des plaies artérielles avec des plaques d'ivoire ou d'aluminium mais échoua dans ses sutures. JASSINOWSKY[7] expérimentant

[1] J.-B. MURPHY (de Chicago). Médical Record New-York, 16 janv. 1897, p. 73.

[2] LEMBERT. Med. obs. and Inquiries. London, 1762, vol. II, p. 360.

[3] ASSMANN. In. Diss. Groningue. 1773.

[4] GLÜCK. Arch. f. Klin. chir., 1883. Bd. XXVIII, p. 548.

[5] POSTEMPSKI. Troisième réunion de la Société Italienne de Chirurgie tenue à Rome (août 1886).

[6] HOROCH. Allg. Wiener Med. Zeit., 1888, n° 22, p. 263.

[7] JASSINOWSKY. Inaug. diss. Dorpat, 1889.

sur les animaux, parvint le premier à fermer une plaie artérielle latérale en faisant une suture à points séparés à la soie fine ; les fils cheminaient dans l'épaisseur de la paroi sans pénétrer dans la lumière de l'artère. Il ne réussit pas à suturer bout à bout le vaisseau complètement sectionné. Ces expériences furent confirmées par celle de BRUCI en 1889 et de MUSCATELLO[1] en 1891.

En 1895 ISRAEL[2] publiait trois observations de sutures partielles faites sur l'homme avec succès par VON ZOEGE MAN-TEUFFEL, HEIDENHAIN et par lui-même. Dans son cas, il s'agis-sait d'une plaie de l'iliaque primitive au cours d'une opération d'appendicite. VON ZOEGE MANTEUFFEL sutura la fémorale dans un anévrisme artério-veineux du triangle de Scarpa ; HEIDEN-HAIN oblitéra une plaie de l'artère axillaire au cours d'une abla-tion des ganglions de l'aisselle. Ces deux derniers chirurgiens firent une suture perforante au catgut.

CAMAGGIO[3] ferme une plaie de la fémorale par des points séparés non perforants et très rapprochés. Quinze mois après, l'étude du tracé sphygmographique montre que le vaisseau est perméable. L'auteur ajoute que pour réussir ces sutures, il faut opérer aseptiquement sur une artère d'un calibre suffisant.

En France, GÉRARD MARCHANT[4] a rapporté en 1898 un cas de suture de l'humérale dans une cure d'anévrisme artério-veineux situé au tiers supérieur du bras. L'opération fut délicate, un des trois fils employés fut peut-être perforant. Les battements de la radiale disparurent au moment de la suture et reparurent à la fin de l'opération. Lorsque GÉRARD MARCHANT présenta le malade à la Société de chirurgie, un mois après l'intervention, les battements de la radiale étaient peu perceptibles, RICARD[5],

---

[1] MUSCATELLO. Société de chirurgie de Rome, 1891. Rev. de chirur-gie, 1892, p. 893.

[2] ISRAEL. Centr. f. Chir., 1895, n° 19, p. 1113. *Ueber Naht der Arte-rien wunden.*

[3] CAMAGGIO. Riforma Medica, 1898, p. 304.

[4] GÉRARD MARCHANT. Bulletins de la Société de chirurgie. Séance du 6 juillet 1898, p. 747.

[5] RICARD. Bulletins de la Société de chirurgie. Séance du 24 mai 1899, p. 562.

comme HEIDENHAIN, faisant, pour traiter un cancer du sein, le curage de l'aisselle, blessa l'artère axillaire. Il ferma la petite plaie longitudinale par un surjet au catgut fin. Le pouls radial reparut immédiatement après la suture et, quatre semaines plus tard il était encore parfaitement appréciable. Tout dernière-

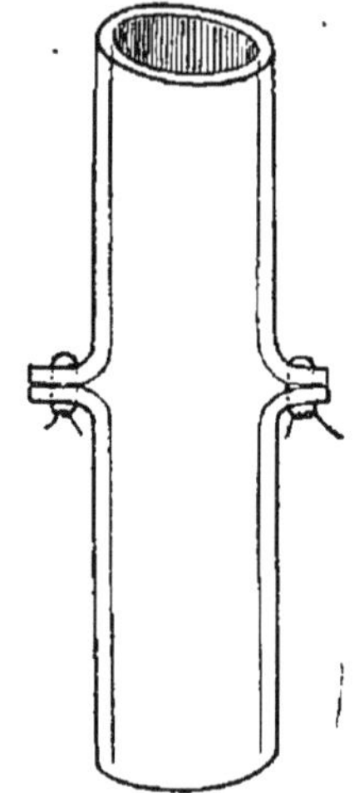

Fig. 29.

Suture d'artère. Procédé de BRIAULT et JABOULAY (schéma).

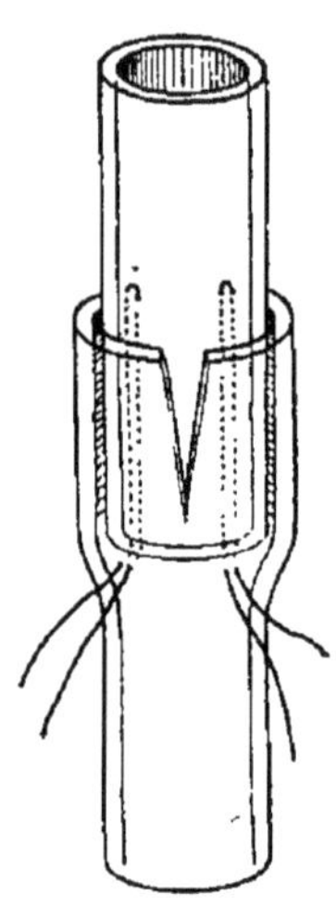

Fig. 30.

Suture d'artère. Procédé de J.-B. MURPHY.

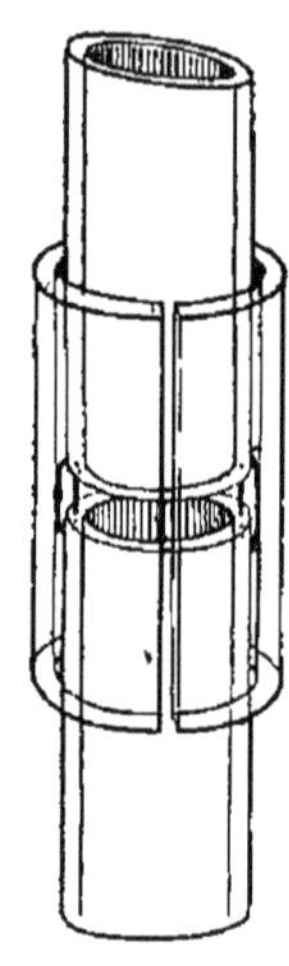

Fig. 31.

Suture d'artère. Procédé de GLÜCK (schéma).

ment [1] ce même chirurgien a de nouveau suturé avec succès une plaie latérale de l'artère axillaire survenue au cours d'une arthrotomie scapulo-humérale.

Au Congrès de Moscou [2] DJEMIL PACHA (de Constantinople), résumant les travaux de MURPHY, a cité deux observations personnelles de suture latérale de l'artère axillaire.

GLÜCK a récemment publié un cas de suture de la carotide interne au cours d'une opération pour thrombo-phlébite de la

[1] RICARD. Bull. Soc. de Chir., 7 nov. 1900, p. 1010.

[2] DJEMIL PACHA. XII° Congrès Internat. de Médecine tenu à Moscou, août 1897. Section de Chirurgie. Comp. Rend. in. *Presse Médicale*, 1897, p. 139.

veine jugulaire interne d'origine septique. A ce propos, l'auteur rappelle que, dès 1881, il s'est montré partisan des sutures artérielles [1].

Ces faits expérimentaux et cliniques, quoique peu nombreux encore, sont cependant suffisants pour affirmer qu'il est possible et même relativement facile de suturer une plaie artérielle à condition qu'il s'agisse d'une piqûre ou d'une courte section.

La *suture bout à bout* des deux tronçons d'une artère coupée est beaucoup plus difficile. Pierre DELBET [2] a essayé sans succès sur des fémorales de chien. De même Raymond PETIT [3] a constamment échoué. Les expériences de JABOULAY et BRIAU [4] ne sont pas démonstratives. Leur procédé de suture consiste à placer des points en U à travers toute l'épaisseur des parois artérielles renversées en dehors pour éviter le rétrécissement de l'artère (voy. fig. 29). En 1898 [5], ces auteurs ont présenté une carotide d'âne sur laquelle ils avaient pratiqué avec succès une suture bout à bout d'après leur technique.

MURPHY [6] après avoir fait trente-quatre expériences sur le chien a *réussi le premier chez l'homme une suture artérielle circulaire.* Il s'agissait d'un homme de vingt-neuf ans atteint d'une plaie par balle de la fémorale au triangle de Scarpa. Son procédé consiste à invaginer le bout central dans le bout périphérique de l'artère.

GLUCK [7] dans une série de publications recommande un procédé de sutures assez complexe. Il unit d'abord les deux bouts de l'artère par huit points de suture, puis il glisse par-dessus cette pre-

---

[1] GLÜCK. Société de médecine de Berlin, séance du 7 mai 1900. Semaine médicale, 1900, p. 173.

[2] PIERRE DELBET. Traité de Chirurgie clinique et opératoire de Le Dentu et Delbet, t. IV, p. 159.

[3] Raymond PETIT. Société de biologie, 18 janv. 1896.

[4] JABOULAY et BRIAU. Lyon médical, 1896, p. 97.

[5] JABOULAY et BRIAU. Société des sciences médicales de Lyon, février 1898.

[6] MURPHY. *Loc. cit.*

[7] GLÜCK. *Arch. fur Kinderheilkunde*, 1897, B[d] XXII. Heft 3 et 4, et *Berl. Klin. Woch*, juin 1898, n° 120.

mière ligne de sutures un manchon d'artère ou de veine fraîches qu'il fixe par quatre chefs de fils qui ont déjà servi aux premières sutures.

LINDNER [1] est partisan du procédé d'invagination dé MURPHY, et conseille d'employer la soie de préférence au catgut.

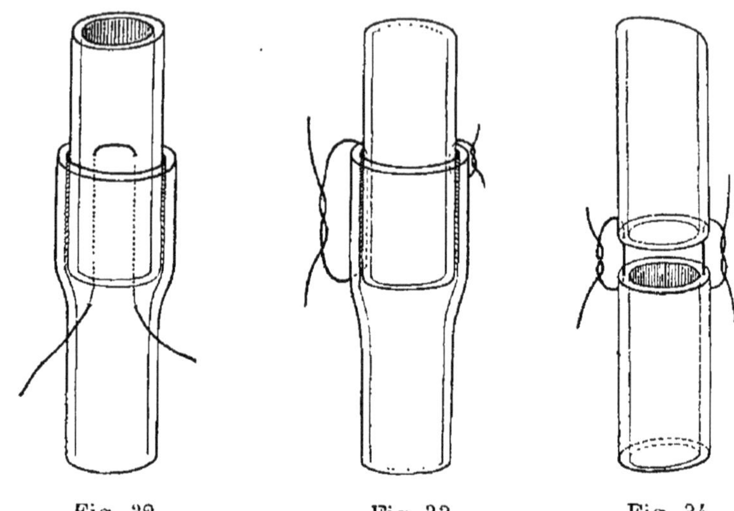

Fig. 32.   Fig. 33.   Fig. 34.

Suture artérielle. Procédés personnels.

J'ai publié à la Société anatomique [2] une note relative à la suture des artères bout à bout. Avant d'avoir pris connaissance du travail de MURPHY j'avais songé à employer un procédé d'invagination et pour être certain d'avoir une suture hermétique, je passais non pas des fils en anse simple, mais des fils en U à branches écartées de façon à obtenir l'accolement en surface dans le sens transversal comme dans le sens longitudinal (voy. fig. 32). De fait, une telle suture est parfaitement hémostatique, elle l'est même trop en ce sens que le bout artériel invaginé fait une saillie trop grande dans le bout opposé ; la tunique interne est froncée et rétrécit tellement le calibre du vaisseau qu'il se fait des coagulations et bientôt l'oblitération complète de l'artère.

[1] LINDNER. Berl. Klin. Woch., avril 1898, n° 118.
[2] BOUGLÉ. Société anatomique, juillet 1900, p. 764.

Des recherches sur le cadavre et des expériences nombreuses sur le chien me permirent d'obtenir une suture artérielle circulaire avec conservation de la perméabilité du vaisseau. Le procédé d'*invagination* de MURPHY m'a paru excellent à condition de prendre certaines précautions. D'ailleurs un procédé plus simple encore consistant en points séparés non perforants placés circulairement suffit à accoler les deux bouts artériels et laisse au vaisseau son calibre normal. Ayant suturé dans une même séance les deux carotides d'un chien, d'un côté par invagination de l'autre par simple affrontement, je refermai l'incision cervicale et quinze jours plus tard, le chien étant anesthésié de nouveau, je pus constater sur place le résultat de mes sutures. Il existait un épaississement assez notable de la tunique externe de l'artère ; pour m'assurer de la perméabilité de la suture, je sectionnai l'artère au-dessus et vis des deux côtés jaillir un large jet de sang ; la perméabilité était parfaite. Les deux segments correspondant aux sutures furent enlevés et soumis à l'examen histologique. Le procédé par invagination donne au point de vue de la reconstitution de la paroi un résultat qui se rapproche davantage de la disposition normale [1].

Les conditions les plus importantes pour réussir ces sutures artérielles circulaires me paraissent être les suivantes : 1º le vaisseau doit être dépourvu de branches collatérales au niveau de la suture ; 2º les fils de sutures et tout ce qui touche à la plaie artérielle (instruments, doigts, tampon), doit être stérilisé et dépourvu d'antiseptiques ; 3º les fils et les aiguilles doivent être très fins. Le meilleur fil me paraît être le fil de lin dit fil d'Alsace ; 4º aucun fil ne doit être apparent dans la lumière du vaisseau ; 5º les points de suture ne doivent pas être trop multipliés.

Les sutures artérielles sont donc possibles, voire même les sutures circulaires. Reste à savoir si elles sont inoffensives. Que devient ce tissu fibreux cicatriciel au niveau de la suture ? N'est-ce pas une cause d'appel pour l'anévrisme ? Il est impossible de se prononcer à l'heure actuelle, les opérations et les

---

[1] BOUGLÉ. Arch. de médec. expérim., mars 1901.

expériences étant encore trop récentes et trop peu nombreuses. J'ai pu, grâce à l'obligeance de Coyon, examiner la pièce de suture artérielle pratiquée par Ricard. La cicatrice est *fibreuse*. La survie de l'opéré n'a pas été assez longue (quelques mois) pour qu'on puisse tirer de cette pièce des conclusions définitives.

Je me permettrai d'émettre à priori l'idée que sans doute ces sutures artérielles n'exposeront pas aux anévrismes. L'origine traumatique pure des anévrismes, admise aujourd'hui par beaucoup d'auteurs, me paraît encore discutable, nous le verrons plus loin, et je ne veux pas y insister davantage ici. Mais cette théorie de l'origine traumatique admise, on remarquera qu'il ne peut pas être établi de comparaison entre la cicatrice qui succède à une contusion ou à une rupture artérielle incomplète toujours accompagnée de décollements, d'éraillures à distance et d'infiltrations sanguines de la paroi artérielle avec la cicatrice nette, étroite et régulière que donne une suture fine, aseptique.

ARTICLE II

ULCÉRATIONS

On a cru jusque vers le milieu du siècle dernier que les artères cheminant dans l'épaisseur des parois d'un abcès jouissaient d'une immunité absolue vis-à-vis du pus. Cette immunité, d'ailleurs fort remarquable, n'est que relative ; un certain nombre d'observations le prouvent. Dans un mémoire classique, Ch. Monod a pu en rassembler quatre-vingt-huit cas.

Plus récemment je citerai les faits de Gillette[1], Larabrie[2]. Ce dernier cas fut l'objet d'un rapport de Ch. Monod[3] qui ajoute six nouvelles observations à sa première statistique. Dans la discussion qui suivit, Verneuil et Le Dentu rapportèrent chacun

---

[1] Gillette. Soc. de chir., séance du 5 mars 1884.

[2] Larabrie, rapp. de Ch. Monod. Soc. de chir. séance du 20 juillet 1884.

[3] Ch. Monod. De la perforation des artères au contact des foyers purulents ou inflammatoires. *Bulletin de la Société de chirurgie*, 1882, p. 666.

4.

un fait inédit. Marmaduke Sheild[1], à propos d'une observation personnelle, rassemble six cas analogues, auxquels Mac Cormac, Pitt et Bloxam en ajoutent quatre au cours de la discussion.

Il y a lieu de distinguer avec les professeurs Lannelongue et Trélat[2], deux catégories de faits : *d'une part* les ulcérations artérielles produites au contact des abcès froids et des ostéites tuberculeuses, et *d'autre part* celles qui résultent de l'action des microbes pyogènes vulgaires. Bitzner[3] a récemment encore insisté sur ces deux causes principales des hémorragies artérielles par érosion.

Ch. Monod relève cinquante et une observations appartenant au premier groupe et seulement trente-sept lésions artérielles consécutives aux inflammations et suppurations banales. Et dans ce dernier ordre de faits, il est remarquable de voir qu'il s'agit toujours de sujets cachectiques, débilités par une longue maladie. C'est ainsi que huit fois l'ulcération artérielle est survenue dans la convalescence de la *scarlatine* et une fois à la suite d'une *fièvre typhoïde*.

Une *amygdalite phlegmoneuse septique* a plusieurs fois déterminé l'ulcération de la carotide par propagation directe de l'inflammation à travers le tissu cellulaire péri-amygdalien et péripharyngien ou par l'intermédiaire d'une adénite cervicale.

De même des *adénites inguinales* ont entraîné des hémorragies de la fémorale. L'artère radiale, les artères de la main, la fémorale ont été perforées au cours de phlegmons de la main, de l'avant-bras ou de la cuisse. Les *abcès de la fosse iliaque* sont après les *inflammations cervicales* (*amygdalienne* et *ganglionnaire*), la cause la plus fréquente de l'ulcération artérielle. Ce que nous savons aujourd'hui de l'*appendicite* et de sa nature souvent extrêmement septique explique cette localisation. Dans une thèse récente, Lebon[4] a réuni six cas d'ulcération des artères iliaques au cours de l'appendicite, se répartissant également

---

[1] Marmaduke Sheild, Soc. de méd. de Londres, mars 1887. *Semaine médicale*, 1887, p. 95.

[2] Lannelongue, Trélat. Soc. de chir., séance du 20 juillet 1887.

[3] Bitzner, *Prag. med. Wochens.* 1898, nos 32-37.

[4] Lebon. Thèse de doctorat, Paris, 1893-1894, n° 520.

entre l'iliaque primitive, l'iliaque interne et l'iliaque externe.

Dans un certain nombre d'observations, il est difficile de savoir si la lésion artérielle est uniquement due à l'action *septique du milieu* ou s'il ne s'y est pas joint une *cause mécanique*. C'est ainsi que dans les foyers d'origine osseuse un sequestre en voie d'élimination peut comprimer le tronc artériel et favoriser sa perforation ; cette hypothèse a été émise surtout au sujet des lésions artérielles consécutives aux *ostéites tuberculeuses*, notamment dans la *carie du rocher* (JOLLY). Dans l'*ostéomyélite* les fragments d'os nécrosés sont habituellement d'un volume trop faibles pour qu'ils puissent avoir une telle action.

On a invoqué encore la présence du drain placé dans l'abcès contre l'artère. Dans une observation de BOUILLY il s'est produit une perforation de l'artère poplitée après quinze jours de drainage d'un foyer d'ostéomyélite ancienne ouvert dans le creux poplité.

Les faits recueillis par Ch. MONOD d'ulcérations artérielles au contact de lésions tuberculeuses se rapportent en majorité à des cas de *tuberculose vertébrale*, de *carie du rocher* et de *tumeurs blanches du genou*. RÉGNIER a cité un cas de perforation de l'artère vertébrale au niveau d'un mal de POTT cervical. HASSE, LEGOUEST ont observé des faits analogues. HESSLER a rassemblé dix-neuf cas d'ulcérations de la carotide interne dans la *carie du rocher*. Le siège constant de la lésion est à l'union de la portion verticale avec la portion horizontale de l'artère au niveau du coude qui en résulte.

Dans la *tuberculose osseuse* la paroi de l'abcès est formée d'éléments en pleine activité ; le *tuberculome*, suivant l'expression du professeur LANNELONGUE, se développe à la façon d'une tumeur. Peut-être à un certain moment envahit-il la paroi artérielle, se substituant au tissu vasculaire ; et ainsi se produirait, suivant l'hypothèse de TH. ANGER, une véritable artérite tuberculeuse. En tout cas, et c'est là sans doute la raison de la plus grande fréquence de l'ulcération artérielle dans les abcès froids que dans les suppurations banales, la paroi de l'abcès tuberculeux a une tendance plus marquée à l'extension que celle des abcès simples. Aussi l'abcès froid établit-il, au point de vue qui nous occupe, une transition entre les foyers inflammatoires et les masses néoplasiques.

L'ulcération des artères à été observée consécutivement au développement des *tumeurs malignes,* surtout dans la région cervicale. Le tissu néoplasique envahit la paroi vasculaire et se substitue au tissu artériel.

L'expression clinique de l'ulcération artérielle varie suivant les cas. L'hémorragie se produit parfois au moment de l'ouverture spontanée de l'abcès au dehors, du sang s'échappe mélangé au pus, puis du sang pur et, suivant le volume de l'artère atteinte et les dimensions de la perforation des téguments, l'hémorragie entraîne des accidents plus ou moins rapidement mortels.

La rupture vasculaire survient d'autres fois dans l'intérieur de la poche purulente ; celle-ci est brusquement distendue et élargie et l'on peut constater les symptômes d'un anévrisme diffus.

Plus souvent c'est au moment où le chirurgien incise la paroi de l'abcès ou même quelques jours après que l'hémorragie se déclare, et c'est dans ce dernier cas qu'on a pu parfois invoquer l'influence nocive du drain sur la paroi artérielle. L'écoulement du sang est considérable d'emblée, entraînant la mort rapidement si le malade est abandonné à lui-même. Il est plus rare de voir une série de petites hémorragies répétées à intervalles plus ou moins longs, comme dans les hémorragies secondaires de nature infectieuse, les « *hémorragies de signal* » de Neudorfer, dont nous avons parlé plus haut. Cette variété d'hémorragie répond à une sorte de perforation de l'artère en deux temps ; il se produit d'abord une fissure, une rupture minime, puis, brusquement la paroi cède sur une plus longue étendue et l'hémorragie foudroyante survient secondairement.

En présence d'un accident de cette nature, la première chose à faire pour éviter la mort rapide est le tamponnement de la plaie et la compression à distance du tronc artériel principal de la région. Le danger immédiat écarté, il faut le plus promptement possible appliquer le véritable traitement chirurgical. Dans les plaies artérielles, nous avons dit que le procédé de choix pour assurer l'hémostase consiste à pratiquer la ligature

des deux bouts artériels dans la plaie de préférence à la ligature
à distance. Ici les conditions sont différentes, il y a intérêt à ne
pas intervenir dans le foyer septique représenté par la poche de
l'abcès, pour éviter une hémorragie secondaire presque fatale
par suite de l'infection de la ligature. Aussi devra-t-on lier de
préférence l'artère à distance. C'est ainsi que CHASSAIGNAC,
EHRMANN, DENUCÉ ont sauvé leurs malades par la ligature de la
carotide **primitive** et DOLBEAU en liant la carotide externe.

CHAPITRE II

ANÉVRISMES ARTÉRIELS

Définition. — Les *anévrismes artériels* sont des dilatations circonscrites siégeant sur le trajet des artères et développées aux dépens de leurs parois.

ANATOMIE PATHOLOGIQUE

Division. — On distingue deux variétés d'anévrismes : le *fusiforme* et le *sacciforme*.

Dans l'*anévrisme fusiforme* (fig. 35), la dilatation est régulièrement étendue à toute la circonférence du vaisseau ; le grand axe de la poche se confond avec l'axe de l'artère. Cette variété atteint rarement un grand développement.

L'*anévrisme sacciforme* (fig. 36) est de beaucoup le plus fréquent. Souvent il dérive du fusiforme. D'abord uniformément distendue, la paroi artérielle cède bientôt davantage en un point et peu à peu, sous l'influence de la pression du sang, il se forme une véritable poche latérale, adjacente à l'artère. Au début, la poche et l'artère communiquent largement puis, progressivement, à mesure que l'anévrisme se développe, l'orifice de communication, qui a gardé ses dimensions primitives, paraît rétréci. La poche anévrismale se trouve alors reliée à la paroi artérielle par un pédicule plus ou moins étroit, auquel on donne le nom de *collet*. L'orifice de communication d'abord situé dans l'axe de la poche est plus tard décentré. La poche anévrismale subissant une pression plus forte dans le sens du courant sanguin se déforme, s'allonge parallèlement à l'artère et l'orifice, au lieu d'être au centre, se trouve plus rapproché du cœur. Au-dessous de lui, vers la périphérie, il existe un véritable éperon entre la cavité du sac anévrismal et la lumière de l'artère.

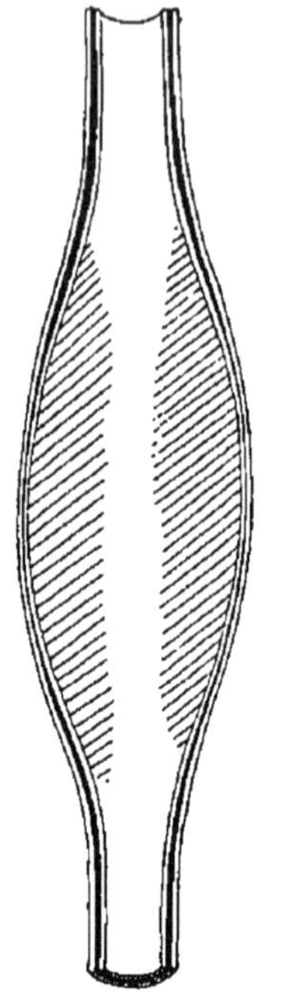

Fig. 35.
Anévrisme fusiforme
(schématique).

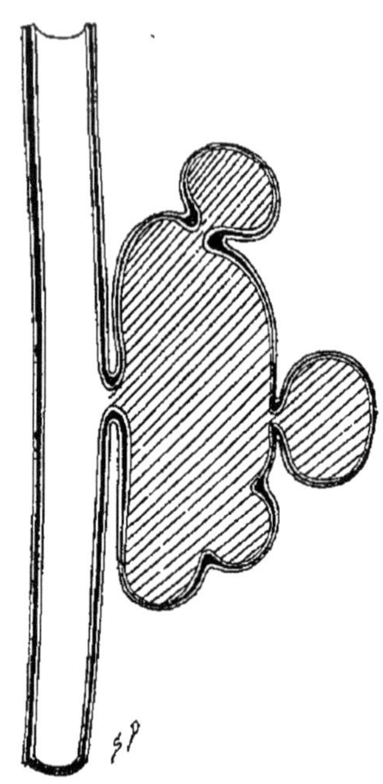

Fig. 36.
Anévrisme sacciforme
(schématique).

SIÈGE. — On a divisé les anévrismes en *externes* et *internes*, les premiers comprenant surtout les anévrismes des membres, et les seconds les tumeurs intra-thoraciques et intra-abdominales. Dans l'esprit des auteurs de cette division, les anévrismes externes étaient ceux que la chirurgie pouvait traiter et les anévrismes internes relevaient de la médecine. Depuis quelques années, la chirurgie a singulièrement empiété sur la médecine, et tel anévrisme du bassin, ou de la base du cou, jadis nommé interne, appartient aujourd'hui à la chirurgie. En sorte que cette classification n'a plus guère sa raison d'être. En dehors des anévrismes de l'aorte, il n' y a pour ainsi dire pas d'anévrisme qu'on ne puisse aborder et traiter directement.

Les plus fréquemment rencontrés sont ceux de l'artère poplitée de la fémorale, de l'artère iliaque externe et de l'axillaire.

Nombre. — Habituellement, le malade ne porte qu'un anévrisme ; parfois il y en a plusieurs, et même quelquefois un grand nombre. On en a compté jusqu'à 30 (Manec) et même 63 (Pelletier) sur le même sujet. Ils sont échelonnés en grains

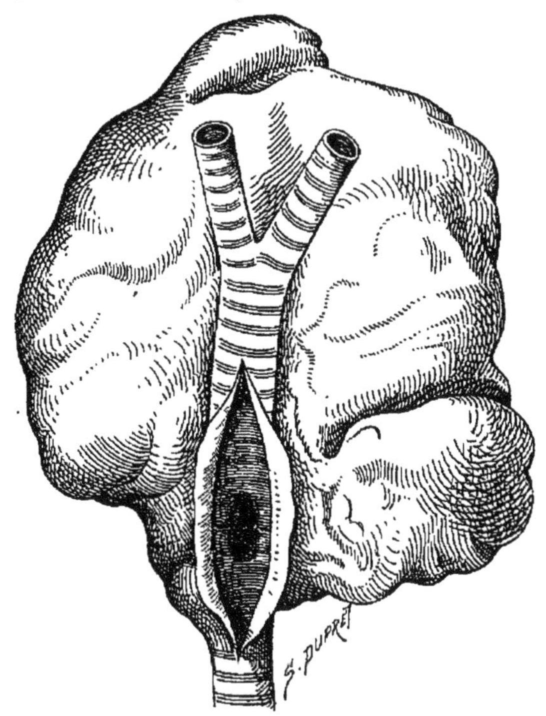

Fig. 37.
Anévrisme sacciforme de la carotide (imité de Scarpa).

de chapelet sur le même tronc artériel ou sur des troncs voisins ou bien ils siègent sur des vaisseaux éloignés les uns des autres. Assez fréquemment ils présentent une disposition symétrique.

Forme. Volume. — Leur *volume*, comme leur *forme* est très variable. Ils peuvent atteindre les dimensions d'une grosse orange, d'une tête de fœtus même ; lorsqu'ils sont très volumineux, il ne s'agit plus, en général, d'un anévrisme artériel pur ; la poche s'est rompue en un point, et il s'est formé un anévrisme diffus secondaire.

La poche a souvent un aspect bosselé, la paroi s'étant laissée distendre davantage en certains points. En outre l'*anévrisme épouse la forme des organes qui l'environnent*, c'est ainsi qu'il se moule sur les os, les muscles, et sur les troncs vasculaires et nerveux voisins, qui se creusent à sa surface une gouttière plus ou moins profonde.

De la surface de la poche, se détachent des branches collatérales plus ou moins volumineuses, et plus ou moins nombreuses. Ces rameaux correspondent aux branches normales de l'artère ou à des ramuscules innominés très développés. De sorte qu'il peut y en avoir beaucoup plus que l'anatomie normale ne le ferait supposer. Le chirurgien ne doit pas oublier ce détail lorsqu'il pratique l'extirpation du sac. Ces branches collatérales nous expliquent aussi pourquoi la ligature artérielle simple, au-dessus de la poche, hier encore très vantée dans le traitement des anévrismes, est souvent impuissante à enrayer leur développement.

Il est encore important de remarquer que l'anévrisme *fusiforme* à volume égal envahit l'artère sur une longueur beaucoup plus grande que le *sacciforme*. Son extirpation entraînera donc une résection plus étendue de l'artère, et nécessitera la ligature d'un nombre plus considérable de branches efférentes.

PAROI. — Le sac anévrismale a une épaisseur variable ; d'une façon générale, dans l'*anévrisme sacciforme*, les parois vont en s'amincissant de l'orifice de communication avec l'artère à la région la plus dilatée. De même, dans la *variété fusiforme*, la portion la plus mince répond à la zone moyenne qui est la plus distendue. Vue par sa face interne, la poche présente un aspect lisse, uni ; ou bien au contraire elle est inégale, tomenteuse, recouverte de caillots plus ou moins adhérents. Par places, il existe parfois des fissures de la paroi avec infiltration sanguine entre les feuillets, constituant de véritables *hématomes pariétaux*.

CONTENU. — Dans l'intérieur du sac, on trouve du sang liquide et des *caillots*. Ceux-ci sont de deux sortes : les uns sont mous, d'un rouge presque noir, peu adhérents, et occupent avec le sang liquide le centre de la cavité, les autres sont étalés à la périphérie en couches stratifiées d'une coloration brune ou jaunâtre. Au contact de la paroi de l'anévrisme, ils prennent un aspect blanc grisâtre, adhèrent au sac et présentent par places des zones opaques, ramollies, creusées de cavités. Quelquefois du sang rouge s'infiltre à travers des fissures de la couche fibrineuse jusqu'au niveau de la paroi anévrismale.

ÉTUDE MICROSCOPIQUE. — *Le fait dominant de l'étude histologique du sac anévrismal est la disparition de la tunique moyenne de l'artère*, c'est-à-dire de l'élément élastique et musculaire. Dans la portion la plus dilatée, il est impossible d'en retrouver aucune trace. A mesure qu'on se rapproche de l'orifice de communication avec l'artère, des débris de la tunique moyenne apparaissent, puis deviennent plus nombreux. *Le sac est donc constitué par les tuniques mêmes de l'artère distendues et altérées.* Les tuniques externe et interne demeurent plus ou moins modifiées, tandis que la tunique moyenne disparaît graduellement à mesure que l'anévrisme augmente de volume. La tunique interne n'est plus revêtue de son endothélium normal ; elle est formée de cellules plates séparées par une substance vaguement fibrillaire. Par places, elle est en dégénérescence graisseuse, et présente même au voisinage du caillot une véritable fonte granulo-graisseuse avec formation de petits kystes de régression. La tunique externe, épaissie, prend le même aspect que la tunique interne, ce qui est dû, d'après CORNIL et RANVIER, à ce que la tunique externe n'est plus protégée par la tunique moyenne et subit l'influence de la pression sanguine.

Les caillots centraux rouges ou *cruoriques*, sont composés de globules emprisonnés dans des réseaux fibrineux ; les caillots périphériques jaunâtres, sont constitués uniquement par de la fibrine stratifiée. Ils renferment des amas de pigment sanguin, vestige de la destruction globulaire qu'on retrouve jusque dans l'épaisseur de la paroi anévrismale. D'ailleurs, en maints endroits, le microscope ne permet pas plus que l'œil nu de distinguer les limites respectives du caillot et de la paroi, les éléments qui les composent sont en dégénérescence graisseuse, sous l'influence de la même altération régressive.

Les anévrismes anciens renferment souvent dans l'épaisseur de leurs parois des dépôts calcaires plus ou moins étendus. Parfois même toute la poche est calcifiée et rigide.

Lésions de voisinage.— L'artère qui porte l'anévrisme n'est pas normale ; elle est flexueuse, dilatée et plus ou moins indurée. Examinée au microscope, on constate qu'elle est atteinte d'artérite chronique, de dégénérescence athéromateuse plus ou moins avancée. Il ne s'agit donc pas d'une lésion circonscrite, localisée au niveau de l'anévrisme, mais d'une altération générale du système artériel qu'on retrouve à un degré variable sur toutes les artères. Par suite il n'est pas étonnant de rencontrer plusieurs anévrismes sur le même sujet. On a cité des faits dans lesquels l'artère examinée au-dessus et au-dessous de l'anévrisme ne présentait aucune espèce de lésion. Il est difficile de savoir si cette intégrité est la règle ou l'exception. Il est certain en tout cas que, le plus souvent, les lésions artérielles concomitantes ne sont pas accentuées au point d'entraver l'action chirurgicale.

Les *veines* satellites de l'artère sont comprimées par l'anévrisme ; elles demeurent habituellement perméables. Les *troncs nerveux* de voisinage sont également refoulés et comprimés. De même les *muscles* et les *aponévroses* subissent la pression de la poche anévrismale. Les *ligaments* articulaires sont souvent amincis. Les *os* sont usés, érodés ; ils deviennent friables, leur trame est moins serrée ; ils sont atteints d'ostéite raréfiante.

Tous ces tissus subissent le contre-coup de l'inflammation chronique de l'atmosphère celluleuse qui environne l'anévrisme. Sous l'influence des mouvements d'expansion, de l'accroissement progressif du sac anévrismal, le tissu cellulaire environnant s'altère, s'enflamme. Il ne s'agit pas d'une inflammation franche aboutissant au phlegmon et à la suppuration ; cette complication survient parfois, mais elle est rare. Sous l'action de la

pression continue de l'anévrisme le tissu cellulaire subit une
sorte d'altération trophique, caractérisée par de l'œdème et surtout par de la sclérose. Il se transforme peu à peu en tissu fibreux
cicatriciel et entraîne les organes voisins dans sa rétraction. La
paroi externe des veines s'épaissit, adhère à la poche anévrismale au point qu'il devient très difficile, à un moment donné,
de les isoler. Dans ces conditions, pour peu que l'anévrisme
s'enflamme, l'inflammation gagnera la paroi de la veine et
provoquera la thrombose intra-veineuse.

Les nerfs sont eux aussi englobés dans le tissu cellulaire deve-
nu scléreux et adhérent au sac. La sclérose les envahit, restant d'abord localisée à la périphérie des faisceaux nerveux.
Pierre DELBET a insisté avec raison sur l'importance de ces altérations nerveuses.

PHYSIOLOGIE PATHOLOGIQUE

La disparition progressive des éléments contractiles dans
la poche anévrismale est le point de départ des troubles circulatoires. La systole artérielle qui doit succéder à la systole cardiaque ne se produit qu'insuffisamment au niveau de l'anévrisme ;
par suite le sang stagne dans le sac, une nouvelle ondée sanguine y arrive avant que la précédente en ait été chassée. Le
ralentissement de la circulation joint à l'altération de la paroi
explique la formation des caillots. Ceux-ci sont d'autant plus
nombreux que l'anévrisme est plus ancien. Dans un anévrisme
fusiforme encore peu développé, la paroi conserve une certaine
élasticité et la circulation y est assez active ; aussi ne trouve-t-on
pas de caillots dans son intérieur. Au contraire, dans un anévrisme *sacciforme* ancien, volumineux, à orifice de communication étroit et à paroi fibreuse, complètement dépourvue de
fibres élastiques et musculaires, toutes les conditions se trouvent réunies pour favoriser la coagulation. Les premiers caillots
sont rouges, cruoriques. Ils se déposent sur la paroi, lui adhé-
rant d'abord faiblement. Peu à peu les globules sanguins sont
détruits, les caillots devenus purement fibrineux se décolorent,
d'abord bruns, ils sont plus tard jaunâtres. D'autres viennent

se déposer qui subissent les mêmes transformations, et ainsi se forment ces couches fibrineuses épaisses qui tapissent les anévrismes anciens. Le sérum transsudé des caillots est sans doute emporté par la circulation. On retrouve toutes les transitions entre les caillots cruoriques qui sont au centre et les nappes fibrineuses périphériques. Sur une coupe, on voit toute l'échelle des tons du rouge-noir au blanc grisâtre en passant par le brun et le jaune.

BELLINGHAM et P. BROCA attribuaient jadis une origine différente aux caillots cruoriques et aux caillots fibrineux. RICHET et LE FORT ont admis la transformation des uns dans les autres, ainsi que nous venons de le décrire.

Certains anévrismes anciens sont complètement remplis de caillots; il n'existe plus au centre de cavité occupée par du sang liquide. Ils restent indéfiniment stationnaires à moins qu'il ne survienne des complications. Ce sont de véritables tumeurs solides dont les caractères cliniques diffèrent beaucoup, on le conçoit, des anévrismes simples.

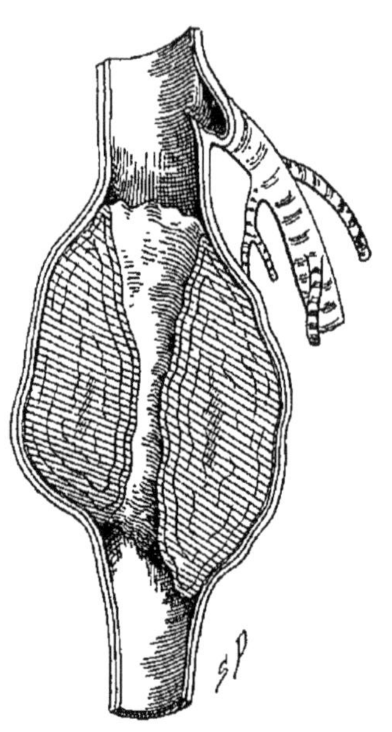

Fig. 38.
Coagulation à l'intérieur
d'un sac anévrismal.

Evolution. — ACCROISSEMENT PROGRESSIF. — *L'anévrisme une fois formé a une tendance naturelle à se développer sans cesse*; l'évolution est plus ou moins rapide suivant les cas, elle l'est parfois à la façon d'une tumeur maligne.

Un sac anévrismal disposé de telle sorte que la coagulation y soit facile et prompte se développera beaucoup plus lentement qu'un autre dépourvu de caillots. En effet, l'épaisse couche fibrineuse qui tapisse les parois amortit le choc de l'ondée sanguine, le coup de bélier qui tend sans cesse à dilater l'anévrisme à parois minces.

Les branches collatérales naissant à la hauteur de l'anévrisme retardent la coagulation en facilitant la circulation et par suite entravent la guérison spontanée jusqu'au jour où un dépôt fibrineux vient les oblitérer.

GUÉRISON SPONTANÉE. — A un moment donné, la tumeur cesse de croître, elle durcit, se rétracte souvent un peu et tous les symptômes disparaissent. C'est par la coagulation que se fait la *guérison spontanée*. Toutes les causes qui ralentissent ou arrêtent la circulation dans l'intérieur de la poche ont donc une action favorable. HOME (1793), SCARPA, HOGDSON, ont admis que la guérison spontanée était due parfois à la compression de l'artère par le sac distendu.

Le mécanisme invoqué par RICHTER est ingénieux : un fragment de caillot se détachant de la paroi de l'anévrisme irait oblitérer l'orifice de communication entre l'artère et le sac ; et ainsi la guérison se produirait avec conservation de la perméabilité de l'artère.

Il ne faudrait pas croire cependant que la terminaison favorable d'un anévrisme artériel abandonné à lui-même soit la règle. La guérison spontanée est possible ; elle a été plusieurs fois constatée, HOWARD MARSCH [1] en citait encore un fait récemment, mais elle demeure l'exception.

RUPTURE. — Il y a beaucoup d'anévrismes à l'intérieur desquels une circulation active persiste et qui, par suite, s'accroissent indéfiniment. Survienne un traumatisme ou seulement une émotion violente et la poche mince, dégénérée, friable, se rompt sous l'influence de l'augmentation de pression momentanée. Le sang s'épanche autour de l'artère dans les interstices musculaires produisant un hématome simple ou pulsatile (*anévrisme diffus consécutif, hématome anévrismal diffus secondaire* ou *consécutif* de MICHAUX.)

L'infiltration sanguine est promptement limitée par la barrière que lui oppose le tissu cellulaire de la région, induré, scléreux. Si l'anévrisme siège au voisinage d'une articulation et qu'il

---

[1] HOWARD MARSCH. Soc. clin. de Londres, 13 mai 1892.

ait contracté des adhérences avec la capsule articulaire, amincissant progressivement les ligaments, l'ouverture peut se faire dans la jointure.

INFLAMMATION. — L'*inflammation septique* de l'anévrisme résulte de la pénétration directe d'agents infectieux. Plus souvent elle est la conséquence d'une infection par la voie sanguine ou lymphatique. La suppuration survient d'autant plus facilement que les microorganismes introduits se trouvent dans un milieu éminemment favorable à leur pullulation.

GANGRÈNE. — Dans certains cas, l'infection étant massive et l'organisme peu résistant, il se produit une mortification rapide de la paroi, une véritable *gangrène* du sac.

ÉTIOLOGIE. PATHOGÉNIE

Étiologie. — AGE. — Les anévrismes se rencontrent surtout à l'âge moyen de la vie, de *trente à cinquante ans* (LISFRANC[1], CRISP[2]). Ce n'est donc pas dans la vieillesse à l'âge où les lésions artérielles qu'on a appelées artérite déformante, athérome, artérite chronique, sont le plus prononcées, qu'ils sont les plus fréquents. C'est un argument qui a été produit pour montrer qu'il n'y a pas un rapport intime entre l'anévrisme et l'athérome. A quoi on peut répondre suivant le mot connu, qu'« on a l'âge de ses artères », et que l'artérite chronique n'attend pas pour se développer chez les *intoxiqués (alcoolisme, troubles de la nutrition)*, et les *infectés (syphilis, maladies infectieuses)*. l'âge de la caducité. De fait, l'*arthritisme*, l'*alcoolisme*, la *syphilis* (HEIBERG, TRIER, RASCH)[3], les *fièvres graves (fièvre typhoïde, variole*, etc.), sont très fréquemment relevées dans les antécédents) des sujets porteurs d'anévrismes.

[1] LISFRANC. Des diverses méthodes pour l'oblitération des artères dans le traitement des anévrismes, Paris, 1834.

[2] CRISP. On structure, diseases and injuries of the blood vessels, London, 1847.

[3] HEIBERG, TRIER, RASCH. Congrès des naturalistes scandinaves, juillet 1892.

SEXE. — Les hommes sont beaucoup plus souvent atteints
ıe les femmes, dans la proportion de 78 p. 100.

RACE. — Certaines races, comme la race anglo-saxonne, y
mblent particulièrement exposées. On a invoqué pour expli-
ıer ce fait la fréquence de l'alcoolisme dans cette race et sur-
ut l'abus des exercices physiques.

Pathogénie. — Nous avons vu au chapitre précédent que
.ns la poche anévrismale la lésion constante et nécessaire est
 disparition ou, pour parler dans un sens plus général, l'ab-
nce de tissu élastique et musculaire dans la tunique moyenne ;
s éléments nobles, constituant la caractéristique physiologi-
ıe de l'artère, sont remplacés et étouffés par du tissu conjonctif
llulaire et fibreux. *Etudier la pathogénie des anévrismes revient
mc à rechercher la cause de cette altération de la paroi arté-
elle.*
Depuis longtemps, les anévrismes ont été divisés en *spontanés
traumatiques* suivant qu'on peut ou non invoquer pour expli-
ıer leur formation un trauma quelconque. Le terme d'ané-
·isme spontané n'a donc d'autre valeur que de pouvoir être
)posé à celui d'anévrisme traumatique. Pris en soi, il n'a
ıcune signification.

INFLUENCE DU TRAUMATISME. — Tous les auteurs admettent
)rigine traumatique de certains anévrismes et, de fait, dans
)n nombre d'observations les malades invoquent un coup, une
ıute, avant l'apparition de l'anévrisme et insistent sur cette
rconstance qui, dans leur esprit explique suffisamment la
roduction de la dilatation vasculaire. On sait d'une façon
ínérale avec quelle réserve il faut accepter cette origine
·aumatique des maladies et en particulier des tumeurs. Il est
n fait curieux à savoir qu'on n'a jamais pu reproduire d'ané-
risme expérimentalement en variant les modes d'action du
·aumatisme. AMUSSAT, JONES, HUNTER, HOME ont échoué. Dans
)n étude expérimentale de la contusion artérielle, DELORME

---

[1] DELORME. *Loc. cit.*

note que momentanément il se produit au-dessus du point
contus une légère distension du vaisseau; mais jamais ce chirurgien n'a pu produire de véritables anévrismes bien qu'il
admette la possibilité d'anévrismes consécutifs aux contusions
par armes à feu. PEACOCK, ZAHN, QUINCKE auraient, paraît-
il, obtenu des ébauches d'anévrismes en détruisant les tuniques
internes et moyennes au moyen d'une aiguille introduite dans
le vaisseau. MORESTIN [1] a répété ces expériences en les variant à
l'infini sans rien obtenir. J'ai également expérimenté sur le
chien essayant de déterminer des ectasies par destruction directe
de la tunique moyenne ou par contusion et rupture de cette
tunique; mes résultats ont été constamment négatifs. L'objection à faire d'emblée à ces expériences est évidemment qu'on
ne peut pas conclure d'une façon absolue du chien à l'homme.

J'ajoute que les artères du chien, comme celles des animaux
en général sont constamment normales, sans aucune altération
comparable à l'athérome. Sur ces organes sains, le traumatisme
produit des ruptures, des cicatrices fibreuses, des oblitérations
mais pas d'anévrismes.

Laissant de côté les résultats expérimentaux, comme étant
sujets à caution, notre devoir est d'interroger les faits cliniques. Or, à y regarder de près, il n'existe guère d'observation
nette d'anévrisme traumatique pur. Je citerai cependant le cas
de LEGUEU et MESLAY [2], dans lequel il s'agit d'un anévrisme *en
miniature* de l'artère temporale superficielle survenu très peu
de temps après un traumatisme de la région. La tumeur avait
le volume d'une très petite lentille et, en un point, la paroi artérielle avait disparu et était remplacée par du tissu fibreux.
Cette observation ne suffit pas à notre avis pour trancher la
question. Les faits d'ailleurs doivent être soumis à une critique
sévère. Les auteurs rapportent des observations de plaie artérielle avec anévrisme diffus ou hématome pulsatile dans lesquelles on décrit la paroi de la poche anévrismale comme s'il
s'agissait d'un anévrisme véritable. Une telle confusion est facile

[1] MORESTIN. Société anatomique, juillet 1900. p. 769.
[2] LEGUEU et MESLAY. Société anatomique, 1899, p. 470.

5.

à éviter. Il n'en est pas de même dans certains cas, et en particulier dans le suivant, pris comme exemple. Un individu porte un anévrisme encore petit et latent, il reçoit un coup violent sur la région. Au moment de l'accident il se produit du gonflement, puis plus tard des ecchymoses, et quelque temps après on voit se développer une tumeur arrondie animée de battements et de souffle. On pourrait penser qu'il s'agit d'un anévrisme traumatique; en réalité c'est un hématome pulsatile bien circonscrit greffé sur un anévrisme artériel vrai. A l'examen de la poche, les parois se confondent au point qu'il est difficile de dire ce qui appartient à l'anévrisme artériel et ce qui dépend de l'hématome secondaire.

On a décrit encore sous le nom d'anévrismes traumatiques les dilatations artérielles se produisant au contact d'une saillie osseuse anormale. C'est ainsi qu'on a signalé des anévrismes de la sous-clavière au niveau d'une côte cervicale ou côte surnuméraire, des ectasies de l'axillaire par exostose de l'humérus et de l'artère poplitée par exostose de l'extrémité inférieure du fémur (Roux, Closmadeuc, Kuster). L'origine de ces anévrismes est complexe. Il n'y a ni ulcération ni de rupture de l'artère, mais une sorte d'irritation chronique entraînant des troubles de la nutrition et en particulier la dégénérescence de la tunique moyenne du vaisseau.

La lésion de la tunique moyenne caractéristique de l'anévrisme est d'origine inflammatoire ou de nature dystrophique.

Malformation congénitale. — Eppinger [1] pense que certains *anévrismes* dits *congénitaux* déjà décrits par Rokitansky, Kussmaul, Mayer, sont liés à une *malformation congénitale* avec insuffisance de développement de la tunique moyenne. Cette dystrophie congénitale est très admissible, mais elle doit être plus rare que l'altération du mésartère par l'artérite aiguë ou chronique.

Artérite aigue. — *L'artérite aiguë* peut être le point de départ d'un anévrisme, qu'elle débute à la périphérie ou à la

____

[1] Eppinger. Pathog. des Aneur. Arch. f. klin. Chir., B^d XXXV, 1885.

face interne, par *périartérite* ou par *endartérite*. Dans le premier cas, ces anévrismes sont dits « *par érosion* ». Ils ont été décrits par MALGAIGNE, GUATTANI, KIRMISSON. Ils se développent au voisinage d'un ulcère ou d'un abcès au cou, surtout dans l'aine.

Les anévrismes par endartérite aiguë, encore appelés *emboliques*, signalés, par OGLE, TAFFNEL, JOLIFFE, CHURET, PONFICK, LANGTON et BOWLBY [1], BUCQUOY [2], PLUYETTE [3] ont été surtout étudiés par EPPINGER qui a bien montré, que le caillot a non seulement une influence mécanique mais aussi une action septique par suite des microbes (streptocoques, staphylocoques) qu'il renferme. En cas d'infection très virulente l'artère est perforée et il peut se produire un anévrisme diffus spontané comme dans le fait rapporté par LEGENDRE et BEAUSSENAT [4].

ARTÉRITE CHRONIQUE. — L'*artérite chronique*, à évolution lente et progressive, est de beaucoup la cause la plus fréquente de l'anévrisme, elle résulte de périartérites ou d'endartérites infectieuses ou toxiques qui ont pu revêtir une allure aiguë au début, mais qui ont bientôt évolué chroniquement.

A propos de quatre observations personnelles d'anévrismes, PEUGNIEZ [5] (d'Amiens) a noté que ses malades avaient été préalablement atteints de maladies infectieuses ; l'un était un paludique, les trois autres avaient vu le début de la tumeur anévrismale coïncider avec la convalescence d'une attaque de grippe. Et l'auteur insiste sur ces faits pour établir, d'accord avec HUCHARD, le rôle de l'infection dans le pathogénie des anévrismes.

L'athérome, qui est une des modalités de l'artérite chronique, est souvent associé à l'anévrisme et la preuve en est dans la

---

[1] LANGTON et BOWLBY. Soc. roy. de méd. et de chirur. de Londres, 1886. *Sem. méd.*, 1886, p. 501.

[2] BUCQUOY. Soc. méd. des hôpitaux, 27 avril 1888.

[3] PLUYETTE. Bull. Soc. de Ch., 1889. Rapport du Pr Terrier, p. 509.

[4] LEGENDRE et BEAUSSENAT. Assoc. fr. pour l'avanc. des sc. (session de Besançon 1893), séance du 4 août (soir).

[5] PEUGNIEZ. Cinquième Congrès français de médecine interne, tenu à Lille du 28 juillet au 2 août 1899. Séance 28 juillet. *Gazette hebdomadaire*, 1899, p. 761.

fréquence si grande à la fois de l'athérome et de l'anévrisme au niveau de la crosse de l'aorte.

Conclusion. — En résumé, contrairement à l'opinion de RECKLINGHAUSEN, EPPINGER, soutenue par Pierre DELBET le traumatisme ne nous paraît pas suffisant pour produire à lui seul un anévrisme. Son action est indéniable qu'elle se manifeste brusquement par, une contusion violente, ou insidieusement par l'augmentation de la tension artérielle qui accompagne les efforts, les mouvements violents, les émotions vives. Mais son rôle se borne à localiser l'anévrisme. Le fait le plus frappant qu'on puisse citer à l'appui de cette opinion est le suivant. Depuis longtemps on a remarqué que la compression artérielle à distance faite dans le but de guérir un anévrisme sous-jacent par arrêt de la circulation dans son intérieur, pouvait entraîner la formation d'un anévrisme au point comprimé, et c'est même pour cela, soit dit en passant, que cette méthode doit être rejetée.

L'expérimentation parviendra peut-être à reproduire des anévrismes chez les animaux, si au lieu de traumatiser des artères saines, on commence par soumettre ces animaux à des infections ou à des intoxications à localisation vasculaire.

SYMPTÔMES

Début. — Suivant leur siège, les anévrismes restent latents pendant un temps plus ou moins long. Ils peuvent être méconnus jusqu'au jour où sous l'influence d'un effort ou d'un choc, ils se rompent.

L'attention des malades est parfois attirée par des troubles fonctionnels avant que toute tumeur soit appréciable. C'est une sensation de gêne, de tension, souvent même de véritables douleurs locales ou irradiées vers l'extrémité du membre ou vers sa racine.

Signes physiques. — A un moment donné, l'anévrisme

devient perceptible et présente les caractères suivants : On constate une tumeur arrondie ou ovoïde, du volume d'un œuf de pigeon à un œuf de poule ou une orange. Sa surface est régulière, on y sent rarement des bosselures. La consistance varie suivant qu'il s'agit d'une artériectasie récente avec circulation active et parois minces, ou d'un anévrisme ancien à parois épaisses et à circulation ralentie. Dans le premier cas la poche est molle, dépressible, fluctuante, elle est dure et résistante dans le second. La tumeur, située sur le trajet connu d'une artère est un peu mobile dans le sens transversal, perpendiculairement au trajet de l'artère, et immobile dans le sens longitudinal, parallèlement au vaisseau. En examinant les téguments au jour frisant on constate qu'ils sont soulevés régulièrement, ces *battements* sont isochrones aux pulsations. La peau est normale; parfois cependant il existe une circulation veineuse sous-cutanée très développée, la circulation veineuse profonde se trouvant gênée par la poche artérielle.

Au *palper*, les *battements* de la tumeur sont très perceptibles ; il existe également des *mouvements réguliers d'expansion*. L'étude scientifique de ces pulsations et de ces expansions de la poche anévrismale a été faite avec le plus grand soin par François FRANCK à l'aide d'appareils enregistreurs. Ce physiologiste a fait construire un *appareil volumétrique* qui permet d'apprécier l'augmentation de volume du membre à chaque ondée sanguine pénétrant dans l'anévrisme.

La méthode graphique donne un tracé régulier avec pulsations uniques et nettes dans les anévrismes des membres, au contraire, sur les artères de la base du cou et sur l'axillaire, la ligne correspondant à la pulsation présente plusieurs crochets comme dans le pouls aortique. François FRANCK a fourni l'explication complète de ces inégalités du tracé.

A l'*auscultation* de la tumeur avec l'oreille directement appliquée ou à l'aide du stéthoscope, on entend un *souffle* plus ou moins rude. Ce bruit est lui aussi synchrone aux pulsations artérielles. Dans les anévrismes de la base du cou, il est fréquent de constater un *double souffle*, l'un correspondant à la pulsation artérielle, l'autre placé dans l'intervalle de deux pulsations.

Chauveau admet que ce bruit de souffle est dû, non pas, comme on le pensait, aux vibrations des bords de l'orifice de communication de l'anévrisme avec l'artère, mais à la vibration des ondées sanguines à l'intérieur du sac. Le maximun du souffle correspond habituellement à l'orifice de communication de l'anévrisme avec l'artère. Ce bruit reste *localisé ;* il s'éteint sitôt qu'on s'éloigne de la tumeur, et ne se propage guère même le long du tronc artériel.

Le Fort a signalé la présence du double souffle sur certains anévrismes des membres ; l'un correspondant à la pulsation artérielle, c'est-à-dire à la diastole anévrismale l'autre à la systole. Ce dernier souffle est inconstant, et, quand il existe, il est toujours moins fort que le bruit diastolique.

Le frémissement connu sous le nom de *thrill*, perceptible au doigt et à l'oreille, qu'on rencontre si fréquemment dans l'anévrisme artério-veineux, est très rare dans l'anévrisme artériel.

L'exploration du pouls au-dessous de l'anévrisme fournit des indications importantes, surtout si on le compare à celui du côté opposé. Au doigt, on reconnaît qu'il est *plus faible* que du côté sain. Ce caratère n'a pas grande importance ; il n'est pas rare en effet de constater cette inégalité même chez les sujets indemnes de toute lésion artérielle. Dans le cas de rétrécissement ou de compression artérielle, le pouls peut être à peine perceptible du côté comprimé, et cependant il n'existe pas d'anévrisme.

Le *retard de la pulsation* a beaucoup plus d'intérêt, c'est un symptôme pathognomonique. *Dûment constaté il permet d'affirmer l'existence d'une dilatation artérielle.* Un appareil enregistrant à la fois la pulsation cardiaque et les deux pulsations artérielles symétriques le met bien en évidence. Pratiquement on le reconnaîtra à la palpation en explorant simultanément les deux artères symétriques.

On augmente l'intensité des battements et des mouvements d'expansion de l'anévrisme par la *compression* de l'artère *en aval,* mais on élève en même temps la pression dans la poche, et par suite on risque de provoquer sa rupture, si la paroi est mince.

La *compression* artérielle *en amont* entraîne inversement

l'affaissement de la tumeur et la disparition des battements et mouvements d'expansion.

Signes fonctionnels. — Les troubles fonctionnels sont habituellement réduits au minimum. Nous avons dit que, dans certains cas, ils peuvent devancer les signes physiques. Le malade n'éprouve le plus souvent aucune douleur, mais se plaint de quelque gêne et de lourdeur. Il existe parfois un peu d'œdème du membre au-dessous de la tumeur, le sac comprimant la veine principale. Les névralgies, les irradiations douloureuses sont exceptionnelles ; elles peuvent cependant survenir, même à une période précoce. Elles sont l'indice de l'irritation des nerfs du voisinage.

MARCHE. COMPLICATIONS

L'évolution habituelle des anévrismes artériels est lente et progressive. Parfois, sous l'influence d'un traumatisme ou sans cause appréciable la marche en est précipitée. Dans ce cas l'augmentation de volume tient au développement même de l'anévrisme ou bien à la formation d'un anévrisme diffus secondaire.

Les *troubles nerveux* signalés plus haut peuvent revêtir une telle intensité qu'ils constituent une véritable complication. On assiste au développement d'une névrite avec paralysie sensitive et motrice et troubles trophiques. Pierre DELBET a bien montré que ces accidents liés à l'inflammation chronique du tissu cellulaire qui environne le sac anévrismal et à l'englobement des troncs nerveux peuvent survenir même après la guérison de l'anévrisme si la poche n'a pas été extirpée. Celle-ci se retracte entraînant les nerfs qui lui adhèrent et peu à peu s'établissent des lésions de névrite interstitielle. PEYROT[1] en a rapporté un fait consécutif à un anévrisme poplité traité par la ligature simple.

GUÉRISON SPONTANÉE. — Nous avons vu que l'anévrisme artériel est susceptible de guérir spontanément, la circulation

---

[1] PEYROT. Congrès franç. de Chirurgie, 1889, C. R., p. 259.

se ralentit à l'intérieur de la poche, les caillots fibrineux se déposent en nappes successives sur ses parois, ne laissant bientôt qu'une lumière centrale qui, elle-même, finit par s'oblitérer. L'anévrisme est alors transformé en une tumeur dure dépourvue de battements, de mouvements d'expansion. Suivant l'importance du travail inflammatoire du tissu cellulaire périphérique, la tumeur conserve une certaine mobilité transversale ou se trouve au contraire complètement immobilisée.

Mais on ne saurait trop répéter que cette terminaison favorable est exceptionnelle et qu'il n'y faut pas compter. Si l'on considère d'autre part qu'un malade porteur d'un anévrisme est exposé à une série d'accidents graves, on conclura que tout anévrisme artériel doit être traité.

RUPTURE. — A mesure que la poche se distend, elle s'amincit au point de se rompre sous le moindre effort. Cette *rupture* se fait suivant les cas dans le tissu cellulaire et plus rarement dans une articulation. Les ouvertures dans les cavités séreuses autres que les synoviales articulaires, citées par les auteurs, sont tellement rares qu'il est inutile d'y insister. Suivant que le tissu cellulaire est plus ou moins dense, plus ou moins fibreux, il s'oppose plus ou moins à l'infiltration sanguine à distance.

ANÉVRISME DIFFUS SECONDAIRE. — L'hématome circonscrit, communiquant largement avec la poche anévrismale et par suite avec l'artère, subit l'influence de l'ondée sanguine. C'est l'*anévrisme diffus secondaire* ou hématome pulsatile animé de mouvements d'expansion et de battements. On y entend souvent un souffle quoique habituellement plus voilé et lointain que dans l'anévrisme vrai.

ANÉVRISME ARTÉRIO-VEINEUX SECONDAIRE. — On admet qu'un anévrisme artériel peut s'ouvrir dans un tronc veineux voisin produisant ainsi un anévrisme artério-veineux ; il est probable que ce fait est exceptionnel. Le mode de production des anévrismes artério-veineux est généralement tout différent.

GANGRÈNE. — Un des accidents les plus redoutables de l'anévrisme est la *gangrène* du membre. Celle-ci résulte de la rupture de la poche et de la formation d'un anévrisme diffus. Pour peu que celui-ci soit étendu, il entraîne brusquement une forte compression sur les branches artérielles collatérales, sur les troncs veineux et aussi sur les nerfs ; par suite, la circulation artérielle collatérale est entravée et la gangrène survient d'autant plus sûrement que la compression produit en même temps de la stase veineuse et des troubles vaso-moteurs.

Le sphacèle du membre peut encore être le résultat d'une *embolie*, sans rupture de l'anévrisme. Un caillot se détache de la paroi de la poche et, entraîné par la circulation, il va oblitérer selon son volume une artère plus ou moins importante.

INFLAMMATION. SUPPURATION. — D'autres fois le sac anévrismal *s'enflamme*, il adhère aux troncs voisins et bientôt on voit à son niveau la peau rougir et devenir adhérente. L'infection peut être suffisante pour entraîner la *suppuration*. La peau s'amincit, le pus s'échappe au dehors. C'est d'abord du pus de coloration et de consistance normales, puis il prend une teinte rosée, et finalement c'est du sang pur. Il peut se produire ainsi une hémorragie foudroyante.

DIAGNOSTIC

Lorsque l'anévrisme se présente avec tous ses caractères : tumeur circonscrite, située sur le trajet connu d'une artère animée de battements, de bruits de souffle, avec retard de la pulsation en aval de la tumeur, le diagnostic est aisé. La confusion n'est possible qu'avec des *tumeurs vasculaires pulsatiles* tels que les *anévrismes artério-veineux* et *cirsoïdes*, les *angiomes*, des *tumeurs malignes pulsatiles* ou encore avec un *hématome pulsatile* ou *anévrisme diffus*.

ANÉVRISME DIFFUS. — Nous avons vu qu'un anévrisme diffus peut se greffer sur un anévrisme artériel ; dans ce cas il est parfois presque impossible de les distinguer ; ce n'est que d'après les antécédents, l'évolution brusque à la suite d'un traumatisme qu'on pourra le soupçonner.

ANÉVRISMES CIRSOÏDES. — Les *anévrismes cirsoïdes* ont un siège spécial ; c'est au cuir chevelu, à la main, qu'on les rencontre, et non sur les gros troncs artériels. La tumeur est plus irrégulière, mal limitée ; le souffle est faible, doux, continu et non pas fort et intermittent comme dans l'anévrisme artériel. On y constate le plus souvent du *thrill*. Tout autour les artères sont dilatées et animées de battements violents. La compression d'une artère au-dessus de la tumeur ne diminue pas son volume et ne ralentit pas la circulation dans son intérieur.

ANÉVRISMES ARTÉRIO-VEINEUX. — Le *thrill* est très marqué dans l'*anévrisme artério-veineux ;* le bruit de souffle est continu à renforcements, de plus, les veines avoisinantes superficielles et profondes sont distendues et battent comme des artères.

ANGIOMES. — Les *angiomes* sont habituellement superficiels, cutanés ou sous-cutanés. La tumeur remonte à la naissance : elle est mal limitée. La peau qui la recouvre est altérée, présentant une coloration rouge ou bleuâtre. Les battements et les souffles y sont peu prononcés.

SARCOMES ET ÉPITHÉLIOMES TÉLANGIECTASIQUES. — Certains *sarcomes* et *épithéliomes télangiectasiques* sont animés de battements et de mouvements d'expansion analogues à ceux d'un anévrisme artériel. On les rencontre surtout à l'extrémité des os longs où ils constituent souvent des tumeurs spéciales décrites depuis quelques années sous le nom d'*endothéliomes*. Le bruit de souffle est généralement faible à leur niveau. La compression de l'artère en amont n'arrête pas les battements. A distance les ganglions correspondants sont envahis et dégénérés. Le malade présente une teinte jaune paille, un aspect cachectique indiquant l'intoxication profonde d'origine néoplasique.

DILATATION SERPENTINE DES ARTÈRES. — Chez le vieillard, on rencontre souvent au pli du coude et au-dessus une artère humérale flexueuse et dilatée qui semble battre sous la peau. Cette altération sénile des artères ne doit pas être confondue avec la dilatation anévrismale.

TUMEUR A BATTEMENTS TRANSMIS. — Une tumeur dure, telle qu'une masse ganglionnaire hypertrophiée reposant sur un tronc artériel important, est animée de battements transmis qui pourraient en imposer à première vue pour une poche anévrismale à parois épaisses. Un examen plus attentif, en particulier la constatation de l'absence des mouvements d'expansion et de bruits de souffle permettront d'éviter cette erreur.

ABCÈS. — Si l'anévrisme est enflammé, le tissu cellulaire qui l'environne s'infiltre et s'indure ; à son niveau, la peau est chaude, rouge, œdematiée. Le contour de la poche est vague, diffus ; à une pression profonde on constate une consistance molle, presque fluctuante. En un mot tous les symptômes s'unissent pour faire croire à un phlegmon en voie de transformamation ; on croit à un abcès et c'est ainsi que des chirurgiens tels que DESAULT, PELLETAN, DUPUYTREN, BOYER, HOLME, PIROGOFF, KÜSTER [1], etc., ont incisé des anévrismes du creux poplité croyant avoir affaire à des abcès ; BERGMANN a rapporté le cas d'un anévrisme carotidien confondu avec un phlegmon de l'amygdale.

TUMEUR SOLIDE. — Un sac anévrismal rempli de caillots fibrineux et dans lequel la circulation est complètement arrêtée peut en imposer pour une tumeur solide indépendante de l'artère. L'étude des connexions de la tumeur, de son siège exact, de son évolution permettront de la localiser. On évitera ainsi de la confondre avec un fibro-lipome, ou un fibro-sarcome. Au creux poplité, un tel anévrisme a été pris pour une exostose (BOYER).

RADIOGRAPHIE. — La radiographie, avec ses perfectionnements techniques incessants, rendra peut-être un jour d'utiles

[1] KÜSTER. 17ᵉ Congrès de la Soc. all. de chirurgie, avril 1888.

services dans ces cas. CARL BECK, IMBERT (de Montpellier), LERAY[1] ont montré que les artères des membres ne sont visibles sur les épreuves radiographiques sous forme d'une ligne sombre, d'ailleurs assez vague, que lorsqu'elles sont atteintes de dégénérescence athéromateuse.

L'anévrisme artériel reconnu, on s'efforcera de compléter le diagnostic en examinant soigneusement la forme et l'étendue de la poche, l'épaisseur de ses parois, l'activité de la circulation anévrismale d'après l'amplitude des battements et des mouvements d'expansion, l'intensité du souffle. Il est important également de rechercher l'état des artères, leur degré de souplesse ou d'induration. La constatation de lésions athéromateuses ne contre-indique pas l'intervention, mais nécessite des précautions spéciales pour la ligature des artères et impose des réserves pour l'avenir du malade.

TRAITEMENT

A) TRAITEMENT MÉDICAL

Le traitement médical doit être réservé aux anévrismes chirurgicalement inaccessibles. Les anévrismes de l'aorte sont, à l'heure actuelle à peu près les seuls que la chirurgie n'ose pas aborder. Les anévrismes abdominaux (sauf ceux de l'aorte abdominale) et pelviens, jadis nommés anévrismes internes, c'est-à-dire médicaux, peuvent et doivent être à présent traités par la chirurgie. C'est qu'en effet le traitement médical est loin d'avoir tenu ses promesses. Le plus souvent il est inefficace et parfois nuisible.

Méthode de Valsalva. — La *méthode de Valsalva*, consistant à soumettre les malades à des saignées répétées, à l'immobilité absolue et à une diète des plus rigoureuses, a joui pendant un temps d'une réputation usurpée. Elle aurait, paraît-il, réussi quelquefois à enrayer la marche de certains anévrismes et favo-

____

[1] LERAY. Presse médicale, 27 août 1898, p. 115.

risé leur guérison spontanée. Le régime auquel les malades étaient soumis devait évidemment déterminer un abaissement de la pression artérielle et par suite favoriser la coagulation dans le sac anévrismal, mais au prix d'un affaiblissement du malade qui n'était pas sans danger. Seul le principe de la méthode mérite d'être conservé. Le malade porteur d'un anévrisme doit être soumis à une hygiène rigoureuse consistant à éviter toutes les causes d'hypertension artérielle. Son alimentation sera étroitement surveillée, on lui interdira tout effort, tout exercice violent, toute émotion vive. Huchard[1] a bien établi les règles hygiéniques des sujets porteurs d'anévrismes.

Méthodes dangereuses. — Un certain nombre de traitements dits médicaux doivent être absolument rejetés parce qu'ils sont extrêmement dangereux. Ce sont les *injections coagulantes* de Monteggia faits dans la poche anévrismale, la *galvanopuncture* de Ciniselli, la *malaxation du sac* de Fergusson, l'*acupressure* de Simpson. Ces méthodes, avec leur apparence bénigne, exposent à l'inflammation du sac et à la gangrène.

Dans ces dernières années. Lancereaux et Paulesco[2] ont préconisé les *injections sous-cutanées de gélatine* à 2 p. 100 dans le traitement des anévrismes, s'appuyant sur les expériences de Dastre et Floresco. Ceux-ci ont montré l'action coagulante exercée par la solution de gélatine sur le sang circulant. Cette méthode ne s'est pas généralisée. Elle serait inefficace (Camus et Gley[3]) et non exempt de danger (Carnot[4], Laborde[5], Barth[6]).

Les *réfrigérants* jadis employés pour guérir les anévrismes ne peuvent prétendre à une telle action; ainsi que le fait judicieu-

---

[1] Huchard. Bulletin médical, 1898, n° 92, p. 1061.

[2] Lancereaux et Paulesco. Académie de médecine, séance du 22 juin 1897, et du 11 octobre 1898. Semaine médicale, 9 novembre 1898, p. 453.

[3] Camus et Gley. C. R. Société de biologie, 1898, n° 34, p. 304.

[4] Carnot. Presse médicale, 1898, n° 94, p. 295.

[5] Laborde. Tribune médicale, 1898, n° 44, p. 870.

[6] Barth a publié un cas de mort à la Société médicale des hôpitaux.

sement remarquer DELBET [1], le froid retarde la coagulation produisant ainsi un effet absolument inverse de celui qu'on cherchait à obtenir. Cependant leur emploi mérite d'être conservé non pour guérir les anévrismes mais pour combattre les accidents inflammatoires (BERGER) [2].

B) TRAITEMENT CHIRURGICAL

I. **Compression.** — A une époque où les interventions étaient presque fatalement suivies d'accidents infectieux, la *compression* fut considérée comme le traitement de choix des anévrismes. On y eut recours de façons diverses : 1° *par la flexion forcée;* 2° *par la compression élastique;* 3° *par la compression indirecte.*

1° FLEXION FORCÉE. — Introduite dans la science par MAUNOIR et HART en 1857, elle fut adoptée en France par RICHET, LE FORT, GOSSELIN. Son application était d'ailleurs des plus restreintes puisque de l'aveu même des promoteurs de la méthode elle n'était efficace qu'au niveau du genou et du coude pour guérir des anévrismes de l'humérale ou de la poplitée. La flexion forcée de la cuisse ne réussit pas contre les anévrismes inguinaux (TOLEDANO [3]). Dans son remarquable mémoire, DELBET [4] a bien montré que cette méthode n'est applicable que dans de certaines conditions. Le sujet à traiter doit être jeune, sans antécédents goutteux, ni rhumatismaux, ses articulations doivent être normales. Il faut encore que l'anévrisme soit petit, non enflammé et siège un peu au-dessous de l'articulation. Si ces conditions ne sont pas remplies, la flexion forcée est dangereuse parce qu'elle expose particulièrement à la rupture du sac.

[1] Pierre DELBET. Traité de Chirurgie clinique et opératoire de Le Dentu et Pierre Delbet, t. IV, p. 204.

[2] BERGER. Bulletins de la Société de Chirurgie, 1879, p. 834.

[3] TOLEDANO. Thèse de doctorat, 1877, n° 452.

[4] Pierre DELBET. Traitement des anévrismes internes, Paris, 1889. Revue de chirurgie, 1888, p. 533.

Ses indications sont par suite singulièrement restreintes. Mais il y a plus, cette méthode est extrêmement douloureuse. Lawson [1] rapporte qu'il l'a essayée sur lui-même et dans son entourage et que personne n'a pu la supporter. Forgue [2] n'a pas réussi à la faire tolérer plus d'une demi-heure à un soldat cependant très vigoureux. Or, la durée moyenne de son application dans les cas où elle a réussi a été de quatorze jours. Il n'est pas besoin d'insister sur les raideurs articulaires qui résultent d'une telle attitude.

2° Compression élastique. — La *compression élastique* a été imaginée par W. Reid à l'hôpital maritime de Plymouth en 1875. La technique de ce chirurgien était la suivante : le membre étant élevé, il enroulait tout autour une bande de caoutchouc, en commençant par l'extrémité. Au moment où la bande passait à la hauteur de l'anévrisme, il avait soin de ne pas la serrer. L'enroulement de la bande terminé, il plaçait au-dessus un tube de caoutchouc et supprimait la bande comme dans le procédé d'hémostase par la bande et le tube d'Esmarch.

Au bout d'un temps variable mais qui n'était jamais très long à cause des douleurs que cette méthode provoque, le tube était retiré. Le maximum de durée de l'application était d'une heure. On commençait alors immédiatement la compression digitale ou instrumentale et même pour éviter le retour brusque de la circulation, on avait soin de pratiquer la compression digitale avant d'enlever complètement le tube. La technique de Reid a été souvent modifiée par la suite. Gersuny [3], en particulier, raccourcit la durée d'application du tube, il ne dépasse pas une demi-heure. Il multiplie les séances alternatives de compression élastique et de compression indirecte.

Cette méthode de Reid a les mêmes inconvénients que la flexion forcée ; elle ne convient pas à tous les cas. Elle n'est pas applicable lorsque l'anévrisme siège dans l'aisselle ou dans l'aine, à

Lawson. Med. Times, 15 novembre 1887, p. 535.

[2] Forgue et Reclus. Traité de Thérapeutique Chirurgicale. 2° édit., t. I, p. 391.

[3] Gersuny. Arch. fur Klin. Chir., 1877, Bd. XXI, H. 4, p. 845.

plus forte raison s'il s'agit d'une dilatation de la sous-clavière ou de l'iliaque externe. En outre, comme la flexion forcée, elle est extrêmement douloureuse au point qu'on doit anesthésier le malade au chloroforme pendant la durée d'application du tube.

Il s'en faut que les résultats de la compression élastique soient parfaits. Pierre DELBET en 1889 a fourni une statistique de 83 cas traités par la méthode de REID avec 40 guérisons soit 48,2 p. 100 de succès. Parmi les insuccès, DELBET relève une mort rapide, une autre au bout de quelques jours par suite de la rupture d'un anévrisme de l'aorte. Dans ce dernier cas, DELBET pense que la méthode peut avoir favorisé la rupture à cause de la pléthore qu'elle provoque, par refoulement brusque de tout le sang contenu dans le membre malade. Enfin, DELBET note 4 cas de gangrène.

Je n'insisterai pas sur la méthode de compression directe préconisée par E. LAPLACE[1] à l'aide d'un appareil en liège taillé spécialement pour chaque anévrisme. Ce mode de compression est encore plus dangereux que les précédents et doit être absolument rejeté.

3° COMPRESSION INDIRECTE. — De toutes les méthodes non sanglantes, la compression indirecte et surtout la *compression digitale* est assurément la moins mauvaise. La théorie avait conduit BELLINGHAM à la préconiser dès 1844 et BROCA en 1863 insistait sur son efficacité.

La *compression instrumentale* fut faite avec le *tourniquet* ou le *garrot ;* à l'heure actuelle on emploie un *sac de plomb* dont la forme et le volume sont en rapport avec l'artère à comprimer. L'inconvénient de cette compression par les appareils est qu'elle peut cesser d'être efficace. Pour peu que le malade se remue, l'instrument ou le sac de plomb se déplacent et la compression n'agit plus sur l'artère.

La *compression digitale* est encore préférable parce qu'elle est plus précise, mieux dosée pour ainsi dire. On risque moins

---

[1] E. LAPLACE. Thèse du doctorat, 1886, n° 286.

avec elle de produire des ulcérations, des escarres superficielles au niveau du point comprimé. Elle peut être faite de différentes façons; elle est *totale* ou *partielle* suivant que la circulation est complètement ou partiellement interceptée. La compression totale est la seule efficace. Il est utile de ne pas comprimer constamment le même point de l'artère, sous peine de s'exposer à la production d'un anévrisme au point comprimé (P. DELBET en a relevé 2 cas, de BERGER et ANNANDALE). De plus l'action sur l'artère doit être prolongée un certain temps sans arrêt, en un mot la compression doit être continue. *Totale, alternative* et *continue*, telle est la méthode de compression la plus favorable; elle est connue sous le nom de *méthode de* BELMAS. Chaque séance doit durer au moins quatre heures.

La compression indirecte est parfois douloureuse même lorsqu'elle est faite prudemment avec le doigt. La douleur est moins forte que dans la flexion forcée ou la compression élastique, néanmoins elle peut être suffisante pour la rendre impraticable.

En outre, c'est un traitement de longue durée, FISCHER [1] sur 72 cas guéris par cette méthode, note que 19 anévrismes ont demandé de une à vingt heures de compression, 7 de douze à vingt-quatre heures, 6 de vingt-quatre à trente-six heures; enfin pour les 40 cas restant il a fallu dix journées de compression. D'après DELBET à partir de la dixième heure, les chances de guérison décroissent en proportion du temps écoulé. Après trente-six heures, les chances de guérison deviennent très minimes, tandis que les dangers augmentent. Aussi lorsqu'un anévrisme a supporté sans se modifier trente-six heures de compression digitale bien faite, la méthode devient aléatoire et dangereuse, il est préférable de l'abandonner. Mais ce ne sont pas là les seuls inconvénients de cette méthode. Elle prédispose à la gangrène du membre dans la proportion de 6 p. 100. On évitera sans doute un certain nombre de ces cas de gangrène en prenant quelques précautions. En particulier la compression, avonsnous dit, doit être continue et alternative. Avant de supprimer la compression en un point, on aura soin de la commencer sur un

---

[1] FISCHER. Cité par Forgue et Reclus.

CHIR. DES ARTÈRES. 6

autre. On évitera ainsi le rétablissement brusque de la circulation. Celle-ci aurait pour effet de détacher les caillots déjà déposés dans le sac et pour DELBET, c'est la cause principale de la gangrène. Les résultats de la compression digitale indirecte sont de 50 p. 100 de guérisons d'après BARWELL [1], DELBET. Dans certains cas, l'anévrisme au lieu de diminuer sous son influence, augmente de volume (BARWELL), sans qu'on ait pu donner de ce phénomène une explication satisfaisante. Il faut alors y renoncer sans plus tarder. La méthode n'est pas applicable à tous les anévrismes, il faut pour faire la compression, pouvoir aborder l'artère facilement et l'appuyer contre un plan résistant. Par suite, on ne peut pas l'utiliser dans les anévrismes de l'artère fessière, de l'artère iliaque externe. En outre l'état athéromateux des artères, la menace des accidents inflammaoires du côté du sac sont encore des contre-indications à la méthode.

Malgré tout, et en particulier malgré les insuccès nombreux de la compression digitale indirecte, DELBET concluait en 1889 qu'on devait toujours l'essayer dans les cas favorables, c'est-à-dire lorsqu'il s'agit de petits anévrismes traumatiques non enflammés ne s'accompagnant d'aucune lésion du système artériel (athérome, syphilis, etc.), et DELBET ajoutait qu'inoffensive dans ces conditions, avec la précaution, qu'elle soit continue, elle pouvait guérir à moins de frais que n'importe quelle autre méthode. L'auteur conseillait de faire trois séances de douze heures chacune, et si au bout de trente-six heures de compression, l'anévrisme n'était pas guéri, d'y renoncer. En 1897, P. DELBET [2] défend la compression avec moins d'enthousiasme; c'est que depuis la publication de son premier mémoire, la chirurgie des anévrismes a évolué. De plus en plus, on adopte les méthodes véritablement chirurgicales, sans s'attarder comme

[1] BARWELL. Encyclopédie internationale de chirurgie, t. III, article « Anévrisme », Paris, 1885.

[2] Pierre DELBET. Traité de chirurgie clinique et opératoire de Le Dentu et Delbet, t. IV, p. 208.

autrefois aux procédés dits bénins, et en particulier à la compression digitale indirecte qui, sans contredit, était la plus efficace et la moins dangereuse.

Les méthodes chirurgicales qui tendent chaque jour davantage à se substituer aux autres sont : 1° la *ligature simple*; 2° la *ligature double avec ou sans incision*; 3° l'*extirpation*.

II. Ligature simple.

— Le principe de la ligature est d'arrêter ou au moins de ralentir la circulation dans l'anévrisme et par suite de favoriser sa guérison, en oblitérant l'artère sur laquelle s'est développée la dilatation et par suite en supprimant la principale voie d'apport sanguin. Cette ligature peut être posée sur l'artère en des points différents. D'abord on peut la placer au-dessus ou au-dessous de l'anévrisme, c'est-à-dire entre le cœur et l'anévrisme ou entre l'anévrisme et les capillaires. Chacune de ces ligatures en aval ou en amont peut encore être jetée près de la poche anévrismale ou à distance.

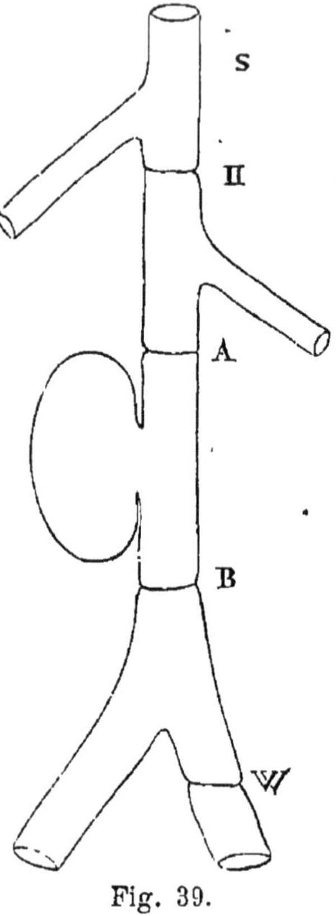

Fig. 39.

Schéma des procédés de ligature pour les anévrismes.

A, procédé d'ANEL. — H, procédé de HUNTER. — S, procédé de SCARPA. — B, procédé de BRASDOR. — W, procédé de WARDROP (d'après RICARD et et BOUSQUET).

1° MÉTHODE D'ANEL. — La *ligature en amont* et *proche de l'anévrisme* est la ligature d'ANEL du nom de l'auteur de la méthode (1770).

2° MÉTHODE DE HUNTER ET SCARPA. — La *ligature en amont* et *à distance* est la ligature, de HUNTER ou de SCARPA. HUNTER redoutant les lésions artérielles au voisinage de l'anévrisme, lésions qui risquent de compromettre la solidité de la ligature, pensait se mettre à l'abri des accidents en plaçant le fil à une certaine distance de la poche vasculaire. C'est ainsi que pour l'anévrisme poplité, le plus fréquent, celui que les auteurs ont constamment en vue, HUNTER conseillait de lier la fémorale au niveau du canal du grand adducteur, au tiers inférieur de la cuisse, canal qui, à cause de cela, porte son nom. De même SCARPA, exagérant la même idée, recommandait pour l'anévrisme poplité de poser une ligature sur l'artère fémorale à la racine de la cuisse, au niveau du triangle dit de SCARPA.

3° MÉTHODE DE BRASDOR. — La *ligature en aval* et *proché* est la ligature de BRASDOR.

4° MÉTHODE DE WARDROP. — Dans la méthode de WARDROP on lie au-dessous et à distance de l'anévrisme.

La méthode de WARDROP est à peu près complètement abandonnée. Quant à la ligature de BRASDOR, elle n'est plus guère admise que comme un moyen de nécessité, comme un pis-aller dans certains anévrismes, notamment ceux du tronc brachiocéphalique ou ceux de l'origine de la carotide ou de la sous-clavière gauche. Dans ces cas, en effet, il est impossible de poser la ligature en amont, entre l'anévrisme et le cœur, car il faudrait lier l'aorte.

La *ligature simple en amont* a été défendue par un grand nombre de chirurgiens parmi lesquels je citerai SYME, BARDE-LEBEN, LISTER, POINSOT, J. LUCAS-CHAMPIONNIÈRE et ses élèves LINON[1] et DELAGÉNIÈRE[2], FORGUE, RECLUS[3]. Pierre DELBET se déclare franchement partisan de la ligature d'ANEL déjà recommandée par P. BROCA, O. WEBER, KOEHLER. L'argument de DELBET est le suivant : la méthode d'ANEL réduit la longueur du

---

[1] LINON. Thèse de doctorat, Paris, 1888.

[2] DELAGÉNIÈRE. *Gazette des hôpitaux*, 1888.

[3] RECLUS. Bulletins de la Société de Chirurgie Rap. sur une Communication de BRUN, 1888, p. 986.

caillot au minimum, tandis qu'à mesure qu'on s'éloigne de l'anévrisme le caillot s'allonge et même dans le procédé de Scarpa on a deux caillots, l'un au niveau du sac, l'autre à la hauteur de la ligature. Or la circulation collatérale aura d'autant plus de chance de s'établir et de suffire à sa tâche qu'un segment moins long du tronc artériel sera oblitéré. Donc la méthode d'Anel expose moins à la gangrène secondaire que les méthodes de Hunter et de Scarpa. Au surplus, la crainte exprimée par Hunter est exagérée, le professeur Berger a fait remarquer que l'état des artères au voisinage des anévrismes n'est pas aussi mauvais qu'on l'a supposé. Bien souvent l'artère a conservé sa souplesse et la ligature n'offre aucune difficulté. O. Weber pense même que l'oblitération de l'artère après la ligature se produit aussi facilement sinon plus lorsque l'artère est athéromateuse que lorsqu'elle est saine. Barwell partage la même opinion.

Quoi qu'il en soit, la ligature réalise un progrès considérable sur les méthodes précédemment exposées. Nous avons vu plus haut que la compression digitale indirecte, la meilleure des compressions donnait 50 p. 100 d'insuccès. Or Delbet ne relève pour la ligature que 5 p. 100 d'échec ou de récidive. Quant à la mortalité opératoire, assez élevée au début, elle s'est singulièrement abaissée dans ces dernières années. En 1888, Delbet trouvait 18,94 p. 100 et en 1895 [2] seulement 8,33 p. 100.

La gangrène est relativement fréquente après la ligature ; en 1888, Delbet donnait une proportion de 7,58 p. 100, et en 1895, 8,25 p. 100. L'application des règles antiseptiques ne semble donc pas avoir d'influence pour empêcher la gangrène. Il serait intéressant de faire comparativement le relevé des cas traités par les ligatures antiseptiques et ceux dans lesquels on a employé un fil stérilisé. Il est probable que la substitution de l'asepsie à l'antisepsie aura pour empêcher cette complication une influence heureuse. N'avons-nous pas vu plus haut que les

---

[1] Berger. Bulletin de la Société de Chirurgie, 1884.

[2] Pierre Delbet. Neuvième Congrès français de chirurgie, 1895, p. 744.

6.

fils aseptiques réduisent le caillot au minimum, tandis que l'usage des antiseptiques provoque une thrombose étendue (DUPLAY et LAMY)?

Même avec l'asepsie, on n'évitera sans doute jamais la gangrène d'une façon constante après la ligature. C'est qu'en effet, comme l'admet très justement DELBET, cette complication n'est pas due seulement à l'arrêt brusque de la circulation et à l'insuffisance des voies collatérales, mais aussi à la production d'*embolies*. Des caillots encore mous et peu adhérents se détachent de la paroi du sac anévrismal et, entraînés par le courant sanguin persistant à l'intérieur de la poche, vont oblitérer un tronc artériel plus ou moins gros suivant leur volume en aval de l'anévrisme.

La fréquence relative de la gangrène est donc le principal reproche à faire à la ligature. Dans sa statistique, Pierre DELBET, donnant le chiffre de 8,25 p. 100, ne comprend que les cas de gangrène ayant entraîné la mort ou nécessité une amputation. Le chiffre serait plus élevé s'il avait tenu compte de toutes les observations dans lesquelles on signale « quelques plaques de sphacèle superficiel des orteils ».

Le sac anévrismal laissé en place se rétrécit habituellement après s'être rempli de caillots. Cependant l'affaissement de l'anévrisme n'est pas constant après la ligature. Parfois la poche reste grosse et gêne par son volume la circulation en retour ; le membre est atteint d'*œdème* persistant. Quelquefois il s'y développe des accidents inflammatoires, qui peuvent aller jusqu'à la suppuration ou la rupture.

Les *accidents nerveux* ont été bien étudiés par DELBET. Ce sont des troubles sensitifs et moteurs, des douleurs et des troubles trophiques. Ils sont dus non seulement à la compression nerveuse par l'anévrisme mais aussi à l'*englobement* des nerfs dans le tissu scléreux qui environne la poche. « C'est pour cela que ces accidents peuvent persister, s'aggraver, ou même débuter après la guérison de l'anévrisme au moment où le sac se rétracte. » (DELBET.)

Pour en finir avec les accidents et complications de la ligature simple, je signalerai les *récidives* survenant parfois d'une façon tardive, sept ans (HAWKINS), quinze ans (COOPER) après la ligature, et la *formation d'un anévrisme secondaire* au point où l'artère a été lié. DELBET en 1895, a relevé six cas de cette dernière complication.

III. **Double ligature.** — *A*. SANS INCISION DU SAC. — Je ne parlerai que pour mémoire de la double ligature de l'artère au-dessus et au-dessous du sac sans incision de celui-ci. Cette méthode très fréquemment utilisée dans l'anévrisme artério-veineux n'a pas la même efficacité dans l'anévrisme artériel. Employée pour la première fois en 1812 par PASQUIN (P. BROCA), elle a été rarement pratiquée et ne trouverait ses indications que dans les cas rares où l'anévrisme siège sur une artère largement anastomosée par inosculation avec un autre tronc artériel. Un anévrisme de l'artère radiale ou de la cubitale au voisinage de la main et de ses arcades anastomotiques pourrait être justiciable de cette méthode opératoire. La simple ligature en amont ne suffit pas pour arrêter la circulation dans le sac ; le bout artériel périphérique communiquant à plein canal avec l'autre artère de l'avant-bras, pour peu qu'une branche collatérale suffisamment volumineuse naisse de la paroi de la poche anévrismale, elle servira de voie d'échappement au sang projeté dans le sac par l'artère située en aval et la circulation demeurera très active dans la poche artérielle. Ces anévrismes de l'avant-bras ne sont pas fréquents, et d'ailleurs leur siège superficiel, leur abord facile, leur volume habituellement peu considérable en rendent l'extirpation aisée et c'est à elle qu'on doit avoir recours de préférence.

B. AVEC INCISION DU SAC. — C'est à ANTYLLUS que revient le mérite d'avoir pratiqué cette opération pour la première fois. Il opérait de cette façon tous les anévrismes sauf ceux du cou de l'aine et de l'aisselle [1] (FOLLIN et DUPLAY [2]).

---

[1] ANTYLLUS. D'après le livre XLV d'ORIBASE, publié par Angelo Maï en 1831. Classicorum auct. e Vaticanis codicib. editorum. Romæ, 1831, p. 56.

[2] FOLLIN et DUPLAY· Traité de pathologie externe, t. II, p. 317.

Keyslère [1] en 1747-1748 fit plusieurs opérations analogues sur l'artère fémorale. Il eut trois guérisons et une mort. Sa technique différait un peu de celle d'Antyllus, en ce sens qu'il incisait le sac avant de faire la double ligature. Buschall de Manchester (1765), Sue le jeune, Sabatier en France adoptèrent cette pratique.

La méthode d'Antyllus trouve son indication lorsque l'extirpation du sac est rendue impossible par des accidents inflammatoires qui font adhérer la face externe du sac aux organes voisins. Plutôt que de risquer de faire une blessure à la veine ou aux troncs nerveux voisins, il vaut mieux se contenter de l'incision simple. L'atrophie de la poche, c'est-à-dire en définitive la guérison de l'anévrisme se produit par le mécanisme de la cicatrisation par bourgeonnement, par marsupialisation, pour ainsi dire. Son principal défaut est d'être lente et d'exposer à l'infection et par suite, aux hémorragies secondaires.

IV. **Extirpation**. — L'extirpation de l'anévrisme a été faite pour la première fois dans l'antiquité par Philegrius. Elle porte habituellement le nom de *méthode de* Purmann [2], ce dernier chirurgien l'ayant recommandée et pratiquée lui-même en 1699. Depuis, elle fut mise à exécution par Chapel de Saint-Malo [3]. Follin rapporte ces faits et ajoute : « Ces opérations ne doivent pas servir d'exemple. » Le conseil était salutaire avant l'ère antiseptique. *Aujourd'hui l'extirpation est considérée par la plupart des chirurgiens comme la méthode de choix.*

Le procédé idéal serait la résection de l'anévrisme et la suture artérielle bout à bout rétablissant ainsi le cours normal du sang. Mais je pense que ce procédé ne sera pas employé d'ici à longtemps si tant est qu'on y ait jamais recours. Dès 1885, Polos-

---

[1] Keyslère. Lettre de Testa de Ferrare à Dominique Cotunni de Naples. Traduite dans Pelletan. Clinique Chirurgicale, Paris, 1810, t. I, p. 137.

[2] Purmann. Chir. Curiosa, 1699.

[3] Chapel (de Saint-Malo). Bulletins de la Société de Chirurgie, 1855, t. V, p. 100.

son [1] à Lyon, se déclare partisan de l'extirpation; Sonnenburg [2], Koehler [3] en 1886 soutiennent la même idée. Mais on peut dire que c'est à Trélat et à Pierre Delbet que revient le mérite d'avoir chaudement plaidé en faveur de l'extirpation à une époque, peu éloignée cependant (1888) où cette opération paraissait téméraire. Depuis douze ans, la situation a bien changé, la compression et tous les procédés dits de douceur, la ligature simple elle-même, sont progressivement abandonnés et le nombre des faits d'extirpation va sans cesse grossissant.

Contrairement à ce qu'on pourrait supposer l'opération est moins grave que la ligature simple; Delbet trouvait, en 1888, une mortalité de 11,32 p. 100 pour l'extirpation et 18,94 p. 100 pour la ligature, en 1895, sa nouvelle statistique se compose de 86 *cas d'extirpation sans une seule mort* et pour la ligature, il trouve encore 8, 33 p. 100 de mort opératoire. La raison de cette différence est dans la fréquence plus grande de la gangrène après la ligature simple qu'après l'extirpation, sans parler des accidents inflammatoires qui peuvent survenir dans le sac après la ligature. Delbet donne 8,25 p. 100 de gangrène grave avec la ligature contre 2,77 p. 100 après l'extirpation. Enfin et surtout Delbet insiste sur la *meilleure qualité* de la guérison après l'extirpation. Non seulement les malades sont débarrassés de leur anévrisme, mais aussi ils ne sont plus exposés aux troubles nerveux. S'ils existaient avant l'opération, ils s'atténuent ou disparaissent avec elle et, en tout cas, ils ne surviennent pas secondairement comme dans la ligature, par rétraction de la poche anévrismale. Suivant l'expression de Delbet l'extirpation est une véritable *cure radicale*, tandis que la récidive est possible et survient après la ligature dans la proportion de 5 p. 100, dans les cas où des branches collatérales importantes se détachent des parois de l'anévrisme.

Technique de l'extirpation. — On a proposé de faire quelques séances de compression de l'artère au-dessus de l'anévrisme

---

[1] Polosson. In thèse de Comte, Lyon, 1885, n° 283.

Sonnenburg. Soc. de méd. de Berlin, 27 janvier 1886.

Koehler. Ann. de la Charité de Berlin, 1886, t. II, p. 538.

avant d'en pratiquer l'extirpation pour favoriser le développement de la circulation collatérale. TUFFIER[1] a procédé une fois de cette façon. Dans le cas d'anévrisme fusiforme volumineux la résection de l'artère peut être beaucoup plus étendue que lorsqu'il s'agit d'un anévrisme latéral sacciforme; et on conçoit que le chirurgien se soit préoccupé de rétablir la circulation par voie collatérale de façon à éviter la gangrène post-opératoire. Pour se placer dans de bonnes conditions, il faudrait faire la compression de l'artère immédiatement au-dessus de la poche, ce qui n'est pas toujours aisé, en outre, on s'expose en pratiquant cette compression aux accidents inhérents à la méthode et en particulier à la gangrène embolique. En sorte que, malgré tout, il vaut sans doute mieux y renoncer d'autant plus qu'un fait récent de MONOD[2] vient encore prouver qu'une résection large de l'artère poplitée portant sur une longueur de 14 centimètres peut être effectuée sans le moindre accident.

Faut-il avoir recours à la bande et au tube d'Esmarch ? La compression élastique du membre faite légèrement et extemporairement n'offre aucun danger. Quant au tube d'Esmarch, si l'artère est friable et s'il est appliqué trop brutalement, il risque de léser l'artère et d'être une cause d'appel pour un anévrisme secondaire, aussi est-il préférable à moins qu'on ne s'attende à un cas difficile, de savoir s'en passer.

Nous avons déjà insisté sur la nécessité de l'*asepsie pure* et nous n'y revenons pas. Le premier temps doit consister dans la ligature au-dessus et au-dessous du sac anévrismal. Cette ligature sera faite immédiatement au-dessus et au-dessous de l'anévrisme de façon à ménager le plus d'artère possible. La seule contre-indication à cette pratique serait un état athéromateux prononcé de l'artère au voisinage de l'anévrisme. S'il s'agit d'une poche sacciforme lobulée, adhérente à l'artère, on aura soin de la bien libérer, de supprimer ces adhérences secondaires et

---

[1] TUFFIER. Société de Chirurgie. Séance du 28 octobre 1896. Bulletins, p. 674.

[2] Ch. MONOD. Société de chirurgie, séance du 11 avril 1900. Bulletins, p. 409.

ainsi, on pourra se contenter d'une résection artérielle minime.

Les ligatures seront faites à la soie, au catgut ou au fil de lin. La plupart des chirurgiens emploient la soie, et beaucoup font, par prudence, une double ligature au-dessus et au-dessous. Le nœud sera serré *doucement, graduellement,* surtout si l'artère paraît indurée, friable.

La double ligature faite, on se mettra en devoir d'isoler la poche anévrismale. On se souviendra que la veine satellite et les trous nerveux voisins peuvent être très étroitement unis à la face externe du sac. Sur 39 cas d'extirpation Kubler[1] rapporte 9 cas de blessure de la veine fémorale. Si pareil accident survient il faut sans hésiter faire la ligature simultanée de la veine et de l'artère. L'expérience a prouvé que cette ligature des deux vaisseaux n'expose pas davantage à la gangrène, malgré l'opinion des anciens chirurgiens. De même, les nerfs seront délicatement isolés au besoin. On devra les sculpter dans la paroi de l'anévrisme. Si celui-ci est petit, son extirpation est pratiquée en masse, comme on enlève une tumeur. Un anévrisme plus volumineux, présentant de nombreuses branches collatérales, exigera plus de soin et d'habileté. L'hémostase de tous ces rameaux doit être faite très attentivement; au besoin, incisant l'anévrisme à la façon d'Antyllus on procédera à son isolement en introduisant un doigt dans son intérieur et en *disséquant fin* à sa surface.

L'opération terminée, l'extrémité du membre est souvent froide, pâle ou cyanosée. Tout le membre sera largement enveloppé d'ouate et le pied réchauffé à l'aide de bouillottes. Au bout de peu de temps, habituellement, la circulation se rétablit complètement et le pied reprend sa température normale.

L'extirpation est sans contredit l'opération de choix, mais il faut penser aux cas où elle n'est pas possible. Ceux-ci correspondent aux anévrismes enflammés ou rompus et sur lesquels se sont greffés des anévrismes diffus secondaires. Les adhérences périphériques, la friabilité de la paroi rendent l'exérèse imprati-

[1] Kubler. Beitr. z. Klin. chir., 1892, t. IX, p. 159.

cable. Le siège profond de l'anévrisme dans la fesse, ou bien dans la fosse iliaque interne, complique encore l'opération. On aura alors recours à la méthode d'Antyllus, c'est-à-dire la ligature double en commençant par la ligature supérieure, entre le cœur et l'anévrisme, puis à l'incision de la poche et à l'évacuation des caillots, liant chemin faisant les branches collatérales. Puis la poche sera remplie de gaze aseptique légèrement tassée de façon à assurer l'hémostase.

Amputation. — Quand à l'*amputation* du membre, jadis pratiquée d'emblée par P. Pott, Paletta, on n'y aura recours qu'en dernière analyse, et à l'heure actuelle, il est heureument exceptionnel d'en être réduit à un pareil sacrifice. Ce n'est qu'en présence d'une gangrène grave étendue, ou en face d'accidents septiques compromettant l'existence du malade qu'on devra s'y résoudre.

CHAPITRE TROISIÈME

ANÉVRISMES ARTÉRIO-VEINEUX

Définition. — Toute communication anormale entre une artère et une veine constitue un anévrisme artério-veineux.

C'est à W. HUNTER [1] frère de John HUNTER qu'on doit la première description de cette affection, en 1757. Dès 1666, SENNERT, de Lyon, avait constaté cliniquement les deux principaux caractères de l'anévrisme artério-veineux, le *frémissement* et le *souffle continu*, mais il n'en donna pas les raisons anatomique et physiologique. En 1765, CLAGHORN [2], dans une lettre à W. HUNTER propose le nom de *varice anévrismale* pour désigner la maladie nouvellement décrite.

CLASSIFICATION

Il existe plusieurs variétés d'anévrisme artério-veineux.

1° Varice anévrismale. — Dans le cas le plus simple, les deux vaisseaux, ayant conservé à peu près leur forme, entrent en contact par un point et c'est à ce niveau que se trouve l'orifice de communication. C'est la *varice anévrismale* de CLAGHORN, *phlébartérie simple* de P. BROCA, la *fistule artério-veineuse*, l'*anévrisme artério-veineux simple* de BÉRARD (voy. fig. x).

2° Anévrisme variqueux par dilatation. — A un degré plus élevé, les vaisseaux et surtout les veines, sont dilatés. Ils

W. HUNTER. Med. Obs. and Inquiries, t. I, art. 27 et t. II. Traduit in ARNAUD. Mém. de Chirurgie, t. I, p. 220.

[2] CLAGHORN. Lettre à W. HUNTER, t. III, des Med. Obs. and Inquiries.

présentent un aspect fusiforme dont la portion la plus large répond à l'orifice de communication artério-veineuse. C'est *l'anévrisme variqueux par dilatation.*

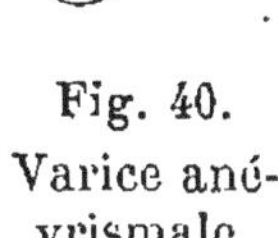
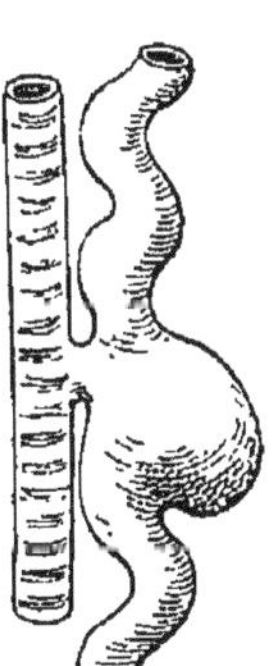

Fig. 40.
Varice ané-
vrismale.

3° Anévrisme variqueux enkysté. — Au lieu d'être régulière et fusiforme la dilatation, peut se circonscrire davantage et former un véritable sac appendu à la veine, à l'artère, ou intermédiaire aux deux vaisseaux. Cette variété porte le nom d'*anévrisme variqueux enkysté.* Parfois même, deux ou trois poches coexistent, comme dans le cas de Cerné[1] (de Rouen). Il existait une dilatation circonscrite sur l'artère et sur la veine et une cavité commune entre les deux vaisseaux. L'anévrisme siègeait sur l'artère

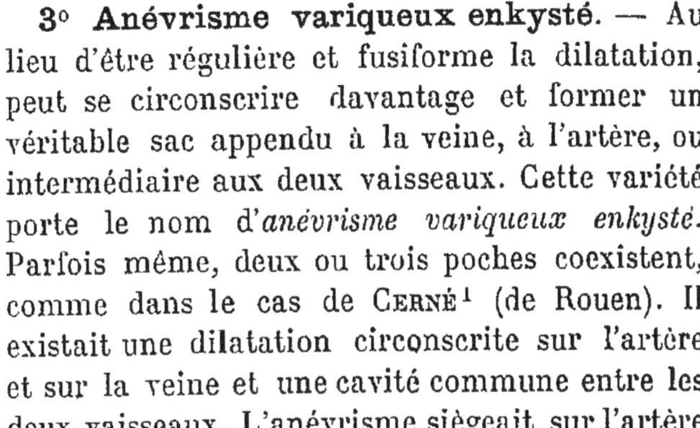

fémorale au tiers moyen de la cuisse.

La varice anévrismale est la moins fréquente de ces variétés,

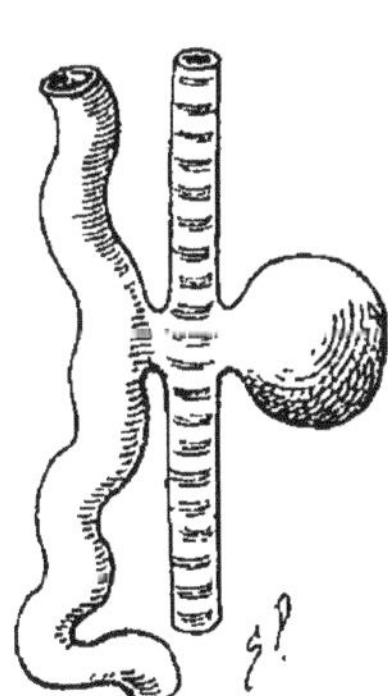
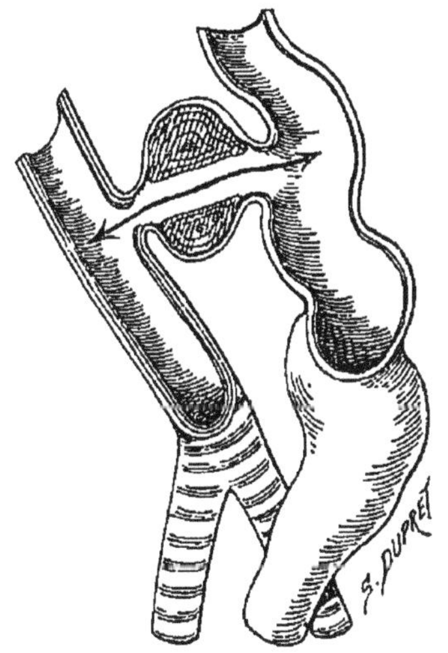

Fig. 41.
Anévrisme vari-
queux par di-
latation.

Fig. 42.
Anévrisme vari-
queux enkysté.

Fig. 43.
Anévrisme variqueux enkysté
avec sac intermédiaire.

c'est du moins celle qu'on rencontre le moins souvent sur les

Cerné. Bulletin de la Société de chirurgie, 1897, p. 575.

pièces examinées (3 fois seulement sur 60 faits) (BARWELL). En réalité, ce doit être souvent la disposition primitive à laquelle succède plus ou moins rapidement, par suite des nouvelles conditions de la circulation, la dilatation de la veine, puis la formation d'une poche.

ÉTIOLOGIE

L'anévrisme artério-veineux se développe sans cause apparente ou à la suite d'un traumatisme.

1° Anévrisme spontané. — Les anévrismes artério-veineux *spontanés* sont absolument exceptionnels, surtout si l'on met de côté les anévrismes aortiques qui ne nous intéressent pas au point de vue chirurgical. Pour expliquer les rares cas d'anévrismes artério-veineux développés sans traumatisme antérieur, on admet qu'il s'agit sans doute primitivement d'un anévrisme artériel ayant provoqué par inflammation l'adhérence de la veine satellite, puis la perforation de ce vaisseau. Nous avons vu plus haut en étudiant les anévrismes artériels, que lorsque l'inflammation péri-anévrismale se propage à la paroi veineuse le résultat est la thrombose de la veine beaucoup plus fréquemment que sa perforation.

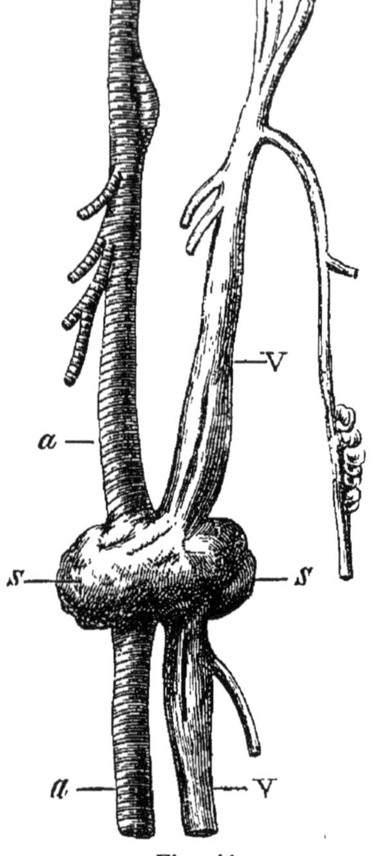

Fig. 44.

Anévrisme artério-veineux fémoral (d'après RICARD et BOUSQUET).

Certains auteurs admettent encore qu'une plaque d'athérome commune aux deux vaisseaux accolés provoque en se détachant la formation d'emblée d'un anévrisme artério-veineux.

2° Anévrisme traumatique. — Quoi qu'il en soit, l'anévrisme artério-veineux *d'origine traumatique* est de beaucoup le plus important, c'est lui que nous aurons en vue dans l'étude qui va suivre. Il était jadis très fréquent au pli du coude par blessure de l'artère humérale au cours de la saignée. Aujourd'hui on le rencontre surtout à la suite des *coups de couteau*, des *coups de tranchet*. Il peut résulter encore de la blessure des deux vaisseaux par *un grain de plomb, une balle, un éclat de verre, une aiguille, la pointe d'un fleuret* ou *d'une épée, une esquille osseuse*. Peut-être la *contusion* est-elle suffisante pour produire un anévrisme artério-veineux. On a signalé un cas consécutif à une *exostose*, au niveau du creux poplité. Dans sa statistique BRAMANN [1] relève les proportions suivantes :

Piqûres 108 cas ;

Coups de feu 29 cas;

Contusions 5 cas ;

Abcès 1 cas ;

Moignon d'amputation 1 cas.

SIÈGE. — Nous avons dit combien les anévrismes artério-veineux étaient fréquents au pli du coude, au temps de la saignée. D'une façon générale on peut les rencontrer dans toutes les régions où deux troncs vasculaires artériel et veineux accolés, sont exposés aux traumatismes. Les vaisseaux les plus souvent atteints sont les fémoraux au triangle de Scarpa, les poplités, la carotide et la jugulaire interne, les vaisseaux axillaires, sous-claviers et faciaux. Tout le monde connaît le cas fameux rapporté par A. NÉLATON d'anévrisme artério-veineux de la carotide interne et du sinus caverneux.

ANATOMIE ET PHYSIOLOGIE PATHOLOGIQUES

Époque d'apparition. — Contrairement aux anévrismes artériels dont le développement est lent et progressif, sans qu'il

[1] F. BRAMANN. Arch. für Klin. Chir., 1886, XXXIII, p. 107.

soit possible souvent de retrouver la date du début, les anévrismes artério-veineux apparaissent peu de temps après le traumatisme qui les a engendrés. Un individu reçoit un coup de couteau
dans l'aine par exemple, et quelques jours ou quelques semaines
après l'accident, la cicatrisation de la plaie à peine achevée, alors
que l'épanchement sanguin péri-vasculaire n'est pas encore résorbé, l'anévrisme est constitué. Au début, il y a simple communication entre l'artère et la veine, puis les vaisseaux et
surtout la veine se dilatent, et la tumeur se développe.

Étude anatomique et physiologique. — Lorsqu'il existe
un sac anévrismal interposé entre les deux vaisseaux, sa paroi
présente rarement une constitution homogène et régulière
comme au niveau du sac d'anévrisme artériel. Par places la
poche n'a pas d'existence propre et est constituée par le tissu
cellulaire péri-vasculaire tassé et transformé en membrane. A
la longue, cette membrane conjonctive se revêt de cellules endothéliales provenant sans doute, comme le suppose DELBET [1], de la
prolifération des cellules de l'endartère et de l'endoveine mises
en communication.

La nouvelle circulation artério-veineuse provoque' secondairement des modifications anatomiques et physiologiques très
intéressantes sur les parois des vaisseaux anastomosés. L'artère
est dilatée, flexueuse, ses tuniques s'amincissent, deviennent
moins résistantes, les éléments musculaires s'atrophient. Au
contraire, le sang projeté dans la veine vers le centre et vers
la périphérie, y augmente beaucoup la pression. Les parois
veineuses s'épaississent en même temps que la lumière du vaisseau s'agrandit.

Au microscope, ainsi que l'a montré QUÉNU, on constate que
l'élément musculaire est très développé, les fibres contractiles
sont hypertrophiées et leur nombre est accru. En un mot, la
veine tend à s'artérialiser.

BRAMANN, en introduisant un manomètre de LUDWIG dans une

---

[1] Pierre DELBET. Pronostic et traitement des anévrismes artério-
veineux externes. Thèse de doctorat, Paris, 1889, n° 141,

veine dilatée au voisinage d'un anévrisme artério-veineux a constaté directement une augmentation considérable de la pression. Il a exploré comparativement les deux bouts central et périphérique de la veine et a trouvé une pression plus élevée dans le segment périphérique.

Les anévrismes artério-veineux ne renferment pas de caillots blancs, grisâtres, fibrineux, la circulation y est trop active. On y voit seulement parfois quelques petits caillots rouges non adhérents dans les points diverticulaires de la paroi artérielle. Cette *absence de caillots* a une très grande importance et établit une distinction nette entre les anévrismes artériels et les anastomoses artério-veineuses.

Évolution. — La tumeur artério-veineuse n'atteint jamais de grandes dimensions, la paroi n'étant pas distendue comme dans l'anévrisme artériel par l'apport répété et le dépôt successif de caillots. Mais si la tumeur ne grossit guère, par contre, *ell n'a pas de tendance naturelle vers la guérison*. Elle ne peut pas se solidifier et s'oblitérer comme l'anévrisme artériel.

Lésions secondaires. — Avec le temps, les altérations vasculaires se propagent au loin. Les dilatations et les flexuosités de .l'artère s'étendent à distance en remontant vers le cœur. Les épaississements et distensions veineuses sont encore plus accentués vers le centre et surtout vers la périphérie.

Ces troubles circulatoires, s'ils ne sont pas compensés, peuvent entraîner à la longue des *altérations trophiques*. Dans le territoire vasculaire correspondant, les tissus mal irrigués dégénèrent.

L'anévrisme déterminera des troubles d'autant plus accentués qu'il siégera sur des vaisseaux plus importants. C'est ainsi qu'une anastomose artério-veineuse des vaisseaux fémoraux est plus grave qu'à l'avant-bras. Dans ce dernier cas, que la tumeur siège sur la radiale ou sur la cubitale, l'autre tronc artériel demeuré intact, assurera la circulation et la nutrition dans le territoire sous-jacent.

SYMPTÔMES

Début. — Un temps variable après avoir reçu un coup de couteau ou un coup de feu, quelques jours ou quelques mois, parfois même quelques années, le malade ressent dans la région blessée quelques douleurs vagues ou éprouve seulement une certaine gêne de mouvements.

Signes physiques. — THRILL. — On l'examine et on constate qu'il existe encore un peu de tuméfaction au niveau de la plaie ancienne; au palper on sent une sorte de frémissement tout à fait spécial, que W. HUNTER a voulu caractériser en créant le nom de *thrill murmur*. La clinique a conservé cette onomatopée. Le *thrill* répond à une double sensation tactile et auditive. Pour le percevoir au toucher, il faut poser très légèrement la main à plat sur les téguments. On éprouve une sensation analogue à celle que donnerait une plaque métallique en vibration. Une fois qu'on l'a constatée, on ne l'oublie plus. A l'oreille directement appliquée sur la peau ou bien à l'aide du stéthoscope, on entend un *bruissement*, une sorte de *ronronnement* qu'on a comparé au bourdonnement de l'abeille. Le bruit prend parfois un timbre musical. Le maximum d'intensité répond à l'orifice de communication artério-veineuse; et le bruit s'étend à distance au-dessus et au-dessous de l'anévrisme. Lorsque celui-ci siège au cou ou à la tête, le thrill est perçu par le malade au point qu'il peut en être incommodé et privé de sommeil. A chaque pulsation, le bruit est encore renforcé.

Le *thrill* constitue le signe le plus remarquable de l'anévrisme artério-veineux. On peut dire qu'il est *pathognomonique*, lorsqu'il présente une certaine intensité. Dans l'anévrisme artériel il n'est que très exceptionnellement perçu et encore à l'état d'ébauche.

Souffle continu à renforcement. — Outre le thrill, l'auscultation révèle l'existence d'un *souffle* intense, *continu*, à *renforcement* correspondant à la systole cardiaque. Comme le frémissement, son maximum d'intensité est à l'orifice de communication et il se propage au loin le long des vaisseaux surtout sur le segment périphérique de la veine anastomosée. A mesure qu'on s'éloigne de l'anévrisme, le souffle s'atténue et il arrive un moment où l'on ne perçoit plus que les renforcements, le souffle est dès lors *intermittent*. On admet aujourd'hui avec CHAUVEAU que, comme pour l'anévrisme artériel, le souffle est dû non à la vibration des parois ou de l'orifice d'anastomose, mais aux vibrations du sang.

Tumeur pulsatile. — Lorsque l'anévrisme artério-veineux a acquis un volume suffisant, on sent à la palpation la présence d'une tumeur molle, réductible, animée de battements et de mouvements d'expansion.

Fait important, sur lequel le professeur TERRIER a insisté après VANZETTI et VERNEUIL, la compression de la tumeur exercée en un point limité peut faire cesser tous les symptômes ; il n'y a plus ni souffle ni thrill, ni battements. Ce point correspond à l'orifice de communication entre l'artère et la veine ; la pression étant suffisante, on supprime la circulation anormale artério-veineuse et par suite on rétablit la voie artérielle normale.

Modifications du pouls. — Les vaisseaux artériels et veineux présentent des caractères importants au-dessus et au-dessous de l'anastomose. Au-dessus, en amont, le pouls artériel est fort, plus accentué que du côté sain. La compression de l'artère à ce niveau supprime la tumeur et ses battements. Au-dessous, en aval, l'artère bat faiblement. On exagère les caractères de l'anévrisme, on augmente son volume en comprimant l'artère en cette région. Les veines sont dilatées et animées de battements. Il existe un véritable pouls veineux systolique.

SYMPTÔMES SECONDAIRES. — L'augmentation de pression dans les veines et la diminution dans les artères détermine des troubles dans la circulation capillaire correspondante. Il se produit de la stase sanguine qui se manifeste cliniquement par de la cyanose, de l'œdème du membre et par un ensemble de *troubles sensitifs, moteurs* et *trophiques* (HENRY). Le malade éprouve des fourmillements, des crampes irradiant dans le membre atteint. Si l'anévrisme siège au creux poplité, toute la jambe et le pied sont engourdis. Il existe parfois de vraies *douleurs névralgiques* sur le trajet des troncs nerveux. Plus rarement on constate des zones *d'anesthésie* cutanée. Les muscles sont affaiblis, les mouvements se trouvent gênés. Le malade éprouve une *sensation de froid* qui n'est pas toujours en rapport avec un abaissement de la température locale. BRAMANN a signalé des différences de température de 6 à 8 degrés entre le côté sain et le côté malade, le côté malade étant le plus froid. Par contre DELBET, dans un cas, a constaté une élévation de la température locale du côté de l'anévrisme.

La nutrition des tissus est modifiée dans les cas graves. Ce sont le plus souvent des phénomènes *d'hypertrophie* qu'on constate. Les os, les muscles, sont augmentés de volume, la peau elle-même est épaissie. Les poils sont allongés et plus gros, les ongles sont hypertrophiés. Le membre est dans son ensemble plus volumineux que du côté sain, que cela tienne à une véritable hypertrophie des tissus, comme nous venons de le dire, ou à une infiltration du tissu cellulaire, à une sorte *d'éléphantiasis* s'accompagnant de lésions ulcératives de la peau.

MARCHE, DURÉE, TERMINAISON

Les anévrismes artério-veineux évoluent habituellement avec une lenteur remarquable. Tout le monde connaît le cas fameux de W. HUNTER, qui permit à l'illustre médecin anglais de décrire l'affection. Il s'agissait d'une jeune femme ; W. HUNTER lui conseilla de ne pas s'en inquiéter et de ne subir aucun traitement. De longues années après, ayant eu l'occasion de revoir la malade, W. HUNTER constata que la tumeur n'avait pas changé, ce qui le confirma dans son opinion de s'abstenir de toute thérapeutique. De même VERNEUIL a publié le cas d'un anévrisme artério-veineux qu'il put suivre pendant seize ans et qui ne se développait pas. Cette marche si lente, cette évolution relativement bénigne de l'anévrisme artério-veineux méritent d'être mises en opposi-

7.

tion avec l'accroissement beaucoup plus rapide des anévrismes artériels. Sans compter que les malades atteints d'anévrismes artério-veineux sont beaucoup moins exposés à la *gangrène* que ceux qui sont porteurs d'un anévrisme artériel. Delbet[1] n'a pu relever que deux cas de gangrène consécutive à un anévrisme artério-veineux.

Mais si les anévrismes artério-veineux ont moins d'inconvénients, s'ils exposent à moins de dangers que les anévrismes artériels, d'autre part, il faut savoir que leur *guérison spontanée* est tellement exceptionnelle qu'elle ne peut nullement entrer en ligne de compte dans la discussion des indications opératoires. On a bien signalé quelques cas de transformation naturelle en anévrisme artériel (Scarpa, Brown, Nélaton, 1846) et ce serait un acheminement vers la guérison, mais si rare qu'il vaut mieux n'en point parler.

Complications. — Les deux principales *complications*, celles que les chirurgiens veulent éviter en conseillant l'opération sont d'un côté la *rupture de l'anévrisme*, de l'autre le développement de *troubles trophiques* si *graves* què le fonctionnement du membre se trouve compromis.

Rupture. — Les anévrismes superficiels, comme celui de l'aine ou celui du pli du coude, chez des sujets exposés aux traumatismes sont particulièrement dangereux. Qu'un choc violent produise la *rupture* de l'artère ou de la veine dilatées et il se développera aussitôt un volumineux anévrisme diffus exposant lui-même à la gangrène du membre et à l'infection.

Troubles trophiques. — Les *troubles trophiques* surviennent surtout lorsque l'anévrisme se développe pendant la période de croissance. Il ne s'agit pas habituellement d'atrophie, d'arrêt de développement, mais au contraire d'hypertrophie. Cordonnier, a signalé un fait dans lequel tout le membre inférieur à la suite d'un anévrisme de l'aine avait considérablement augmenté de volume au point d'être beaucoup plus développé que le membre sain.

[1] Pierre Delbet. *Loc. cit,*

DIAGNOSTIC

La palpation des veines jugulaires d'un sujet *anémique* ou *chlorotique*, permet de sentir une sorte de frémissement comparable à celui qu'on éprouve en posant le doigt sur un anévrisme artério-veineux. A l'auscultation on entend un bruit à timbre musical. Un examen attentif permettra de localiser ce frémissement au niveau des jugulaires et de constater qu'il n'existe d'ailleurs aucun autre signe d'anévrisme et en particulier aucun battement.

L'*anévrisme artériel* ne présente pas de thrill. Le souffle qu'on y perçoit est intermittent et non continu à renforcements comme dans l'anévrisme artério-veineux.

Les *anévrismes cirsoïdes* ont des sièges de prédilection, en particulier les doigts et le cuir chevelu. On sent tout autour des artères dilatées et flexueuses. Il existe d'ailleurs souvent dans les anévrismes cirsoïdes des communications directes entre les artères et les veines, de véritables phlébartéries comme l'a fait remarquer le professeur TERRIER. En sorte que la tumeur cirsoïde peut être constituée par une série d'anévrismes artério-veineux en miniature. Quoi qu'il en soit, l'aspect est différent de celui que donne l'anévrisme artério-veineux simple.

Somme toute, le diagnostic de l'anévrisme artério-veineux est généralement facile. L'antécédent traumatique, et souvent la présence d'une cicatrice, la constatation du *thrill* sont suffisants pour le reconnaître.

On recherchera s'il s'agit d'une phlébartérie simple ou s'il y a une dilatation, une poche artérielle ou veineuse. Dans ce dernier cas, il y a une tumeur appréciable à la palpation, tumeur dont on peut modifier le volume par les pressions exercées sur l'artère au-dessus ou au-dessous d'elle.

On tiendra compte, quand il s'agira de poser les indications opératoires, du siège de l'anévrisme, de sa situation superficielle ou profonde et de l'état des tissus au voisinage. Les douleurs névralgiques constituent une indication formelle à l'intervention.

TRAITEMENT

Il y a des anévrismes artério-veineux auxquels il vaut mieux
ne pas toucher, ce sont ceux qui restent stationnaires, ne
s'accompagnant pas des troubles fonctionnels importants et qui
siègent dans des régions difficiles à aborder. Cette remarque
vise spécialement les anévrismes de la région cervicale supérieure et ceux de la cavité cranienne.

Le professeur TILLAUX[1] présenta en 1890 à la Société de
Chirurgie, un homme atteint d'un anévrisme artério-veineux de
la carotide et de la jugulaire interne consécutif à une plaie par
balle de revolver. L'avis de la Société fut alors de s'abstenir de
toute intervention, étant donné le siège de l'anévrisme et les
difficultés d'une intervention. Sept ans après, le malade était
de nouveau présenté à la Société par THIÉRY[2]. L'état local était
resté stationnaire, mais le malade accusait depuis quelques mois
des maux de tête, quelques troubles de la mémoire, des trem-
blements et des accès de dyspnée lui rendant la vie fort pénible.

En principe il faut admettre que tout anévrisme artério-veineux doit être étroitement surveillé et que la plupart devront
être traités chirurgicalement.

L'accord n'est pas fait entre les chirurgiens sur la conduite à
tenir en face de la simple varice anévrismale, la plus bénigne
des anastomoses artério-veineuses. Beaucoup conseillent l'abstention, surtout si la phlébartérie siège au membre supérieur,
c'est-à-dire dans une région où les troubles fonctionnels et trophiques sont moins fréquents qu'ailleurs, et qu'au membre
inférieur en particulier. Je pense que même dans ce cas, il y a
tout intérêt à intervenir, si l'opération se présente dans des
conditions favorables, comme c'est l'habitude. C'est dans les
cas de ce genre qu'on devra tenter, suivant le conseil de LIDELL,
de lier le canal de communication unissant l'artère à la veine.

[1] TILLAUX. Bull. Soc. de Chir., 1890, p. 57.

[2] P. THIÉRY. Soc. de Chirurgie. Séance du 17 février 1897. Bull.,
p. 152.

Von Zoege Manteuffel a, le premier, marché dans cette voie en *suturant* la fémorale dans un anévrisme artério-veineux du triangle de Scarpa. Un jour viendra sans doute où cette chirurgie conservatrice sera régulièrement appliquée pour les varices anévrismales ; après avoir isolé les deux vaisseaux on les fermera séparément en conservant leur perméabilité.

Il est un certain nombre de procédés dits de douceurs, jadis très vantés, et auxquels il faut absolument renoncer, l'expérience ayant démontré qu'ils étaient particulièrement dangereux. Telles sont les *injections coagulantes* et la *galvanopuncture*, méthodes aveugles exposant à l'inflammation et aux embolies.

A. **Compression**. — De toutes les méthodes anciennes, la seule qui ne mérite pas d'être proscrite est la *compression* et encore y a-t-il lieu de distinguer. La compression totale pratiquée en enveloppant le membre d'ouate et en serrant modérément avec une bande de toile, méthode connue sous le nom de *méthode de* Thédex, n'a jamais guéri aucun anévrisme artério-veineux. Il en est de même de la *méthode de* Reid, c'est-à-dire de la compression exercée avec une bande élastique. Trélat y eut recours une fois sans succès.

La *compression indirecte* et la *flexion forcée* pour les anévrismes du pli du coude et du creux poplité, ne sont pas plus efficaces.

La *compression directe* a donné quelques bons résultats (Ribes, Poirier).

Laplace [1] a recommandé l'emploi d'une plaque de liège excavée qu'on applique sur la tumeur et qui exercerait une compression douce et inoffensive.

Les meilleurs résultats semblent avoir été obtenus par la *compression directe associée à la compression indirecte*. Déjà en 1771 Guattani aurait obtenu deux guérisons par ce procédé. Nélaton, reprenant une idée de Scarpa s'efforçait par la compression

___
[1] Laplace. Thèse de doctorat, Paris, 1886, n° 286.

directe de transformer l'anévrisme artério-veineux en anévrisme artériel. Les thèses de MORVAN et de HENRY faites sous son inspiration ont rapporté un certain nombre de ces résultats.

VANZETTI préconise dans le même but la compression digitale au niveau de l'anévrisme. Cette méthode n'est pas exempte de danger ; elle expose à l'inflammation et à toutes ses conséquences. De plus, comme le fait justement remarquer DELBET, la transformation d'un anévrisme artério-veineux en anévrisme artériel ne peut pas être considérée comme une solution désirable. Enfin, et c'est là la plus grosse objection à faire à la méthode, les insuccès sont très fréquents avec la compression. DELBET n'a relevé que 32 p. 100 de guérisons. Elle ne s'est montrée efficace que dans certaines régions (pli du coude, triangle de SCARPA), et seulement lorsqu'il s'agissait d'anévrismes récents.

On est donc amené à conclure avec DELBET que « la meilleure des méthodes de compression est si peu efficace qu'il ne faut l'employer que si on ne peut pas faire mieux ».

Et nous arrivons ainsi aux méthodes chirurgicales, qui sont 1° *la ligature simple ;* 2° *la ligature double ou quadruple ;* 3° *l'incision ;* 4° *l'extirpation.*

B. **Ligature simple.** — Nous avons vu plus haut que la *ligature simple* donnait souvent de bons résultats dans le traitement des anévrismes artériels et que même pendant longtemps, jusque dans ces dernières années, elle fut considérée comme la manière à la fois la plus simple et la plus sûre de traiter les anévrismes artériels. Dans les anévrismes artério-veineux, il en est tout autrement, ce qu'on pouvait prévoir à priori, la physiologie de l'anastomose artério-veineuse étant toute différente de celle de l'anévrisme artériel. *La ligature simple doit être absolument rejetée.* DELBET nous a montré qu'elle était presque toujours inefficace, et souvent nocive. Sa statistique donne en effet pour cette ligature simple comprenant à la fois la méthode d'ANEL et la méthode de HUNTER : 22,50 p. 100 de guérisons contre 45,45 p. 100 d'échecs ou de récidives, 20,45 p. 100 de gangrène et 11,37 p. 100 d'hémorragies secondaires.

Je n'insisterai pas sur la *ligature isolée de la veine* au voisinage de l'anévrisme, conseillée par STROMEYER, cette thérapeutique étant évidemment insuffisante.

Les trois véritables méthodes de traitement de l'anévrisme artério-veineux sont : 1° *la double ou quadruple ligature ;* 2° *l'incision du sac ;* 3° *l'extirpation du sac.*

A laquelle devons-nous donner la préférence ? Chacune d'elles a ses indications et aussi ses partisans. Il ne semble pas qu'on doive en adopter une et renoncer aux deux autres ; se souvenant que toutes les trois sont bonnes, on emploiera, suivant les circonstances, celle qui paraîtra la plus indiquée.

DELBET fait remarquer que toutes trois « sont égales devant la gangrène ». Sur 53 cas d'anévrismes traités par ces méthodes, cette complication est relevée trois fois, soit 5,66 p. 100.

C. **Quadruple ligature.** — On ne se contentera pas de la double ligature artérielle, on y associera toujours la double ligature veineuse. Cette *quadruple ligature* est le procédé le plus simple, celui que VERNEUIL recommandait. Si dans un cas donné, on a des raisons pour réduire le temps de l'opération, c'est à elle qu'on aura recours. S'il existe une poche artérielle, veineuse ou intermédiaire d'un certain volume et que de cette poche se détachent des collatérales importantes, la quadruple ligature peut être insuffisante, la circulation se rétablissant par ces branches intactes.

Sans parler des récidives, si le sac est volumineux, il peut persister une tumeur après la quadruple ligature, DELBET cite le cas intéressant de REINHOLD dans lequel un anévrisme poplité guérit par la quadruple ligature, mais dix ans après ROSER dut extirper un kyste développé aux dépens du sac.

D. **Incision du sac.** — RECLUS [1] recommande l'*incision de la poche* et la ligature isolée des vaisseaux qui s'en détachent lorsque ces collatérales sont importantes. L'inconvénient de la simple incision sans extirpation est d'empêcher parfois la réunion

____

[1] RECLUS. Bulletin de la Société de Chirurgie, 1883, p. 290, et Sem. méd , 1890, p. 189.

par première intention et de ne pas s'opposer à l'englobement ultérieur des nerfs voisins (DELBET).

E. Extirpation du sac. — En sorte que, en dernière analyse, il semble qu'on doive admettre pour les anévrismes artério-veineux comme pour les anévrismes artériels que *le traitement de choix est l'extirpation du sac*. Cette méthode n'expose pas plus à la gangrène que les ligatures, elle est plus complète, plus satisfaisante parce qu'elle est plus sûrement radicale. En pratique, il n'est pas toujours aisé de faire l'extirpation du sac. Lorsque l'anévrisme est très ancien, les tissus périphériques sont indurés, épaissis et la dissection devient très laborieuse. L'hémostase temporaire à l'aide du tube d'Esmarch pourra rendre de grands services surtout dans des cas difficiles. Les résultats de cette extirpation sont excellents. BRAMANN rapporte 9 cas avec 9 succès ; FORGUE et RECLUS y ajoutent 10 nouveaux cas avec 10 succès.

F. Amputation. — L'*amputation* est une opération de nécessité à laquelle on n'aura recours que dans les cas extrêmes lorsqu'il s'agit de sauver la vie du malade compromise par des hémorragies répétées d'origine septique ou par des accidents gangréneux.

DELBET [1] concluait en 1897 de la façon suivante :

1° Tenter la compression à la fois directe et indirecte dans les cas récents mais sans y insister.

2° Faire la quadruple ligature lorsque le sac est très petit ou qu'il manque.

3° Extirper le sac dès qu'il a un certain volume.

Nous efforçant de nous placer avant tout sur le terrain pratique, nous disons pour nous résumer.

A. Certains anévrismes artério-veineux doivent être respectés, ce sont ceux qui, situés profondément dans une région difficile à

---

[1] Pierre DELBET. Traité de Chirurgie clinique et opératoire de Le Dentu et Delbet, t. IV, p. 312.

aborder, ne présentent aucune tendance à s'accroître et ne s'accompagnent d'aucun trouble sérieux.

B. Le vrai traitement des anévrismes artério-veineux est le traitement chirurgical.

C. La méthode de choix, dans le cas d'anastomose artério-veineuse simple, sans dilatation, est la séparation des deux vaisseaux et leur fermeture isolée en maintenant leur perméabilité. Si pour une raison quelconque il faut y renoncer, la quadruple ligature sera la méthode la plus simple et se montrera suffisante.

D. Pour les anévrismes artério-veineux anciens avec poche et collatérales importantes, la cure radicale consiste dans l'extirpation du sac. Si cette extirpation n'est pas réalisable, on aura recours à l'incision et à la ligature méthodique de tous les vaisseaux afférents et efférents.

E. L'amputation ne doit pas être considérée comme une méthode de traitement de l'anévrisme artério-veineux mais comme une ressource extrême qu'on utilisera pour sauver la vie du malade.

CHAPITRE IV

ANÉVRISMES CIRSOIDES

Synonymie. — *Tumeurs cirsoïdes artérielles* (GOSSELIN, Ch. ROBIN) ; *anévrismes par anastomoses* (J. BELL) ; *varices artérielles* (DUPUYTREN) ; *angiome rameux, tumeurs érectiles pulsatiles, angioma arteriale racemosum* (OTTO WEBER, VIRCHOW, HEINE).

Définition. — Il est difficile de donner une définition de l'altération vasculaire à laquelle BRESCHET a donné le nom d'anévrisme cirsoïde. Ce n'est ni un angiome ni un anévrisme artério-veineux et cependant elle présente des points communs avec ces deux affections. Dans le voisinage d'un *angiome*, ou consécutivement à un *traumatisme*, on voit se développer une tumeur au niveau des rameaux vasculaires de petit calibre, intermédiaires aux troncs plus importants et aux capillaires. Cette tumeur est formée de vaisseaux dilatés à parois habituellement amincies et rarement épaissies. La circulation y est très active par suite d'anastomoses artério-veineuses directes, véritables phlébartéries, et par suite de la dilatation des capillaires. Secondairement les troncs vasculaires afférents participent à la lésion.

On admettait jadis que les anévrismes cirsoïdes consistaient dans la dilatation avec allongement des troncs, branches, rameaux, ramuscules d'un ou de plusieurs départements artériels. Telle était la définition donnée par le professeur TERRIER[1] dans sa thèse d'agrégation en 1872, reproduisant l'opinion classique à cette époque. Dix-huit ans plus tard le même auteur[2]

---

[1] TERRIER. Des anévrismes cirsoïdes. Thèse d'agrégation en Chirurgie, Paris, 1872.

[2] TERRIER. Revue de chirurgie, 1890, p. 47.

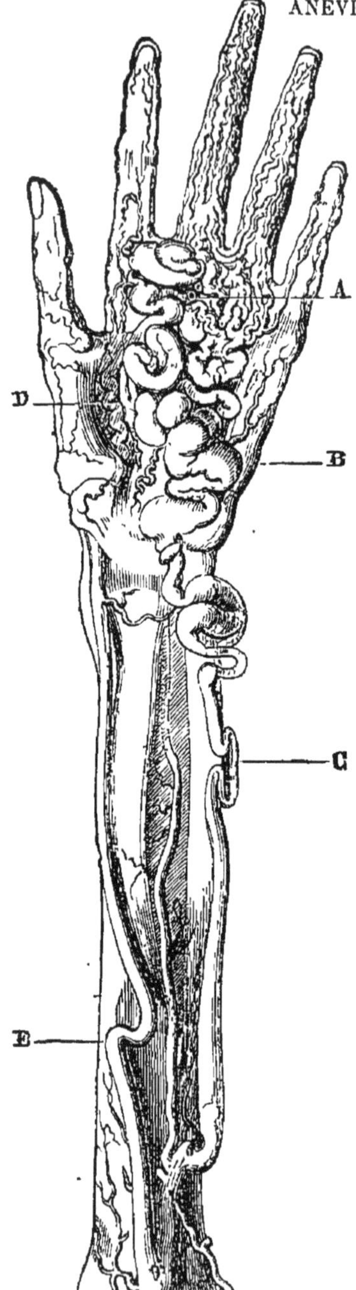

reprenant l'étude de ces tumeurs
à propos de deux cas personnels
nous en montrait les véritables caractères que j'ai tenté de résumer
plus haut.

Signalé pour la première fois par

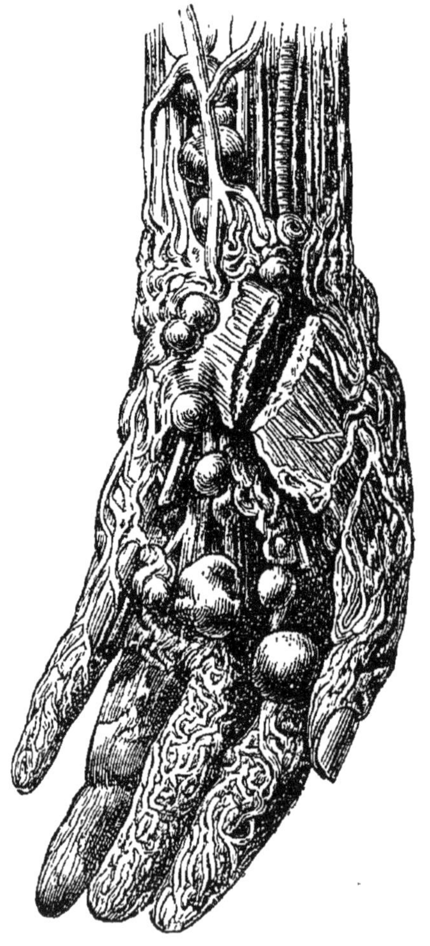

Fig. 45.— Anévrisme cirsoïde
du membre supérieur.

Fig. 46. — Anévrisme cirsoïde de
la main. Gangrène de l'annulaire
(d'après RICARD et BOUSQUET).

Vidus Vidius[1], médecin de François Ier, l'anévrisme cirsoïde a attiré l'attention de nombreux auteurs parmi lesquels je citerai : J.-L. Petit, Pelletan[2], Dupuytren, John Bell, Breschet[3], Robert[4], Malgaigne[5], Cruveilhier[6], M. Verneuil[7], Ch. Robin[8], P. Broca[9], Decès[10], A. Verneuil[11], Letenneur et Cocteau, Gosselin[12], Labbé[13], Morel[14], Desprès[15], Polaillon[16], Guillemin[17], Le Dentu[18], Le Fort[19], Pozzi[20], Terrier[21], Pierre Delbet[22], Michaux[23].

[1] Vidi Vidii. Florentini artes medicinalis. Venetiis, 1611.

[2] Pelletan. Clinique chirurgicale, t. II, p. 59 et 66, Paris, 1810.

[3] Breschet. Mémoire de l'Académie de médecine, t. III, p. 101, 1833.

[4] Robert. Bulletin académique de médecine, t. XVI, p. 584, 1850-1851, et *Gazette des hôpitaux*, 1851, p. 121.

[5] Malgaigne. Manuel de médecine opératoire, 8ᵉ édition, 1873, p. 251.

[6] Cruveilhier. Traité d'anatomie pathologique, t. II, p. 731, 1852.

[7] F.-M. Verneuil. Thèse de Montpellier, 1851, n° 44.

[8] Ch. Robin. *Gazette médicale*, 1854, p. 328.

[9] P. Broca. Traité des anévrismes, p. 2, 85, 231, Paris, 1857.

[10] Decès. Des varices artérielles (anévrismes cirsoïdes). Thèse de Paris, 1827, n° 289.

[11] A. Verneuil. *Gazette hebdomadaire*, 1858, p. 101.

[12] Gosselin. Archives générales de médecine, 1867, 6ᵉ série, t. X, p. 641.

[13] Labbé. Bulletin de la Société de Chirurgie, 1872, p. 105, 117, 496.

[14] Morel. Thèse de doctorat. Paris. 1873, n° 439.

[15] Després. Bulletin de la Société de Chirurgie, 1884, p. 298.

[16] Polaillon. Bull. de la Soc. de Chir., 30 avril 1884, p. 348.

[17] Guillemin. Thèse de Nancy, 1883, n° 177.

[18] Le Dentu. Art. Main. Nouv. Dict. de méd. et de chirurg. prat., t. XXI, p. 239, 1875.

[19] Le Fort. Dict. enc. des sciences médicales, 1ʳᵉ série, t. XVII, p. 525, 1875.

[20] Pozzi. Leçon clinique. Hôpital de la Pitié. Sem. médicale, 1883, p. 257.

[21] Terrier. *Loc. cit.*

[22] Pierre Delbet. Traité de Chirurgie clinique et opératoire Le Dentu et Delbet, t. IV, p. 329.

[23] Michaux. Traité de Clinique Duplay et Reclus, 2ᵉ édition, t. II, p. 161.

ÉTIOLOGIE

L'anévrisme cirsoïde se développe à la suite d'un *trauma-tisme* ou au niveau d'un *angiome*. Il est parfois difficile d'en retrouver l'origine. Dans un des deux cas rapportés par le pro-

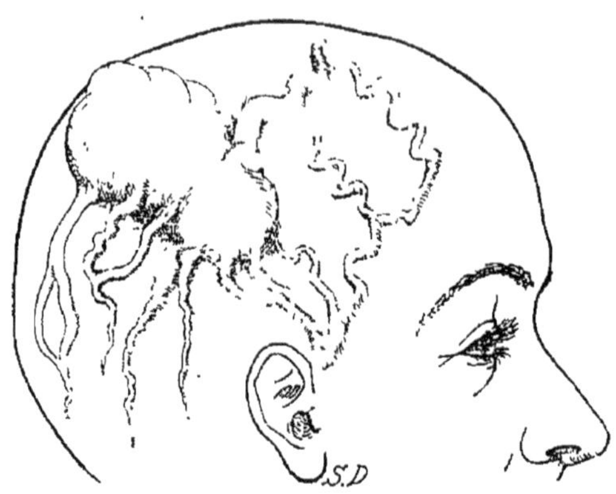

Fig. 47.

Anévrisme cirsoïde du cuir chevelu (d'après le Pr TERRIER).

fesseur TERRIER, il n'y avait ni traumatisme antérieur, ni tumeur érectile. Le malade succomba quelques mois après l'opération à des accidents saturnins et TERRIER admet que cette intoxication fut la cause de l'altération vasculaire. Après BILLROTH, BAZY[1], J.-L. REVERDIN[2] admet l'origine infectieuse de certains ané-vrismes cirsoïdes. C'est surtout dans les *angiomes artériels* (P. BROCA) c'est-à-dire dans les angiomes à circulation active qu'on voit survenir les tumeurs cirsoïdes. Lorsqu'elles succè-dent à une contusion ou à une plaie, la lésion simultanée d'une artériole et d'une veinule et la phlébartérie qui en résulte en est sans doute le point de départ.

On les rencontre habituellement chez des sujets jeunes, sur-tout de quinze à trente ans. La *menstruation*, la *puberté*, la *grossesse* influent sur leur développement. Il en est de même

---

[1] BAZY. Bull. Soc. de Chirurgie, 1889.

[2] J.-L. REVERDIN. Onzième congr. français de Chirurgie, 1897, p. 679.

des *maladies du cœur* (hypertrophie cardiaque) des *efforts répétés* et peut-être aussi des *émotions morales vives*.

Le *siège* le plus fréquent est la tête et surtout le cuir chevelu, autour de l'oreille, à la tempe, au front, d'une façon générale sur le territoire des artères occipitales et temporales superficielles. Les membres en sont parfois aussi atteints et particulièrement les extrémités. POLAILLON [1] en a rassemblé quatorze cas à la main et à l'avant-bras.

ANATOMIE PATHOLOGIQUE

Étude macroscopique. — A l'œil nu, la tumeur cirsoïde

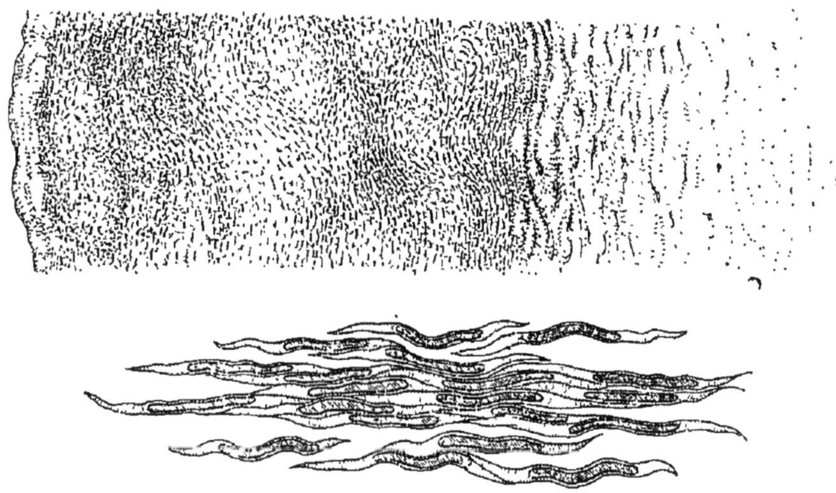

Fig. 48.

Hypertrophie des parois veineuses dans les anévrismes cirsoïdes
(d'après QUÉNU).

a l'aspect d'une masse bosselée, irrégulière, mal limitée, de consistance molle, dépressible. Elle est formée par un amas de vaisseaux de calibre variable dilatés, flexueux, ampullaires, moniliformes, entrelacés, tordus en S, en pas de vis; l'ensemble

[1] POLAILLON. Art. Main. Dict. Encyclop. des sc. méd., 2e série, t. IV, p. 49, 1871.

forme un lacis inextricable. Ils sont reliés les uns aux autres
par du tissu conjonctif adhérent à leurs parois.

Sur une coupe, les lumières des vaisseaux apparaissent béantes ou aplaties suivant les points, les unes énormes, les autres
plus petites. Les parois qui les limitent sont d'épaisseur inégale.
très minces par endroits, épaissies, indurées en d'autres. La

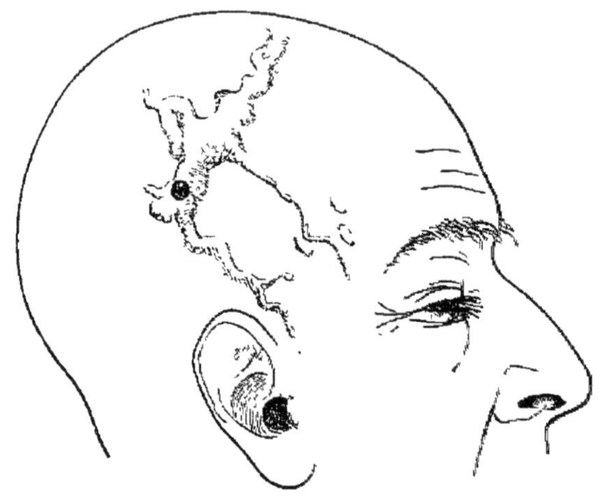

Fig. 49.

On a indiqué le point d'anastomose artério-veineuse
(d'après le Pr TERRIER).

surface de section de la tumeur a un aspect aréolaire caverneux. Les lésions ne sont pas localisées aux artères comme on
l'a cru longtemps. Il y a, nous l'avons déjà dit, des anastomoses
artério-veineuses, et par suite des altérations des veines. Celles-ci
sont également dilatées et leurs parois sont amincies, et plus
souvent au contraire hypertrophiées.

A la périphérie de la tumeur, les troncs vasculaires afférents
sont eux-mêmes dilatés, flexueux, et suivant l'ancienneté de
l'anévrisme cirsoïde, la lésion remonte plus ou moins haut. On
a signalé des dilatations artérielles s'étendant jusqu'à l'artère
sous-clavière dans des tumeurs cirsoïdes de la main.

Étude microscopique. — L'examen *histologique* en a été
fait par Ch. ROBIN, VIRCHOW, HEINE (1869), P. BROCA, LETENNEUR

et Cocteau, Malassez et Quénu, H. Muller. Les premiers auteurs ont insisté sur l'épaississement des vaisseaux et leur dégénérescence graisseuse. Cruveilhier, Breschet comparant les lésions artérielles des tumeurs cirsoïdes aux varices des veines, distinguaient : la dilatation, l'allongement avec flexuosités, l'amincissement des parois. Dans une pièce de Verneuil, Malassez a constaté une dégénérescence muqueuse de la portion interne de la couche moyenne. H. Muller [1] n'a pas constaté sur une pièce d'anévrisme cirsoïde enlevé par Bruns la dégénérescence graisseuse signalée par Heine, il existait une prolifération très accusée de l'endothélium, la tunique musculaire était un peu amincie et la tunique adventice, sillonnée d'un riche réseau de vasa-vasorum dilatés. A la longue, la tunique moyenne s'amincit, les éléments musculaires et élastiques sont remplacés par du tissu conjonctif, ainsi que Malassez l'a démontré dans les cas du professeur Terrier. Contrairement aux artères, les veines sont épaissies, hypertrophiées. Suivant l'heureuse expression de Letenneur et Cocteau elles « *s'artérialisent* ». Quénu a insisté sur cette hypertrophie musculaire des parois veineuses tout à fait comparable quoique moins prononcée, à celle qu'on retrouve dans les anévrismes artério-veineux (fig. 48).

Lésions concomitantes. — La peau est souvent adhérente à la tumeur, parfois même elle est exulcérée comme par un travail d'amincissement et d'atrophie. Les os également, au voisinage des anévrismes cirsoïdes, sont érodés, amincis, frappés d'ostéite raréfiante. Clemot, F.-M. Verneuil ont cité des cas dans lesquels les os du crâne étaient perforés par un anévrisme du cuir chevelu.

Physiologie pathologique

Ainsi que nous l'avons dit plus haut, la lésion initiale siège au niveau des artérioles dilatées et amincies, qu'elle succède à un angiome ou à une communication artério-veineuse traumati-

[1] H. Muller. Beit. zur Klin. Chir., Bd. VIII, H. 1, 1891.

que. Quant à expliquer le mécanisme intime de cette transformation, cela est impossible dans l'état actuel de la science. Les différentes hypothèses émises ne résistent pas à une critique rigoureuse des faits. On invoqua tour à tour une paralysie vasomotrice, une périartérite traumatique (Cowfort), une altération nutritive hyperplasique analogue à l'éléphantiasis (Virchow).

Les théories vaso-motrice et inflammatoire ne sont nullement démontrées. Quant à l'opinion de Virchow, elle enregistre un fait d'ailleurs discutable sans l'expliquer.

Heine admettait qu'il y avait augmentation de la pression sanguine dans l'anévrisme cirsoïde et consécutivement dégénérescence des fibres musculaires. Or, il y a au contraire diminution de la pression dans les rameaux artériels de la tumeur et, d'autre part, si l'obstacle était accru, contrairement à l'opinion de Heine, il y aurait hypertrophie des parois artérielles et non dégénérescence graisseuse. P. Broca attribue la dilatation et l'amincissement des vaisseaux à la diminution de la tension artérielle. Il est certain qu'il faut, au point de vue de la physiologique pathologique, tenir compte des modifications de la circulation et notamment de la facile et large communication des artérioles et des veinules. Cette notion explique, d'une façon générale, l'hypertrophie des veines et l'amincissement des artères tout comme dans l'anévrisme artério-veineux. Virchow, P. Broca ont insisté à juste titre sur ces modifications de la circulation, mais ce sont des altérations secondaires et, je le repète, la lésion initiale et sa raison d'être nous échappent.

SYMPTÔMES

Début. — L'anévrisme cirsoïde peut pendant longtemps rester à l'état latent. D'autres fois, au contraire, il se développe très rapidement à la suite d'un traumatisme.

Le malade éprouve une certaine tension, si l'anévrisme siège à la main, il a quelque gêne dans les mouvements, puis au bout d'un temps variable de cette phase insidieuse, la tumeur apparaît.

Signes physiques. — Peu volumineuse d'abord, elle est irrégulière, bosselée. La peau a conservé son aspect et sa coloration normale, ou bien, au contraire, elle est épaisse, rugueuse, infiltrée. Si l'anévrisme cirsoïde est consécutif à une tumeur érectile, celle-ci est tuméfiée, saillante, violacée.

Au *palper*, la consistance est molle, dépressible par endroits et ailleurs plus résistante. On sent des cordons flexueux, entrelacés donnant suivant l'expression de J.-L. PETIT la sensation de *paquets de verres de terre*, sensation analogue à celle qu'on éprouve en palpant un varicocèle dont les veines sont un peu indurées. La masse est animée de *battements*, de *mouvements d'expansion*, mais les pulsations sont beaucoup moins fortes qu'au niveau d'un anévrisme artériel. Il existe d'ailleurs à ce point de vue des différences selon la zone de la tumeur que l'on explore. Il en est de même du *frémissement* ou *thrill*. Ce dernier symptôme inconstant offre un gros intérêt quand il existe ; dans un cas du professeur TERRIER, la compression exercée en un point le faisait immédiatement disparaître. Il y avait donc à ce niveau une communication large entre une artère et une veine et la pression avait pour résultat de supprimer la circulation dans le canal anastomotique. L'étude anatomique de MALASSEZ confirme pleinement cette donnée de la clinique.

A *l'auscultation* de la tumeur, on entend un *bruit de souffle* plus ou moins fort. Il peut être simple et intermittent, correspondant aux pulsations artérielles, ou double et intermittent. GOSSELIN admettait qu'ici comme dans l'anévrisme artério-veineux, le double souffle résultait de la pression du stéthoscope sur la paroi vasculaire, aplatissant la lumière et modifiant la circulation dans son intérieur.

D'autres fois, le souffle est continu à renforcement coïncidant avec la diastole artérielle. Dans ce dernier cas, le souffle s'accompagne de thrill, comme dans l'anévrisme artério-veineux avec cette différence toutefois qu'il est habituellement beaucoup moins fort. Dans un des cas du professeur TERRIER, le thrill était assez intense pour incommoder le malade et pour être entendu à distance.

A la périphérie, la tumeur est mal limitée, on y voit de gros troncs veineux distendus, et on y sent des cordons animés de battements. Ce sont les troncs artériels afférents qui sont dilatés et flexueux. Ces modifications artérielles s'étendent très loin, jusque sur l'humérale ou l'axillaire pour une tumeur cirsoïde de la main et de l'avant-bras. Les bruits de souffle se propagent à distance le long de ces vaisseaux.

La compression des troncs afférents entraîne une diminution de volume de la tumeur en même temps qu'un affaiblissement ou la supression des battements et du souffle, mais l'effet de la compression est moins net, moins complet que dans l'anévrisme artério-veineux. Nous avons vu que la compression de la tumeur en un point déterminé peut dans certains cas amener le même résultat. Inversement, la compression des veines efférentes, de même que les efforts, la toux, la position déclive, entraînent une augmentation de volume et de tension de la tumeur, et l'exagération des battements. Mais, ici encore, le résultat est moins constant que dans l'anévrisme artério-veineux.

Signes fonctionnels. — Il est remarquable de voir des tumeurs volumineuses de la main ayant envahi l'avant-bras ou des tumeurs du crâne occupant une large surface ne s'accompagner que de troubles fonctionnels minimes. Le malade est gêné pour remuer la main et les doigts, le membre lui semble lourd. A la tête, il éprouve une certaine tension, mais il n'a pas de douleurs à proprement parler, du moins pas de fortes névralgies comme cela se présente dans l'anévrisme artério-veineux.

A la tête, ce qui est le plus pénible c'est le bruit de souffle parfois assez intense pour troubler le malade et le priver de sommeil. Le malade se plaint quelquefois d'avoir des éblouissements et quelques vertiges.

Les troubles de la calorification et de la sécrétion sudorale sont toujours modérés. Letenneur et Cocteau ont constaté une légère élévation de la température locale. On a noté parfois de l'éphidrose. Les troubles trophiques également peu accentués se caractérisent par de l'œdème et de l'infiltration ; les doigts s'épaississent et prennent une forme cylindrique. Sebileau[1] a

____
[1] Sebileau. Soc. de Derm. et de Syphil., 12 janv. 1893.

observé des ulcérations de la jambe en relation avec un anévrisme cirsoïde du genou.

ÉVOLUTION

L'évolution des anévrismes cirsoïdes est très variable, tantôt très lente, tantôt rapide. On a dit qu'ils pouvaient guérir spontanément (J. CLOQUET, LECHEVALIER, DECÈS). Le cas doit être exceptionnel.

La puberté, la grossesse (PANAS), ont une action manifestement défavorable.

La peau envahie par la dégénérescence vasculaire devient adhérente à la tumeur, elle s'amincit puis s'ulcère. Il peut en résulter des hémorragies graves par leur abondance et leur répétition (ADAMS, BRESCHET).

Au crâne, l'anévrisme peut perforer la paroi osseuse, et provoquer par rupture une hémorragie intra-cranienne qui entraîne la mort avec des phénomènes de compression cérébrale, comme dans le cas de F.-M. VERNEUIL (de Montpellier).

DIAGNOSTIC

Il est généralement facile de reconnaître un anévrisme cirsoïde.

Dilatation serpentine des artères. — La *dilatation serpentine* des artères, longtemps confondue avec lui doit en être absolument séparée. Dans ce cas, il n'y a pas de tumeur à proprement parler. Ce sont des troncs artériels volumineux qui sont atteints, l'humérale, par exemple, au pli du coude ou à la face interne du bras. Elle apparaît flexueuse et animée de battements violents qui soulèvent la peau. Mais l'humérale n'est pas la seule atteinte, les radiales, les temporales, etc., sont également flexueuses, et au toucher elles sont indurées annelés, manifestement athéromateuses. La dilatation serpentine est une altération du système artériel liée à l'artérite chronique et qu'on rencontre habituellement chez les sujets

âgés. L'anévrisme cirsoïde a des caractères tout à fait différents.
Il n'existe pas entre lui et l'artérite chronique de rapports évi-
dents et d'autre part il reste localisé à un territoire artériel sans
envahir chez le même individu toutes les régions.

Anévrisme artériel. — *L'anévrisme artériel* est une tumeur
circonscrite, régulière, située sur le trajet d'un tronc vasculaire
important ; il est donc bien distinct de la masse bosselée, irrégulière, en peloton de ficelles, de l'anévrisme cirsoïde.

Tumeurs osseuses pulsatiles. — Les *tumeurs osseuses
pulsatiles* (sarcome, carcinonime télangiectasiques) ont un siège
différent. Elles répondent à l'épiphyse des os longs. Leur consistance est plus ferme, la pression ne les réduit pas.

Encéphalocèle. — Gosselin a attiré l'attention sur la confusion possible d'un anévrisme cirsoïde du cuir chevelu avec
une *encéphalocèle*. Le siège n'est pas le même ; les antécédents,
l'évolution permettront également d'éviter l'erreur. Parfois, le
cas est complexe et l'on voit des angiomes se développer à la
surface d'encéphalocèles (Terrier). Mais l'anévrisme est alors
peu développé et s'efface devant l'importance de la tumeur
principale, l'encéphalocèle.

Angiome. Anévrisme artério-veineux. — C'est avec
l'angiome artériel et avec *l'anévrisme artério-veineux* que la
confusion est le plus souvent faite. Mais y a-t-il lieu en réalité
d'établir, comme le font certains auteurs, un diagnostic différentiel entre ces tumeurs, puisque des liens étroits les unissent.
Entre l'angiome artériel à circulation active, à pulsations
vives, à dilatations vasculaires périphériques et l'anévrisme
cirsoïde vrai, la distance est minime, la tumeur cirsoïde n'est
souvent que le résultat de l'évolution de l'angiome. De même
lorsqu'il existe dans la tumeur cirsoïde des communications
artério-veineuses, véritables anévrismes artério-veineux en
miniature, l'aspect clinique de l'anévrisme cirsoïde se rappro-
chera nécessairement beaucoup de celui de l'anévrisme artério-
veineux.

8.

TRAITEMENT

L'anévrisme cirsoïde ne guérit pas spontanément, ou du moins cette terminaison favorable est tellement rare (cas fameux du marquis espagnol vu par CLOQUET et ORFILA) qu'il n'y faut pas compter. Il est donc de toute nécessité de le traiter et cela le plus tôt possible. L'opération sera d'autant plus aisée et plus simple que la tumeur sera plus petite et les pédicules vasculaires moins nombreux et moins dilatés.

1º Compression. — La *compression* est une mauvaise méthode, qu'il faut rejeter complètement. Exercée à distance sur les troncs principaux afférents, elle est inefficace; appliquée directement sur la tumeur, non seulement elle est dépourvue d'action utile, mais elle peut être nuisible en irritant la peau et même en provoquant son ulcération. Or ces plaies exposent aux infections et aux hémorragies.

2º Ligatures. — Les *ligatures à distance* n'ont pas donné de bons résultats, qu'elles portent sur le tronc principal du membre ou sur les branches afférentes de la tumeur. Roux[1], de Brignolles, a cependant rapporté une observation d'anévrisme cirsoïde de la tempe guéri par la ligature de la temporale. Ainsi qu'on peut s'en rendre compte par la lecture de l'observation, le cas était un peu spécial, il ne s'agissait pas d'un anévrisme cirsoïde typique. TÉDENAT a guéri un anévrisme cirsoïde de la même région temporale en pratiquant par des incisions multiples la ligature des différents vaisseaux afférents ; mais il avait eu soin d'y associer la destruction directe de la tumeur par *l'igni-puncture interstitielle*. Ce succès ne peut donc pas être mis sur le compte des ligatures.

John WYETH[2] a relevé 73 cas de ligature de la carotide d'un

[1] Roux (de Brignolles). Rapport de Ch. Nélaton. Bulletins de la Société de Chirurgie, 1897, p. 36.

[2] JOHN WYETH. Encyclopédie internationale de chirurgie, t. III, p. 461.

seul côté pour anévrisme cirsoïde de la tête avec 30 p. 100 de mortalité et seulement 16 p. 100 de guérison. 9 cas de ligature double des deux carotides ont donné 3 morts, 3 résultats nuls, 1 guérison et 2 améliorations.

Je citerai encore les tentatives infructueuses de Fischer liant l'axillaire et de Trélat liant successivement la radiale puis l'humérale au pli du coude.

Les ligatures isolées ne peuvent donc pas être considérées comme ayant une valeur curative. Elles ne sont admissibles, comme le fait remarquer Wyeth, que pour combattre une hémorragie abondante et grave. Malgré l'opinion du professeur Chalot[1] de Montpellier, qui préconise encore à l'heure actuelle la ligature double, soit des deux carotides externes, soit de la carotíde primitive d'un côté et l'externe de l'autre, nous admettrons avec Le Fort que pour agir efficacement contre un anévrisme cirsoïde, il faut porter ses efforts sur la tumeur elle-même et non sur ses branches.

Électropuncture. Acupuncture. Séton. — On a essayé de provoquer la coagulation du sang au sein de la tumeur par l'*électropuncture*, l'*acupuncture* ou encore par l'emploi du *séton*. Nélaton, John Duncan ont obtenu chacun un succès par l'électropuncture. Néanmoins ces méthodes infidèles et dangereuses, car elles exposent à l'inflammation et à la gangrène, sont aujourd'hui à peu près universellement abandonnées.

Injections interstitielles. — Les *injections interstitielles* ont joui pendant longtemps d'une grande faveur et sont encore préconisées par certains chirurgiens aujourd'hui. Dans sa thèse d'agrégation, Terrier a relevé 16 cas d'anévrismes cirsoïdes traités par les injections de perchlorure de fer avec 10 guérisons, 2 améliorations notables, 2 morts et 1 insuccès. P. Broca, Gosselin, Polaillon ont préconisé la liqueur de Piazza. Le Fort recommande aussi d'employer une petite quantité (3 à 4 gouttes) d'une solution de perchlorure de fer très diluée.

[1] Chalot. Indépendance médicale, avril 1896.

En 1884, le professeur Berger [1] s'est fait le défenseur de la méthode des injections interstitielles devant la Société de Chirurgie. À l'exemple de Le Fort, Berger recommande de placer tout autour de la tumeur pendant l'injection et quelques minutes après un anneau métallique compresseur. Le Fort conseillait de maintenir cet anneau pendant une demi-heure. On supprime ainsi momentanément toute communication entre la tumeur et la circulation sanguine et par suite on évite les embolies. Néanmoins cette méthode expose aux escarres, aux phlébites, à la gangrène.

Le professeur Lannelongue [2] ayant à traiter une énorme tumeur de la face et du cou de nature cirsoïde a obtenu une très grande amélioration par l'application de sa *méthode sclérogène*, c'est-à-dire en injectant dans cette tumeur une solution de chlorure de zinc à 10 p. 100. Cette pratique d'injection interstitielle dans de grosses tumeurs à la périphérie desquelles l'hémostase temporaire est difficile à réaliser et même souvent impossible, n'est sans doute pas sans danger à cause de la production possible d'embolies.

Plessing [3] a obtenu la guérison d'un anévrisme cirsoïde en faisant dans son intérieur *cent trente-quatre* injections d'alcool à 30° puis à 75°. Cette méthode a au moins le défaut de n'être pas rapide.

Extirpation. — Le procédé de choix est la destruction directe de la tumeur, et pour cette opération on n'aura recours ni à l'anse, ni au couteau galvanique, ni même au thermocautère ou aux caustiques chimiques; l'intrument à employer de préférence est le bistouri. On pourra, comme l'a recommandé le professeur Terrier, faire l'hémostase temporaire à l'aide d'un tube de caoutchouc. Si l'anévrisme siège à la tête, on le placera circulairement au-dessus des oreilles, et s'il siège à la main on le mettra au bras. L'opération sera faite minutieusement et

[1] P. Berger. Bulletins de la Société de Chirurgie, 1884, p. 309.

[2] Lannelongue. Académie des sciences. Séance du 6 janvier 1896.

[3] Plessing. Arch. f. Klin. Chir., XXXIII, p. 251.

patiemment ; on aura soin de lier successivement tous les vaisseaux périphériques ouverts au cours de l'extirpation de la
tumeur cirsoïde. Dans un cas, le professeur TERRIER eut ainsi
trente-deux ligatures à placer et POULET [1] dans un autre en fit
vingt-cinq. Ces ligatures pourront être faites au catgut, à la
soie fine ou au fil de lin. Pour notre part, nous préférerions le
catgut pour éviter d'accumuler un si grand nombre de corps
étrangers.

LE FORT a publié une statistique de 14 cas d'extirpation d'anévrisme cirsoïde avec 14 succès.

L'extirpation de la tumeur suffit ; quand bien même la dilatation des gros troncs afférents remonterait très loin, il est inutile de s'en préoccuper par la raison que l'ablation de l'anévrisme amène la rétrocession des lésions vasculaires à distance.
DECÈS dès 1857 avait insisté sur ce point fort important. Depuis,
VERNEUIL, TRÉLAT et TERRIER [2] ont de nouveau attiré l'attention
sur lui.

Il y a des cas où l'extirpation de la tumeur n'est pas possible.
Le professeur LE DENTU [3] a publié un fait d'anévrisme cirsoïde
de la fesse envoyant des prolongements dans le bassin qui
n'était guère opérable. D'ailleurs dans un pareil cas, les injections coagulantes ne sont pas plus recommandables que l'ablation, la compression ne pouvant être exercée sur toute la périphérie de la tumeur.

Il y a donc des anévrismes cirsoïdes qui, à cause de leur
siège, doivent être respectés, jusqu'à ce qu'une technique plus
perfectionnée permette d'aborder des régions qui, à l'heure
actuelle, passent pour dangereuses.

Dans d'autres points, la destruction de l'anévrisme cirsoïde
nécessitera un sacrifice plus grand. Au doigt par exemple, la
désarticulation constituera souvent la seule ressource. De même
pour certaines tumeurs cirsoïdes de la main de date ancienne,

---

[1] POULET. Bulletins de la Société de Chirurgie, 1883, p. 913.

[2] VERNEUIL, TRÉLAT, TERRIER. Bulletins de la Société de Chirurgie, 1884,
p. 300.

[3] LE DENTU. Bulletins de la Société de Chirurgie, 1889, p. 784.

ayant entraîné une altération profonde de tous les tissus, on en sera réduit à pratiquer l'amputation au-dessus du poignet, comme KRAUSE l'a fait. LETENNEUR, OBALINSKI, FISCHER n'ont pas reculé devant une opération plus grave encore : l'amputation du bras.

En règle générale, nous dirons avec TRÉLAT que le sacrifice doit être réduit au minimum. On se contentera d'enlever la tumeur sans toucher aux troncs afférents dilatés se souvenant que ceux-ci subissent une modification favorable à la suite de la suppression de l'anévrisme. Et même dans les cas de tumeurs étendues au lieu d'en arriver d'emblée à une amputation, peut-être pourrait-on tenter d'en faire la cure à l'aide d'*opérations successives* d'exérèse et de ligatures ?

DEUXIÈME PARTIE

CHIRURGIE DES VEINES

CHAPITRE PREMIER

LESIONS TRAUMATIQUES

Les lésions traumatiques des veines comprennent les *contusions*, les *ruptures*, les *plaies* et toutes leurs variétés, les *ulcérations*.

§ 1. — Contusions

Étiologie. — Les contusions veineuses sont *immédiates* ou *médiates* suivant que l'agent vulnérant agit directement sur la paroi de la veine ou indirectement à travers les parties molles. Un projectile d'arme à feu (balle, grain de plomb), un fragment osseux, une esquille dans une fracture peuvent contusionner directement un tronc veineux et y produire des lésions plus ou moins intenses.

Une roue de voiture passant sur un membre détermine une *contusion médiate* si le tronc veineux se trouve pris entre le poids de la voiture et la résistance d'un plan osseux sous-jacent. Dans la strangulation, le mécanisme est le même; sans doute un examen attentif des veines du cou révèlerait une altération plus ou moins prononcée de leurs parois. Une compression prolongée telle que celle employée jadis pour guérir les anévrismes agit dans le même sens. C'est ainsi que Verneuil[1] a si-

---

[1] Verneuil. Mémoires de chirurgie, t. II, p. 15.

gnalé des accidents de thrombose et de phlébite de la **veine fémorale** à la suite d'une compression prolongée exercée à la
racine de la cuisse sur l'artère fémorale.

La *ligature veineuse* mérite d'être rapprochée de la contusion.

Anatomie et physiologie pathologiques. — Dans la contusion légère, les lésions se réduisent à la formation d'un petit
hématome sous la gaine de la veine et à la chute de l'endothélium au point comprimé. La réparation se fait complètement et la perméabilité du vaisseau persiste. Mais pour
peu que l'endoveine soit plus altérée, il se produit une *thrombose* et consécutivement l'oblitération définitive de la veine.
La tunique moyenne résiste mieux que celle des artères, ce
qui tient sans doute à ce qu'elle est moins nettement différen-
ciée. Les fibres musculaires sont plus rares, plus disséminées et
le tissu conjonctif plus abondant que dans les artères, se continuant sans ligne de démarcation nette avec celui de la tunique
interne. Par suite, en contusionnant violemment une veine, on
obtient des lésions intenses, mais elles siègent sur toute l'épaisseur du vaisseau avec prédominance toutefois vers l'endoveine.
Ce sont des *ruptures partielles*, des *infiltrations sanguines interstitielles*. On ne produit pas comme dans les artères la rupture
nette des deux tuniques interne et moyenne.

De même l'effet de la ligature sur une veine est différent de
celui que nous avons étudié sur les artères. Les parois veineuses sont accolées, amincies, sans qu'il y ait rupture des
deux tuniques internes et conservation isolée de la tunique
externe.

Le recroquevillement des tuniques rompues est par suite
moins accentué dans la contusion veineuse que dans la contusion
des artères.

Le traumatisme direct produit par une balle ou un grain de
plomb peut entraîner la mortification d'une portion de la paroi
veineuse. LANGENBECK [1] a publié jadis un cas d'hémorragie
abondante produite au moment de la chute de l'escarre veineuse.

---

[1] LANGENBECK. Arch. für Klin. Chir., Bd. I, 1861.

Il faut répéter ici ce que nous avons dit plus haut au sujet des contusions artérielles, à savoir que ces hémorragies secondaires ne sont pas dues seulement à la contusion violente de la veine, elles sont avant tout fonction de septicité. Une escarre aseptique s'élimine lentement, alors que l'oblitération de la veine est depuis longtemps faite et n'entraîne aucune hémorragie.

§ 2. — RUPTURES

Nous entendrons par rupture veineuse toute solution de continuité du vaisseau se produisant de dedans en dehors. C'est un véritable éclatement de la veine à opposer aux plaies ou solutions de continuité produites de dehors en dedans. Nous avons vu plus haut que ces lésions sont assez fréquentes sur les artères à la suite des écrasements, des broiements des membres. Les ruptures veineuses sont beaucoup plus rares. SCHWARTZ[1] a tenté vainement de rompre des veines en augmentant la pression à leur intérieur. Il est difficile de se placer expérimentalement dans des conditions analogues à celles qui sont réalisées par un traumatisme accidentel. Nous l'avons dit à propos des ruptures artérielles, le mécanisme est en réalité très complexe, il y a non seulement éclatement, mais il y a en même temps un certain degré de contusion, d'écrasement et d'arrachement. Quoi qu'il en soit, dans un violent traumatisme, on voit souvent la veine intacte à côté de l'artère rompue. RICHERAND a cependant signalé un cas de rupture de la veine cave inférieure sous l'action du passage d'une roue de voiture. Plus récemment PISSAVY et GUINARD[2] ont publié un fait de contusion abdominale avec rupture de la veine rénale gauche.

Si la veine normale résiste bien aux augmentations de pression, il n'en est pas de même lorsqu'elle est altérée, et atteinte de phlébite chronique. On sait combien les ruptures

---

[1] SCHWARTZ. Art. Veine. Nouv. Dict. de Méd. et de Chir. pratiques, t. 38, p. 663, 1885.

[2] PISSAVY et GUINARD. Bulletin de la Société anatomique, 1897, p. 61.

veineuses sous-cutanées sont fréquentes chez les variqueux. VER-
NEUIL[1] n'a-t-il pas démontré que le « coup de fouet » est dû à
la rupture de veines variqueuses inter ou intra-musculaires du
mollet, et son opinion se trouve corroborée par les faits signalés
par ELSE, HODGSON[2], EMMERT.

§ 3. — PLAIES

Les plaies des veines sont particulièrement importantes à
étudier; elles méritent de nous arrêter plus longuement.

Parmi les nombreux travaux publiés sur cette question, je
signalerai surtout les remarquables thèses d'agrégation de
OLLIER[3] et de NICAISE[4].

Il est bon d'établir d'emblée certaines distinctions. Tout
d'abord les plaies veineuses sont *pénétrantes* ou *non pénétrantes*.
Les plaies *pénétrantes*, de beaucoup les plus intéressantes, sont
elles-mêmes *simples, contuses* ou par *arrachement*. Parmi les
plaies simples enfin, il y a lieu de distinguer les *piqûres* et les *sections*. Toutes ces divisions constitueront autant de chapitres distincts.

A) PLAIES NON PÉNÉTRANTES

Une portion seulement de l'épaisseur des parois veineuses est
entamée par l'agent vulnérant. La tunique interne fait-elle
hernie lorsqu'elle reste seule intacte? La question est de peu
d'importance et cependant elle a été fort discutée. Je me con-
tenterai de signaler le fait de VAUDEY[5]: dans une plaie incom-

[1] VERNEUIL. *Gazette médicale* de Paris 1855. Archives générales de
médecine, 1877.

[2] HODGSON. Diseases of arteries and venies. Trad. BRESCHET, 1819,
t. II.

[3] OLLIER. Des plaies des veines. Thèse d'agrégation, 1857.

[4] NICAISE. Des plaies et de la ligature des veines. Thèse d'agrégation, 1872.

[5] VAUDEY. Plaies et ligatures de la veine jugulaire interne. Thèse
de doctorat, Paris, 1889-1890, n° 233.

plète de la veine jugulaire interne, la tunique interne faisait
hernie à travers les tuniques externes sectionnées.

Dénudation. — La *dénudation* des veines au cours des opérations doit être placée à côté des plaies non pénétrantes. Cette
dénudation est sans gravité à la condition expresse que la plaie
demeure aseptique, sinon, elle peut être le point de départ de
phlébite, de thrombose et d'embolie septique.

Ce que j'ai dit plus haut au sujet de la nécessité de substituer l'*asepsie* à l'*antisepsie* dans le tamponnement des plaies
au voisinage des troncs artériels importants est également
vrai pour les gros troncs veineux. Et même, la paroi veineuse
étant plus mince, plus perméable que la paroi artérielle,
les irritations produites par l'action des antiseptiques caustiques retentiront plus facilement sur l'endoveine, favorisant la
thrombose. On sait que des expérimentateurs, LISTER en particulier, ont obtenu des coagulations intra-veineuses en badi-
geonnant la surface des veines avec de la teinture d'iode ou avec
une solution d'ammoniaque.

B) PLAIES PÉNÉTRANTES

1º Plaies simples. — PIQURE. — Les *gros troncs veineux* ont
été fréquemment piqués au cours d'une opération par la pointe
d'un bistouri ou par les branches des ciseaux.

Dans la saignée, la piqûre de la veine est le but de l'opération.

La transfusion du sang se faisait jadis par injection intra-
veineuse. Aujourd'hui, on lui a substitué les injections d'eau
salée physiologique à 7-10 p. 1000. Habilement et proprement
faites, les injections salines intra-veineuses sont inoffensives et
peuvent rendre de grands services, surtout lorsque à la suite
d'une hémorragie très abondante il y a urgence à relever rapidement la tension artérielle. Néanmoins, on peut dire qu'en
règle générale les injections intra-veineuses sont inutiles et
peuvent être avantageusement remplacées par les injections
plus simplement faites dans le tissu cellulaire sous-cutané.

Les veines sont encore piquées par la pointe d'un fragment osseux, à la cuisse, à la jambe notamment, quoique dans les fractures on rencontre bien plus fréquemment des plaiés contuses des vaisseaux que des piqûres simples.

Section. — La section, produite par un couteau, un fragment de verre ou de porcelaine, etc., est *complète* ou *incomplète*, suivant qu'elle intéresse ou non toute la circonférence du vaisseau. .

A. Dans la *section incomplète*, la plaie est *longitudinale, transversale* ou *oblique*. Et nous retrouvons ici les considérations que nous avons exposées plus haut en étudiant les plaies artérielles, ce qui nous permettra d'être bref. Les deux lèvres ne s'écartent pas dans la plaie *longitudinale*, elles tendent à s'affaisser et viennent se mettre au contact. Au contraire, il se fait un grand écart des deux bords de la plaie, quand elle est *transversale*, et d'autant plus considérable que la section intéresse une étendue plus grande de la circonférence. Les sections *obliques* entraînent une ouverture de la veine dont les dimensions sont intermédiaires entre les deux cas envisagés précédemment.

B. La *section complète* s'accompagne de rétraction des deux bouts de la veine dans sa gaine. En même temps la lumière veineuse se rétrécit. Le rétraction des deux bouts est due à l'élasticité de la veine, leur contraction résulte également de l'élasticité veineuse et aussi de la contraction des fibres musculaires lisses de la paroi.

2° Plaies contuses. — Les plaies contuses sont produites par un fragment osseux, ou une esquille dans une fracture. Roux, Langenbeck en ont cité des exemples ; mais c'est surtout dans les plaies par armes à feu qu'on les observe.

Delorme [1] expérimentant avec le fusil Gras a obtenu des perforations veineuses doubles. L'orifice veineux résultant du passage de la balle est ovalaire, les bords en sont le plus fréquemment très nets, comme taillés à l'emporte-pièce ; beaucoup plus rarement ils sont mâchés, irréguliers. La section complète, en

---

[1] Delorme. Traité de chirurgie de guerre, 1888, p. 509 et suiv.

deux tronçons est infiniment plus rare que sur les artères. D'une façon générale, les bords de la section, qu'il s'agisse d'une plaie latérale ou d'une section complète, sont moins irréguliers qu'au niveau des artères.

Chauvel et Nimier [1] ont fait leurs expériences avec le fusil Lebel. Sur 48 coups de feu, ils ont obtenu 7 plaies contuses des grosses veines. Ils ont produit tantôt une perforation de la veine avec orifices arrondis, tantôt une perforation linéaire. Dans le cas de trou béant, comme taillé à l'emporte-pièce, ils ont remarqué comme Delorme que les bords en étaient très nets. Le diamètre du trou a les dimensions du projectile. Dans les sections complètes, les extrémités sont nettes ou un peu frangées, mais jamais effilées et de plus il n'y a aucun rebroussement des tuniques vers l'intérieur du vaisseau.

Ces plaies contuses déterminent la formation d'escarres sur les bords de la perte de substance, escarres dont la chute entraîne parfois des hémorragies qui en résultent. Nous répéterons ce que nous disions plus haut à savoir que l'importance de ces escarres et des hémorragies consécutives dépend de l'état de septicité de la plaie ; lorsqu'elle est aseptique, la veine blessée est oblitérée par un caillot solide, et sa paroi mortifiée se résorbe sans entraîner d'hémorragies secondaires.

3° Plaies par arrachement. — Lorsqu'un membre est arraché par une courroie de transmission, ou au cours de la réduction d'une luxation ancienne, les veines se rompent. Nicaise a montré expérimentalement que la veine ne s'étire pas comme l'artère avant de se diviser en deux tronçons. Les deux tuniques internes cèdent au même niveau et il ne se produit aucun rebroussement vers l'intérieur du vaisseau. La tunique externe se rompt à deux ou trois millimètres au-dessus des deux autres.

Et cependant il ne se produit habituellement pas d'hémorragie abondante par le bout central de la veine rompue. Ce fait tient non à l'oblitération du vaisseau par resserrement de son calibre ou par recroquevillement des tuniques, mais à la présence des

---

[1] Chauvel et Nimier. Traité pratique de chirurgie d'armée, 1890.

valvules, et au mode de circulation intra-veineuse. La lumière de la veine apparaît béante et vide dans la plaie, souvent les parois sont affaissées et les deux lèvres viennent au contact. Une hémorragie abondante ne se produit que dans le cas exceptionnel où une veine collatérale très volumineuse vient déboucher dans le tronc rompu tout au voisinage de la rupture.

C'est surtout dans les réductions des luxations anciennes de l'épaule qu'on a signalé les ruptures veineuses ; la lésion siège au niveau de la veine axillaire. Tels sont les faits de CALLENDER [1], HAYES [2], FRORIEP, HAILEY, FLAUBERT, AGNEW [3]. Dans le cas de HAYES, il se produisit un épanchement considérable sous le grand pectoral. Il est permis de supposer que, lors de luxation ancienne, le travail inflammatoire scléreux périarticulaire ayant son point de départ dans la rupture de la capsule et de la synoviale articulaires et l'hémorragie qu'elle entraîne a retenti sur la paroi veineuse provoquant des lésions de périphlébite. La veine indurée, adhérente aux tissus sous-jacents, se trouve dans d'excellentes conditions pour se rompre sous l'influence de l'allongement momentané du membre qui résulte des efforts de traction. Les veines restées saines résistent beaucoup mieux à l'allongement ; aussi est-il tout à fait exceptionnel de produire une rupture veineuse en réduisant une luxation récente.

Dans les *énucléations de tumeurs*, au niveau de régions très riches en veines comme au cou ou dans l'abdomen à la hauteur du ligament large, les veines sont fréquemment rompues par arrachement. L'hémorragie veineuse est très abondante au moment de la rupture, mais elle s'arrête très vite surtout si le malade respire largement.

HÉMOSTASE SPONTANÉE. — Dans toute plaie veineuse comme dans les plaies artérielles il y a une tendance naturelle à l'arrêt de l'hémorragie, à la formation de l'hémostase spontanée. Étudions donc quel est le mécanisme de cette hémostase.

[1] CALLENDER. S. Bartholomew's hospit. Rep., 1866.
[2] HAYES. Am. J. of Med. Sciences, janv. 1873.
AGNEW. Phil. med. Times, 16 août 1873.

Les piqûres de veines et les plaies longitudinales entraînent un écoulement de sang peu abondant qui s'infiltre dans la gaine autour de la plaie veineuse. Très rapidement ce sang épanché se coagule (Otto Weber) et le caillot s'étend bientôt jusqu'à l'orifice traumatique de la veine. La perméabilité du vaisseau est conservée. Si aucun mouvement intempestif ne produit le « déplacement du caillot », l'hémorragie est définitivement arrêtée, par substitution de l'hémostase définitive solide à la fragile hémostase provisoire.

Les faits se passent à peu près de même dans les plaies transversales. Cependant ici l'orifice veineux est béant à cause de la rétraction élastique de ses lèvres. Le sang s'échappe plus abondant et se répand dans la gaine et même au dehors dans le tissu cellulaire qui entoure le vaisseau, maintenu par la pression des plans musculo-aponévrotiques voisins. Si la veine n'est pas volumineuse, la coagulation commencée autour du vaisseau s'étend bientôt à l'orifice et gagne finalement la cavité veineuse. Le caillot présente une disposition analogue à celle que nous avons décrite dans les plaies artérielles, c'est le « clou » de J.-L. Petit à tête large, extra-veineuse et à tige intra-vasculaire.

Le mécanisme de l'hémostase primitive est un peu différent lorsque la veine est complètement sectionnée et, comme dans les plaies artérielles, l'arrêt spontané de l'hémorragie est plus facile que dans le cas de plaie transversale intéressant la moitié de la circonférence du vaisseau. La veine n'est plus maintenue béante, en effet, par le pont du tissu resté intact. Le sang s'échappe des deux bouts et surtout du bout périphérique et s'épanche dans l'intérieur de la gaine et au dehors. Mais bientôt l'écoulement se ralentit ; les deux bouts veineux rétractés dans leur gaine ont leur lumière rétrécie par la contraction des fibres musculaires. De plus, les plans musculo-aponévrotiques voisins s'opposent au développement de l'épanchement en même temps que la contraction des muscles aplatit les extrémités veineuses. La coagulation débute encore par le sang extra-veineux (Nicaise) et gagne secondairement la lumière des deux bouts.

Le caillot du bout périphérique est habituellement plus long, plus important que celui du bout central. Celui-ci même peut manquer complètement; on aperçoit dans la plaie le bout central vide de sang, et la lumière est largement béante ou réduite à une fente par affaissement des parois.

L'*hémostase spontanée* telle que nous venons de la décrire est la règle pour les veines moyennes et petites, elle est ultérieurement remplacée par un travail de prolifération qui aboutit à l'*hémostase définitive;* nous y reviendrons plns loin. L'hémostase des grosses veines est beaucoup plus difficile, le sang déversé à flots dans le tissu cellulaire entraîne la mort du blessé avant la coagulation et l'oblitération provisoire.

Dans les plaies contuses, le mécanisme de l'hémostase provisoire est tout à fait comparable à celui que nous avons décrit plus haut.

Un certain nombre de *causes favorisent* ou *entravent* l'hémostase provisoire. Nous avons vu que, comme dans les plaies artérielles, celle-ci est obtenue par la formation d'un caillot qui, d'abord externe, se propage graduellement jusqu'à l'intérieur de la veine. Durant les premières heures qui suivent la coagulation, l'adhérence entre le caillot et la paroi veineuse est très faible; le caillot peut se détacher facilement, ce qui entraîne la reproduction de l'hémorragie. Par suite la première précaution à prendre pour favoriser l'hémostase provisoire est de placer le malade dans une immobilité absolue.

Si la veine blessée latéralement est maintenue béante par une disposition anatomique spéciale en particulier par l'adhérence à sa paroi d'une aponévrose, l'hémorragie est beaucoup plus abondante et l'hémostase spontanée moins facile. C'est ce qui a lieu pour les veines du cou comprises dans l'épaisseur de l'aponévrose omo-hyoïdienne. La même disposition se retrouve plus fâcheuse encore au niveau des sinus de la dure-mère. Les parois sont rigides et maintenues tendues par les méninges, aussi leur blessure entraîne-t-elle une hémorragie mortelle si le chirurgien n'intervient pas.

Les *valvules* jouent également un rôle important. Quand la veine est complètement divisée, elles s'opposent à l'hémorragie du bout central par reflux sanguin, l'écoulement du sang ne peut persister que si une collatérale importante débouche dans la veine au-dessous de la valvule la plus rapprochée du point de la veine sectionnée. Et par suite l'hémostase est d'autant plus sûre que les valvules sont plus nombreuses. Sur le bout périphérique le rôle des valvules est beaucoup moins efficace. Néanmoins elles contribuent à segmenter la colonne sanguine et par conséquent elles favorisent la coagulation.

Toutes les causes augmentant la pression intra-veineuse entravent l'hémostase. C'est ainsi qu'une *compression* exercée sur le tronc veineux entre la plaie et le cœur augmente l'hémorragie. Cette notion physiologique est utilisée dans la saignée, on sait que la suppression du lien constricteur suffit pour arrêter l'écoulement sanguin. On s'assurera donc chez un sujet atteint de plaie veineuse qu'il n'existe aucune constriction entre la plaie et le cœur.

Les *mouvements respiratoires* agissent dans le même sens ; l'inspiration en diminuant la pression intra-veineuse favorise l'hémostase tandis que l'expiration l'entrave. Il est de notion courante que dans le sommeil anesthésique, tout arrêt ou toute gêne respiratoire s'accompagne d'une exagération de l'hémorragie veineuse dans la plaie opératoire. Cette action de la respiration se fait particulièrement sentir sur les veines voisines du thorax.

Les *maladies du cœur droit*, et en particulier l'insuffisance tricuspide en permettant le reflux du sang veineux du ventricule dans l'oreillette et de l'oreillette dans les veines caves constituent un obstacle à l'hémostase spontanée.

Quant à la *qualité* même du sang veineux, elle n'agit pas favorablement sur la coagulation. Les expériences physiologiques ont démontré que le sang veineux se coagule moins facilement que le sang artériel.

HÉMOSTASE DÉFINITIVE. — Que devient le caillot, comment se fait l'oblitération définitive des plaies veineuses ? Cette importante question a suscité de nombreux travaux ; HUNTER, au siècle dernier, attribuait le rôle principal, dans l'occlusion de la plaie, à la paroi de la veine : selon lui, il se produisait

une phlébite adhésive unissant les lèvres de la plaie. TRAVERS[1]
en 1818, expérimentant sur le cheval vit également l'action
prépondérante dévolue à la paroi veineuse dans la cicatrisation.
Cependant TROUSSEAU et RIGOT[2] frappés de l'importance du caillot
et de ses transformations successives, conclurent que l'hémostase
définitive était produite par « *l'organisation du caillot* ». Cette
théorie fit fortune ; elle fut soutenue en 1865 par O. WEBER[3] et
par BUBNOFF. Elle est universellement abandonnée aujourd'hui,
en faveur de l'opinion de HUNTER. A un moment, on crut avec
CH. ROBIN pouvoir expliquer la cicatrisation des veines, comme
celles des artères et de nombreux tissus par la « *lymphe plas-
tique* ». Cette lymphe quelque peu mystérieuse dans son origine
et ses transformations se déposait entre les bords de la plaie, se
coagulait et suffisait à la restauration de la veine. RENAUT et
BOULEY[4] furent des premiers à combattre l'hypothèse de l'organisation du caillot. Ils admirent que le caillot n'avait qu'un rôle
passif et que l'hémostase définitive résultait de l'inflammation
de la veine. A la suite du traumatisme il se produit une endo-
mésophlébite, les cellules de la paroi veineuse proliférées envahissent le caillot qui leur sert de charpente et aussi d'aliment,
et celui-ci disparaît ainsi progressivement. En un mot le processus de cicatrisation des veines est en tous points comparable à
celui que nous avons exposé plus haut (voy. p. 36). CORNIL et
RANVIER ont donné de ce travail de réparation vasculaire une
description demeurée classique et, plus récemment le professeur
CORNIL reprenant cette étude au Congrès de Moscou a montré
le rôle des cellules enthodéliales (voy. ch. Artères, p. 39). Ce
que nous venons de dire s'applique aux plaies aseptiques. La
coagulation et la cicatrisation, l'hémostase provisoire et l'hémos-

---

[1] TRAVERS. A. COOPER and TRAVERS Surgicals essays., 3ᵉ édit., 1818,
p. 286.

[2] TROUSSEAU et RIGOT. Archives générales de médecine, 1827,
1ʳᵉ série, t. XIV, p. 320.

[3] O. WEBER. Hand. des Allg. und spec. Chir. von PITHA und BILL-
ROTH, Bᵈ II, A. 2. LI, s. 96. Erlangen, 1865.

[4] RENAUT et BOULEY. Rec. de Méd. vétérin., 1839, t. XVI, et 1840,
t. XVII.

tase définitive ont une évolution différente lorsque la plaie est infectée. C'est dans ces cas qu'il faut redouter les hémorragies secondaires, le caillot au lieu de contracter des adhérences avec la paroi vasculaire se désagrège et disparaît. A ce point de vue, les plaies contuses sont particulièrement dangereuses, l'infection étant d'autant plus facile que la paroi veineuse a moins de vitalité. Néanmoins, je le répète, même lorsqu'il s'agit d'une plaie contuse, l'hémorragie secondaire n'est pas fatale. Si la plaie échappe à l'infection, la zone vasculaire mortifiée ne s'élimine pas en bloc, mais il se fait, après thrombose préalable, une désintégration et une résorption graduelle.

Je n'insiste pas ici sur la *phlébite*, la *thrombose* et l'*embolie* ni sur l'*introduction de l'air* dans les veines. Ces complications des plaies veineuses sont assez importantes pour que nous leur consacrions un chapitre spécial.

Dans les plaies latérales peu étendues, nous avons vu que la cicatrisation se fait sans oblitération de la veine. Ch. Robin admettait jadis que les tuniques de la veine se reproduisaient au niveau de la cicatrice ; elle est généralement constituée uniquement par du tissu fibreux tapissé intérieurement d'une nappe d'endothélium déformé (Tripier). Cette cicatrice peut à la longue se dilater en ampoule (Ollier). Sur les chevaux auxquels on a fait à plusieurs reprises la phlébotomie jugulaire, les vétérinaires sont habitués à constater des dilatations en ampoule sur le trajet de la jugulaire, une au niveau de chaque cicatrice.

Symptômes

Hémorragie veineuse. — Les plaies des veines se caractérisent par une hémorragie extérieure ou par un épanchement sanguin interstitiel et quelquefois par les deux. Lorsque la solution de continuité des téguments est grande ou que la veine blessée est peu profonde, on voit le sang s'échapper du tronc veineux ; il est rouge foncé, presque noir, et sort « en bavant » ou en formant un gros jet. La force du jet est toujours beaucoup moins grande que dans l'hémorragie artérielle, néanmoins, lorsque par suite d'un obstacle dans la circulation veineuse (lien constricteur, maladie du cœur, etc.), la pression intra-veineuse est augmentée, le sang peut être projeté à un mètre de distance. C'est en particulier ce qu'on voit quand on saigne un asystolique dont les veines sont turgescentes. Que l'écoulement se fasse en nappe ou en jet, il est *continu*, et non régulièrement saccadé comme le jet artériel. Lorsque le sang s'échappe en jet, il existe quelquefois et à intervalles irréguliers, des renforcements qui ne correspondent nullement aux pulsations cardiaques mais qui résultent d'une expiration plus profonde, d'un effort ou d'une contraction musculaire. L'expiration, l'effort agissent en élevant la pression intra-veineuse, la contraction musculaire comprime la veine et chasse brusquement au dehors le sang qu'elle contient.

Si le vaisseau est peu volumineux, l'hémostase se fait bientôt spontanément par la formation d'un caillot. Si au contraire la veine est grosse et la plaie largement béante l'hémorragie est rapidement mortelle. C'est ainsi qu'une blessure de la veine jugulaire interne peut entraîner la mort presque aussi rapidement que l'ouverture de la carotide. Quénu[1] cite les cas de Vallée, J. Lidell, Bryant dans lesquels la mort a été presque immédiate. Yon[2] a réuni 75 cas de blessures de la veine fémorale dont plusieurs suivies de mort rapide.

Hémorragie interne. — Dans les ruptures veineuses ou dans les plaies profondes par coup d'épée ou coup de couteau, ou par projectile d'arme à feu, l'épanchement sanguin se fait dans le tissu cellulaire qui entoure la veine. Son volume dépend du calibre de la veine, de l'importance de la blessure et de la disposition de la région. S'il existe une cavité virtuelle séreuse comme la plèvre et le péritoine ou remplie de tissu cellulaire lâche comme le médiastin le sang s'écoule avec une telle abondance que la mort peut survenir en quelques minutes ou au plus en quelques heures. Henri IV est mort d'une plaie

---

[1] Quénu. Traité de chirurgie Duplay et Reclus, 2ᵉ édit., t. II, p. 178, 1897,

[2] Yon. Thèse de doctorat de Paris, 1893, nᵒ 14.

de la veine pulmonaire et le Président Carnot de la section
d'une branche de la veine porte. La blessure d'une veine peu
volumineuse suffit dans ces conditions pour entraîner rapidement des accidents graves ; Polaillon[1] a signalé un cas de mort
par hémorragie interne dans lequel l'autopsie révéla uniquement-
ment la blessure d'une veine diaphragmatique inférieure. De
même, dans une contusion abdominale, la rupture d'une veine
mésentérique est suffisante pour provoquer une hémorragie
dangereuse.

Hématome. — Au niveau des membres, les plaies des veines
profondes ou les ruptures sous-cutanées entraînent la formation
d'un *hématome*. S'il y a une solution de continuité des téguments,
un mince filet de sang s'en échappe en bavant, augmentant de
force et d'abondance sous l'influence des contractions musculaires. Cette légère hémorragie externe est trompeuse ; elle n'est
nullement en rapport avec l'importance du vaisseau blessé et de
l'épanchement profond. Le sang refoule les parties molles, le
membre augmente peu à peu de volume. La peau est tendue,
douloureuse, parfois chaude et luisante. La palpation profonde
est particulièrement douloureuse, et donne une sensation d'empâtement diffus.

Il est rare qu'on perçoive à travers une épaisseur variable de
tissus durs et empâtés une collection fluctuante répondant à
une poche de sang liquide. Les jours suivants des *ecchymoses*
apparaissent traduisant l'infiltration progressive de tous les
tissus et l'envahissement de la peau. D'abord peu marquées,
elles augmentent, prennent une coloration noir d'encre et
s'étendent jusque vers l'extrémité et la racine du membre. Il n'est
pas nécessaire que les veines principales du membre satellites des
gros troncs artériels soient blessées pour produire un volumineux
hématome, certaines fractures, notamment celles des épiphyses
et surtout la fracture de l'extrémité supérieure de l'humérus
s'accompagnent de gros épanchements interstitiels. Poirier et
Mauclaire[2] ont montré que l'hémorragie est due à la rupture

---

[1] Polaillon. Bulletins de la Société de Chirurgie, 1878, p. 334.
[2] Poirier et Mauclaire. Revue de Chirurgie, 1892, p. 818.

des veines qui sortent de l'humérus au niveau de la grosse tubé-
rosité. Ces hématomes sont très lents à se résorber ; ils restent
longtemps douloureux, exposant les malades aux dangers d'infection et de suppuration, sans compter que même lorsqu'ils
sont en grande partie résorbés, il subsiste à leur place un tissu
fibreux cicatriciel péri-vasculaire et péri-nerveux qui peut
devenir le point de départ des troubles circulatoires et nerveux
à longue échéance.

Symptômes généraux. — Les signes généraux qui accompagnent l'hémorragie veineuse varient avec son abondance. Au
début, si le sujet a été soumis à un violent traumatisme, il
peut être en état de shock avec pâleur du visage, sueurs, pouls
petit et fréquent, inconscience plus ou moins complète. Ainsi
que nous l'avons dit à propos des hémorragies artérielles, ces
symptômes sont les mêmes que ceux qui caractérisent une
hémorragie abondante. Si donc on soupçonne une plaie ou une
rupture veineuse plutôt que d'admettre que l'état syncopal
présenté par le malade est uniquement dû au shock on se comportera comme s'il dépendait de l'hémorragie. D'une manière
générale, sauf les cas très graves de blessures d'une grosse
veine (veine jugulaire, veine cave, veine porte, veines pulmonaires, gros troncs veineux de la base du cou), les accidents dus
à une hémorragie veineuse se déroulent plus lentement que
ceux qui relèvent d'une blessure artérielle.

La syncope émotive a la même action bienfaisante que dans
l'hémorragie artérielle ; elle favorise l'hémostase en ralentissant
ou même en arrêtant la circulation.

COMPLICATIONS

Hémorragies secondaires. — Dans les plaies veineuses comme
dans les plaies artérielles, l'hémostase provisoire est essentiellement fragile, le moindre mouvement, la moindre contraction
musculaire suffisent pour déplacer le caillot obturateur. Dans
les sections complètes, c'est au niveau du bout périphérique que
l'hémorragie se reproduit.

Ces hémorragies secondaires, survenant dans les vingt-quatre ou quarante-huit premières heures sont dites *précoces* par opposition aux hémorragies dites *tardives* qui se produisent surtout vers le douzième jour. En ce cas, le caillot se désagrège avant la réparation ; dans les plaies contuses, la paroi veineuse s'élimine sous forme d'une escarre avant l'oblitération du vaisseau. Ces accidents de l'hémostase définitive si fréquents jadis sont beaucoup plus rares à l'heure actuelle ; comme les hémorragies artérielles tardives, ils dépendent de la septicité de la plaie. Le meilleur moyen d'éviter les hémorragies secondaires tardives est d'empêcher l'infection de la plaie.

L'*infection* et la *suppuration* du caillot, l'inflammation septique de la paroi veineuse constituent la *phlébite*. Il ne faut pas confondre cette phlébite infectieuse avec la prolifération endophlébitique dont nous avons déjà parlé et qui, à l'abri de toute infection produit l'oblitération et la cicatrisation des plaies veineuses. La phlébite infectieuse entraînant des thromboses et des embolies septiques, peut devenir le point de départ de l'infection purulente. Nous l'étudierons plus loin.

De même nous envisagerons à part une autre complication caractérisée par *l'introduction de l'air* dans les veines.

Corps étrangers. — Des *corps étrangers* tels que grains de plomb, esquilles, arêtes de poisson, aiguille, peuvent exceptionnellement séjourner dans la plaie veineuse (PLOUQUET, J. LIDELL, STROMEYER, LAMBRON, ANDRETT). Ces corps étrangers ne présentent de gravité qu'autant qu'ils sont septiques, sinon ils s'isolent, s'enkystent avec ou sans oblitération de la veine et demeurent indéfiniment dans la paroi de la veine ou à son voisinage. GROSS [1] a rapporté un fait dans lequel un grain de plomb ayant perforé une des parois de la veine jugulaire interne s'était arrêté dans la paroi du côté opposé où il s'était enkysté. Le vaisseau était resté perméable. Il n'y avait pas de caillots, le calibre était seulement un peu réduit par la saillie du kyste.

---

[1] GROSS. American Journ. of Med. Sciences, vol. LIII, janv. 1867, p. 19 et 305.

Lésions concomitantes. — Les plaies des veines sont rarement isolées ; bien souvent elles s'accompagnent de lésions tendineuses, osseuses, articulaires et surtout de blessures artérielles et nerveuses. L'ouverture simultanée d'une artère et d'une veine voisine peut entraîner la formation d'un *anévrisme artério-veineux*.

DIAGNOSTIC

Il est le plus souvent facile de reconnaitre la nature de l'hémorragie veineuse et de la distinguer de l'hémorragie artérielle. La couleur du sang, son mode d'écoulement sont caractéristiques. On a cependant signalé des cas, chez des fébricitants notamment, dans lesquels le sang veineux était rouge vermeil comme le sang artériel. De plus, l'écoulement au lieu d'être continu et en nappe se faisait par jets saccadés, par suite du voisinage d'une artère importante. La distinction sera encore possible, alors même que l'examen direct de la plaie et les notions anatomiques ne seraient pas suffisantes pour trancher la question. On comprimera le membre alternativement au-dessus et au-dessous de la plaie ; si c'est une veine qui saigne, la compression entre la plaie et les capillaires arrête l'hémorragie ; au contraire, on l'augmente en comprimant entre la plaie et le cœur. Les phénomènes sont absolument inverses s'il s'agit d'une blessure artérielle. On se souviendra du cas fameux rapporté par Dupuytren dans ses Cliniques de ce malheureux enfant atteint d'une plaie de la veine fémorale et dont on activa l'hémorragie et la mort en exerçant une forte compression au-dessus de la plaie vers le pli de l'aine.

TRAITEMENT

Le moyen le plus sûr d'éviter l'hémorragie veineuse et ses complications est de faire systématiquement l'hémostase minutieuse de toute plaie opératoire ou accidentelle et de s'astreindre à une asepsie rigoureuse.

Procédés simples. — Au niveau des veines de petit calibre

l'hémostase se fait presque spontanément. La pression atmosphérique suffit pour affaisser leurs parois, tout au plus devra-t-on oblitérer leur lumière pendant quelques minutes à l'aide d'une pince à forcipressure, ou par la simple compression avec un tampon. L'emploi de l'*eau froide*, et mieux de l'*eau très chaude* est souvent utilisé pour arrêter l'hémorragie veineuse. L'*eau oxygénée* du commerce c'est-à-dire à 10 volumes, pure ou étendue de moitié d'eau bouillie, les *solutions d'antipyrine* et de *chlorhydrate de cocaïne* agissent dans le même sens. Mais ces procédés ne sont suffisants que dans les hémorragies résultant de la rupture de fines veinules et surtout quand une plaie suinte en nappe au cours d'une opération. Se souvenant de l'influence de la respiration sur la circulation veineuse, on surveillera l'anesthésie ; souvent une légère traction sur la langue ou la simple élévation de la mâchoire inférieure, en facilitant la respiration, suffiront pour faire cesser de suite l'hémorragie veineuse en nappe qui masque le champ opératoire.

TAMPONNEMENT. — Un tamponnement serré maintenu à demeure peut arrêter une hémorragie veineuse abondante, ainsi que j'ai pu en faire l'expérience dans les cas suivants. Au cours d'une néphrectomie pour tuberculose rénale, le fil de soie placé sur le pédicule vasculaire ayant coupé la veine rénale ou du moins une de ses principales branches, en une seconde, toute la loge résultant de l'ablation du rein tuméfié se remplit de sang veineux. J'essayai de pincer le vaisseau « à tâton » au fond de la plaie. Après deux tentatives infructueuses, l'état général de la malade déjà très affaiblie devenant inquiétant je me contentai de tamponner vigoureusement la cavité à l'aide de compresses aseptiques superposées. La compression fut maintenue pendant quelque temps ; ce n'est qu'au quatorzième jour, que je me décidai à enlever les dernières compresses, les plus profondes, celles qui étaient au contact de la plaie veineuse, et non sans m'être entouré de tous les hémostatiques usuels. Ces précautions furent inutiles, la plaie était parfaitement étanche et la cicatrisation secondaire se fit promptement et simplement.

Pendant le service de garde, ayant été appelé à l'hôpital Cochin pour une hémorragie très abondante provenant de la poche hépatique d'un kyste hydatique extirpé quelques jours auparavant, je trouvai un malade exsangue et presque moribond; je me hâtai de bourrer la poche de compresses stérilisées. L'hémostase fut obtenue et la malade guérit.

De même pour combattre l'hémorragie du sinus caverneux dans la trépanation de l'apophyse de la mastoïde, le tamponnement à l'aide d'une compresse aseptique se montre très efficace.

Malgré tout, la *compression à demeure* doit être considérée comme un pis aller auquel on n'aura recours que dans des circonstances exceptionnelles et lorsqu'il sera démontré qu'on ne peut pas employer un meilleur procédé, et en particulier la ligature.

THERMOCAUTÈRE. PINCE A DEMEURE. — Le *thermocautère* au rouge sombre, la forcipressure à l'aide de pinces laissées à demeure de vingt-quatre à quarante-huit heures sont encore des *méthodes de nécessité* qu'il faut connaître pour les utiliser en cas de besoin; mais on devra les considérer, elles aussi, comme des procédés d'exception. Aussi ne saurais-je souscrire à l'opinion de NIEBERGALL [1] qui se basant sur cinquante-trois observations heureuses tirées de la pratique de KÜSTER pense que la *forcipressure latérale* est la méthode de choix pour l'hémostase des plaies veineuses incomplètes. La pince est retirée au bout de vingt-quatre heures et souvent, dit l'auteur, le vaisseau n'est pas oblitéré ultérieurement. Malgré l'intérêt qu'offre une statistique aussi importante, je pense que nous avons pour traiter les plaies latérales de gros troncs veineux, les seules pour lesquels la conservation de la perméabilité présente de l'intérêt, des méthodes meilleures que la forcipressure.

PROCÉDÉS SPÉCIAUX. — Je signalerai encore quelques procédés recommandés dans des cas spéciaux, tels que les *pelotons de catgut* ou la *pâte adhésive*. Certaines tumeurs cérébrales, certaines lésions méningées s'entourent de lacis veineux très développés qui rampent à la surface du cerveau et saignent abon-

---

[1] NIEBERGALL. Deut. Zeit. f. Chir., B^d XXXIII, p. 540.

damment lorsque la voûte cranienne est enlevée par la trépanation. On pourra à l'exemple de LISTER et de LUCAS-CHAMPIONNIÈRE utiliser les fils de catgut pelotonnés et doucement tassés, pour arrêter cette hémorragie. La tranche osseuse elle-même donne parfois un suintement sanguin important et gênant pour l'opération, par suite de la dilatation des veines du diploé. HORSLEY nous a donné la formule d'un *mastic* qui trouve son emploi dans ce cas et qu'on aura le soin de stériliser.

> Huile d'amandes douces . . . . 6 parties
> Cire . . . . 1 —
> Acide salicylique . . . . 1 p. 100

LIGATURE. — Le procédé d'hémostase le plus sûr et le plus satisfaisant est la *ligature veineuse*. Elle peut être *totale* ou *latérale* et sous ces deux formes elle représente une méthode générale applicable à la presque totalité des cas de blessure veineuse. Dans des conditions exceptionnelles on pourra avoir recours à un procédé mis à exécution par quelques chirurgiens et qui consiste dans la *suture veineuse latérale*.

1° *Ligature totale*. — Les veines petites et moyennes coupées au cours d'une opération sont momentanément oblitérées par une pince à forcipressure ou une pince de KOCHER, et avant de suturer la plaie on remplace méthodiquement les pinces par des ligatures à l'aide de fils fins. Habituellement, dans une section par veineuse complète, le bout périphérique seul continue à saigner, l'hémorragie du bout central s'arrête très rapidement, et la lumière de ce bout central apparaît dans la plaie vide de sang. Il peut donc paraître suffisant de placer un fil sur le bout périphérique sans se préoccuper du bout central. Je crois qu'il vaut mieux obturer systématiquement ces lumières béantes, par la raison que si elles n'exposent pas à l'hémorragie ce sont autant de portes ouvertes à l'infection. Je suppose qu'un suintement sanguin se produise dans la plaie, si l'opération a été laborieuse, une infection légère risque de se développer d'autant mieux que le sang lui constituera un milieu favorable. Si la lumière du bout veineux central n'est pas oblitérée par un travail de phlébite adhésive, le liquide septique pénétrera dans la veine et ira porter l'infection à distance. Certaines congestions pleuro-pulmonaires ou broncho-pneumonies post-opératoires se développent sans doute de la sorte.

La ligature totale est-elle permise sur le tronc veineux principal d'un membre? Est-on en droit notamment de lier la veine fémorale? Ne s'expose-t-on pas presque fatalement à la gangrène du membre ? Cette question a été fort discutée et pendant longtemps ces ligatures ont été rejetées. BOYER, DUPUYTREN, NÉLATON, GUTHRIE, se refusaient à la pratiquer. En 1831, GENSOUL alla jusqu'à conseiller de pratiquer ligature de l'artère fémorale pour arrêter une hémorragie de la veine fémorale! Ce qui rendait la ligature de la veine fémorale si redoutable à cette époque c'était l'infection fatale de la plaie. Il en résultait la formation d'un caillot très long et par suite un obstacle considérable au rétablissement de la circulation.Cependant dès 1852, CRUVELHIER protestait contre la prétendue gravité de la ligature de la veine fémorale. Et plus tard RICHET, VERNEUIL défendirent la même opinion. SAPPEY [1] étudiant expérimentalement le rétablissement de la circulation par les voies collatérales après la ligature des gros troncs veineux conclut à la réalité de la suppléance tout en reconnaissant qu'elle se faisait moins aisément que dans le système artériel. C'est à cause de cette gêne circulatoire qu'il survient si fréquemment de l'œdème plus ou moins persistant après la ligature veineuse. Ces expériences furent confirmées par NICAISE [2]. Cependant en Allemagne, on continuait à proscrire la ligature des gros troncs veineux comme exposant fatalement à la gangrène. VON LANGENBECK, PITHA, LOSSEN, KOENIG, BARDELEBEN, HUETER, TILLMANNS [3] la repoussaient. Ce n'est que dans ces dernières années que ROSE, BERGMANN [4], BRAUN [5], MAAS [6], KRASKE JORDAN [7]

[1] SAPPEY. Traité d'Anat. descriptive, 1869, t. II, p. 693.

[2] NICAISE. *Loc. cit.*

[3] TILLMANNS. Berl. Klin. Woch., n° 3 et 4, 1881.

[4] BERGMANN. Onzième Congrès des chirurgiens allemands (1882).

[5] BRAUN. Arch. f. Klin. Chir., B^d XXVIII, fasc. 3, p. 110.

[6] MAAS. Deuts. Zeit. f. Chir., XVIII, f. 3 et 4, p. 197.

[7] JORDAN. Centr. f. Chir., 1885, p. 745.

revinrent sur cette opinion et admirent l'innocuité de ces ligatures veineuses, KRAUSS [1], SCHÖBER [2] et plus récemment TRZEBICKI et KARPINSKI [3] ont démontré qu'avec la méthode antiseptique et, par suite, la disparition de la phlébite, la gangrène n'était nullement la conséquence des ligatures veineuses. NIEBERGALL [4] analysant 35 cas de ligature de la veine fémorale, dont 25 pour extirpation de tumeur et 10 pour plaies, ne relève qu'un cas de sphacèle, tandis que pour 24 cas de ligature simultanée de l'artère et de la veine fémorale il trouve 14 cas de gangrène. CHWOLZOW [5], BERGMANN [6], et, dans un travail plus récent, DOBROWSKI [7] sont arrivés à des conclusions analogues. Dans son article du Traité de Chirurgie et dans une communication à la Société de Chirurgie, QUÉNU [8] s'appuyant sur plusieurs observations personnelles insiste à nouveau sur la bénignité de ces ligatures. Malgré la note un peu discordante introduite dans la discussion par le travail de MAUBRAC [9], on peut dire qu'à l'heure actuelle la ligature des troncs veineux est généralement considérée comme une opération inoffensive à condition, cela s'entend, qu'elle soit pratiquée antiseptiquement ou mieux aseptiquement. MAUBRAC a donné une bonne étude des voies de circulation collatérale après la ligature de la veine fémorale. Ce sont les systèmes veineux obturateurs et ischiatiques qui sont chargés de ce soin. Or a l'état normal la disposition des valvules n'est pas favorable à la récurrence fémoro-obturatrice ou fémoro-ischiatique et par suite MAUBRAC distingue la ligature d'emblée faite pour traumatisme et la compression lente de la veine fémorale par une tumeur de la région. Dans le premier

<hr>

[1] KRAUSS. Inaug. Dissert. Berlin, 1885.

[2] SCHÖBER. Inaug. Dissert. Würzburg, 1885.

[3] TRZEBICKI et KARPINSKI. Arch. f. Klin. Chir., Bd XLV, p. 642, 1893.

[4] NIEBERGALL. Deut. Zeit. f. chir., Bd XXXVII, p. 268.

[5] CHWOLZOW. Centr. f. Chir., 1893, p. 276.

[6] BERGMANN. Centr. f. Chir., 1893, p. 369.

[7] DOBROWSKI. Centr. f. Chir., 1894, p. 119.

[8] QUÉNU. Traité de chirurgie de Duplay et Reclus, *loc. cit.* et Bulletins de la Société de Chirurgie, 1895, p. 426.

[9] MAUBRAC. Archives générales de médecine, 1889, t. I, p. 25 et 151.

cas, les voies de suppléance sont parfois au-dessous de leur tâche, d'où la production de la gangrène tandis que dans le second, les veines supplémentaires ont eu le temps de se dilater et les valvules ont été forcées; par suite la dérivation veineuse est largement assurée. On peut faire à ces considérations le reproche d'être un peu théoriques, reproche d'autant plus fondé que l'expérience ne les confirme pas d'une façon absolue ; la veine fémorale a été liée un grand nombre de fois sans qu'il en soit résulté le moindre trouble, si ce n'est un certain degré d'œdème habituellement passager.

Effets de la ligature. — Les auteurs ne s'accordent pas sur les effets de la ligature sur les tuniques veineuses. MALGAIGNE, NÉLATON, admettaient que contrairement à ce qui se passe dans les ligatures artérielles, les tuniques interne et moyenne restent intactes, se trouvant seulement plissées et tassées mais non rompues. NICAISE, s'appuyant sur ses expériences personnelles confirme cette opinion. Au contraire, OLLIER admet que la tunique moyenne est rompue par le fil. L'effet varie selon le fil employé, d'après J. BOECKEL [1]. Si la veine est liée avec du catgut, c'est-à-dire avec une substance résorbable, les tuniques demeurent intactes; si au contraire on applique un fil de soie, la veine est peu à peu coupée par le lien constricteur.

Quoi qu'il en soit, sous l'action de la ligature, les parois de la veine sont plissées et maintenues au contact. Un caillot se dépose entre le fil et les capillaires et se prolonge jusqu'à la première collatérale ; sur le segment tourné vers le cœur, un autre caillot se forme mais plus petit que le premier. Telle est la description classique. Cependant ici comme dans les ligatures artérielles le caillot n'est pas constant, PILCHER [2] l'a montré dès 1883. Et à ce propos, il y a lieu de distinguer entre les *ligatures temporaires* et les *ligatures définitives*. VAQUEZ [3] a vu que lorsque la ligature est temporaire et maintenue un temps relativement

---

[1] J. BOECKEL. Rev. de Chir., 1881, p. 119.

[2] PILCHER. Ann. of Surg., août 1883.

[3] VAQUEZ. De la thrombose cachectique. Thèse de doctorat, Paris, 1890, nᵒ 121.

court, le caillot est minime et disparaît. La perméabilité du vaisseau se rétablit.

Dans la ligature définitive le volume du caillot est en rapport avec le degré d'irritation et d'inflammation produites par le fil; il est réduit au minimum avec un fil aseptique. Faut-il, avec QUÉNU, en conclure qu'une ligature parfaitement aseptique expose aux hémorragies secondaires? Je ne le pense pas; malgré l'absence de caillot, l'oblitération veineuse n'en est pas moins assurée. Le caillot n'a qu'un rôle accessoire, par suite, l'ancienne théorie de l'organisation de ce caillot longtemps soutenue à la suite de TROUSSEAU et RIGOT pour expliquer l'hémostase après la ligature comme l'hémostase spontanée dans les plaies veineuses est définitivement ruinée. Les travaux de THIERSCH, WALDEYER, CORNIL et RANVIER [1] et surtout les recherches plus récentes de CORNIL [2] ont montré le rôle de la paroi veineuse. L'oblitération résulte d'une endopériphlébite adhésive. L'action vulnérante et irritante du fil suffit, sans qu'il y ait besoin de faire intervenir un élément septique pour entraîner la prolifération des cellules endothéliales, et l'occlusion consécutive du vaisseau. En sorte que si à la suite d'une ligature aseptique il se produit une hémorragie, cela tient, je pense, non à la qualité du fil ni à ses propriétés aseptiques, mais à ce qu'il n'a pas été suffisamment serré. Il serait intéressant de faire à ce sujet des recherches analogues à celles entreprises par BOTHÉZAT, le professeur DUPLAY et LAMY sur les ligatures artérielles, en se plaçant dans les conditions opératoires actuelles, c'est-à-dire en faisant la ligature aseptique et en employant par comparaison les différents fils à ligature. J'ai la conviction que ces expériences confirmeraient les idées émises plus haut par analogie avec ce que nous savons des ligatures artérielles.

Le seul point qui me paraisse discutable est celui de savoir quel est le meilleur fil à ligature veineuse. J'ai défendu plus haut (p. 42) la ligature artérielle au catgut qui présente, en cas de plaie franchement septique ou seulement suspecte, une réelle

---

[1] CORNIL et RANVIER. Manuel d'Histologie, 2ᵉ édition, t. I, p. 598.

[2] CORNIL. Académie de médecine. Séance du 24 novembre 1896.

supériorité sur la ligature à la soie, en est-il de même pour les veines? La question n'est pas, à mon avis, de savoir si le catgut se résorbe trop vite. Quand le fil est d'un calibre suffisant, il dure assez longtemps pour permettre la cicatrisation du vaisseau, qu'il s'agisse d'une veine ou d'une artère. La différence entre la ligature artérielle et la ligature veineuse tient à la qualité différente du tissu à lier. Étant donné qu'une bonne constriction est plus difficile à obtenir avec du catgut qu'avec de la soie, je serais tenté d'admettre que la paroi veineuse offrant au fil un appui moindre que la paroi artérielle, l'oblitération est moins bien assurée. Dans la ligature artérielle, l'occlusion se fait en deux plans, pour ainsi dire, représentés par les deux tuniques internes retroussées constituant le plan profond et la tunique externe formant le plan superficiel. Toute la paroi vasculaire est accolée en un seul plan dans la ligature veineuse. En sorte que, pour les gros troncs veineux du moins, le fil de soie ou le fil de lin me paraissent préférables au catgut.

J'ai déjà exposé plus haut (p. 163) les raisons qui me font conseiller la ligature isolée des deux bouts, périphérique et central, lorsque la veine est complètement sectionnée ; la ligature du bout périphérique s'oppose à l'hémorragie, celle du bout central est destinée à prévenir l'infection et, dans certaines régions, l'introduction de l'air dans la veine (voir plus loin).

Résection veineuse. — Quand l'agent vulnérant frappe la paroi veineuse tangentiellement, la plaie peut être étendue. On est alors conduit à pratiquer non plus la ligature simple, mais une véritable résection veineuse. J. Boeckel[1] a ainsi enlevé sept centimètres de la vessie jugulaire interne. Lucke[2] en a réséqué douze centimètres. Pilger[3] a extirpé successivement à quatre mois d'intervalle les deux veines jugulaires internes en pratiquant l'ablation de tumeurs ganglionnaires cervicales.

2° *Ligature latérale.* — Si la plaie veineuse est étroite, comme dans le cas de simple piqûre, ou s'il s'agit d'une section n'inté-

---

[1] J. Boeckel. *Loc. cit.*

[2] Lucke. Centr. f. Chir., 1880, n° 36.

[3] Pilger. Deut. Zeit. f. Chir., 1880, Bᵈ XIV, p. 230.

ressant qu'une faible portion de la circonférence, il est indiqué de pratiquer l'occlusion de la plaie tout en conservant la perméabilité du vaisseau. Ce résultat est obtenu par la *ligature partielle ou latérale*, autrefois recommandée par TRAVERS, ROUX, GUTHRIE, BLANDIN, BÉRARD, DELORE. TRAVERS l'appliqua une fois sur le vivant en 1866, malheureusement le fil glissa et le malade mourut d'hémorragie. A l'époque préantiseptique, les résultats de la ligature latérale étaient désastreux, aussi fut-elle proscrite par NÉLATON, MALGAIGNE. Les recherches de BLA-SIUS [1], de BRAUN [2] et plus récemment de VILLAR et BRACHET [3] démontrent que cette ligature est bonne et permet, sans danger, de conserver la perméabilité du tronc veineux. Elle sera donc surtout utile dans les cas où la plaie intéresse un gros tronc veineux ou lorsqu'il s'agit d'oblitérer une branche collatérale au ras du tronc veineux principal. Je la crois préférable à la forcipressure latérale recommandée par NIEBERGALL d'après la pratique de KUSTER et que nous avons signalée plus haut.

SUTURE VEINEUSE. — L'occlusion de la perforation veineuse avec conservation de la perméabilité du vaisseau peut encore être obtenue par un troisième procédé qui consiste dans la *suture latérale de la veine*. Cette suture avait été tentée deux fois par GENSOUL sur la jugulaire du cheval ; elle échoua par suite de suppuration de la plaie.

HOROCH [4] (de Vienne), en 1888, réussit le premier les sutures veineuses latérales sur le chien. Les expériences de MAYR [5] et de TIKHOW [6] confirmèrent ces premiers résultats. TIKHOW, faisant des sutures entrecoupées ou en surjet à la soie fine obtint sur 30 cas 22 succès et seulement 8 oblitérations de la veine. BRA-

---

[1] BLASIUS. Inaug. Dissert. Halle, 1871.

[2] BRAUN. Arch. f. Klin. Chir., 1883.

[3] VILLAR et BRACHET. Journal de méd. de Bordeaux, 22 décembre 1895, et BRACHET. Thèse de doctorat, Bordeaux, 1895, n° 5.

[4] HOROCH. Allgem. Wiener Medizinische Zeitung, B^d XXXIII, 1888.

[5] MAYR. Inaug. Dissert. Erlangen, 1890.

[6] TIKHOW. Saint-Pétersbourg, 1894. Centr. f. Chir., 1895, p. 111.

CHET[1] sous l'inspiration de VILLAR a repris ces expériences et a
donné une bonne technique de la suture veineuse. Je signalerai
encore les travaux de Raymond PETIT[2], ROMME[3] en France, de
KAY[4] en Allemagne.

Les sutures veineuses ont été pratiquées un certain nombre
de fois sur l'homme et les résultats ont été le plus souvent très
satisfaisants. BRACHET, dans sa thèse, a rassemblé 20 observations comprenant 7 sutures de la veine fémorale, 2 sutures
de l'axillaire et 5 de la jugulaire interne. Les deux observations
les plus remarquables sont celles de SCHEDE et RICARD.

SCHEDE[5] a réussi à suturer la veine cave inférieure qu'il avait
déchirée au cours d'une néphrectomie. Le malade étant mort
quelque temps après, l'autopsie permit de constater que la
suture était bonne.

RICARD[6] au cours d'une extirpation de cancer du corps thy-
roïde, fit une blessure au tronc veineux brachio-céphalique
gauche ; il appliqua aussitôt une suture latérale et le malade
guérit de son opération.

SCHWARTZ[7] ajoute aux 20 opérations rassemblées par BRA-
CHET 4 nouveaux cas dont un personnel de suture de sinus
latéral et un de MARIN[8] relatif à une suture d'un tronc veineux
brachio-céphalique. SCHWARTZ plaça deux points de suture à
la soie n° 0.

J'ajouterai à ces faits celui de CAMAGGIO[9] dans lequel l'auteur
fit la suture d'une double blessure de l'artère et de la veine
fémorales. Ces 25 opérations ont donné 24 guérisons et une
mort. Dans ce dernier cas (dû à CZERNY), il ne s'agissait pas

---

[1] BRACHET. *Loc. cit.*

[2] Raymond PETIT. Société de biologie. Séance du 13 janvier 1896.

[3] ROMME. *Gazette hebdomadaire de médecine et de chirurgie,*
16 janvier 1895.

[4] KAY. Inaug. Dissert. Kiel, 1894.

[5] SCHEDE. Arch. f. Klin. Chir., B⁴ XLIII, 1892, p. 338-345.

[6] RICARD. Neuvième Congrès français de chirurgie, 1895, p. 800.

[7] SCHWARTZ. Dixième Congrès français de Chirurgie, 1896, p. 263.

[8] MARIN. New-York Med. Journal, 1891 et 1893.

[9] CAMAGGIO. Riform. med., 1898, vol. IV, n° 251, p. 304.

d'une plaie veineuse mais d'une ulcération de la jugulaire interne chez un sujet atteint de septicémie. Le malade mourut d'hémorragie secondaire septique.

On peut donc dès à présent conclure que la suture veineuse est une opération bénigne. Quant à savoir dans quelle mesure elle est efficace, c'est-à-dire dans quelle proportion elle maintient la perméabilité du tronc veineux, il y a lieu de faire à ce sujet quelques réserves, surtout lorsqu'on suture des veines aussi petites que les saphènes (trois cas publiés). Et d'ailleurs les sutures n'offrent aucun avantage pour ces veines d'importance secondaire ; elles ne sont véritablement intéressantes que pour les grosses veines et surtout pour les troncs collecteurs tels que les brachio-céphaliques ou les caves dont l'oblitération entraîne des troubles circulatoires sérieux.

Technique. — La technique recommandée par BRACHET est la suivante : l'hémostase temporaire est obtenue en faisant pincer par les doigts d'un aide la veine au-dessus et au-dessous du segment blessé, ou encore en soulevant les vaisseaux avec deux sondes cannelées ou avec deux fils. On se sert d'une aiguille à sutures intestinales et de soie n° 0. Un premier surjet est appliqué comprenant toute l'épaisseur des deux lèvres de la plaie, ou bien on place des points séparés espacés de 3 à 4 millimètres. Par-dessus ce premier plan, on en place un second périveineux réunissant la gaine conjonctive péri-vasculaire. En définitive la suture veineuse est beaucoup moins minutieuse que la suture artérielle ; la présence de *fils perforants,* en particulier, n'entraîne qu'une mince thrombose pariétale et n'est pas un obstacle à la conservation de la perméabilité du vaisseau.

INTRODUCTION DE L'AIR DANS LES VEINES

En 1818, le chirurgien BEAUCHÊNE extirpant une tumeur de l'épaule à l'hôpital Saint-Antoine vit son malade mourir presque subitement au cours de l'opération. Les accidents se succédèrent de la façon suivante : au moment où BEAUCHÊNE sciait la clavicule, on entendit un *sifflement* et le malade s'écria : « mon sang tombe dans mon cœur, je suis mort, » en même temps il devint d'une pâleur extrême, la respiration se fit bruyante, le pouls petit, fréquent, irrégulier, et au bout d'un quart d'heure le malade mourait après avoir présenté quelques mouvements convulsifs.

DUPUYTREN, en 1822, perdit dans les mêmes conditions une jeune fille à laquelle il enlevait une tumeur du cou. DELPECH, MERCIER publièrent des faits analogues. En 1838, AMUSSAT donnait à l'Académie de médecine le résultat de ses expériences et apportait une statistique de 39 cas. Cette communication fut le point de départ d'une discussion à laquelle GERDY, BLANDIN, VELPEAU, ROUX, BOUILLAUD prirent part.

Depuis cette époque les observations recueillies furent relativement moins nombreuses. FISCHER en rassembla 27 auxquelles SCHWARTZ[1] ajoute celles de COURVOISIER[2], MAUNOURY[3] et TRÈVES[4]. Les faits les plus récents sont ceux de REYNIER[5], CASSAET[6], SILA NOVITSKI[7], BIERMER[8], et CURT WALLIS.[9]

Symptômes. — Habituellement l'accident est annoncé par un sifflement qu'on a comparé au bruit de l'air pénétrant à l'intérieur d'une machine pneumatique dans laquelle on a fait le vide. D'autrefois, c'est un bruit de glouglou. Enfin, parfois il n'y a aucun bruit (NICAISE). Le sifflement est unique ou se reproduit plusieurs fois.

Le malade est en proie à une anxiété extrême, il crie, s'agite dans un tremblement convulsif généralisé, et meurt rapidement de syncope. Dans le cas de V. MOTT[10], le malade avait des con-

---

[1] SCHWARTZ. Dictionnaire de Médecine et de Chirurgie pratiques, t. XXXVIII, 1885, art. Veines, p. 663.

[2] COURVOISIER. Corresp. f. Schweizer Aertzte, 1880, p. 205.

[3] MAUNOURY. Progrès médical, 1882, p. 302.

[4] TRÈVES. Brit. med. Journ., 30 mai 1883.

[5] REYNIER. Bulletin de la Société de Chirurgie, 4 juillet 1888.

[6] CASSAET. Journal des Sciences Médicales de Bordeaux, 1889-1890.

[7] SILA NOVITSKY. Wratch, 1895, n° 18, p. 513.

[8] BIERMER. Centr. f. chir., 1896, p. 274.

[9] CURT WALLIS. Hygiea, 1898, p. 108.

[10] Valentine MOTT. *Gazette médicale*, 1831, p. 355.

vulsions tellement fortes qu'il fut impossible de le maintenir sur la table d'opération et qu'il s'agita pendant une demi-heure sur le plancher. Cependant il ne mourut pas, après avoir présenté une hémiplégie passagère et une contracture unilatérale de la face, il finit par guérir.

La mort n'est pas toujours immédiate; le malade de MIRAULT d'Angers [1], vécut encore pendant trois heures et demie après le début des accidents. LEGROS CLARKE [2], a observé une survie de vingt-quatre heures. FISCHER rapporte même deux faits dans lesquels la mort ne serait survenue que du septième au vingt-huitième jour. Il y a tout lieu de croire que ces cas de mort tardive ne sont pas imputables à la pénétration d'air dans les veines, mais plutôt à des accidents infectieux et peut-être à des embolies.

D'ailleurs, la mort n'est pas fatale. On a cité un certain nombre d'opérés chez lesquels on entendit un ou plusieurs sifflements ou bruits de glouglou et qui guérirent parfaitement sans avoir présenté le moindre symptôme alarmant ou seulement une ébauche de crise convulsive et d'asystolie. Tels sont les cas de BÉGIN, TARLOCK, BRYANT.

Étiologie. Pathogénie. — Malgré les nombreux travaux entrepris pour élucider cette question, il faut convenir que la pathogénie des accidents n'est pas encore établie. Depuis longtemps REDI avait montré qu'on peut tuer un animal en faisant pénétrer de l'air dans les veines. MAGENDIE [3], PIÉDAGNEL [4] et plus tard ORÉ [5], ont répété ces expériences. ORÉ admet qu'on peut impunément injecter de l'azote et surtout de l'oxygène dans les veines d'un chien, mais que la pénétration d'air le tue. Cepen-

---

[1] MIRAULT d'Angers. In AMUSSAT. Recherche sur l'introduction accidentelle de l'air dans les veines, 1839.

[2] LEGROS CLARKE. Brit. med. Journ., 21 août 1869.

[3] MAGENDIE. Journal de physiologie expérimentale, 1821, t. I, p. 190-199.

[4] PIÉDAGNEL. Journal de physiologie expérimentale, 1829, t. XI, p. 60-76.

[5] ORÉ. *Gazette hebdomadaire,* 16 janvier 1863.

dant Muron et Laborde [1] ont pu injecter sans accident une notable quantité d'air : d'après eux, l'air traverse les capillaires pulmonaires s'il est injecté *lentement*. De même Béclard a montré que tout dépend de la rapidité de l'injection. Si l'air est poussé violemment dans les veines d'un chien, la mort arrive bientôt, si au contraire on le fait pénétrer très lentement, l'animal peut en recevoir sans inconvénient de grandes quantités.

Hare [2], confirme cette opinion; il a pu, lui aussi, injecter impunément de grandes quantités d'air dans les veines d'animaux.

Couty [3], dans un travail très complet, distingue parmi les hypothèses émises par les auteurs trois théories principales :

1° *Théorie pulmonaire.* — Défendue par Boerhaave, Poiseuille, Milne Edwards, Cl. Bernard, Vulpian, Jamin, O. Weber, Chauveau, d'après laquelle la mort surviendrait par suite de troubles apportés à la circulation capillaire du poumon par les embolies gazeuses. Les expériences de Béclard, Muron et Laborde, paraissent infirmer cette théorie.

2° *Théorie nerveuse.* — Bichat pensait que la mort était due à une embolie cérébrale. Pour Arloing et Tripier il s'agit d'une action réflexe sur le pneumogastrique par le contact de l'air sur l'endocarde.

3° *Théorie cardiaque.* — L'air introduit dans les veines est amené dans le cœur droit dont il distend les cavités (Morgagni, Nysten, Buttura [4]). Ainsi la fibre cardiaque se trouve paralysée et le malade meurt d'asystolie aiguë.

Cette dernière opinion, également soutenue par Couty, Jullien [5], est adoptée par Schwartz [6]. Magendie, Oré, pensaient qu'il ne s'agissait pas d'une simple action mécanique de distension

---

[1] Muron et Laborde. Société de biologie, 1873.

[2] Hare. Thérapeutic Gazette. Septembre 1889.

[3] Couty. Thèse de doctorat, Paris, 1875 n° 464.

[4] Buttura. Thèse de doctorat, Paris, 1839, n° 249.

[5] Jullien. Thèse de doctorat, Paris, 1892, n° 220.

[6] Schwartz. Traité de Chirurgie clinique et opératoire de Le Dentu et Delbet, t. IV, p. 366.

cardiaque, mais d'un véritable effet toxique sur la fibre cardiaque produit par le contact de l'air.

Parmi les anciennes observations, il est probable qu'un certain nombre se rapportent à des accidents différents de ceux que nous étudions en ce moment, peut-être à des crises nerveuses hystériques ou épileptiques. Ce qui permet de supposer qu'il y eut souvent confusion sur la nature exacte de l'accident, c'est qu'à l'heure actuelle les cas de mort par entrée de l'air dans les veines sont tout à fait exceptionnels, du moins si on soumet les faits rapportés à une critique sévère. C'est ainsi qu'on doit éliminer tous les cas dans lesquels la mort n'est survenue que plusieurs heures ou plusieurs jours après l'accident initial. Il est plus logique d'admettre qu'il s'agissait alors de complications septiques ou d'embolies sanguines. Pour ma part je serais même tenté de croire que certains cas de mort subite au moment de l'opération sont dus, comme l'a dit HARE, à l'embolie d'un caillot sanguin plutôt qu'à une embolie aérienne.

Quoi qu'il en soit, il existe des observations absolument probantes pour lesquelles il est difficile de nier l'influence de l'embolie d'air; ce sont celles dans lesquelles on a eu le soin de recueillir les gaz accumulés dans les cavités cardiaques en plongeant le viscère dans l'eau, l'autopsie ayant été pratiquée à une époque suffisamment rapprochée de la mort pour qu'on ne puisse pas attribuer le développement des gaz à des phénomènes de putréfaction. DELPECH [1] a rapporté la première autopsie faite dans ces conditions. Les gaz qui surdistendaient le cœur droit et les veines caves furent recueillis dans des cloches et l'analyse démontra qu'il s'agissait d'air atmosphérique. Plus récemment KRUKENBERG [2] et HENCK [3] ont publié des autopsies analogues. Dans ces derniers cas, il s'agissait de femmes mortes en couches, pendant la période active du travail, sous l'anesthésie chloroformi-

---

[1] DELPECH. Mémorial des hôpitaux du Midi, 2ᵉ année, avril 1830, nᵒ 16, p. 231.

[2] KRUKENBERG. Centr. f. gynækol., 1892, nᵒ 9, p. 169.

[3] HENCK. Zeits. f. Geburst. und Gynækol.. Bᵈ XXVIII, 1894.

que. Lionet, Vintrich, Olshausen, Bischoff, Cormak [1], avaient
depuis longtemps supposé que les morts subites survenues au
moment de l'accouchement étaient dues à la pénétration d'air
dans les sinus utérins. Krukenberg et Henck ont démontré la
réalité de cette hypothèse également confirmée par Kezmarski,
Braun [2], Cramer. Il est probable qu'un certain nombre de ces
morts sont également produites par des embolies de caillots
développés dans les sinus utérins.

Les *zones dangereuses* où les embolies gazeuses comme les
embolies sanguines,doivent être particulièrement redoutées au
cours des opérations sont celles qui avoisinent la cavité thoracique, c'est-à-dire le cou, les régions sus et sous-claviculaires,
l'aisselle, d'autant plus que dans ces régions les veines sont
maintenues béantes par des lames aponévrotiques (Bérard).

Les sections veineuses incomplètes y exposent davantage que
les sections complètes avec rétraction des deux bouts (Trèves).
Senn a fait remarquer que l'entrée de l'air dans les veines survient de préférence chez les sujets très anémiés par une opération laborieuse et sanglante.

Traitement. — Nous avons déjà dit que les embolies aérien-
nes sont beaucoup plus rares aujourd'hui que jadis, sans doute
parce que la technique perfectionnée de la chirurgie sait les prévenir. L'immobilité absolue de l'opéré, la régularité des battements cardiaques et des mouvements respiratoires que donne
l'anesthésie générale constituent une première circonstance favorable. De plus, le soin apporté à faire une hémostase rapide et
complète présente une grande importance. Ce point même nous
paraît capital ; on doit s'efforcer surtout si on opère dans la zone
dangereuse de la base du cou, ou de la racine du membre supérieur, de faire la forcipressure préalable de tous les vaisseaux et
surtout des veines avant de les couper. Et si par hasard une veine
a été sectionnée sans hémostase préventive, on s'empressera d'appliquer deux pinces, l'une sur son bout périphérique qui saigne,

[1] Cormak. Thèse de doctorat, Paris, 1870, n° 224.
[2] Braun. Wien. med. Wochens., Bd XXXIII, p. 27.

l'autre sur le bout central vide et béant bien disposé pour aspi-
rer l'air, les caillots et les germes septiques. Lorsqu'un sifflement
se produit, il faut regarder attentivement, et se hâter d'oblitérer
le bout central de la veine qu'on suppose être le siège de l'embolie aérienne. On applique rapidement un doigt sur son orifice
en attendant d'y placer une pince, puis un fil. TRÈVES recommande
d'avoir à sa disposition une solution antiseptique dont on inon-
dera le champ opératoire à la moindre alerte. Cette précaution
est bonne à condition de remplacer l'antiseptique par de l'eau
bouillie chaude conservée dans un pot ou un verre à large ouverture permettant un écoulement rapide.

On combattra les accidents syncopaux en plaçant la tête et les
épaules du malade en position déclive et en pratiquant la respiration artificielle. Si l'orifice de la veine n'a pas été obturé, cette
respiration artificielle expose à la production d'une nouvelle
embolie d'air ; c'est pour cette raison que TRÈVES la proscrit, conseillant de tamponner la plaie pendant l'inspiration et de presser
sur le thorax pendant l'expiration.

Quant à la ponction du cœur droit indiquée par SENN et JUL-
LIEN dans le but d'évacuer l'air qui y est contenu, et recommandée encore récemment par BÉGOUIN[1] en cas de surdistension
brusque du cœur, c'est une pratique dangereuse à laquelle il
sera le plus souvent bien difficile d'avoir recours.

En terminant je ferai remarquer que certaines opérations pratiquées à la base du cou peuvent s'accompagner de sifflement
sans qu'il s'agisse de pénétration d'air dans les veines. L'ouverture de la trachée ou de la cavité pleurale donne lieu également
à une sorte de sifflement. Les notions anatomiques, la localisation de la blessure renseigneront sur sa nature. D'autres fois le
bruit peut être produit par la simple introduction de l'air dans
le tissu cellulaire à travers une plaie étroite des téguments. C'est
ainsi que dans l'opération du torticolis lorsqu'on fait une petite
incision au-dessus de la clavicule à travers laquelle on sectionne
le muscle sterno-mastoïdien, au moment du redressement de
la tête et du cou il se produit un vide dans le tissu cellulaire à

---

[1] BÉGOUIN. Société de biologie, janvier 1898.

la hauteur de la section musculaire et l'air pénétrant à travers l'étroite plaie cutanée produit un sifflement. J'assistai à un phénomène de ce genre au cours d'une opération de torticolis pratiquée par mon maître, le professeur TILLAUX.

ULCÉRATION DES VEINES

La perforation des veines par ulcération et hémorragie consécutive est exceptionnelle au sein des foyers inflammatoires et suppurés. On sait en effet que lorsqu'une veine est enflammée sa réaction habituelle est la coagulation du sang contenu dans son intérieur, l'endophlébite entraîne la thrombose et, par suite, il ne peut pas se produire d'hémorragie. L.-H. PETIT [1] a bien mis ces faits en relief.

Il existe cependant un certain nombre d'observations dans lesquelles on a signalé des hémorragies veineuses consécutives à une inflammation de voisinage sans qu'on puisse donner la raison du processus spécial qui a conduit à la perforation du vaisseau sans thrombose préalable. Peut-être faut-il admettre dans certains cas une infection particulièrement septique entraînant une nécrose rapide de la paroi veineuse avec coagulation intra-veineuse incomplète et fragile? C'est une pure hypothèse qu'aucun fait positif n'est venu confirmer.

ARON a cité une perforation de la veine fémorale au-dessous d'un bubon phagédénique de l'aine. CHEVER, W. GROSS ont rapporté des cas d'ulcération de la jugulaire interne, le premier à la suite d'une adénite cervicale, le second consécutivement à un phlegmon diffus scarlatineux.

On a également signalé des lésions de la jugulaire interne dans la carie du rocher.

[1] L.-H. PETIT. *Gazette hebdomadaire*, 1871, p. 500.

CHAPITRE II

VARICES

Définition. — Dilatation permanente des veines résultant d'une altération de leurs parois.

Synonymie. — *Phlébectasies* d'Alibert et Briquet.

Anatomie pathologique

Siège. — Les varices se rencontrent dans des régions du corps très différentes. C'est ainsi qu'on les observe dans l'épaisseur des tuniques du tube digestif; parmi celles-ci, les *varices œsophagiennes* et les *varices anorectales* ou *hémorroïdes* sont les plus fréquentes et les mieux connues. Signalons également les *varices du cordon spermatique* ou *varicocèle* chez l'homme, et chez la femme les *varices du ligament large* ou *varicocèle pelvien*. Mais c'est surtout au niveau des membres et particulièrement aux membres inférieurs qu'on les voit. Ce sont ces varices des membres inférieurs, encore appelées simplement *varices*, par abréviation, que nous aurons surtout en vue dans les développements qui vont suivre.

Division. — Reclus[1] d'après Briquet[2] distingue aux varices quatre degrés : 1° la simple dilatation sans lésions des tuniques; 2° la dilatation avec épaississement des tuniques; 3° la dilatation avec altération irrégulière des parois, épaississement et amincissement suivant les points, enfin, 4° l'extension de la dilatation aux arborisations vasculaires cutanées.

La dilatation simple d'une veine ne constitue pas une varice.

[1] Reclus. Manuel de pathologie externe, t. I, p. 388, 1898.

[2] Briquet. Thèse de Paris, 1824, n° 193 et Archives générales de médecine, 1re série, t. VII, p. 200 et 396 (1825).

La compression d'un membre par un lien constricteur suffit pour amener la distension des troncs veineux sous-jacents. Si cette compression persiste, elle entraîne une stase veineuse chronique et il en résultera des troubles de nutrition de la paroi veineuse aboutissant à la varice.

La *varice suppose donc une lésion de la paroi vasculaire*. Nombre d'individus ont les veines superficielles volumineuses et saillantes aux membres supérieurs et inférieurs, et surtout vers les extrémités, aux pieds et aux mains. Les veines sont saines, leurs parois sont souples et contractiles, il ne s'agit pas de varices.

De même les dilatations veineuses qui accompagnent les anévrismes artério-veineux ne sauraient en aucune façon être considérées comme des varices bien que les expressions usuelles tendent à consacrer cette erreur ; le processus est absolument différent dans les deux cas. Dans les varices après une courte période d'hypertrophie, ce sont bientôt les lésions dystrophiques et régressives qui dominent ; dans l'anévrisme artério-veineux, l'hyperplasie de la paroi veineuse, porte sur les éléments nobles, sur le tissu musculaire. Suivant l'expression classique, « la veine s'artérialise ».

Le quatrième degré de la classification de Reclus ne mérite pas davantage d'être conservé, car il ne constitue pas un caractère général des varices et ne s'applique qu'aux lésions des veines des membres.

En sorte qu'on peut admettre plus simplement que les varices sont caractérisées d'abord par une dilatation régulière du calibre et par un épaississement uniforme des parois. Plus tard, l'évolution des lésions se faisant d'une façon inégale, certains points sont plus épaissis que d'autres, d'où l'apparition de bosselures à la surface du vaisseau. Puis peu à peu l' « état variqueux » se propage aux réseaux qui avoisinent le tronc veineux primitivement atteint.

Varices des membres inférieurs. — Etude macroscopique. — Aux membres inférieurs, les varices débutent habituellement par les veines profondes satellites des artères, et par les rameaux anastomotiques qui relient ces veines aux troncs superficiels. Cette règle justement énoncée par Verneuil [1] souffre cependant quelques exceptions. Valette de Lyon, Hughes [2], Tillaux [3] Rémy [4], ont cité des faits dans lesquels les veines superficielles avaient été atteintes avant l'apparition d'une altération quelconque des troncs profonds.

Les veines primitivement envahies sont celles de la face postérieure de la jambe, c'est-à-dire les veines tibiales postérieures et les péronières, puis les *branches inter* et *intra-musculaires* qui traversent la masse du triceps sural pour aboutir à la saphène externe d'une part, à la saphène interne d'autre part. Peu à peu, les lésions s'étendent aux autres troncs profonds et surtout aux veines superficielles, cutanées et sous-cutanées. Tantôt on voit d'abord apparaître des varicosités en étoiles sur le pied, autour des malléoles, sur la face postéro-externe de la jambe, autour du genou ou vers le grand trochanter et la fesse. Tantôt ce sont les gros troncs sous-cutanés et leurs principales branches collatérales qui sont les premiers distendus.

Des deux territoires de la saphène interne et de la saphène externe, c'est ordinairement le premier qui est d'abord atteint. La saphène interne est dilatée, flexueuse, bosselée ; sa dissection montre les altérations suivantes : La peau qui la recouvre est amincie et sclérosée, ou épaissie, infiltrée. Il faut d'abord la libérer de ses adhérences à la face profonde de la peau et à la surface de l'aponévrose d'enveloppe du membre ; ces connexions fibreuses sont plus développées qu'à l'état normal. Complètement détachée de sa loge, elle apparaît encore extrêmement flexueuse et pour faire disparaître les coudures on devra sectionner patiemment à coups de ciseaux un nombre considérable de brides fibreuses. Lorsqu'elle est devenue rectiligne, on constate qu'elle est allongée du double ou du triple de sa longueur normale. Les flexuosités sont donc le résultat d'un *allongement*

---

[1] Verneuil. Bull. Ac. de Médecine, 1855. Gazette médicale, 1855, p. 524. Revue de thérapeutique méd. chir., 1854-1855.

[2] Hughes. Brit. med. J., 1887.

[3] Tillaux. Tribune médicale, 1894, p. 127.

[4] Rémy. Bulletin général de thérapeutique, 1895, p. 10, 60, 121 et 171.

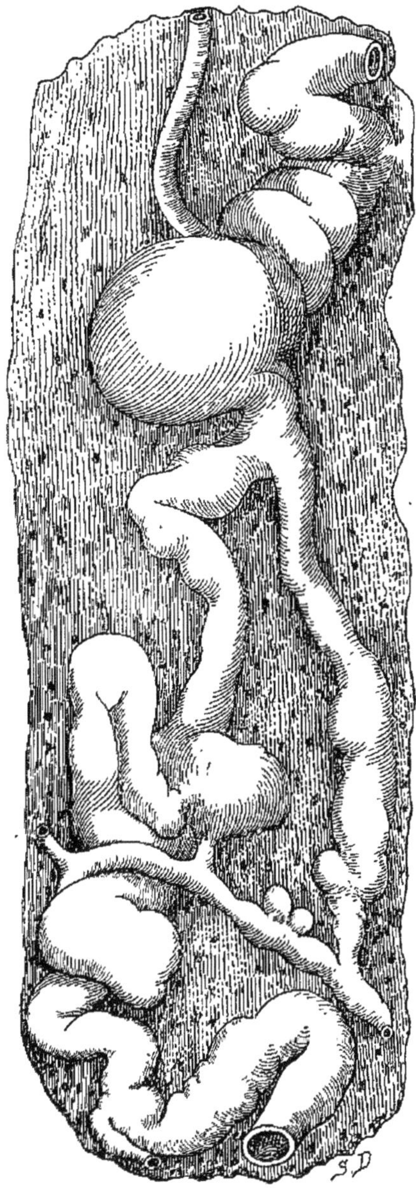

Fig. 50.

Varices de la saphène interne (d'après
Épstein). (Empruntée à l'article de
Quénu (*Traité de Chirurgie* Du-
play-Reclus).

considérable de cause pa-
thologique. Les branches
collatérales qui se détachent
du tronc principal participent à cette hyperplasie.
D'autres fois, ce sont les dilatations inégales, en chape-
lets, les bosselures qui prédominent, l'élargissement
l'emporte sur l'allongement.
On obtient ainsi des masses
d'aspect variable, parfois
énormes, formées de vais-
seaux enroulés et entrelacés
qu'on a comparés à des paquets de vers, à des têtes de
méduse. Par endroits la paroi veineuse est fibreuse,
amincie, en d'autres elle
est dure, friable, infiltrée
de sels calcaires. Les valvules sont, elles aussi, amincies, atrophiées et d'autant
plus insuffisantes que la
veine est dilatée.

Dans la lumière du vais-
seau on trouve des caillots
mous, rouges, presque noirs,
cruoriques, et ailleurs des
coagulations plus anciennes,
d'une coloration brune, brun
jaunâtre, grisâtre ou blanc
grisâtre. Les caillots cruoriques sont friables, peu adhérents ; à mesure qu'elles
sont plus anciennes, les coagulations sont plus adhé-

rentes et de consistance plus ferme. Il n'est pas rare de trouver
encore dans l'intérieur de la veine variqueuse des concrétions calcaires arrondies, libres ou pédiculées sur la face
interne du vaisseau, qu'on nomme des *phlébolithes*.

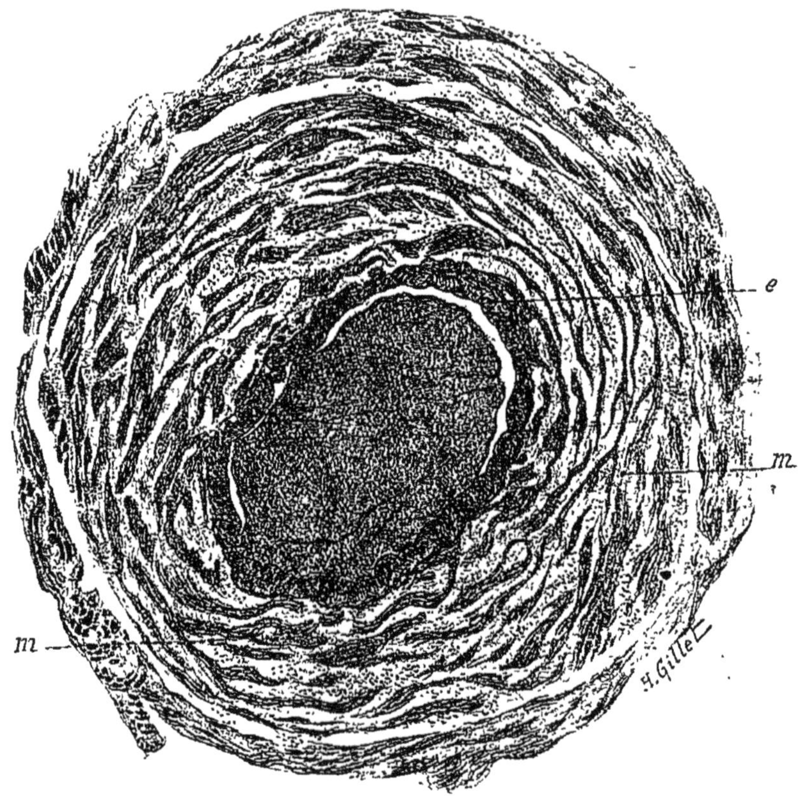

Fig 51.

Coupe transversale d'une phlébite oblitérante de la veine saphène
interne (préparation du Dr MESLAY). (Ocul. 1, obj. 2.)

e, endophlébite. — m, épaississement considérable de la tunique moyenne.

ÉTUDE MICROSCOPIQUE. — L'examen histologique des parois
variqueuses ne donne pas toujours le même aspect ; il varie
suivant l'âge de la lésion, suivant le tronc veineux étudié et,
sans doute aussi, du moins au début, suivant les causes produc-
trices des varices. L'épaississement de la paroi dans la première

période résulte de l'hypertrophie de la tunique moyenne du

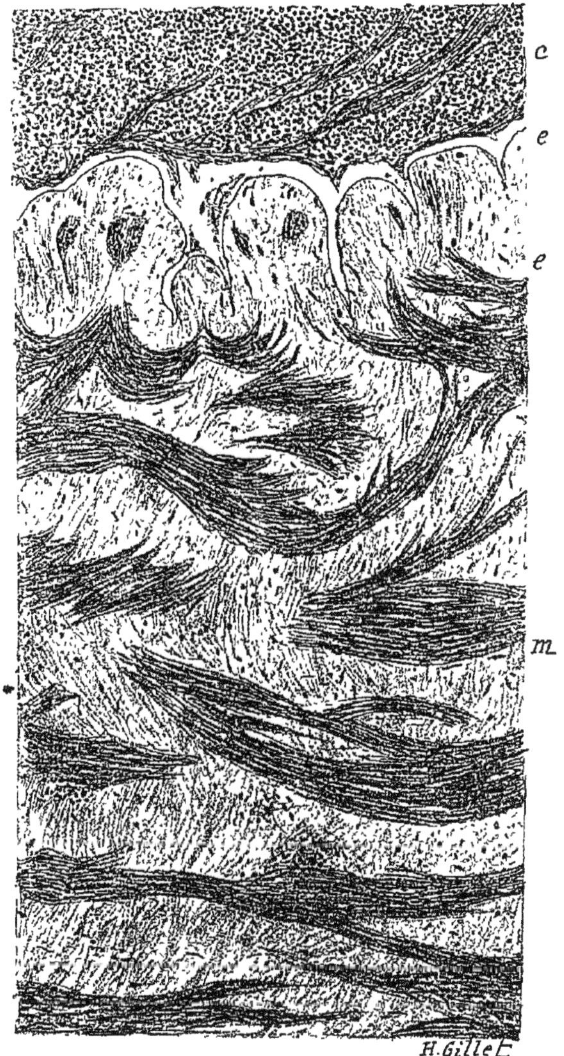

Fig. 52.

Fragment de la coupe précédente à un plus fort grossissement
(ocul. 1, obj. 7).

c. caillot. — e, tunique interne végétante. — m, tunique moyenne renfermant
encore beaucoup de fibres musculaires.

vaisseau par multiplication des fibres musculaires lisses et néo-

formation du tissu conjonctif ainsi que l'ont montré les recherches de Cornil [1], de Saboroff, et de Thierfelder. Les fibres

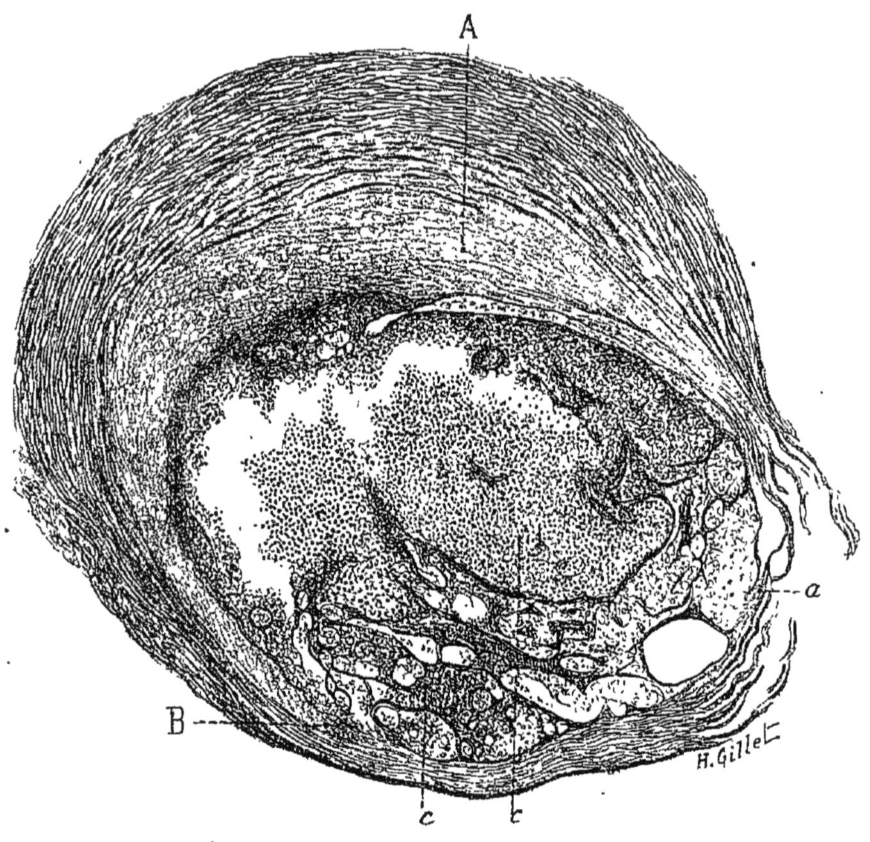

Fig. 53.

Coupe transversale d'une phlébite viscérale (grosse veine pie-mé-
rienne de la moelle épinière) (préparation du Dr Philippe). *Transformation variqueuse des tuniques.*

A, endo et méso-phlébite fibreuse. — B, segment variqueux. Amincissement
de la paroi ; en *a* la rupture est imminente. — *c*, caillot.

musculaires sont augmentées de nombre et de volume (voy.
fig. 51, 52). A l'état normal les veines saphènes ont une paroi particulièrement riche en fibres musculaires, en rapport avec leur
rôle physiologique, avec l'effort continu qu'elles ont à soutenir

[1] Cornil. Archives de physiologie, 1872, t. IV, p. 602.

contre l'action de la pesanteur. Au début de la stase, il se produit une sorte d'hypertrophie musculaire compensatrice, puis,

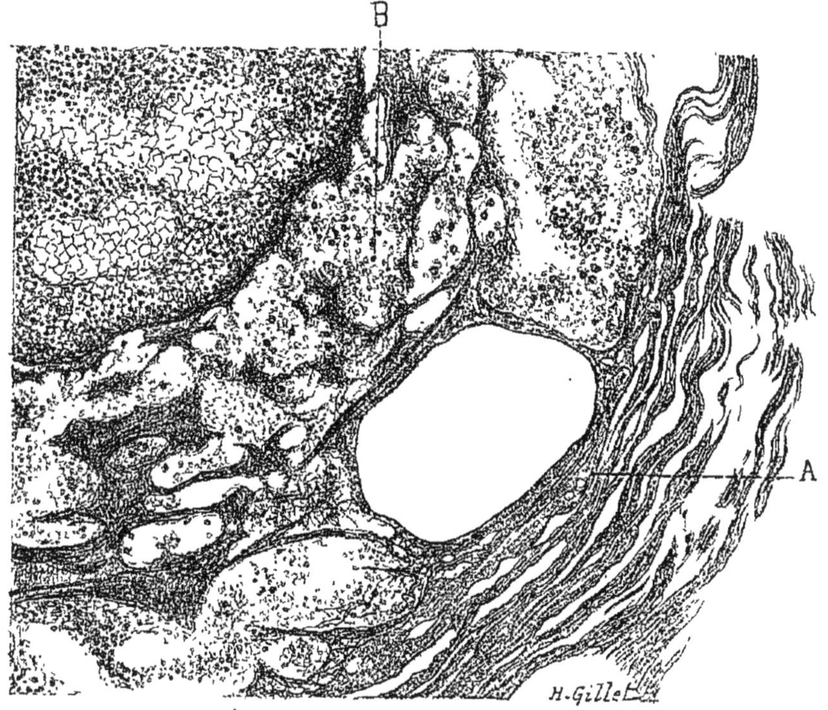

Fig. 54.

Fragment de la coupe précédente à un plus fort grossissement
(ocul. 1, obj. 7).

A, la paroi variqueuse est réduite à du tissu fibreux sans éléments musculaires.
B, caillot formé de réseaux fibrineux et de globules sanguins dégénérés.

secondairement, la veine se trouvant forcée, le processus de sclérose devient prédominant. Toutefois EPSTEIN [1] n'admet pas cette hypertrophie musculaire.

HODARA [2] a signalé l'hyperplasie du tissu élastique dans les tuniques moyenne et interne, hyperplasie qui aboutit à la néoformation de véritables lamelles élastiques.

[1] EPSTEIN. Arch. f. An. Path. and Phys., 1887,

[2] HODARA. Monat. f. prakt. Dermat., XX, n° 1 et 2. Revue de Hayem, 1896, p. 288.

Les vasa vasorum sont dilatés et se rapprochent de la tunique interne. Ils s'anastomosent les uns avec les autres et prennent finalement l'aspect d'un tissu caverneux. Par places, des infiltrations sanguines intra-pariétales résultent de leur rupture.

Peu à peu, la néoformation conjonctive enserre l'élément musculaire et élastique et l'étouffe. La paroi est finalement

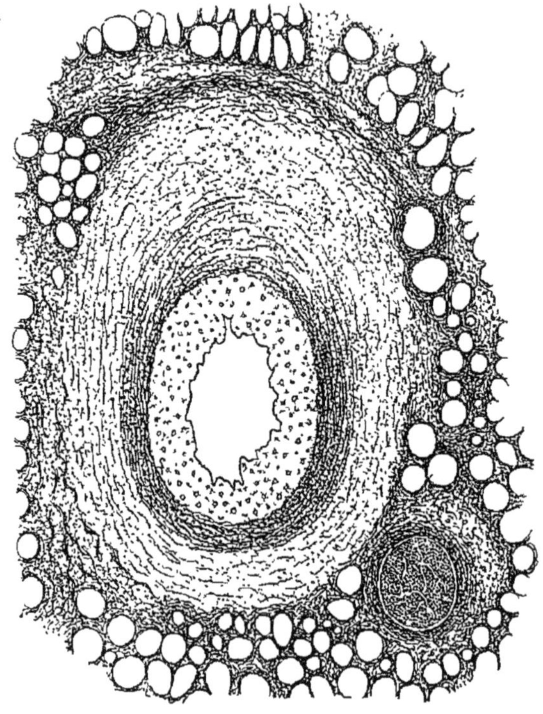

Fig. 55.
Sclérose artérielle chez un variqueux (d'après QUÉNU).

constituée presque uniquement par du tissu conjonctif infiltré par endroits de grains calcaires. Il s'est fait en résumé, un travail de *phlébite chronique*. Quant à savoir s'il s agit de *mésophlébite*, comme le veut le professeur CORNIL, ou d'*endophlébite* comme l'admet EPSTEIN, il faut convenir que le fait importe peu, par là raison que la description topographique des lésions est forcément schématique, la séparation des différentes tu-

niques n'étant pas sur les veines aussi nette que sur les artères,
et en particulier, la ligne de démarcation entre la tunique
moyenne et la tunique interne n'ayant rien d'absolument précis.

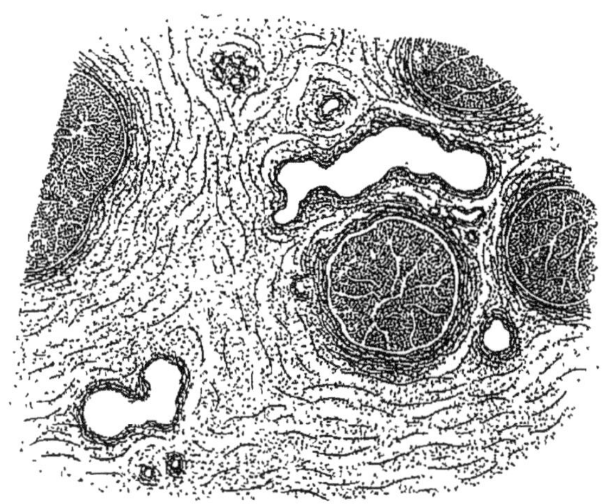

Fig. 56.
Scléroso du nerf sciatique. Dilatation des veines intra-nerveuses
(d'après QUÉNU).

Les valvules sigmoïdes sont atrophiées, réduites à des moignons (LETULLE) [1].

Des coagulations intraveineuses se produisent par places,
d'abord au niveau des bosselures ; elles entraînent secondairement l'oblitération du vaisseau par endophlébite végétante et
l'on peut ainsi trouver un segment veineux non seulement thrombosé mais même envahi par une cicatrice fibreuse et transformé
en un cordon scléreux. Cette *phlébite sténosante* a été étudiée par
VAQUEZ, LETULLE, HAYEM, DUPONCHEL, HANDFORD, DARIER, etc.

Périphlébite. — L'inflammation gagne également la surface
du vaisseau. Le tissu conjonctif s'infiltre de cellules embryonnaires et, plus tard, se transforme en tissu scléreux, rétractile ;

---

[1] LETULLE. Anatomie pathologique du cœur et des vaisseaux, 1897,
p. 207.

il en résulte la formation de brides qui fixent les flexuosités veineuses et rattachent le vaisseau à la face profonde du derme et aux tissus sous-jacents. Cette *périphlébite* concourt pour sa part à l'épaississement scléreux des parois veineuses.

Suppuration. — A la suite d'une infection greffée sur l'état variqueux, l'inflammation peut revêtir une allure plus aiguë.

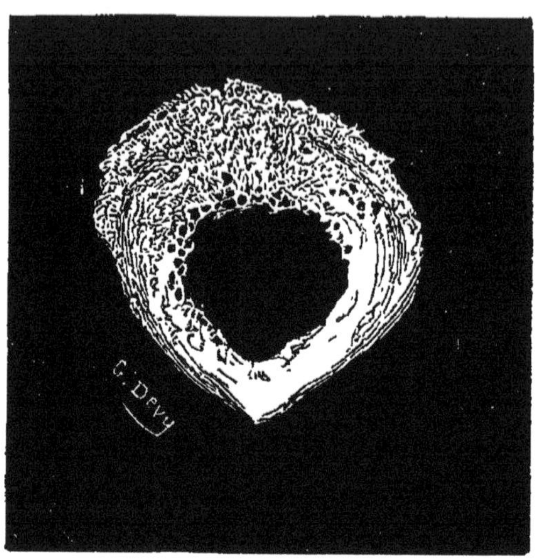

Fig. 57.

Ostéite raréfiante du tibia chez un variqueux (RICARD et BOUSQUET).

Les cellules embryonnaires et les leucocytes s'accumulent en un point et donnent naissance soit à une périphlébite suppurée soit à un abcès endophlébitique. Dans ce dernier cas, le pus contenu dans l'intérieur de la veine a une coloration rouge violacée due à son mélange avec les caillots.

LÉSIONS DE VOISINAGE. — *Artères.* — *Nerfs.* — *Peau.* — *Tissu cellulaire.* — *Muscles.* — *Os.* — Les altérations ne sont pas localisées aux veines, les différents tissus qui les environnent participent aux lésions. Les *artères* sont frappées d'endartérite avec coagulation sanguine et infiltration calcaire de leurs parois. (QUÉNU)[1] (fig. 55). Les *nerfs* sont atteints de névrite

[1] QUÉNU. Revue de chirurgie, 1882, p. 894.

11.

interstitielle périfasciculaire et parfois même intra-fasciculaire
(QUÉNU). Les *veines intra-nerveuses* sont dilatées et présentent
elles-mêmes des lésions variqueuses (QUÉNU)[1] (fig. 56).

Le plus souvent la *peau* est sèche, rugueuse, écailleuse, pâle,
décolorée, blanchâtre par places, fortement pigmentée, au contraire, en d'autres. Plus rarement les téguments sont rouges,
lisses, erythémateux, ou suintant eczémateux. De même le *tissu
cellulaire* est aminci, induré ou bien épaissi, œdématié, d'aspect
lardacé avec des traînées de lymphangite chronique (JEANSELME)[2].
Au microscope la peau est amincie, sclérosée, atrophiée, avec
disparition des follicules pileux et des glandes sudoripares et
sébacées. On trouve des cellules embryonnaires entre les faisceaux fibreux et, par places, une hypergénèse du tissu élastique.
Les papilles de la peau sont sclérosées, rarement hypertrophiées, allongées, parfois au contraire diminuées de hauteur,
comme nivelées. La couche cornée de l'épiderme est épaissie
(QUÉNU).

Les *muscles* sont atteints de myosite interstitielle et d'infiltration lipomateuse. Plus souvent les fibres musculaires sont en
dégénérescence granulo-graisseuse.

Les *os* sont frappés d'*ostéite raréfiante* par endroits (fig. 57) et
ailleurs d'*ostéite hyperplasique* (CRUVEILHIER, SAPPEY, MARJOLIN). Il
se produit parfois de véritables hyperostoses (RECLUS)[3]. L'ossifi-
cation anormale se détachant des os peut gagner les aponévroses
d'enveloppe et les cloisons fibreuses intra-musculaires formant
des canaux rigides, de véritables étuis osseux aux vaisseaux et
aux nerfs (RECLUS).

Toutes ces altérations sont particulièrement accentuées au
niveau et au voisinage des ulcères variqueux dont le siège de
prédilection est la face interne de la jambe (QUÉNU) (GILSON[4]).

[1] QUÉNU. Bulletins de la Société de Chirurgie, 1888, p. 119 et 130.
Congrès français de chirurgie, 1892, p. 457.

[2] JEANSELME. Thèse de doctorat, Paris, 1888, n° 117.

[3] RECLUS. Progrès médical, 1879.

[4] GILSON. Dictionnaire de Médecine et de Chirurgie pratiques,
article Ulcère, 1885.

ÉTIOLOGIE. — PATHOGÉNIE

VARICES CONGÉNITALES

Les varices sont exceptionnellement *congénitales*. Dans ce cas, elles siègent habituellement au membre supérieur et d'un seul côté. Des faits de ce genre ont été rapportés par FOURNOL [1] dans sa thèse, par PETIT [2], VOITURIEZ, BOUSQUET [3], LESSAR [4], KOENIG [5] ont décrit des varices congénitales à la jambe, VELKER en 1888, à la faciale, GOLDING BIRD et GORDON BENNETT aux jugulaires. Il faut admettre une malformation congénitale, une dystrophie de la paroi veineuse, cause première de ces varices congénitales.

VARICES ACQUISES

Causes prédisposantes. — AGE. SEXE. — Habituellement les phlébectasies apparaissent à l'âge adulte entre trente et quarante ans. Elles sont plus fréquentes dans le sexe masculin que dans le féminin. Chez la femme, la *grossesse* joue un rôle considérable. Nous ne pouvons nous étendre sur ces varices étudiées par nombre d'auteurs, en particulier par le professeur BUDIN [6], LESGUILLON [7], CAZIN. Qu'il nous suffise de dire qu'il ne semble pas que l'action mécanique soit suffisante à expliquer ces varices. Ce n'est pas seulement par compression des veines iliaques par l'utérus gravide qu'elles surviennent, car on les voit souvent se développer dès la fin du premier mois de la grossesse, à une époque, par conséquent, où l'utérus n'a pas un

[1] FOURNOL. Thèse de doctorat, Paris, 1879, n° 372.

[2] PETIT. Union médicale, 1880, t. 29, p. 316, 350, 397, 608, 631.

[3] BOUSQUET. Bulletins Soc. de Chirurgie, 6 mai 1885, p. 320.

[4] LESSAR. Soc. de méd. de Berlin, 25 mars 1885. Sem. médicale, 1885.

[5] KOENIG. Journ. des sciences méd. de Lille, 1898, n° 91, p. 507.

[6] BUDIN. Thèse d'agrégation, 1880.

[7] LESGUILLON. Thèse de doctorat, 1869, n° 152.

volume assez considérable pour pouvoir comprimer les veines du bassin. On admet qu'il s'agit alors d'une action trophique de nature réflexe (LANCEREAUX, P. DUBOIS, BARNES, LEONARDI [1]). Si le fœtus s'arrête dans son développement et meurt, les varices s'affaissent peu à peu à partir de la mort de l'enfant (MAC CLINTOCH, RIVET [2]).

ARTHRITISME. — Elles frappent surtout les *arthritiques* chez lesquels la phlébo-sclérose se trouve le plus souvent associée à l'artério-sclérose (VERNEUIL et son élève MOREAU [3], SPILLMANN et son élève THIEBAUT, GEORGEWITSCH [4]).

MALADIES NERVEUSES. — Certaines *affections nerveuses* semblent également y prédisposer en déterminant une altération trophique de la paroi veineuse. RIENZI fait jouer un rôle prépondérant à la paralysie des vaso-constricteurs qui entraînerait une hyperémie des parois vasculaires et, secondairement la phlébite chronique.

PHLÉBITE. — Les varices sont parfois d'*origine infectieuse ;* elles ont alors un développement rapide et succèdent à une *phlébite.* C'est ainsi que LAGRANGE a signalé en 1881 des varices consécutives à une phlébite post-typhique. DE BRUN [5] a cité le cas d'une malade atteinte de phlegmatia alba dolens chlorotique qui présenta plus tard une circulation veineuse très développée. ARNOZAN [6], VAQUEZ [7], ont rapporté des faits semblables.

Causes déterminantes. — A côté de ces différentes *causes prédisposantes,* il faut signaler un certain nombre de *causes*

---

[1] LEONARDI. Thèse de doctorat, Paris, 1888, n° 74.

[2] RIVET. Archives de tocologie, 1883, p. 742.

[3] MOREAU. Thèse de doctorat, Paris, 1877, n° 511.

[4] GEORGEWITSCH. Thèse de doctorat, Paris, 1894-1895, n° 498.

[5] DE BRUN. Thèse de doctorat, Paris, 1884, n° 129.

[6] ARNOZAN. Journ. de médecine de Bordeaux, 1881-1882.

[7] VAQUEZ. In Thèse de Marinco, Paris, 1893, n° 59.

déterminantes qui expliquent la localisation des varices en certaines régions, et notamment aux membres inférieurs.

a. CAUSES ANATOMO-PHYSIOLOGIQUES. — Les varices sont particulièrement fréquentes aux membres inférieurs par suite de dispositions anatomiques spéciales (CHARRADE)[1]. La principale cause est la gêne pour la circulation en retour. Quant à l'anneau du soléaire et à l'orifice aponévrotique de la veine saphène interne (HERAPATH), leur importance a été sans doute très exagérée. Dans la station debout les muscles des masses postérieures de la jambe se contractent pour maintenir l'équilibre du corps, il en résulte une constriction permanente des nombreuses voies anastomotiques entre les veines superficielles et profondes signalées par VERNEUIL et LE DENTU ; par suite la circulation veineuse est entravée. C'est ainsi qu'on conçoit l'influence fâcheuse de certaines *professions* qui exigent la station verticale prolongée, tels que les employés de magasin, les blanchisseuses, les cuisinières, les fondeurs, les verriers, etc... A l'attitude s'ajoutent souvent des causes accessoires, mais réelles, telles que la chaleur, l'humidité et sans doute aussi l'intoxication alcoolique et l'inhalation de gaz toxiques (oxyde de carbone). Les liens constricteurs, les jarretières notamment, favorisent les varices ; de même la constriction produite par le ceinturon chez le jeune soldat (CHARVOT)[2].

b. CAUSES PATHOLOGIQUES. — Une fois la distention des veines produite, les *valvules sont forcées* et la stase dans les vasa vasorum provoque sur les tuniques veineuses une réaction qui se caractérise sous forme d'une sorte d'inflammation chronique. KLOTZ[3] a montré que le nombre des valvules capables de fonctionner diminue avec l'âge à partir de vingt-cinq ans. Mais c'est surtout TRENDELENBURG[4] qui, en 1890, a eu le grand mérite de démontrer les

---

[1] CHARRADE. Thèse de doctorat, Paris, 1892, n° 8.

[2] CHARVOT. Etude sur les varices dans l'armée, 1885.

[3] KLOTZ. Arch. f. Anat. und Phys., 1887, p. 159.

[4] TRENDELENBURG. Beitr. zur Klin. Chir., 1890, t. VII, p. 195-210.

troubles résultant de l'*insuffisance valvulaire*. Le tronc de la veine saphène interne et ses branches collatérales représentent une colonne liquide dans laquelle se font sentir tout les changements de pression résultant de la pesanteur et des mouvements respiratoires. Ce fait peut être mis en évidence par l'expérience suivante : si, le malade étant couché ou assis, on lui relève la jambe de façon à vider la veine saphène du sang qu'elle renferme et qu'on fasse lever le malade tout en comprimant un point du trajet de la veine voisine de son embouchure dans la fémorale, le tronc de la veine ne se remplit pas de bas en haut comme à l'état normal. Sitôt qu'on supprime la compression, le sang afflue brusquement et distend d'emblée la veine de haut en bas. La circulation se fait donc en sens inverse de l'état physiologique dans le tronc de la saphène par suite de l'insuffisance valvulaire. De même, si le malade à demi couché, on lui relève la jambe, le sang pénètre dans la saphène à peu près à la hauteur du cœur « comme s'il s'agissait de vases communiquants ». L'augmentation de pression produite par l'effort, la toux, se manifeste par une distention brusque de la saphène. Schwartz a fait remarquer en outre qu'une percussion brusque, une chiquenaude donnée sur un point du tronc de la saphène entraîne une ondulation sur le trajet de la veine. On obtient une sensation nette de fluctuation en explorant avec les mains deux points, même assez distants, du tronc de la saphène.

On comprend que lorsque les valvules sont ainsi forcées, les oscillations de la jambe dans la marche provoquent de la stase et même un véritable choc de la colonne sanguine en vertu de la force centrifuge. De même les contractions musculaires au lieu de favoriser la circulation projettent le sang dans le territoire distendu de la saphène, à la façon de coups de bélier (Delore) [1]. C'est le *coup de bélier intermusculaire* par opposition au *coup de bélier abdominal* qui provient du reflux de l'iliaque de haut en bas pendant les mouvements du tronc. Delbet [2]

---

[1] Delore. Congrès français de chirurgie, 1894, p. 417.

[2] Pierre Delbet. Clinique chirurgicale, Hôtel-Dieu. Semaine médi-

a bien montré l'influence de l'insuffisance valvulaire sur
la circulation intra-veineuse et l'augmentation de pression
qu'elle détermine. Chez un homme atteint de varices, ayant,
après anesthésie à la cocaïne, dénudé la saphène interne
à la partie moyenne de la cuisse, il introduisit dans le bout
central du vaisseau sectionné une canule communiquant
avec un manomètre à mercure. Au lieu d'être négative, la
pression dans ce bout central était positive. Au repos elle était
de 16 millimètres de mercure; le malade faisant un effort, se
tenant debout, elle montait à 16 centimètres; enfin, le malade
ayant produit un effort très violent, la colonne de mercure monta
jusqu'à 26 centimètres. Une telle tension intra-veineuse entraîne
forcément des troubles circulatoires considérables dans les territoires correspondants.

CONCLUSION. — En résumé l'étiologie des varices est complexe.
Dans un certain nombre de cas, la lésion de la paroi veineuse
est primitive (dystrophie congénitale ou acquise, phlébite), et la
dilatation variqueuse est secondaire. D'autres fois, et sans
doute plus souvent, des causes mécaniques favorisent la stase
et celle-ci à la longue, surtout chez les sujets prédisposés de par
leur tempérament arthritique, entraîne par dilatation des vasa
vasorum une altération de la paroi de la veine. La varice est
dès lors constituée et la lésion de la paroi ainsi que l'altération
des valvules, viennent s'ajouter aux causes mécaniques pour
augmenter les troubles circulatoires. C'est, en un mot, un
véritable cercle vicieux, la stase provoquant l'altération de
la veine qui elle-même, lorsqu'elle est produite, augmente les
phénomènes de stase.

SYMPTÔMES

Début. — Varices profondes. — Le début des varices, à
moins qu'elles ne succèdent à une phlébite, est lent et insidieux.
Les malades ne consultent guère à cette période. Ils éprouvent

cale, 1897, p. 372, et Treizième Congrès international de médecine
tenu à Paris en août 1900, Section de pathologie générale.

seulement un peu de gêne, de tension profonde et vague dans la jambe, surtout au mollet. Après une marche un peu longue le membre est lourd. A l'examen on ne constate rien qu'un peu d'œdème périmalléolaire. La palpation profonde du mollet, la pression des masses charnues réveille un peu de sensibilité. Par le repos, ces légers troubles disparaissent complètement. Il y a déjà des varices profondes qui ne se manifestent par aucun signe important. Un examen attentif permettrait parfois dès cette période de constater dans la région périmalléolaire, à la face externe de la jambe, autour du genou, ou encore sur la cuisse, sur la fesse, de petites varicosités du derme d'aspect étoilé et d'une coloration rose ou bleue. Ces varicosités superficielles existent parfois en dehors de toute varice profonde et restent ainsi des années sans se développer.

La présence des varices profondes peut se révéler brutalement par l'accident connu sous le nom de « coup de fouet » et qu'on attribua longtemps à la rupture du tendon du plantaire grêle. En faisant un effort, à la suite d'une violente contraction, le malade éprouve une douleur soudaine et excessivement forte dans le mollet. Très rapidement la masse charnue gonfle, s'empâte. La marche est impossible. Au toucher on sent une induration des plans musculaires, et par places, des nodosités, des cordons durs en rapport avec les rameaux anastomotiques intramusculaires indurés et enflammés. La peau est chaude, la pression est douloureuse. Au bout de quelques jours, on voit survenir une ecchymose plus ou moins étendue sur la face postérieure de la jambe. Verneuil [1] a bien montré qu'il s'agit de la rupture interstitielle d'une varice profonde. Son opinion a été confirmée par Terrillon [2], Clary [3]. Aujourd'hui, elle est généralement adoptée.

Varices superficielles. — Souvent, les varices apparaissent

[1] Verneuil. Congrès de Clermont-Ferrand, 1877.

[2] Terrillon. Bulletin général de thérapeutique, 1882, t. 102, p. 425.

[3] Clary. Thèse de doctorat, Paris 1883, n° 117.

sur les troncs veineux superficiels sans que les lésions des veines profondes se soient manifestées par des signes suffisants pour attirer l'attention du malade.

La dilatation débute tantôt par le territoire de la veine saphène externe, tantôt et plus fréquemment, par celui de la saphène interne. Des cordons bleuâtres apparaissent d'abord, qui ne soulèvent pas les téguments. Ils siègent à la face interne de la jambe, du genou, à la partie inférieure de la cuisse, sur le trajet du tronc de la saphène interne ou dans son voisinage. La palpation révèle un peu d'induration au niveau de ces cordons, et le malade accuse quelques douleurs vagues dans la jambe, surtout après avoir marché ou après être resté longtemps debout.

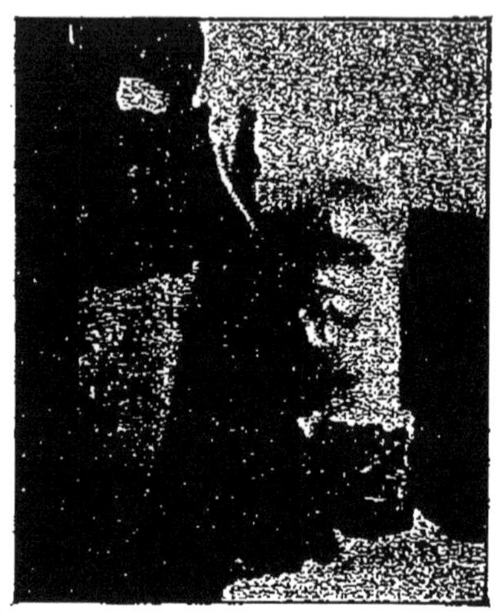

Fig. 58.

Varices de la face interne de la jambe et du genou (d'après une photographie).

Peu à peu, et avec une rapidité plus ou moins grande suivant les sujets, les varices superficielles deviennent plus apparentes.

Elles présentent des caractères différents selon que la lésion porte sur le tronc principal, sur les grosses branches collatérales, ou sur les veines d'un moindre calibre. Habituellement, c'est la dilatation du tronc même de la saphène qu'on constate. On la suit depuis la malléole interne jusqu'à l'embouchure de la veine dans la fémorale à la pointe du triangle de Scarpa. Mais elle est beaucoup plus saillante en certains points, notamment à la face interne du genou, au-dessus et au-dessous, sur le bas de la cuisse et au haut de la jambe (voy. fig. 58). La veine soulève les téguments qui présentent une coloration bleuâtre. D'autres fois, le trajet de la veine est représenté sur la peau par une pigmentation noire comme produite par de la crasse ou de la poussière de charbon. Le tronc veineux n'est plus rectiligne, mais au con-

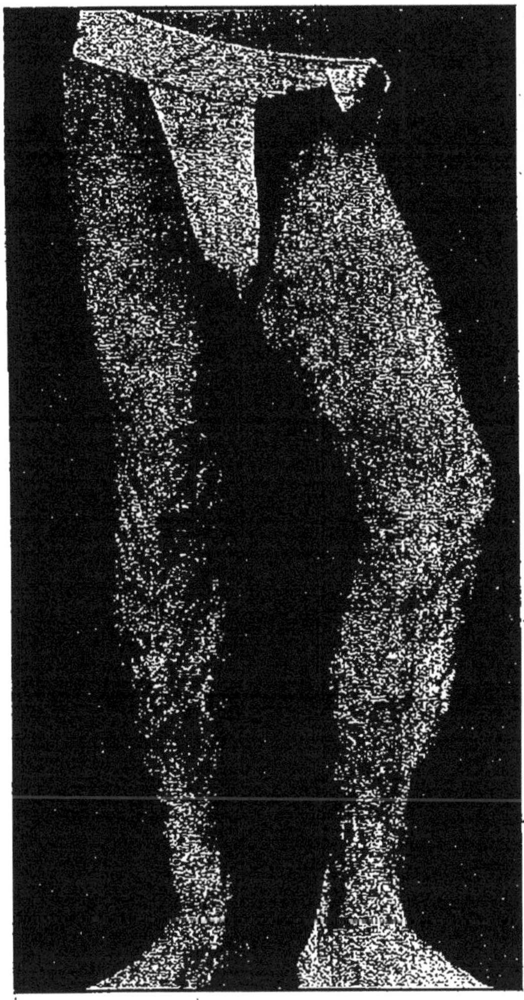

Fig. 59.

Varices des membres inférieurs ; dilatation de l'embouchure de la saphène interne à gauche (d'après une photographie).

traire, flexueux, bosselé. Au niveau des plus grosses bosselures, la peau est très amincie.

Une des dilatations partielles les plus curieuses est la distension de l'ampoule normale qui siège à l'embouchure de la saphène. Le malade dont nous donnons la photographie (fig. 59) en présentait un exemple remarquable. Au triangle de Scarpa on voit une tumeur arrondie, du volume d'une noix, qui soulève les téguments. Ceux-ci ont leur aspect normal. La tumeur est molle, réductible. A distance, on pourrait penser à une hypertrophie ganglionnaire, et après avoir constaté sa réductibilité, on songe à une hernie crurale, d'autant plus que, la pression supprimée, la tumeur reparaît brusquement et subit les impulsions de la toux (Després, Ducourtioux [1] Segond [2]).

Autour du tronc de la saphène, distendu et pelotonné, on voit les terminaisons des branches collatérales également dilatées. L'ensemble constitue une masse parfois très volumineuse, surtout à la face interne du genou, qu'on a comparée à une *tête de méduse*. Au toucher, la tumeur veineuse donne la sensation d'un peloton de vers ou d'un paquet d'intestins de poulet. La consistance est dure par places, molle en d'autres. Dans son ensemble la masse est réductible, mais il reste des cordons indurés après son affaissement. On sent même fréquemment des petites concrétions dures, calcaires, mobiles, analogues à des grains de plomb ; ce sont des *phlébolithes*..

Au lit, dans la position horizontale, tous les signes s'effacent, pour reparaître sitôt que le malade est debout. Les efforts, la toux, augmentent la tension des varices.

L'épreuve de Trendelenburg, l'exploration de Schwartz (voy. plus haut p. 194) démontrent l'insuffisance valvulaire, notion précieuse au point de vue thérapeutique.

On constate en même temps quelques *troubles trophiques* et *vaso-moteurs* : épaississement, striation, incurvation des ongles, sueurs locales abondantes, coloration violacée et refroidissement du membre. Le thermomètre donne un degré environ de moins que du côté sain. La sensibilité tactile est affaiblie.

---

[1] Ducourtioux. Thèse de doctorat, Paris 1891, n° 247.

[2] Segond. *Gazette médicale*, 1894, et Bulletins de la Société de Chirurgie, 1894, p. 387.

Ch. Richet a noté dans la thèse de Fournol [1] la disparition de la sensibilité électrique en même temps que l'hyperesthésie à la douleur (Delaunay) [2].

Les mêmes lésions peuvent siéger sur le territoire de la veine saphène externe.

Chez d'autres malades, les dilatations variqueuses portent uniquement sur le réseau collatéral, le tronc des saphènes n'est pas apparent. Ce fait peut tenir à l'absence des saphènes (disposition assez rare) ou, ce qui est plus fréquent, à leur intégrité relative. On constate alors des cordons noueux et flexueux sur la face externe de la jambe, sur la face interne de la cuisse.

Il existe parfois de véritables grappes appendues à la face interne de la cuisse et qui remontent jusqu'au pli génito-crural. La distension peut encore atteindre de préférence les branches veineuses transversales, et on voit sur la face antérieure de la jambe ou de la cuisse un ou plusieurs cordons flexueux à direction générale transversale. Ces varices présentent d'ailleurs les mêmes caractères que celles qui siègent sur les troncs principaux.

Enfin, dans des cas plus rares, il n'y a de dilatation ni au niveau des troncs veineux ni au niveau des gros rameaux. La lésion siège sur les petites branches dermiques et sous-dermiques et l'on voit sur la jambe et sur la cuisse, jusque sur la fesse, de petits amas de veines dilatées, bleues ou rosées, saillantes, flexueuses, en étoiles, en aigrettes, en traînées, en comètes. La pression fait disparaître leur coloration et permet de sentir, pour les plus grosses, un certain degré d'induration de leurs parois.

Les troubles qui résultent des varices sont variables; ils sont particulièrement accentués dans les deux premières formes. Quand les deux membres inférieurs sont atteints, il peut en résulter une gêne considérable dans la marche, sans compter que les malades sont exposés à toute une série d'accidents qu'il nous faut maintenant envisager.

---

[1] Fournol. Thèse de doctorat, Paris, 1879, n° 372.
[2] Delaunay. Thèse de doctorat, Paris, 1890, n° 161.

Complications des varices

A. **Ruptures**. — 1° Externe. — Sous l'influence d'un effort, d'un coup ou d'un choc même minime, une varice superficielle peut se rompre au niveau d'un de ces points que je signalais plus haut où la peau est très amincie. L'augmentation brusque de la pression intra-veineuse suffit pour faire éclater la veine. D'autres fois, l'ouverture se fait de dehors en dedans par plaie ou ulcération du vaisseau. L'hémorragie est plus ou moins abondante selon l'importance de la veine rompue et suivant l'état de la circulation à son niveau. Il n'est pas nécessaire que ce soit le tronc de la saphène pour produire une forte hémorragie; si les parois du vaisseau sont indurées et par suite l'orifice maintenu béant, le sang s'échappe en abondance d'autant plus que les valvules sont forcées et que la colonne sanguine intra-veineuse se trouve constamment en tension. Le sang ne sort pas en bavant, mais en jet à renforcements systoliques. La mort peut survenir à la suite de la rupture externe d'une varice.

2° Interstitielle. — Si c'est une veine profonde qui se rompt, le sang s'épanche dans le tissu cellulaire voisin, infiltrant progressivement les espaces inter-musculaires et gagnant peu à peu les plans sous-cutanés. Une ecchymose apparaît au bout d'un temps variable suivant la profondeur du vaisseau rompu. D'une coloration noire d'encre au début, puis violette et rosée à mesure qu'elle gagne par imbibition les plans les plus superficiels du derme, l'ecchymose peut être extrêmement étendue. Le « coup de fouet », avons-nous dit, est une variété de ces ruptures veineuses profondes, se produisant au niveau d'une des branches anastomotiques qui traversent la masse charnue du mollet. La douleur est vive au moment de l'accident et s'atténue progressivement sous l'influence du repos. On sent au palper une induration profonde de tout le mollet dont la pression est douloureuse Peu à peu la résorption de l'épanchement se fait, plus ou moins lente suivant la quantité de sang épanché. Cette résorption

peut être interrompue par l'infection de l'épanchement et sa
transformation purulente partielle. Il se forme un abcès profond entouré d'une large zone d'induration.

B. **Phlébite**. — La phlébo-sclérose prédispose à la phlébite,
les veines dont les parois sont devenues fibreuses et au niveau
desquelles la nutrition est ralentie s'enflamment plus aisément
que des vaisseaux sains. Dans la grossesse et dans l'état puerpéral
les phlébites variqueuses étaient jadis très fréquentes : (NIVERT [1],
MARQUET [2], BUDIN [3], VILON [4]). Toutes les phlébites variqueuses
sont de nature infectieuse que l'infection soit d'origine interne,
consécutive par exemple à la fièvre typhoïde ou à la grippe
(MAYDIEU [5], BROCA [6], QUÉNU [7], VAQUEZ [8]), ou d'origine externe.
Une plaie si minime soit-elle, suffit comme porte d'entrée à l'infection (SCHWARTZ) [9]; or ces lésions des téguments ne sont
pas rares chez les variqueux.

Suivant la variété des varices, la phlébite sera tronculaire ou
rameuse. Dans la *phlébite tronculaire*, la paroi veineuse s'épaissit, s'indure, les tissus péri–veineux s'empâtent ; la peau conserve sa couleur normale ou devient rosée ou rouge, elle est
chaude, souvent œdématiée. On sent au-dessus de la veine une
plaque plus ou moins large d'induration, douloureuse spontanément et à la pression.

Dans la *phlébite rameuse*, les paquets variqueux enflammés
forment une tumeur dure, saillante, adhérente à la peau.

Souvent l'inflammation gagne les parties profondes ; il existe

---

[1] NIVERT. Thèse de doctorat, Paris, 1862, n° 200.

[2] MARQUET. Thèse de doctorat, Paris, 1876, n° 346.

[3] BUDIN. Thèse d'agrégation, 1880.

[4] VILON. Thèse de doctorat, 1888, n° 175.

[5] MAYDIEU. Thèse de doctorat, Paris, 1881, n° 16.

[6] BROCA. Revue de Chirurgie, 1889, p. 638 et 728.

[7] QUÉNU. Bulletins de la Société Médicale de l'Elysée, février, 1890.
Rapport sur 3 cas.

[8] VAQUEZ. Clinique Médicale de la Charité, 1894.

[9] SCHWARTZ. *Presse médicale*, 1896, p. 57.

un empâtement douloureux au niveau des masses musculaires du mollet. La douleur est quelquefois localisée au creux poplité ou au pli de l'aine. La fièvre est légère, la température est peu élevée. Le malade éprouve de la lourdeur du membre et de la gêne à le mouvoir. Les troubles circulatoires se manifestent par de l'œdème du pied, sur la face dorsale et surtout autour des malléoles, remontant parfois sur la jambe.

L'évolution de la phlébite est variable, tantôt elle s'éteint rapidement, les troubles cessent et le malade conserve seulement un segment veineux dur et thrombosé. Il n'est pas rare de trouver ainsi sur le trajet de la saphène interne et surtout au voisinage du genou une masse dure arrondie, indolente, vestige de la phlébite. D'autres fois la thrombose s'étend davantage, les troubles circulatoires locaux sont plus prononcés, la durée de l'affection est plus longue. C'est dans ce cas qu'on voit parfois survenir des embolies; le caillot détaché de la veine est entraîné dans le torrent circulatoire et s'arrête dans une des branches de l'artère pulmonaire produisant un foyer d'apoplexie pulmonaire. L'embolie peut être plus grave encore et produire la mort subite (CHABENAT) [1].

La phlébite passe quelquefois d'une jambe à l'autre, c'est la *phlébite à bascule* dont le pronostic est plus sévère que la lésion unilatérale.

PHLÉBITE SUPPURÉE. — Dans les formes *septiques*, l'inflammation va jusqu'à la suppuration. Les caillots se ramollissent et deviennent purulents. La suppuration gagne secondairement le tissu cellulaire et les téguments et l'abcès s'ouvre au dehors; le pus qui s'écoule est rouge violacé, mélangé au sang. L'état général est touché, le malade a de la fièvre, des frissons ; ses nuits sont agitées. Les embolies sont alors particulièrement redoutables, outre les accidents mécaniques et réflexes qu'elles peuvent entraîner, le caillot septique va coloniser à distance, produisant des abcès secondaires. Le malade est exposé à tous les dangers de la pyohémie.

[1] CHABENAT. Thèse de doctorat, Paris, 1874, n° 21.

Il se forme souvent une série d'abcès échelonnés le long du tronc de la saphène interne ; chez le même malade, CAMPENON [1] dut ouvrir successivement *vingt-trois abcès* le long de la jambe droite. A. BROCA [2] a bien décrit les ulcérations arrondies et étagées dues à des phlébites ampullaires multiples suppurées et ulcérées.

Parfois les lésions sont surtout accentuées autour de la veine, la périphlébite prédomine et la suppuration se collecte dans le tissu cellulaire périveineux.

Dans ce cas, la *lymphangite* est souvent associée à la périphlébite et les deux lésions combinées entraînent des accidents plus sérieux. La fièvre est plus accentuée. L'obstruction simultanée des vaisseaux lymphatiques et sanguins produit des troubles circulatoires considérables, l'œdème de la jambe est très prononcé sur le trajet des troncs veineux et lymphatiques ; on constate une rougeur diffuse phlegmoneuse, les ganglions sont tuméfiés, douloureux. Le malade éprouve dans tout le membre des battements, une tension extrêmement pénible.

C. **Ulcères variqueux.** — L'ulcère est une des complications les plus fréquentes des varices. Son siège habituel est la face interne de la jambe, dans sa moitié inférieure. Il survient à la suite de la rupture d'une varice, plus souvent, il est consécutif à une phlyctène, à une pustule d'ecthyma ou à une plaque d'eczéma. D'abord petit, il s'élargit progressivement et atteint bientôt le quart ou le tiers de la circonférence de la jambe. Les contours en sont parfois nets et arrondis, et plus souvent irréguliers, découpés. Les bords sont épais, adhérents, et le fond inégal, fongueux, grisâtre. Il s'en écoule constamment une sanie putride. Sur l'ulcère primitif se sont greffées des infections secondaires qui tiennent à ce fait que le malade maintient sur la plaie un pansement malpropre.

Quelquefois, à côté de l'ulcère principal, on trouve une ou

[1] CAMPENON. In Thèse de MÉRIEUX, doctorat, Paris, 1895-1896, n° 119.
[2] A. BROCA, Thèse de doctorat, Paris, 1886, n° 117.

plusieurs petites pertes de substance échelonnées dont quelques-
unes en voie de guérison sont limitées par un tissu fibreux de
cicatrice blanchâtre.

Certains de ces ulcères se développent chez des syphilitiques ;
ils présentent alors des caractères propres à la syphilis, c'est
pour les désigner que VERNEUIL a proposé le nom d'*ulcères
hybrides*.

Tout autour de l'ulcère, le membre offre un ensemble de
lésions caractéristiques. Il y a d'abord habituellement de l'œdème
qui donne à la jambe une forme arrondie, cylindrique et un
aspect lisse. Le pied est lui-même tuméfié. Les varices ne sont
pas toujours très accentuées. Il est remarquable de voir que ce ne
sont généralement pas les membres présentant les plus gros
paquets variqueux qui sont atteints d'ulcère, mais plutôt ceux
sur lesquels il existe de nombreuses varicosités superficielles.
La peau est glabre, autour de l'ulcère, par endroits elle est
amincie, finement plissée, d'un blanc rosé, et ailleurs, au contraire, elle est fortement pigmentée en plaques brunâtres. Ces
zones correspondent souvent à d'anciens ulcères cicatrisés.

C'est également au voisinage de l'ulcère qu'on rencontre le
plus fréquemment les différentes éruptions signalées chez les
variqueux : l'*ecthyma*, les *furoncles*, l'*eczéma*. A. BROCA [1] distingue trois variétés d'eczéma : la forme sèche, la forme à larges
squames et enfin l'eczéma aigu suintant, procédant par poussées.

Les *troubles de la sensibilité* sont fréquents autour de l'ulcère ; la sensibilité tactile est généralement amoindrie, et, par
contre, les malades éprouvent des douleurs spontanées.

La peau et le tissu cellulaire sous-cutanés sont parfois gonflés
par un œdème considérable, la peau est lisse ou rugueuse, suivant
les cas. Le membre est énorme et d'une dureté presque ligneuse
au toucher. C'est une véritable *infiltration éléphantiasique*
(JEANSELME) [2]. Quand la peau est peu épaissie, on sent sur la
face interne du tibia et le long de ses bords des rugosités, des

---

[1] A. BROCA. *Loc. cit.*

[2] JEANSELME. Thèse de doctorat, Paris, 1888, n° 117.

inégalités et par places de véritables hyperostoses (RECLUS).

C'est qu'en effet les lésions secondaires aux varices se présentent avec leur maximum d'intensité au niveau de l'ulcère et dans son voisinage.

Non seulement les téguments sont frappés d'inflammation chronique évoluant vers l'amincissement et l'atrophie ou vers l'épaississement, l'œdème dur, l'éléphantiasis par lymphangite chronique, mais les artères sont également atteintes (RIENZI [1], ARNOZAN et BOURSIER [2]). On peut parfois sentir le cordon induré de l'artère pédieuse. Les lésions des nerfs, des muscles, des os complètent le tableau. En sorte que l'ulcère variqueux se trouve être un véritable *ulcère trophique*, dont les causes sont multiples : stase veineuse, artério-sclérose, névrite interstitielle, auxquelles il faut encore ajouter l'âge, le terrain (alcoolisme, syphilis, arthritisme), et aussi l'influence des infections surajoutées (TERRIER, SÉJOURNET, QUÉNU [3], GILSON [4], SCHREIDER [5]). Ce qui prouve l'influence des troubles circulatoires, de la stase et de la tension intra-veineuse, c'est l'importance de la position horizontale, la nécessité du séjour au lit ou au moins dans l'extension sur une chaise longue pour obtenir la guérison de l'ulcère.

Il est inutile d'insister sur les dangers d'infections auxquels les malades sont exposés par suite de la présence de cette vaste ulcération; en vérité il y a lieu de s'étonner que les lymphangites, les adénites et toutes les suppurations à distance ne soient pas plus fréquentes, étant données l'insuffisance et la malpropreté des pansements qu'y appliquent les malades. Il faut admettre que ces plaies atones recouvertes d'un enduit grisâtre putrilagineux, ne sont que faiblement absorbantes.

[1] RIENZI. Giorm. internat. de la Sc. med. (1882).

[2] ARNOZAN et BOURSIER. Société anatomique et physiologie de Bordeaux (1882-1884).

[3] QUÉNU. Revue de Chirurgie, 1882, p. 877.

[4] GILSON. Nouv. Dict. de Médecine et de Chirurgie prat. Art. Ulcères, 1885, t. 37, p. 41.

[5] SCHREIDER. Thèse de doctorat, Paris, 1883, n° 247.

D. **Névralgies.** — Nous avons vu que l'ulcère et les téguments qui l'environnent sont ordinairement le siège de douleurs vives, spontanées, exagérées encore par la pression. Le malade ne peut guère supporter· de chaussures et marche péniblement soutenu par des béquilles. Cette impotence est due non seulement à la douleur mais aussi à la raideur du membre produite par l'induration des téguments et à la faiblesse des muscles résultant de leur atrophie de leur dégénérescence scléreuse.

On peut encore rencontrer chez certains variqueux, et même chez des sujets n'ayant que des signes rationnels de varices profondes sans dilatations veineuses superficielles, des névralgies intenses sur le trajet d'un tronc nerveux important, notamment dans la zone du sciatique. Quénu admet que dans ces cas la névralgie est due à l'irritation du nerf par la distension des veines intra-nerveuses.

Les varices du nerf sciatique siègent de préférence dans la portion fessière du nerf, lorsqu'après être sorti du bassin il chemine sous le muscle grand fessier, au-dessus des pelvi-trochantériens (voy. fig. 60).

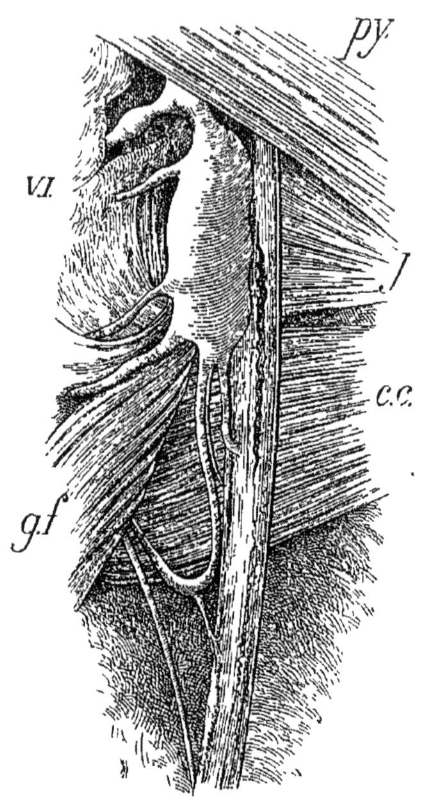

Fig. 60.

Varices du nerf sciatique à son émergence du bassin (d'après Quénu).

VI, veine ischiatique. — *gf*, grand fessier. — *py*, pyramidal. — *j*, jumeau. — *cc*, carré crural.

---

[1] Quénu. Bulletins de la Société de Chirurgie, 1888.

L'opération imaginée par Quénu et pratiquée également par d'autres, consistant à découvrir le sciatique a démontré l'exactitude de cette opinion déjà corroborée par des dissections et des examens histologiques.

Cependant toutes les sciatiques chez les variqueux ne sont pas d'origine variqueuse. Certaines relèvent sans doute de l'arthritisme et d'autres causes d'ordre général, et ne sont pas justiciables de la même thérapeutique.

E. **Pied bot**. — Les lésions musculaires, nerveuses et cutanées sur lesquelles nous avons insisté plus haut expliquent la production d'attitudes vicieuses permanentes du pied, de *pieds bots*, qu'on rencontre chez les variqueux et surtout chez les sujets atteints d'ulcères (Renaudin [1].) La déformation la plus fréquente est le *pied bot équin* avec flexion des orteils. L'attitude est comparable à celle qu'on voit dans les pieds bots phlébitiques décrits par Verneuil.

Pronostic

L'évolution presque fatalement progressive des varices, les nombreux accidents auxquels elles exposent suffisent amplement à démontrer leur gravité et la nécessité qui s'impose de les traiter dès leur apparition.

Diagnostic

Certains sujets à veines saillantes et à peau fine peuvent, après une longue marche et surtout par les temps de chaleur, présenter une forte distension des veines superficielles des membres inférieurs. Ce ne sont pas encore des varices, néanmoins ce peut être un acheminement et ces sujets devront pour les prévenir se soumettre à quelques précautions hygiéniques.

Un *anévrisme poplité* latent, sans tumeur saillante, peut entraîner des troubles circulatoires et des douleurs dans la jambe

[1] Renaudin. Thèse de doctorat, Paris, 1895, n° 256.

qui, à un examen superficiel, en imposeraient pour des varices profondes (cas fameux du facteur de VERNEUIL).

La *dilatation ampullaire de la veine saphène interne* à sa terminaison a été quelquefois prise pour une *hernie crurale*. MALGAIGNE a insisté sur ce diagnostic différentiel. Dans les deux cas, il s'agit d'une tumeur réductible se reproduisant par les efforts et subissant les impulsions de la toux. Un examen attentif permettra de reconnaître la nature de l'affection. Le siège exact, la consistance de la tumeur constitueront des indices. Le gargouillement de la hernie intestinale est caractéristique. Mais si, comme cela est fréquent c'est une épiplocèle crurale le « bruit de chaînon » obtenu en la réduisant peut être confondu avec le *frémissement* spécial qu'on perçoit parfois en comprimant la dilatation veineuse. Un des meilleurs signes différentiels est la présence de varices dans le voisinage, au niveau de la veine sous-cutanée abdominale et, plus bas, sur le tronc de la saphène interne. DESPRÈS, et plus récemment SEGOND ont signalé des faits dans lesquels l'erreur a été commise.

On ne se contentera pas de reconnaître les varices, on s'efforcera encore de les localiser, de savoir si les valvules sont forcées. Les dilatations siègent-elles sur le tronc de la saphène interne ou externe ou bien intéressent-elles les branches collatérales. Existe-il des varices profondes ?

On examinera le malade successivement couché et debout, et on recherchera comment se fait la réplétion de la saphène interne, en répétant les expériences de TRENDELENBURG et de SCHWARTZ. L'influence des efforts de toux renseignera sur l'état des valvules au delà de l'embouchure de la saphène.

Il est important encore de rattacher les complications à leurs vraies causes, notamment le « coup de fouet », les accidents inflammatoires, les embolies, dans la phlébite variqueuse. Les ulcères sont habituellement d'un diagnostic aisé. Cependant dans certains cas, le problème se complique par l'absence ou le faible développement des varices superficielles en même temps que par l'existence d'antécédents syphilitiques chez le malade. Souvent l'ulcère variqueux ne s'accompagne que de petites varicosités très superficielles. On pourra être amené à conclure à une forme mixte, hybride, *syphilo-variqueuse*, contre laquelle on devra employer le traitement général antisyphilitique et le repos.

L'*ulcère tuberculeux* avec sa coloration violacée, ses bords minces et décollés, et son siège très variable se distingue de l'ulcère variqueux. L'examen complet du malade ne sera pas négligé.

Quant aux névralgies et en particulier aux sciatiques variqueuses, on y songera lorsque le malade présente des varices et que d'autre part, il n'existe aucune des causes habituelles des névralgies. Toutefois l'hypothèse de la sciatique variqueuse ne pourra guère être confirmée que par l'examen direct.

TRAITEMENT

A) TRAITEMENT HYGIÉNIQUE

Ainsi que le fait remarquer SCHWARTZ [1] il est des varices auxquelles il ne faut pas toucher, leur compression entraînant des accès de suffocation, des phénomènes congestifs et parfois même des hémorragies à distance. Il en est de certains variqueux comme de certains hémorrhoïdaires dont la distension veineuse doit être respectée. Ces cas sont d'ailleurs exceptionnels.

Peut-être pourra-t-on utilement recommander à ces malades l'emploi suivi de la teinture d'Hamamelis Virginica à la dose de cinq à sept gouttes par jour.

Un entretien minutieux de la peau et en particulier des membres inférieurs est de rigueur chez les variqueux. On prescrira les bains froids ou chauds plutôt que tièdes.

Toutes les causes de constriction par les vêtements, les jarretières doivent être évitées. La station debout prolongée est particulièrement nuisible.

Contre les varices au début, le malade devra porter un bas compressif en coutil, en peau de chien ou mieux encore en tissu élastique.

---

[1] SCHWARTZ. Traité de chirurgie Le Dentu et Pierre Delbet, t. IV, p. 412.

La compression devra remonter au genou et même jusqu'à la cuisse, à l'aide d'un appareil spécial, s'il existe des lésions de la portion crurale de la saphène interne. Les bas seront renouvelés dès que le tissu aura perdu son élasticité. Cette recommandation peut paraître superflue et cependant combien de malades éviteraient des complications fâcheuses si d'emblée ils s'astreignaient à porter des bas et s'ils avaient le soin de les renouveler lorsque leur tissu est relâché ! Il est exceptionnel de voir la compression élastique mal supportée. Ce n'est guère que chez certaines femmes enceintes ou chez des sujets atteints de maladie du cœur que la compression des varices entraîne des phénomènes de suffocation, des sensations d'étouffement. Il sera alors indiqué d'essayer un traitement lent et progressif, commençant par une compression légère avec une bande de flanelle ou de crêpe Velpeau et appliquant ensuite un bas lacé en coutil ou en peau de chien.

B) Traitement chirurgical

Depuis quelques années, le traitement chirurgical des varices a été remis en honneur. L'idée n'est pas neuve puisqu'un siècle avant notre ère MARIUS, au dire de CELSE[1] et de PLUTARQUE fut traité de varices par l'extirpation des veines. GALIEN (an 150) donna de cette opération une description très détaillée, reproduite par PAUL d'Égine, A. PARÉ, DIONIS, GUILLEMOT : mise à nu de la veine variqueuse sur une étendue de trois travers de doigt, ligature en deux points et section entre les deux ligatures.

Au dix-neuvième siècle, DUPUYTREN renonce à l'extirpation des varices à cause des accidents infectieux qu'elle détermine et après lui la plupart des chirurgiens condamnent cette opération. Ce n'est que dans ces derniers temps qu'elle fut reprise sous le couvert de l'antisepsie et de l'asepsie.

Cette évolution de la chirurgie veineuse n'est pas faite pour nous surprendre. N'avons-nous pas vu que le traitement consi-

---

[1] CELSE. De re medica, liv. VIII, cap. XXXI (50 ans après J.-C.).

déré aujourd'hui comme le meilleur pour la cure des anévrismes remonte à ANTYLLUS? L'histoire de la Chirurgie est remplie de faits semblables. Pour ne citer que deux exemples parmi les plus remarquables, la trépanation ne fut-elle pas pratiquée dès les temps les plus reculés et la cure radicale des hernies que nous considérons à juste titre comme une des belles conquêtes de la chirurgie moderne ne fut-elle pas couramment mise en pratique longtemps avant l'ère antiseptique (SEGOND[1]).

Les procédés imaginés pour guérir les varices sont innombrables. La plupart sont aujourd'hui complètement abandonnés ; c'étaient en effet le plus souvent des procédés aveugles et fort dangereux, dérivant de la méthode sous-cutanée à une époque où on redoutait les plaies larges et surtout les incisions veineuses à ciel ouvert.

Méthodes anciennes. — Parmi ces méthodes surannées je signalerai : le débridement (HERAPATH) la section transversale simple de la veine (BRODIE, VELPEAU), la section sous-cutanée (BRODIE, J. GUÉRIN), la ligature en masse de la veine et de la peau qui le recouvre (CHAUMATTE) (1627), (de GOUEY, 1716), (LOMBARD 1800), (ARMSBY, 1888) ; la ligature médiate sur un corps étranger, sur une épingle par exemple (VELPEAU, 1830. DAVAT, 1833) ; la ligature sous-cutanée simple (GAGNEBÉ, 1830, VELPEAU, 1838. RICORD, 1839) ; la cautérisation (CELSE, A. PARÉ, DIONIS, BRODIE, BONNET de Lyon, LAUGIER, A. BÉRARD, VALETTE, PÉTREQUIN, DESGRANGES, etc.) ; la galvano-puncture (CLAVEL, 1837, PÉTREQUIN 1845, BERTONI (de Milan, 1846) ; le séton (VELPEAU, 1835, BRIOUX 1836) ; l'acupuncture et la suture (FRANC, 1835, ROUX) ; la ligature temporaire (FREER, WISE) ; la compression médiate (B. TRAVERS, (1822), COLLE, SANSON 1836) ; les serre-fines (VIDAL de CASSIS) ; la suture enchevillée, VERNEUIL, DELPECH ; la dénudation de la veine (RIGAUD, CAZIN, 1875).

HERAPATH[2] conseilla et pratiqua le débridement de l'anneau fibreux qui entoure la veine saphène interne près de son em-

---

[1] PAUL SEGOND. Cure radicale des hernies. Thèse d'agrégation, 1883.
[2] HERAPATH. Revue médico-chirurg., 1848, t. IV, p. 106.

bouchure pensant que la dilatation de la veine résultait de son étranglement à ce niveau. MALGAIGNE [1] fit également cette opération. Le principe était faux, le résultat fut nul.

Les *injections coagulantes* ont pendant longtemps joui d'une grande faveur sous l'influence de l'École lyonnaise. A la suite des recherches de PRAVAZ, elles furent appliquées aux varices par BARRIER, PÉTREQUIN, VALETTE et DESGRANGES (1853). Ces chirurgiens faisaient avec un trocart très fin des injections intraveineuses de *perchlorure de fer* en solution marquant 20° à l'aréomètre de Baumé. Leur but était d'obtenir une phlébite adhésive. Ce traitement a le grave inconvénient d'être très dangereux en ce sens qu'il expose aux embolies, aussi ne mérite-t-il pas d'être conservé malgré les résultats satisfaisants obtenus par WEINLECHNER [2] en 1884.

SOCQUET et GUILLIERMOND en 1854 imaginèrent les injections de *liqueur iodo-tannique*, qui furent employées pour la première fois par DESGRANGES [3]. ROUBY [4] publia dans sa thèse 164 injections pratiquées avec succès par DELORE (de Lyon). Lorsqu'on prend toutes les précautions recommandées par DELORE [5], cette méthode paraît inoffensive; beaucoup moins dangereuse en tous cas que les injections de perchlorure de fer. Son principal défaut est d'être compliquée quoiqu'on en ait dit; la découverte de la veine et sa ligature ou sa résection est à coup sûr plus simple et exige moins de précautions post-opératoires. De l'aveu même de DELORE l'injection de liqueur iodo-tannique provoque de la phlébite et un œdème douloureux de tout le membre pendant deux ou trois jours. Ces inconvénients doivent y faire renoncer. Comme l'a dit très justement QUÉNU : « Toute méthode qui a pour essence même de provoquer une phlébite est une mauvaise méthode. »

---

[1] MALGAIGNE. Revue médico-chirurg., 1850, t. VIII, p. 319.

[2] WEINLECHNER. Allgem. Wienin. Med. Zeit., 1884, n° 15 et 16.

[3] DESGRANGES. *Gazette médicale.* Lyon, 1854, et Bulletin thérapeutique, 1855.

[4] ROUBY. Thèse de doctorat, Paris, 1867, n° 229.

[5] DELORE. Congrès français de chirurgie, 1894, p. 417.

Les *injections péri-veineuses d'alcool* à 50 p. 100 employées par P. Broca, Marc Seé, English, les *injections d'ergotine* préconisées par Ruge, Martin, Vogt, Guyon, Vidal et Ferrand[1] ne méritent pas davantage d'être conservées.

Méthodes actuelles. — Les opérations couramment employées aujourd'hui sont : la *ligature veineuse simple*, la *section entre deux ligatures* et la *résection*.

1° Ligature. — La *ligature* doit être faite à ciel ouvert, tous les procédés de ligature sous-cutanée médiate ou immédiate sont mauvais. Ainsi la méthode percutanée de Montaz[2], malgré sa rapidité d'exécution, ne nous parait-elle pas recommandable.

Everard Home[3] pratiquait la ligature surtout contre les ulcères variqueux ; il liait la saphène interne au-dessus du genou et réunissait la peau par-dessus. Cette opération fut reprise par Annandale en 1874, Lucas Championnière[4] en 1876, Schwartz[5] en 1885, et Trendelenburg[6] en 1890.

La ligature est pratiquée à la soie fine, au catgut ou au fil de lin. La plupart des chirurgiens recommandent la ligature avec un fil non résorbable craignant que la ligature au catgut ne soit pas suffisante pour oblitérer définitivement la veine. De fait on a signalé des expériences dans lesquelles la perméabilité des veines liées n'avait été que temporaire (Delore, Minkewitsch[7].) Delore[8] pratiquant une ligature au tiers inférieur de la veine jugulaire sur un chien et ayant examiné la veine quinze jours après, constata que la ligature était englobée dans des

---

[1] Vidal et Ferrand. Bulletin Ac. de Méd., 1881.

[2] Montaz. Dauphiné médical, août 1890.

[3] Everard Home. Pract. Observ. on Treat. of Ulcers on the Leg, 1797, p. 170.

[4] J. Lucas-Championnière. Chirurgie antiseptique, 1880, p. 223.

[5] Schwartz. Revue générale de clinique et de thérapeutique, 1888, p. 65.

[6] Trendelenburg. Beitr. zur Klin. Chir., 1890, t. VII, p. 195-210, et thèse de Tobold, Bonn, 1889.

[7] Minkewitsch. Archives de Virchow. Bd, XXV et XLVIII.

[8] Delore. Congrès français de chirurgie, 1894, p. 425.

tissus nouveaux. La circulation s'était rétablie par l'intermédiaire des vasa vasorum.

Quénu[1] a émis l'hypothèse qu'une ligature parfaitement aseptique pouvait ne pas être oblitérante par suite de l'absence du caillot. Nous nous sommes déjà expliqué à ce sujet (voy. p. 167). Le caillot n'est pas nécessaire pour obtenir l'oblitération d'un vaisseau artériel ou veineux et si la ligature est *suffisamment serrée* je pense, quelle que soit la nature du fil, que l'oblitération est obtenue à moins qu'on n'emploie un fil de catgut extrêmement fin dont la résorption serait particulièrement rapide. Un gros fil de catgut produit une constriction moins forte qu'un fil moyen, c'est celui-ci qui doit être employé de préférence.

2° Section entre deux ligatures. — D'ailleurs il est plus sûr de faire, comme on l'a conseillé depuis longtemps, la *section de la veine entre deux ligatures*

3° Résection. — Dans certains cas, c'est à la *résection veineuse* qu'on aura recours. Indiquée jadis, ainsi que nous l'avons dit, par Celse, Galien, Paul d'Egine, etc., cette opération a été reprise par Boyer, Richerand, Rima[2] (de Venise); Lisfranc[3]. Rima faisait la résection de trois centimètres de la veine saphène très près de l'arcade crurale. Sur 34 opérations, il obtint un tiers de guérison et deux tiers d'insuccès dont 2 morts opératoires. Ces résultats étaient relativement heureux pour l'époque. Lisfranc, eut 3 morts sur 5 opérés, et Jobert perdit 8 opérés sur 9. Aussi la résection veineuse fut-elle complètement abandonnée jusqu'à l'avènement de la chirurgie antiseptique.

Elle fut alors reprise et fréquemment pratiquée, en Angleterre par Steele, de Bristol[4], Marshall[5], Davis Colley[6], Howse[7],

---

[1] Quénu. Traité de Chirurgie, Duplay et Reclus, t. II, p. 177.

[2] Rima (de Venise). *Gazette médicale*, 1837, p. 427.

[3] Lisfranc. Précis de médecine opératoire, 1847, t. III, p. 171.

[4] Steele (de Bristol). Lancet, 1875 (cité par Quénu).

[5] Marshall. Lancet, 1875 (cité par Quénu).

[6] Davis Colley. Guy's Hospital, reports, 1875 (cité par Quénu).

[7] Howse. Guy's Hospital, reports, 1877 (cité par Quénu).

Annandale [1], Dunn [2], Fry [3], Franks Kendal [4] ; en Allemagne par Madelung [5] (de Rostock), von Langenbeck [6], Starcke [7] (de Berlin) ; en France par J. Lucas-Championnière, Schwartz, Reynier, Quénu, Ricard, Forgue [8], etc. De nombreux travaux ont été publiés dans ces dernières années sur cette question, je signalerai notamment ceux de Faisst [9], Perthes [10], en Allemagne ; en France les thèses de Archambeaud [11], Charrade [12], Cordebart [13], Robin [14], Estienny [15], Economos, les travaux et communications de Winiwarter [16], Ch. Rémy [17], Schwartz [18], Quénu [19], qui montrent les bons effets qu'on peut obtenir du traitement sanglant des variçes.

C'est à Trendelenburg que revient le mérite d'avoir posé les indications de la ligature veineuse et d'avoir bien montré son

[1] Annandale. Brit. med. J., 1879 (cité par Quénu).

[2] Dunn. Saint Barthol. hosp., report, 1879 (cité par Quénu).

[3] Fry. Brit. med. J., 1885 (cité par Quénu).

[4] Franks Kendal. Dublin med. J. sc., 1886 (cité par Quénu).

[5] Madelung (de Rostock). Treizième congrès de la Société allemande de chirurgie, avril 1884, séance du 19 avril.

[6] Von Langenbeck. Ibidem.

[7] Starcke (de Berlin). Ibidem.

[8] Forgue. Clinique chirurgicale de l'hôpital Saint-Eloi. *Gazette hebdomadaire* de Montpellier, 1888.

[9] Faisst. Beitr. zur Klin. Chir. B^d, XIV, H, 1.

[10] Perthes. Deutsch. med. Woch., 1895, n° 16.

[11] Archambeaud. Thèse de doctorat, Paris, 1891, n° 246.

[12] Charrade. Thèse de doctorat, Paris, 1892, n° 8.

[13] Cordebart. Thèse de doctorat, Paris, 1893, n° 219.

[14] Robin. Thèse de doctorat, Paris, 1896, n° 106.

[15] Estienny. Thèse de doctorat, Toulouse, 1893, n° 18.

[16] Winiwarter. Ann. de la Société de médecine de chirurgie de Liège, t. XXXIII, 1894, p. 413-416.

[17] Ch. Rémy. Congrès français de chirurgie, 1892, p. 693 et Bulletin général de thérapeutique, janvier et février, 1895, et Cong. franç. de Chir. 1898. Bull. p. 572.

[18] Schwartz. Revue générale de clinique et de thérapeutique, 1888, et 1893. Congrès français de Chirurgie de 1898. Bulletin, p. 568.

[19] Quénu. Société de Chirurgie, 1895, p. 152.

efficacité dans le cas d'insuffisance valvulaire des veines saphènes. La ligature remplace les valvules et supprime le poids de la colonne sanguine étendue du cœur aux ramifications des veines saphènes. La première condition pour que l'opération de TRENDELENBURG soit justifiée, c'est que l'insuffisance valvulaire existe. On aura donc recours aux épreuves de TRENDELENBURG et de SCHWARTZ (voy. p. 194). Ainsi que le fait remarquer DELBET [1], il n'est pas nécessaire que le tronc de la saphène interne soit saillant sous la peau pour que ses valvules soient insuffisantes, parfois ce n'est qu'à la palpation qu'on sent la veine se gonfler sous l'influence de la station debout et se distendre dans les efforts. La dilatation est minime et cependant l'opération de TRENDELENBURG est indiquée parce que la veine est en tension.

TRENDELENBURG fit primitivement une ligature unique de la saphène au tiers moyen de la cuisse. Dans le mémoire de PERTHES [2] il recommande trois ligatures, l'une à la partie moyenne de la cuisse, la seconde au-dessus du genou, la troisième au-dessous du genou. C'est aux *ligatures étagées* ou mieux aux *résections étagées* que la plupart des chirurgiens ont recours aujourd'hui.

La technique de SCHWARTZ est particulièrement recommandable. Après avoir pris les précautions aseptiques indispensables, le chirurgien résèque 4 ou 5 tronçons de la veine saphène à la cocaïne en faisant successivement des injections hypodermiques de la solution à 1 p. 100. trois résections sont faites à la cuisse, une ou deux à la jambe ; chacune comprend un segment de veine long de 4 à 5 centimètres. A ce niveau, la veine est soigneusement isolée de ses branches collatérales qu'on pince au fur et à mesure et qu'on lie méthodiquement, de façon à éviter les hématomes. Suture des incisions cutanées aux crins de Florence sans drainage. Appareil ouaté compressif. Le malade doit rester trois semaines au lit après l'opération.

LEDDERHOSE associe à la résection le saphène une série d'inci-

---

[1] Pierre DELBET. Clinique chirurgicale de l'Hôtel-Dieu. Semaine médicale, 1897, p. 372.

[2] PERTHES. Deut. mod. Wochens., n° 16, 1895.

sions longitudinales de la jambe qu'il referme par une suture continue (HOLZMANN) [1]. Cette méthode aurait pour but d'obtenir par sclérose cicatricielle l'oblitération de nombreuses branches veineuses et lymphatiques dilatées.

Résultats. — Il est possible à l'heure actuelle, de se faire une opinion sur le résultat éloigné de ces résections veineuses. SCHWARTZ, J. LUCAS-CHAMPIONNIÈRE, QUÉNU ont publié des cas remontant à plusieurs années et restés complètement guéris. J. LUCAS-CHAMPIONNIÈRE a revu un de ses malades sans récidive dix ans après l'intervention.

ACCIDENTS. — C'est donc une opération souvent efficace. Présente-t-elle quelques dangers? A priori ce qu'il faut redouter, c'est l'*infection*, l'*embolie*. SCHWARTZ a perdu un de ses malades, vieillard de soixante et onze ans, artério-scléreux, souffrant énormément de paquets variqueux doubles, et qui a succombé trois semaines après l'opération sans avoir présenté ni phlébite ni embolie. Cependant l'embolie peut se produire. J'y reviendrai à propos de la phlébite variqueuse, car je pense que c'est surtout dans ce cas qu'on est exposé à voir survenir des embolies. De l'ensemble des faits publiés on peut conclure que l'opération de TRENDELENBURG appliquée aux cas de varices à forte tension avec insuffisance valvulaire des veines saphènes interne ou externe, est une opération bénigne et efficace à condition d'être pratiquée aseptiquement.

RÉCIDIVES. — A côté des cas de guérison prolongée ou d'amélioration équivalant presque à une guérison, certains malades voient survenir à la suite de l'opération au bout d'un temps variable des dilatations variqueuses des rameaux veineux de la jambe. Le terme de *cure radicale* employé par certains auteurs n'est pas toujours juste et souvent il est difficile de se prononcer sur le résultat éloigné. Tel malade qui présentait des lésions bien limitées au tronc de la saphène au moment de l'opération verra survenir dans la suite des varices des branches secondaires,

____

[1] HOLZMANN. Thèse de Strasbourg, 1898.

tandis que tel autre qui avait déjà des lésions des ramifications veineuses lorsqu'il a été opéré aura un résultat meilleur, en ce sens que les varices au lieu de continuer à évoluer après l'intervention subiront un temps d'arrêt et même celles qui existaient avant l'opération et auxquelles on n'a pas touché s'effaceront et finiront par disparaître. D'une façon générale, le malade se placera dans des conditions d'autant meilleures, il évitera d'autant plus sûrement le retour offensif de la maladie variqueuse qu'il prendra plus de précautions post-opératoires. Lorsque la varice de la saphène est supprimée, le malade se trouve dans les conditions d'un individu prédisposé aux varices de par son tempérament et la structure de ses veines. Grâce à une hygiène bien comprise et en s'astreignant à porter un bas élastique il évitera ou du moins retardera le développement de nouvelles varices.

Lorsque les varices siègent sur les grosses branches sans dilatation du tronc même de la saphène, que celui-ci soit absent par anomalie congénitale ou qu'il ait conservé sa disposition normale, on peut être conduit dans des cas assez restreints, à pratiquer l'extirpation de ces ectasies veineuses, surtout lorsqu'elles forment un paquet volumineux et limité à un segment du membre. C'est surtout à la jambe et au voisinage du genou qu'on rencontre ces masses variqueuses, sur le territoire de la saphène interne. A leur niveau, la peau est amincie et par suite le malade est exposé aux ulcérations traumatiques et septiques. On lui évitera des accidents possibles d'hémorragie ou des phlébites par la suppression de la tumeur variqueuse. Il s'agit donc dans l'espèce d'un traitement prophylactique pour ainsi dire, plutôt que d'un traitement curatif. Ce n'est pas pour guérir le malade de ses varices, mais bien plutôt pour lui éviter des accidents sérieux.

Tous ces points sont importants à préciser, car c'est en établissant avec netteté les indications et les résultats de l'opération de TRENDELENBURG et de celles qui en dérivent, qu'on peut se faire une opinion sur leur valeur. Certains chirurgiens à l'heure actuelle se refusent à admettre le traitement chirurgical des varices, le considérant comme inefficace, tandis que d'autres,

par une tendance inverse, croient trouver en lui un remède
infaillible. La vérité est entre ces opinions extrêmes. La résection veineuse tronculaire ou ramusculaire est toujours inoffensive lorsqu'elle est pratiquée aseptiquement, et, appliquée dans
des conditions déterminées, elle est souvent curative ou tout au
moins palliative.

La forme douloureuse traduisant une altération concomitante
des filets nerveux satellites, constitue une indication de plus à
la résection veineuse (QUÉNU).

Par contre, il est un certain nombre de variqueux auxquels
tout traitement chirurgical doit être refusé comme inefficace ou
même nuisible. Lorsque les varices sont très étendues siégeant non
seulement sur les troncs des veines saphènes mais encore sur les
branches et jusque sur les rameaux cutanés et sous-cutanés sans
parler des distensions des veines profondes, les lésions sont
au-dessus des ressources de la chirurgie. Le malade représenté
dans la figure 59 répondait à cette catégorie de variqueux.
SCHWARTZ, dont j'ai déjà eu plusieurs fois l'occasion de citer les
travaux sur le traitement chirurgical des varices, consulté pour
ce malade, partagea mon opinion à savoir qu'aucune intervention ne pouvait être tentée avec quelque chance d'obtenir la
disparition des varices.

L'abstention est encore de rigueur lorsque le variqueux est
en même temps un obèse ou un artéri-oscléreux dont le cœur
et les reins sont insuffisants.

Traitement des complications. — 1° RUPTURES. — Les ruptures des varices avons-nous dit, donnent parfois naissance à
une hémorragie très abondante. Celle-ci s'explique par la rigidité
des parois veineuses maintenant la lumière béante et par l'élévation de la tension sanguine intra-veineuse. Pour cette double,
raison le tamponnement simple qui réussit habituellement pour
arrêter une hémorragie produite par la blessure d'une veine
normale est souvent insuffisant en cas de rupture variqueuse
externe. Il faut avoir recours à l'hémostase directe par forcipressure et mieux par ligature de la veine rompue. Ces hémorragies peuvent se répéter et devenir un danger permanent pour le

malade. En ce cas, la résection du paquet veineux qui est la source des hémorragies, associée ou non à la ligature étagée de la veine saphène interne, constitue le traitement de choix.

Les *ruptures interstitielles* siègent habituellement au niveau du mollet. Le malade sera soumis au repos et à l'immobilité dans le décubitus dorsal. On aidera à la résorption du sang épanché par l'application de quelques compresses résolutives d'eau blanche ou de chlorhydrate d'ammoniaque sur la région tuméfiée et douloureuse. On y associera une légère compression ouatée jusqu'à disparition de la douleur et de l'épanchement.

2° PHLÉBITES. — Il y a lieu de distinguer parmi les phlébites variqueuses, les formes aiguës à tendance suppurative endo et péri-veineuse, et les formes subaiguës et chroniques qui évoluent vers la thrombose et l'oblitération définitive des vaisseaux.

RIGAUD [1] et ISCH-WALL [2] en présence de phlébites aiguës ayant déjà provoqué plusieurs embolies pulmonaires ont pratiqué la ligature du tronc veineux atteint de phlébite en remontant le plus haut possible. C'est ainsi que ISCH-WALL pour enrayer des accidents liés à la phlébite de la saphène interne fit une résection de cette veine à deux centimètres de son embouchure. La conduite de ces deux chirurgiens mérite d'être imitée. Je pense avec ROBINEAU [3] que la ligature ou la résection veineuse pratiquée au-dessus de la zone envahie par la phlébite est le traitement de choix pour combattre les embolies et les accidents septico-pyohémiques. D'ailleurs, cette thérapeutique est généralement admise aujourd'hui et je rappellerai notamment que la ligature de la veine jugulaire interne est considérée comme la meilleure manière de combattre les accidents infectieux consécutifs à la phlébite du sinus latéral.

Lorsque l'inflammation péri ou endoveineuse aboutit à la sup-

---

[1] RIGAUD. Bulletins et Mémoires de la Société de Chirurgie, 1875, p. 481.

[2] ISCH-WALL. Bulletins de la Société de Chirurgie, 1895, p. 553, rapp. de P. REYNIER.

[3] ROBINEAU. Traitement chirurgical des phlébites. Thèse de doctorat, Paris, 1898, n° 347.

puration, l'indication est d'ouvrir l'abcès comme s'il s'agissait d'un abcès du tissu cellulaire. On sera souvent amené à évacuer une série de collections échelonnées le long du tronc veineux enflammé (BROCA [1], LEJARS [2], MÉRIEUX [3]). Ces abcès peuvent être dus à la lymphangite si fréquemment associée à la phlébite variqueuse ; le même traitement leur convient c'est-à-dire l'incision large, précoce.

En cas de phlébite subaiguë ou chronique, lorsque la tumeur veineuse est bien circonscite, le procédé de choix consiste dans l'extirpation après ligature au-dessus et au-dessous du segment thrombosé. SEGOND [4] a enlevé de la sorte une tumeur phlébitique limitée à l'ampoule de la saphène voisine de son embouchure. ROBINEAU [5] a rassemblé 18 observations de résections de phlébite des membres tirées pour la plupart de la pratique de QUÉNU et de SCHWARTZ. Ces 18 opérations ont donné 18 guérisons rapides. Depuis ces dernières années la résection des veines variqueuses thrombosées a été pratiquée un grand nombre de fois (GUÉRITEAU [6]). J'ai moi-même réséqué la veine saphène interne dans tout son trajet crural et jambier. L'opération m'a donné un excellent résultat fonctionnel, malgré quelques petits accidents d'embolie pulmonaire survenus pendant les premiers jours.

A la suite de ces extirpations de paquets veineux thrombosés il se produit souvent un peu d'œdème du membre dans les jours qui suivent l'opération. Mais cet œdème est fugace et ne présente aucune gravité. Parfois on a signalé un peu de sphacèle des téguments au niveau de la suture de l'incision pratiquée à la hauteur de la veine thrombosée. Il est probable que cette petite complication, qui n'a d'ailleurs jamais entraîné d'accidents sérieux survient surtout dans les cas d'adhérence du

---

[1] BROCA, Phlébite variqueuse. Revue de chirurgie, 1889, p. 638-728.

[2] LEJARS. Des phlébites latentes chez les variqueux. Leçons de chirurgie, 1893-1894, p. 260.

[3] MÉRIEUX. Phlébite variqueuse suppurée. Thèse de doctorat, Paris, 1895-1896, n° 119.

[4] P. SEGOND. Bulletins de la Société de Chirurgie, 1894, p. 387.

[5] ROBINEAU. *Loc. cit.*

[6] GUÉRITEAU. Thèse de doctorat, Paris, 1898.

tronc veineux aux téguments et d'envahissement des petites veines cutanées par la thrombose.

Les accidents *d'embolie pulmonaire* sont peut-être plus fréquents qu'on ne l'a dit. J'ai rapporté plus haut un cas personnel de cette complication, SCHWARTZ l'a signalée également. Il semble qu'on ne puisse pas invoquer une faute d'asepsie opératoire, ainsi qu'on serait tenté de le supposer à priori. Dans le cas que j'ai cité la cicatrisation se fit régulièrement, et le malade n'a jamais présenté la moindre élévation de température. FRANZ[1] a observé et rassemblé des faits analogues d'embolie pulmonaire, la plaie restant aseptique. L'auteur rapporte une observation personnelle recueillie à la clinique chirurgicale de Kœnigsberg et deux autres cas, de STUDSGAARD et de NAUWERCK, ce dernier s'étant terminé par la mort. Ces larges résections de varices chroniquement enflammées doivent toujours être précédées de l'application d'une ligature sur la veine perméable, au-dessus de la zone thrombosée, entre elle et le cœur. On évitera ainsi à coup sûr la production d'une embolie pendant l'opération par fragmentation du caillot au cours des manœuvres d'exérèse. Il ne paraît pas nécessaire de faire cette ligature à distance, le plus haut possible comme l'a conseillé SCHWARTZ, cette méthode ayant l'inconvénient de nécessiter une nouvelle incision.

Reprenant une idée émise pour la première fois par MACLAREN[2] et mise en pratique par ce chirurgien, SCHWARTZ[3], en cas de paquets veineux thrombosés adhérents à la peau, à la face interne de la jambe, extirpe en même temps les veines et la peau qui les recouvre et réunit en rapprochant les téguments. Suivant l'expression du chirurgien écossais on obtient ainsi un véritable bas élastique naturel.

3° ULCÈRES. — Je ne saurais passer en revue les innombrables

[1] FRANZ. Deuts. Zeit. f. Chir. XLVII, 4, p. 295.

[2] MACLAREN. Société médicale et chir. d'Edimbourg, 1889. Semaine médicale, 1889, p. 211.

[3] SCHWARTZ. Bulletins de la Société de Chirurgie, 1898, p. 126 et 388. Presse médicale, 7 septembre 1898.

traitements qui ont été préconisés contre les ulcères variqueux et je devrai m'en tenir aux indications et aux principales applications thérapeutiques.

Les ulcères de jambe, que nous voyons surtout dans la classe pauvre, sont habituellement aggravés par le pansement septique qui les recouvre. La plaie est atone, enduite d'une sanie fétide, les bords en sont livides, épaissis, infiltrés, serpigineux. Tout le membre est empâté, et, par places, rouge infiltré par des infections lymphangitiques secondaires. Il est remarquable de voir l'état de la jambe et de l'ulcère s'améliorer dans des proportions considérables par le simple repos dans le décubitus horizontal auquel on joint un pansement propre recouvrant la plaie. Quel que soit le traitement ultérieur, cette préparation est nécessaire ; elle fait disparaître l'œdème, enraye la suppuration et bientôt on voit l'ulcère se couvrir de bourgeons charnus légitimes. Quénu a insisté sur les bons effets du simple pansement aseptique. On a cru mieux faire en appliquant sur la plaie une série de topiques, de pommades, d'emplâtres, de poudre, dont la seule énumération serait fastidieuse. Je signalerai seulement comme étant les plus fréquemment employés dans les hôpitaux de Paris : la poudre de sous-carbonate de fer (Le Dentu), la poudre antiseptique et antiputride de Lucas-Championnière, l'iodoforme pulvérisé, le sucre en poudre, l'emplâtre de Vigo, la teinture d'aloès (Peyrot), la solution de sulfate de cuivre (Quénu), la solution picriquée (Thiéry), le nitrate d'argent, le chlorure de chaux, les liqueurs de Labaraque, de Vilate, l'onguent styrax, etc. Sans vouloir médire de toutes ces subtances employées dans le traitement des ulcères, il m'a semblé qu'aucune n'était nuisible et aucune particulièrement favorable. Les conditions essentielles du traitement sont le repos dans la position horizontale, la propreté de la plaie et des régions avoisinantes et une certaine compression exercée par l'ouate et la bande qu'on applique par-dessus la poudre ou l'emplâtre.

L'air chaud semble avoir une action très favorable pour la cicatrisation des ulcères, ainsi que nous avons pu l'observer, Thiéry et moi, chez plusieurs malades du service de notre maître, le professeur Tillaux, soumis à ce traitement. Le membre atteint d'ulcère était placé dans une caisse en tôle à l'intérieur de laquelle une température élevée était obtenue à l'aide de briques ·chauffées.

Reclus recommande, après Martin du Massachusets, la bande élastique longue de 3 à 4 mètres et large de 7 à 8 centimètres. Son principal avantage est que, l'ulcère en voie de guérison, le malade peut marcher et reprendre peu à peu ses occupations. Il suffit d'enrouler la bande autour de la jambe en se levant ; on commence au pied et on remonte progressivement jusqu'à la cuisse, chaque tour de bande recouvrant le précédant de 10 à 15 millimètres. Il est important de ne serrer que juste assez pour que la bande ne glisse pas ; sous l'influence de la station debout et de la marche en effet, la jambe tend à se tuméfier et la constriction devient suffisante. Reclus associe volontiers à la bande élastique les bains chauds à 50 ou 55° répétés deux ou trois fois par jour, ou à leur défaut l'application locale de compresses imbibées d'eau bouillie maintenue à la température de 50 à 55°.

Ultérieurement lorsque la plaie a pris un bon aspect, que la cicatrisation progresse régulièrement de la périphérie au centre sous forme d'un liseré blanc rosé, on hâtera la cicatrisation de l'ulcère, si celui-ci· est étendu, en le recouvrant de lambeaux dermo-épidermiques prélevés sur la cuisse et appliqués suivant la méthode de Thiersch et d'Ollier. Ces greffes ne réussissent qu'après une bonne désinfection de l'ulcère patiemment obtenue ; au moment de placer les lambeaux d'Ollier-Thiersch on régularise les bourgeons charnus à la curette ou mieux au bistouri ou au rasoir. Les · cicatrices obtenues par cette méthode sont parfois un peu minces, surtout lorsqu'on a affaire à cette variété atrophique des lésions qu'on rencontre fréquemment au niveau des membres variqueux. Certains chirurgiens préfèrent en ce cas l'emploi de lambeaux cutanés obtenus par la méthode italienne modifiée, que le professeur Berger a contribué, pour une si large part, à faire connaître et apprécier en France.

Le traitement de Dolbeau consiste à tracer autour de l'ulcère, et à quelque distance, des incisions curvilignes dont l'ensemble circonscrit la plaie. On coupe toute l'épaisseur de la peau et du tissu cellulaire sous-cutané plus ou moins infiltré jusqu'à l'aponévrose d'enveloppe du membre. FÉLIZET[1] a employé ce procédé dans plus de 100 cas et en a obtenu d'excellents résultats; le professeur BERGER[2] s'en déclare également partisan à l'occasion.

On a songé à appliquer aux ulcères le traitement de TRENDELENBURG. En cas de dilatation du tronc de la saphène interne il est logique de supprimer cette colonne sanguine dont le poids entretient la stase dans les régions sous-jacentes et en particulier au niveau de l'ulcère situé presque toujours, comme nous l'avons dit, sur le territoire de la saphène interne. Dans un grand nombre de cas, la résection veineuse a certainement hâté la cicatrisation de l'ulcère et empêché ou du moins retardé la récidive. CERNÉ[3] a été un des premiers à préconiser cette méthode en France. LUCAS-CHAMPIONNIÈRE, a cité des cas de guérison prolongée ainsi obtenu. RICARD, SCHWARTZ, REYNIER, en ont également retiré de bons effets.

Ici comme dans les varices simples, la méthode de TRENDELENBURG n'est pas constamment efficace ; il faut savoir choisir les cas favorables, et c'est sans doute pour l'avoir employée indistinctement qu'on s'est exposé à de nombreux insuccès.

Dans ces derniers temps, CHIPAULT[4] appliquant au traitement de l'ulcère de jambe la méthode qu'il avait déjà préconisée contre les maux perforants, à savoir l'élongation des nerfs, exécuta cette opération sur les filets nerveux dont les ramifications se distribuent aux téguments dans le territoire correspondant à l'ulcère, le saphène interne surtout, puis le musculo-cutané. Au besoin, l'élongation sera pratiquée sur le tronc même du sciatique poplité externe. CHIPAULT associe à l'élongation le traitement direct de l'ulcère consistant dans la désinfection et le curettage ou même s'il n'est pas trop étendu dans l'excision et la suture des téguments. L'opération a été pratiquée cinq

---

[1] FELIZET. Bulletins de la Société de Chirurgie, 9 décembre 1891.

[2] BERGER. *Ibidem.*

[3] CERNÉ. Bulletins de la Société de Chirurgie, 15 octobre 1890.

[4] CHIPAULT. Treizième Congrès français de chirurgie, 1899, séance du 21 octobre.

fois avec cinq succès (Fougère)[1]. Il y a lieu de se demander si le résultat satisfaisant n'est pas dû en majeure partie sinon uniquement au traitement direct de l'ulcère.

Il est heureusement exceptionnel aujourd'hui de voir des ulcères ayant envahi toute la circonférence de la jambe. La cicatrisation d'une telle plaie est à peu près impossible, aussi est-on amené à proposer au malade le sacrifice du membre, sacrifice d'autant moins grand que le plus souvent les malades sont incapables de marcher; par suite, on les débarrasse d'un membre inutile et du même coup on supprime un foyer d'infection et d'intoxication dangereux pour l'organisme.

4° Névralgies. — Nous avons vu plus haut que Quénu a démontré que la sciatique variqueuse était fréquemment due à l'état variqueux des veines intra et péri-nerveuses. Cette notion a conduit ce chirurgien à proposer et à exécuter la découverte du nerf sciatique et le « hersage » de ce nerf[2]. Une incision pratiquée au niveau de la fesse, met le tronc nerveux à nu à sa sortie du bassin et dans son trajet intra-fessier. On pratique méthodiquement l'excision entre deux ligatures de toutes les veines variqueuses péri-nerveuses et on complète par l'énucléation des plus gros troncs intra-nerveux à l'aide d'une brosse appliquée sur le nerf parallèlement à son axe. Delagénière, Paul Delbet[3] et d'autres ont eu recours à cette thérapeutique. Le procédé n'est pas applicable à tous les cas de sciatique chez les variqueux, par la raison que cette affection n'a pas pour cause unique l'altération des veines intra-veineuses, et on peut admettre en principe qu'on ne devra y recourir qu'après avoir épuisé les divers traitements habituels de la sciatique et en particulier la compression du tronc nerveux qui a, dans certains cas, produit un grand soulagement. En désespoir de cause, lorsque toutes les autres méthodes auront échoué et lorsque par suite du développement des varices de la cuisse et des améliorations obtenues par le repos

[1] A. Fougère. Thèse de doctorat, Paris, 1898-1899, n° 644.
[2] Quénu. Congrès français de chirurgie, 1892, p. 464.
[3] Paul Delbet. Soc. de Biologie, 22 avril 1899.

au lit et la compression élastique, on pourra soupçonner l'existence de varices du nerf sciatique, on sera autorisé à essayer le
procédé de Quénu.

5° Pieds bots. — Dans des cas, rares à la vérité, on sera conduit à traiter des déviations du pied consécutives à des poussées
phlébitiques antérieures; l'attitude vicieuse la plus fréquente
est l'équinisme qu'on corrigera par la section du tendon d'Achille
et l'immobilisation plâtrée.

CHAPITRE III

PHLÉBITE

Définition. — La phlébite est l'inflammation des veines. Ce nom lui a été donné par Breschet[1].

J. Hunter[2], le premier, songea à attribuer les accidents de la saignée à l'inflammation des veines. Cette maladie fut ensuite étudiée par Meckel, Hasse, Hogdson[3], Breschet. En 1828 parut le mémoire de Dance[4] et en 1832, la thèse de Sédillot[5]. Cruveilhier[6], en 1834, envisageant les rapports de la thrombose et de la phlébite conclut que la première est sous la dépendance de la seconde. On sait avec quelle ardeur et quel talent Virchow[7] soutint la théorie de la thrombose primitive et de la phlébite consécutive.

Ce n'est que sous l'influence des travaux modernes et en particulier en France de la thèse de Widal[8] et des nombreuses publications de Vaquez[9] que l'opinion de Cruveilhier fut réhabilitée et, on peut dire, définitivement adoptée.

[1] Breschet. Journal complémentaire du Dictionnaire des Sciences Médicales, 1818-1819, t. II et t. III.

[2] Hunter. Œuvres complètes. Traduction Richelot, t. III, p. 643.

[3] Hogdson. Traduction Breschet, Paris, 1819.

[4] Dance. Archives générales de médecine, 1828, p. 473 et 1829, p. 5 et 161.

[5] Sédillot. Thèse d'agrégation, 1832.

[6] Cruveilhier, Dictionnaire de médecine et de chirurgie pratiques, article Phlébite, 1834, t. XII, p. 637.

[7] Virchow. Trombose und Embolie. Frankfurt, 1856.

[8] F. Widal. Thèse de doctorat, Paris, 1889, n° 123.

[9] Vaquez. Thèse de doctorat, Paris, 1890. n° 121. Société de biologie, décembre, 1891. Gazette hebdomadaire, 1892, p. 390. — Clinique médi-

Nous avons vu dans le chapitre précédent les phlébites variqueuses, ce sont les plus fréquentes de celles qui intéressent le chirurgien.

Nous envisagerons surtout ici les phlébites d'origine externe, consécutives à une inflammation ou à une plaie septique. Les phlébites obstétricales qui, pendant longtemps, jouèrent un rôle si important dans la pathologie de l'accouchement, ont fait l'objet des recherches bactériologiques les plus complètes, et à ce titre nous aurons l'occasion d'en parler. Quant aux phlébites internes dites médicales, leur pathogénie est encore mal élucidée, du moins pour un certain nombre d'entre elles, par exemple pour les phlébites rhumatismales ou goutteuses. Il est probable que comme celles que nous étudions ici, elles sont d'origine infectieuse ou toxique ; le terme de « phlébite constitutionnelle » employé jadis, ne répond guère aux notions actuelles de la pathologie générale.

Étiologie. — Pathogénie

Toute phlébite est de nature infectieuse, et suppose la pénétration de microorganismes dans les parois veineuses. Cette proposition résulte des travaux de PASTEUR, WEIGERT, HUTINEL[1], DOLÉRIS[2], WIDAL[3], VAQUEZ[4].

Peut-être faut-il admettre que, dans certaines circonstances, des poisons microbiens, des produits toxiques venus du dehors ou élaborés dans l'organisme peuvent jouer le même rôle. que les microbes eux-mêmes et créer de toutes pièces la phlébite? Cette hypothèse vise certaines phlébites médicales dans lesquelles il n'a pas été possible de constater la présence d'un agent infectieux.

cale de la Charité, 1894, p. 751. Congrès français de médecine interne, Nancy, 1896.

[1] HUTINEL. Thèse d'agrégation, 1883.

[2] DOLÉRIS. Thèse de doctorat, Paris, 1880, n° 236.

[3] WIDAL. *Loc. cit.*

[4] VAQUEZ. *Loc. cit.*

Le mode de pénétration des microbes est très variable. Dans un premier groupe de faits, il s'agit d'une véritable inoculation. Telles sont les phlébites consécutives aux opérations sur les veines. Au temps de la saignée, les phlébites traumatiques étaient extrémement fréquentes. Aujourd'hui les infections veineuses opératoires sont devenues très rares, même dans les régions naturellement septiques comme dans les opérations sur le rectum et sur l'anus. Les phlébites utérines d'origine puerpérale sont, elles aussi, consécutives à la pénétration directe des agents septiques dans les sinus veineux ouverts au moment de la chute du placenta.

D'autres fois, la phlébite se développe à quelque distance du point d'inoculation. La propagation se fait par les capillaires et les radicules veineuses aux troncs plus importants. Telles sont les inflammations des veines superficielles ou profondes des membres consécutives à un ulcère, à une plaie septique, à un phlegmon de l'extrémité du membre.

A la face, on sait la gravité des furoncles et des anthrax de la lèvre, à cause de la propagation possible de l'inflammation aux sinus intra-craniens par l'intermédiaire de la veine faciale et des veines de l'orbite. De même la suppuration de l'oreille moyenne peut gagner le sinus latéral en traversant les veinules intra-osseuses.

Ces phlébites sont relativement rares aux membres, surtout si on les compare aux lymphangites si fréquentes dans les mêmes conditions. Pour qu'elles puissent se produire, il faut que les voies intermédiaires restent indemnes, puisque, comme nous le verrons plus loin, le premier résultat de l'inflammation d'une veine est la formation d'un caillot qui oblitère le vaisseau. Or, au voisinage du foyer inflammatoire, les veinules sont le plus souvent thrombosées et par suite l'infection ne s'étend pas aux troncs sus-jacents.

Certaines phlébites ont une origine plus complexe. Ce sont celles qui se développent à distance de la zone d'inoculation sans aucune connexion apparente avec celle-ci. CHARCOT[1] a rap-

---

[1] CHARCOT. Union médicale, 1876, p. 62.

porté le cas d'un individu qui, à la suite d'une piqûre anatomique de l'index présenta une phlébite de la fémorale. Inversement. Quénu[1] a vu un enfant de treize ans atteint de phlébite
du cou et du membre supérieur consécutivement à un écrasement du genou. Il faut admettre dans ces cas l'origine septicémique de la phlébite. Le sang charrie des microbes puisés
au niveau de la plaie septique et les dépose en un point du système veineux.

Nombre de phlébites post-opératoires ont la même origine.
Telles sont celles qu'on voit survenir, de préférence aux membres inférieurs, à la suite d'une opération abdominale, après l'extirpation d'une salpingite, d'un kyste de l'ovaire, d'un rein, etc.
Telles sont encore les phlébites des maladies générales infectieuses, variole, fièvre typhoïde, grippe, etc., et sans doute
aussi la phlegmatia alba dolens des cancéreux, des tuberculeux et des chlorotiques.

Faut-il admettre le même mécanisme pour les phlébites des
membres inférieurs d'origine utérine? On sait combien elles
sont fréquentes dans l'infection puerpérale, dans les opérations
sur l'utérus et en particulier dans les hystérectomies. Les
fibromes semblent y prédisposer tout spécialement; on les
observe non seulement à la suite de leur extirpation, mais
même au cours de leur développement, avant toute opération.

L'infection dans ces cas se produit parfois sans doute par
propagation directe, en quelque sorte, à contre-courant, les
microorganismes passant de la veine iliaque interne dans l'externe et descendant vers la fémorale.

Dans toutes les circonstances que nous venons d'énumérer
l'infection veineuse se produit de dedans en dehors, l'agent
septique a pénétré dans la lumière du vaisseau et s'est attaqué
d'abord à l'endoveine.

Il me reste à signaler les cas de phlébite débutant à la surface de la veine. Les vaisseaux qui rampent au voisinage d'une
collection suppurée peuvent s'enflammer sans qu'il y ait la

---

[1] Quénu. Traité de chirurgie. Duplay-Reclus, 2ᵉ édition, 1897, t. II,
p. 199.

moindre solution de continuité de la paroi veineuse. La phlébite de la jugulaire interne a été observée dans les abcès du cou et de même l'inflammation des veines iliaques dans les collections de la fosse iliaque. La tunique interne du vaisseau est atteinte, et la preuve en est dans la coagulation qu'on y rencontre habituellement, mais celle-ci est secondaire à la périphlébite, les microbes ont gagné l'endoveine sans doute par l'intermédiaire des vasa vasorum de la tunique externe, la périphlébite a précédé l'endophlébite.

Une veine a d'autant plus de chance de s'enflammer au contact des agents septiques qu'elle est préalablement altérée. Déjà TURNER, LISTER, BAUMGARTEN avaient constaté le fait. C'est ainsi qu'agissent les traumatismes et en particulier les contusions veineuses. Elles provoquent un froissement, une solution de continuité au niveau de la tunique interne ou des deux tuniques interne et moyenne, et l'infection viendra se greffer sur cette première lésion aseptique. Les conditions spéciales de la circulation dans le membre inférieur, la fréquence de la stase sont sans doute la cause de la localisation habituelle de la phlébite à ce niveau. Chez les variqueux l'altération préalable de la paroi veineuse et la gêne circulatoire s'associent et préparent le terrain à l'infection.

ANATOMIE ET PHYSIOLOGIE PATHOLOGIQUES
BACTÉRIOLOGIE

J. HUNTER distinguait déjà à la phlébite une *forme adhésive*, une *forme suppurée* et une *forme ulcérée*. Telles sont les trois variétés encore admises aujourd'hui ; la forme ulcérée correspondant à la *phlébite suppurée diffuse*. Toutes trois relèvent de la même cause, l'infection, et correspondent à des degrés de virulence différents.

Le point de départ de l'affection est l'endophlébite ainsi que l'ont montré CRUVEILHIER, RENAUT de Lyon, CORNIL et RANVIER. Sous l'influence des microorganismes charriés par le sang et se fixant sur les parois veineuses, la tunique interne se tuméfie, les cellules endothéliales prolifèrent et se détachent de la paroi ; le sang se coagule à ce niveau. À l'endophlébite s'associe bientôt le périphlébite. Les vasa vasorum sont dilatés et gorgés de globules rouges. Lancereaux admet que quelle que soit l'origine de l'infection, la coagulation intra-veineuse débute toujours au même point, c'est-à-dire à la racine des membres, aine ou aisselle ou à la base du crâne, pour les infections veineuses de la tête. Cruveilhier était moins absolu, et c'est son opinion qui prévaut aujourd'hui, comme répondant mieux à la réalité des faits. Vaquez a montré que le caillot apparaît en un point variable. La saillie des valvules constitue une cause d'appel, mais c'est surtout au niveau de l'éperon formé par l'abouchement d'une branche collatérale qu'on le voit tout d'abord apparaître. La fibrine se dépose en couches successives et finit par oblitérer le vaisseau ; au-dessus de ce caillot primitif, le sang amené par les branches collatérales vient se déposer et donne à l'ensemble de la coagulation un aspect conique dont la pointe effilée est tournée vers le cœur.

Le caillot est formé d'un réticulum fibrineux renfermant dans ses mailles des globules rouges et des leucocytes. Les couches les plus externes, qui sont les plus anciennes, prennent peu à peu une coloration grise, tandis que les plus récentes ont une teinte rouge. L'adhérence est intime entre la paroi de la veine et la périphérie du caillot. Les cellules proliférées de l'endoveine l'envahissent progressivement ; elles s'anastomosent pour former des éléments vaso-formateurs qui bientôt s'unissent aux vaisseaux venus des tuniques externes. Le caillot est finalement absorbé par les bourgeons nés de l'endoveine qui viennent au contact, se soudent et donnent naissance à une cicatrice fibreuse. La veine est oblitérée et transformée en un cordon fibreux ; parfois la lumière est occupée par un tissu d'aspect caverneux (Pitres) [1].

Les *microorganismes* siègent au niveau de la tunique interne et dans les couches voisines du caillot, mais n'atteignent pas sa zone centrale. Ils sont d'ailleurs peu nombreux dans cette variété de phlébite qui se termine par l'oblitération sans suppuration.

[1] Pitres. Société anatomique, 1874.

Les lésions peuvent s'arrêter plus tôt, dans les formes très atténuées de la phlébite infectieuse, en particulier dans la phlegmatia alba dolens, la coagulation reste pariétale, la lumière centrale du vaisseau demeure perméable ; peu à peu le mince caillot se résorbe et la veine reprend son aspect normal.

Parfois, le caillot se ramollit au centre et se transforme en une bouillie grisâtre d'aspect purulent. Pour CRUVEILHIER, il s'agissait de pus véritable, tandis que pour VIRCHOW, ce liquide *puriforme* résulte de la désorganisation de la fibrine. Les deux opinions sont vraies suivant les cas. Tantôt, en effet, le caillot subit une simple fonte granulo-graisseuse, tantôt il est envahi par la suppuration. L'apparition du pus répond à une virulence microbienne plus accentuée ; il se forme un véritable abcès endo-veineux caractérisé par sa coloration lie de vin due à la présence des hématies.

La *périphlébite* peut évoluer dans le même sens, et aboutir également à la suppuration, et ainsi coexistent sur le même tronc veineux deux foyers purulents, l'un externe, l'autre interne, tandis que d'autres fois, la suppuration reste localisée à une des deux zones.

Les abcès endo-veineux sont souvent multiples ; on en trouve toute une série échelonnée sur la même veine ; les premiers apparus sont franchement collectés tandis que les derniers sont encore à l'état d'infiltration purulente.

Il ne faut pas confondre cette *phlébite suppurée circonscrite à foyers multiples* avec la *phlébite suppurée diffuse* dans laquelle il n'existe pas de caillots adhérents. Sur une longue étendue, la veine est enflammée, tuméfiée, sa surface interne dépourvue de son endothélium a un aspect dépoli ; sa paroi est infiltrée par places de leucocytes et de cellules embryonnaires, véritables abcès en miniature, dont la fusion et l'extension aboutissent à des ulcérations et même à des perforations du vaisseau. Le pus épais et crémeux ou fluide, sanieux, coloré en rouge par les débris de caillots qu'il renferme se fait jour au dehors et ainsi se forme un véritable abcès en bouton de chemise avec double foyer endo et périveineux.

Les microorganismes trouvés dans la paroi des veines enflammées sont nombreux. Le plus fréquent et le mieux étudié est le *streptocoque*. Déjà vu par DOLÉRIS, DOYEN, WIDAL a démontré qu'il était l'agent habituel de l'infection puerpérale, déterminant suivant les cas des infections graves à allure septicémique ou pyohémique ou des infections atténuées caractérisées en clinique par l'inflammation des veines du membre inférieur, par la phlegmatia alba dolens. On a également constaté la présence du *staphylocoque*, du *pneumocoque* (CLAUDE) [1], du *bacille d'*EBERTH, du *coli-bacille*. Primitivement, ils siègent à la surface interne du vaisseau, y provoquant les réactions que nous avons signalées ; puis ils envahissent le caillot et les tuniques externes de la veine. WIDAL, SABRAZÈS, KIENER les ont signalés dans les vasa vasorum. Au niveau du caillot, ils s'accumulent dans les couches fibrineuses périphériques qui avoisinent l'endoveine. Suivant leur degré de virulence ils y restent localisés ou s'étendent à tout le caillot qui subit alors la transformation purulente. Dans les formes atténuées, leur vie est éphémère, ils disparaissent rapidement tandis que l'endophlébite, qu'ils ont provoquée, aboutit à l'oblitération fibreuse du vaisseau. Ils persistent plus longtemps sur la paroi veineuse que dans l'épaisseur du caillot. VAQUEZ a montré que dans les maladies générales infectieuses, la phlébite n'est pas toujours produite par l'agent spécifique, mais résulte d'*infections secondaires*. On admet aujourd'hui avec ROGER, KLEINKNECHT [2] que l'infection puerpérale est le plus souvent le résultat d'une association microbienne, dans laquelle le staphylocoque, le gonocoque et même les saprophytes (HARTMANN) de Munich, peuvent intervenir.

De même dans la phlegmatia des typhiques et des tuberculeux, on trouve au niveau du caillot endoveineux les microorganismes des infections banales. Cependant chez les tuberculeux, on rencontre parfois le bacille de Koch comme agent direct de la phlébite ainsi que l'ont signalé CHANTEMESSE et WIDAL, VAQUEZ, SABRAZÈS et MONGOUR. L'absence de microorganismes sur les coupes de veine thrombosée ne permet pas de nier leur existence. Leur

---

[1] CLAUDE. Revue mensuelle des maladies de l'enfance, juillet, 1895.
[2] KLEINKNECHT. Thèse de Strasbourg, 1896.

nombre est parfois si restreint qu'il faut avoir recours aux inoculations pour mettre leur présence en évidence. Lesné et Ravaut[1] inoculant à des cobayes des tronçons de veines thrombosées provenant de trois sujets morts de tuberculose ont obtenu dans les trois cas des résultats positifs alors que l'examen bactériologique et histologique était demeuré négatif. Il n'est pas douteux qu'avec les progrès de la technique bactériologique le nombre des phlébites amicrobiennes ne tende de plus en plus à se restreindre. Proby[2] élève de Renaut (de Lyon) cultivant le sang de chlorotiques atteints de phlegmatia alba dolens, a obtenu un résultat positif sur quatre cas.

EMBOLIE. — La complication la plus grave de la phlébite est l'*embolie*. Le caillot déposé sur la paroi veineuse enflammée se détache sous l'influence de la pression sanguine et est entraîné vers le cœur. Du cœur droit, il est lancé dans la circulation pulmonaire. L'action de l'embolus est double ; par son volume et son irritation il produit des accidents d'obstruction et d'inhibition réflexe, par sa nature septique il sème l'infection au point où il s'arrête. La phlébite chirurgicale, celle que nous envisageons spécialement dans ce chapitre, est toujours de nature infectieuse ; les embolies qu'elle provoque devraient donc toujours être septiques. S'il n'est emporté d'emblée par les accidents mécaniques du début, le malade devrait être fatalement exposé à la septicémie ou à l'infection purulente. Il n'en est heureusement pas ainsi et l'étude histologique et bactériologique en donne la raison. Dans la phlébite simple adhésive, les embolies se produisent au début de la thrombose veineuse, à une époque où le caillot est encore peu adhérent. A cette période les microorganismes sont localisés à la paroi interne de la veine et aux couches périphériques du caillot. Or, c'est la portion centrale qui se détache et particulièrement celle qui, effilée et tournée vers le cœur, est constamment battue par le sang provenant des branches collatérales. Dans la phlébite suppurée diffuse, les embolies septiques provoquent fatalement la septicémie et l'infection purulente.

---

[1] Lesné et Ravaut. Semaine médicale, 1900, p. 340.
[2] Proby. Thèse de Lyon, 1899,

Nous avons vu au chapitre précédent que les sujets atteints de phlébite variqueuse sont exposés aux embolies, et que celles-ci pourraient également survenir après l'opération de la résection des veines variqueuses, surtout lorsqu'elles sont thrombosées. De même à la suite des opérations intra-abdominales une infection très légère ayant produit une thrombose veineuse de virulence très atténuée peut se manifester par une ou plusieurs embolies pulmonaires. Le plus souvent elles n'entraînent que des lésions circonscrites d'apoplexie pulmonaire et ne présentent pas de gravité. Parfois, elles sont une cause de mort subite ou bien déterminent le développement de lésions pulmonaires septiques (bronchopneumonie, gangrène pulmonaire). On sait que les lésions du tube digestif (hernies étranglées) et les opérations pratiquées sur l'estomac et l'intestin y prédisposent tout particulièrement.

Phlébite aseptique. — Vaquez donne le nom de *phlébite aseptique* à la réaction de la paroi veineuse qui succède à un traumatisme aseptique (plaie, ligature). Le terme de *phlébite* me paraît presque excessif pour caractériser des lésions si minimes. Lorsque le traumatisme est faible ou passager la restauration du vaisseau se fait complète ; dans le cas contraire, la guérison survient par oblitération. La piqûre d'une lancette stérilisée dans la saignée, la pénétration d'une aiguille, ou de la pointe effilée d'un tube de verre dans les injections de sérum intra-veineuses, produisent des plaies minimes, qui guérissent par cicatrisation pariétale sans entraîner l'oblitération de la veine.

Quant aux ligatures, leur action varie suivant la durée de leur application. Vaquez a montré qu'une ligature promptement levée ne provoque que des altérations très superficielles de l'endothélium veineux, la perméabilité du vaisseau persiste comme à la suite des ligatures temporaires des artères. La ligature prolongée d'une veine entraîne toujours son oblitération, à condition qu'elle soit suffisamment serrée pour assurer l'accollement parfait des parois et même pour maintenir ces parois en contact sous une certaine pression. Le catgut ne risque pas de se résorber trop tôt, comme on l'a dit, car très rapidement la

soudure est faite. Mais, quand on l'emploie, il faut redoubler
d'attention pour être certain de le bien serrer. L'inflammation
produite par la constriction du fil est extrêmement légère ; dans
cette *phlébite aseptique*, pour employer l'expression de VAQUEZ,
le caillot est réduit au minimum. Nous avons déjà dit que,
contrairement à l'opinion ancienne, le caillot n'est nullement
indispensable pour obtenir l'oblitération d'un vaisseau.

SYMPTÔMES

Phlegmatia alba dolens. — Dans sa forme atténuée, la
phlébite se traduit cliniquement par un ensemble symptomatique auquel on réserve le nom de *phlegmatia alba dolens*.
C'est presque toujours aux membres inférieurs qu'on la rencontre et particulièrement du côté gauche. Comme je l'ai dit,
elle survient en chirurgie à la suite des opérations abdominales
ou même sans intervention chez les femmes ayant une tumeur
abdominale et en particulier dans les fibromes. La période d'invasion caractérisée par de la fièvre, du malaise, des frissons,
qu'on retrouve si fréquemment dans la phlegmatia alba dolens
des femmes enceintes ou récemment accouchées est le plus souvent réduite au minimum, elle passe inaperçue. Tout au plus
peut-on noter sur la feuille de température une légère et passagère ascension ; le premier symptôme dont les malades se plaignent est la *douleur*. Celle-ci siège au début à l'aine, aux
jambes, dans l'épaisseur du mollet ou le long de la face interne
de la cuisse, et peut s'irradier les jours suivants, surtout sur
le trajet des nerfs sciatique ou crural. C'est une douleur sourde,
gravative ou plus aiguë, lancinante, exagérée par le moindre
mouvement et par la pression sur le trajet des troncs veineux.
Le membre est tuméfié dans son ensemble ou seulement autour
des malléoles. C'est un œdème blanc, la peau est tendue, luisante ; la pression du doigt n'y laisse pas d'empreinte. L'exploration du genou y révèle la présence de liquide (LETULLE) [1] (Cos-

---

[1]   ETULLE. Société clinique, 1887.

NARD) [1]. Les ganglions de l'aine sont très fréquemment tuméfiés.

Le membre est lourd, engourdi ; la sensibilité est émoussée par endroits ou sur toute la surface du membre. Et cette hypoesthésie tactile contraste avec la sensation douloureuse de la région des veines thrombosées. Souvent l'impotence est plus accentuée, le malade ne peut pas mouvoir sa jambe, il existe une véritable parésie que KLIPPEL[2] rattache à des lésions nerveuses périphériques. QUÉNU[3] l'attribue, ainsi que les douleurs névralgiques, à la phlébite des veines intra-nerveuses du sciatique ou du nerf crural.

La palpation douce et légère de la face interne de la cuisse permet de sentir des cordons durs correspondant aux veines superficielles thrombosées. Si l'inflammation se localise aux veines profondes, on ne sent qu'un empâtement diffus en même temps qu'on détermine une douleur vive par cette exploration profonde.

La *température locale* est modifiée ; elle a été parfois trouvée abaissée, mais habituellement elle est plus élevée de quelques dixièmes de degré que celle du côté sain.

Au bout de quelque temps, on voit survenir des *troubles trophiques* caractérisés par de l'atrophie musculaire, des éruptions cutanées : phlyctènes, purpura.

La rétraction des muscles du mollet entraîne une déviation du pied en extension forcée ; c'est le *pied bot* équin ou varus équin décrit pour la première fois par VERNEUIL[4] comme complication de la phlébite et que KIRMISSON et d'autres ont étudié depuis. Cette attitude d'extension forcée du pied ne semble pas résulter uniquement de la rétraction des muscles du mollet, mais aussi du décubitus horizontal prolongé et de la parésie des muscles fléchisseurs du pied qui provoque l'action prédominante des antagonistes.

---

[1] COSNARD. Thèse de doctorat, Paris, 1878, n° 54.
[2] KLIPPEL. Archives générales de médecine, vol. II, p. 5 et 186.
[3] QUÉNU. Bull. Soc. Anat., 1888, p. 139.
[4] VERNEUIL. Académie des sciences, 31 mars 1890.

La phlegmatia alba dolens dure des semaines et souvent des mois. Elle procède alors par poussées successives, chaque nouvelle invasion microbienne est annoncée par une recrudescence de la température et parfois par quelques frissons et des malaises. Localement la douleur et l'œdème s'accentuent ; la circulation veineuse cutanée et sous-cutanée se développe pour suppléer à la stase profonde et se dessine sous l'aspect de réseaux bleuâtres. L'inflammation passe quelquefois d'une jambe à l'autre produisant une *phlébite à bascule* ou *en fer à cheval*. Celle-ci est particulièrement grave à cause de l'immobilisation absolue qu'elle impose au malade et à cause de sa longue durée. Des ulcérations, des escarres peuvent se montrer aux talons, aux trochanters, au sacrum, d'une façon générale sur tous les points comprimés dans le décubitus dorsal prolongé et au niveau desquels la circulation est particulièrement gênée.

Phlébite suppurée. — Forme circonscrite. — La *phlébite suppurée* qui succède à une infection locale, anthrax, furoncle, phlegmon et que nous avons dit être si fréquente dans la phlébite variqueuse, se caractérise par des signes généraux plus accentués que dans la phlegmetia alba dolens. La fièvre est vive, la température atteint 39°, 39°5, avec des oscillations à ascension vespérale. Le malade est agité, il a des frissons et passe par des alternatives de froid et de chaleur. Localement les troncs veineux enflammés sont très douloureux, s'ils sont superficiels, ils font des saillies apparentes. La peau est rosée ou rouge et chaude au toucher. On sent par la palpation les cordons veineux indurés ; au début ils sont bien circonscrits, plus tard ils disparaissent dans un empâtement en plaque analogue à celui qu'on observe dans la lymphangite et la périlymphangite. D'ailleurs celle-ci est fréquemment associée à la périphlébite et c'est à cette double lésion qu'est dû l'empâtement situé sur le trajet des troncs vasculaires et l'œdème généralisé à toute l'étendue du membre. Les ganglions inguinaux sont tuméfiés et douloureux. Au bout de quelques jours, en un point particulièrement tendu, chaud et douloureux, l'induration fait place à une consistance plus molle, puis fluctuante.

Un abcès phlébitique endo-veineux ou périveineux s'est collecté. Et ainsi il peut s'en produire une série échelonnée le long des troncs veineux.

FORME DIFFUSE. — Les accidents généraux dominent la scène dans la *forme suppurée diffuse*. La céphalalgie, l'agitation, le délire sont fréquents, la fièvre est intense, le thermomètre monte à 40°, 40°5, le pouls est rapide. Ici les lésions locales, douleur, gonflement, rougeur passent au second plan. Les produits septiques sont déversés dans le sang, et vont porter l'infection et l'intoxication par tout l'organisme. Suivant les cas, la maladie revêt l'allure de la septicémie à évolution rapidement mortelle ou celle de la pyohémie caractérisée par l'apparition de foyers purulents dans les différents viscères (foie, poumons), et dans les séreuses (plèvre, synoviales articulaires, etc).

EMBOLIE. — *L'embolie*, dans la phlegmatia alba dolens, entraîne rarement des accidents septiques, elle provoque des accidents mécaniques d'irritation ou d'obstruction. Le malade peut mourir subitement de syncope par embolie cardiaque, ou d'asphyxie par embolie pulmonaire volumineuse. Heureusement, les accidents sont en général moins graves. Le malade est pris brusquement d'une douleur atroce en un point du thorax ; en même temps il éprouve une angoisse vive, une soif d'air extrême. Son visage est cyanosé, couvert de sueurs, sa respiration est courte et superficielle, le pouls est faible. Au bout de quelques instants, la douleur se calme, la sensation d'étouffement est moins pénible, et le malade conserve seulement un endolorissement dans tout le côté de la poitrine. Il expulse des crachats sanguinolents, noirâtres, indices de l'apoplexie pulmonaire.

Les mêmes accidents peuvent se reproduire plusieurs fois à un ou plusieurs jours d'intervalle, avec une intensité variable, la mort survient parfois à la troisième ou à la quatrième crise.

L'embolie est quelquefois la première manifestation de la phlébite restée jusque-là absolument latente et les accidents locaux qui la caractérisent ne deviennent apparents que quelques jours après l'obstruction pulmonaire.

Tout dernièrement Pierre Merklen [1] a attiré l'attention sur les embolies tardives survenant plusieurs semaines après le début de la phlébite. Elles sont graves et souvent mortelles, parce que ce sont des embolies volumineuses par mobilisation du caillot d'un tronc veineux important. Pierre Merklen admet qu'elles sont dues à des poussées secondaires et tardives de phlébite latente dans une grosse veine.

DIAGNOSTIC

Les phlébites superficielles se reconnaissent facilement aux signes locaux et aux symptômes généraux que nous avons signalés. On ne les confondra pas avec l'*érysipèle* dans lequel la coloration de la peau est d'un rouge plus vif, et l'induration en plaque, limitée par un bourrelet.

La *lymphangite* présente plus d'analogie avec la phlébite, cependant les lésions superficielles cutanées sont habituellement plus accentuées et les cordons produits par l'induration des troncs lymphatiques moins nets que dans la phlébite. Il y a souvent coexistence des deux affections, et l'obstruction lymphatique vient encore contribuer à la stase dans le membre atteint, exagérant l'œdème et les troubles trophiques.

Les phlébites profondes ont été souvent confondues avec les *lymphangites profondes*, les *myosites aiguës* et les *périostites*.

La première manifestation de la phlébite peut être une embolie, avant l'apparition des symptômes locaux. L'élévation de la température pendant quelques jours, l'apparition de quelques frissons et de malaise constituent les éléments les plus importants du diagnostic.

PRONOSTIC

La phlébite est grave à cause des troubles locaux qu'elle entraine. L'œdème, l'impotence fonctionnelle persistent long-

[1] Pierre Merklen. Société médicale des hôpitaux, séance du 9 novembre 1900.

temps après la disparition des accidents fébriles d'invasion. Le membre reste lourd, infiltré, et l'on y voit parfois apparaître des varices.

Le principal danger de la phlébite est l'embolie qu'elle tue par action mécanique ou qu'elle provoque des accidents septicémiques ou pyohémiques.

TRAITEMENT

Le traitement de la phlébite doit être avant tout *prophylactique*. S'il existe une plaie, on évitera toutes les causes possibles d'infection, et on immobilisera le membre d'emblée. *Cette immobilisation doit être absolue.* Le membre placé dans une gouttière est largement enveloppé d'ouate maintenue à l'aide d'une bande peu serrée. La gouttière de Bonnet, malgré ses inconvénients, est à peu près nécessaire lorsqu'il existe une phlébite des deux membres inférieurs. Le professeur PINARD a conseillé l'emploi de compresses imbibées d'une solution saturée de chlorhydrate d'ammoniaque, dans le traitement de la phlegmatia alba dolens. On obtient ainsi la disparition rapide des douleurs et de l'œdème (ROSENTHAL) [1].

L'immobilisation sera maintenue pendant longtemps. Il est impossible d'en fixer la durée d'une façon absolue, à cause des variations que présente la phlébite dans son évolution. TROUSSEAU imposait à ses malades un repos de quarante jours, d'autres ont exigé six semaines de traitement. Dans la phlébite à poussées sucessives la durée peut être beaucoup plus longue. D'une façon générale, on admet que le malade doit rester immobilisé pendant un mois après la disparition de la fièvre. Il est donc nécessaire de prendre régulièrement la température, toute ascension indiquant une nouvelle poussée inflammatoire. On se placera ainsi dans les meilleures conditions pour éviter les embolies.

Il semble qu'il y ait à l'heure actuelle une tendance à diminuer la durée de l'immobilisation, dans le but de réduire les

---

[1] Mlle ROSENTHAL. Thèse de doctorat, Paris, 1892, n° 138.

raideurs articulaires et les atrophies musculaires consécutives.
Vaquez,[1] dont on connaît la compétence en pareille matière, se
contente d'immobiliser pendant vingt jours, dans une gouttière
de Bonnet, et au bout de ce temps, s'il n'y a pas de poussée fébrile
nouvelle, il fait commencer une série de manœuvres externes
(effleurage de la peau, mobilisation particlle des jointures);
dans le but de favoriser la circulation veineuse superficielle. Du
vingt-septième au trente-cinquième jour, le massage des muscles
et la mobilisation des articulations sont exécutés d'une façon
plus active, tout en évitant les gros troncs veineux. Le malade
commence à se lever au trente-cinquième jour, le membre simplement enroulé d'une bande de crêpe. La guérison est complète
vers le cinquantième jour.

Je ne saurais souscrire à l'opinion de certains auteurs, de
Dagron[2] en particulier, qui recommandent le massage précoce,
et donnent comme date du début de la mobilisation le moment
de la disparition de la douleur.

Les frictions, les bains excitants, l'électrisation et la compression à l'aide d'une bande de flanelle sont par contre d'un
usage excellent au cours de la convalescence pour rendre aux
tissus leur souplesse et aux muscles leur tonicité et leur volume
primitifs. Les eaux thermales de Plombières, Bagnoles de l'Orne,
Aix, Bourbon-Lancy rendent alors les meilleurs services.

La phlébite suppurée exige le même traitement d'immobilisation ; on y ajoutera l'application de pansements humides
légèrement antiseptiques dans le but de calmer l'inflammation
et d'enrayer le développement des abcès. Lorsque ceux-ci sont
formés, il ne reste plus d'autres ressources que de les évacuer
par une incision précoce au thermocautère et de préférence au
bistouri.

Dans le cas où les signes généraux indiquent une infection
menaçante on pourra à l'exemple de Demons[3] inciser les veines

---

[1] Vaquez. Société médicale des hôpitaux, séance du 16 novembre 1900.

[2] Dagron. Broch. 23 p. Paris, 1900.

[3] Demons. Bulletins de la Société de chirurgic, 14 décembre 1881,
p. 838.

14.

et cautériser leur surface interne avec une solution forte de chlorure de zinc. Cette opération a été exécutée fréquemment contre la phlébite du sinus latéral et de la veine jugulaire interne consécutive à une otite moyenne suppurée. Il est prudent de pratiquer la ligature du vaisseau en aval avant d'ouvrir et de désinfecter le segment thrombosé.

La *résection de la phlébite* n'est possible que dans des cas limités. Finotti[1] a réséqué les veines du pli du coude atteintes de phlébite suppurée. Cette méthode est aujourd'hui admise et employée couramment dans le traitement des phlébites variqueuses.

On a encore proposé de pratiquer la ligature du tronc veineux au delà de la limite de l'inflammation pour s'opposer à la propagation de la phlébite et surtout pour empêcher la formation d'embolies. L'idée de la ligature veineuse dans la phlébite a été émise pour la première fois par Breschet, et Sédillot le premier fit l'oblitération des veines enflammées par des raies ou des pointes de feu.

Lee[2] dans le même but fit la compression au-dessus du foyer ainsi que l'avait conseillé J. Hunter. Deux autres fois, il pratiqua la ligature de la veine au-dessus de l'inflammation.

Krausshold[3] réséqua 3 centimètres de la veine fémorale entre deux ligatures sous l'arcade crurale pour combattre une phlébite suppurée de la veine fémorale à la cuisse.

Rigaud[4] et Isch Wall[5] ont lié ou réséqué la saphène interne à la cuisse pour supprimer des accidents d'embolie pulmonaire qui s'étaient déjà produits à plusieurs reprises. Tous deux guérirent leur malade.

---

[1] Finotti. Wiener med., Press, juin. 1894 (cité par Quénu).

[2] Lee. Royal med. and. surg. Society, 1865, p. 530.

[3] Krausshold. Arch. f. Klin., 1877, f. 965.

[4] Rigaud. Bulletins et Mémoires de la Société de chirurgie, 1875. p. 464.

[5] Isch Wall. Bulletins de la Société de chirurgie, 1893, p. 553.

TROISIÈME PARTIE

CHIRURGIE DES LYMPHATIQUES

CHAPITRE PREMIER

PLAIES ET FISTULES LYMPHATIQUES

Les mailles du réseau lymphatique sont tellement serrées dans les téguments et les tissus sous-jacents qu'une plaie, si minime soit-elle, entraîne toujours la blessure de plusieurs rameaux lymphatiques. Il en résulte l'écoulement au dehors de la lymphe contenue dans ces vaisseaux ; mais, dans la grande majorité des cas la *lymphorragie* passe inaperçue par la raison qu'elle se confond avec l'écoulement sanguin.

Pour que la lymphorragie devienne appréciable, il faut que le vaisseau blessé ait un certain volume ; c'est le cas, quand il s'agit d'une plaie du canal thoracique ou lorsque le traumatisme atteint des troncs lymphatiques dilatés ou des ganglions dont les voies lymphatiques sont distendues.

Bœgehold [1] a rapporté le fait de Wilms qui en extirpant un cancer de la région sus-claviculaire vit « sortir un jet gros comme une paille d'un liquide blanchâtre ». Dans le cas de Lyne [2] il s'agissait d'une plaie du canal thoracique à la base du cou par instrument tranchant. Schrœder et Plummer [3] citent également deux blessures opératoires du canal thoracique au

---

[1] Bœgehold. Douzième Congrès de chirurgie allemande. Arch. f. Klin. Chir., 1883.

[2] Lyne. Med. Register, août 1898.

[3] Schrœder et Plummer. Ann. of Surgery, 1898, p. 229.

cou. Rassemblant les cas déjà publiés, WENDEL [1] y ajoute cinq faits observés à la clinique de KÜSTER en vingt-sept ans. Tous se terminèrent par la guérison.

La lymphorragie se rencontre encore à la suite de plaies accidentelles portant sur des varices lymphatiques (voy. plus loin, p. 294) ou au cours d'extirpation d'adéno-lymphocèles. L'ablation de ganglions chroniquement enflammés ou tuberculeux peut être suivie du même accident. En ce cas il faut admettre que les troncs lymphatiques afférents, source de l'écoulement étaient distendus sous l'influence de la stase intra-ganglionnaire produite par l'inflammation.

La lymphorragie était fréquente jadis, à la suite de la saignée au pli du coude (MICHEL [2]). On l'observe encore autour des articulations, à l'aine, au cou-de-pied. Dans la première observation connue rapportée par RUYSCH [3], l'écoulement de lymphe était consécutif à l'ouverture d'un bubon.

Le liquide est clair, limpide, de couleur ambrée, ou absolument incolore au début, puis au bout d'un certain temps il présente une coloration blanche, un aspect lactescent. Il se coagule à l'air et prend une apparence gélatineuse ; à la longue il se dessèche et laisse sur le linge une tache d'aspect gommeux. L'analyse chimique (MARCHAND et COLBERG [4]) et l'examen histologique ont montré que ce liquide avait tous les caractères de la lymphe.

Parfois l'écoulement se prolonge, la plaie cutanée se rétrécit, il s'est formé une *fistule lymphatique*. L'orifice est de niveau avec les téguments ou situé au fond d'une dépression ; le pourtour cutané est rosé, irrité, ou conserve son apparence normale. Par suite de la dessication, des croûtes jaunâtres s'accumulent autour de la fistule.

La compression des parties molles exercée au-dessous de la fistule, entre elle et l'extrémité du membre arrête la lymphorragie ; la compression au-dessus, entre la fistule et le cœur a

---

[1] WENDEL. Deut. Zeit. f. Chir., 1898, Bd XLVIII, n° 5 et 6, p. 437.

[2] MICHEL (de Strabourg). Gazette médicale de Strasbourg, 1853.

[3] RUYSCH. Observat. anat. rasior, n° 41. La Haye, 1665.

[4] MARCHAND et COLBERG. Muller's archiv., 1838, p. 134.

une action absolument inverse. Les phénomènes sont analogues à ceux qu'on observe dans l'hémorragie veineuse ce qui s'explique aisément par le sens de la circulation lymphatique.

La quantité du liquide écoulé est variable elle peut être considérable et entraîner une véritable anémie. C'est le principal inconvénient de la lymphorrée, auquel il faut ajouter le danger possible d'infection, surtout lorsque la plaie atteint des lymphatiques ectasiés.

A la suite d'une contusion, il peut se produire une rupture sous-cutanée des lymphatiques ; c'est sans doute de cette façon que se développent les épanchements séreux traumatiques de MOREL LAVALLÉE, ainsi que le supposait VERNEUIL, et ainsi que l'admettent d'une façon formelle GUSSENBAUER [1] et KOHLER [2]. Il s'est produit une lymphorragie interne ; et pour peu que l'épanchement lymphatique soit circonscrit et en tension dans la poche à parois virtuelles formées par le tissu cellulaire tassé, on aura l'impression d'un véritable kyste. DESPRÉS [3], HEUSSNER [4] en ont rapporté des observations.

La lymphorragie s'arrête souvent spontanément par coagulation de la lymphe. On favorisera la lymphostase à l'aide d'une compression douce exercée sur un pansement aseptique.

Si ce traitement simple ne suffit pas, on aura recours à la cautérisation au nitrate d'argent ou même avec la pointe du thermocautère, pour favoriser le bourgeonnement du pourtour de la fistule.

Les plaies du canal thoracique ont souvent guéri par la seule compression. Dans certains cas, il a fallu faire la ligature directe. Au besoin, cette ligature pourrait être également appliquée pour arrêter la lymphorragie d'un membre entretenue par des varices des troncs lymphatiques ; deux fils jetés l'un au-dessous et l'autre au-dessus de la fistule assureraient une lymphostase parfaite. B. BELL avait déjà recommandé cette thérapeutique ;

---

[1] GUSSENBAUER. Deut. Chir. B^d XL, p. 114.

[2] KOHLER. Deut. Zeit. fur Chir. B^d XIX, p. 44.

[3] DESPRÉS. Académie de médecine, 14 mai 1876.

[4] HEUSSNER. Deut. med. Woch., 18 mai 1889.

à l'heure actuelle, avec la technique aseptique, la ligature doit
.être considérée comme le traitement de choix dans les cas complexes. Pour cette raison, je laisse absolument de côté la *suture
entortillée* préconisée par FOLLIN. Quant à la méthode des incisions en croissant encerclant la fistule, préconisée par DOLBEAU
dans le traitement des ulcères variqueux, elle a été mise en pratique par MONOD [1] contre une fistule lymphatique, sans obtenir
un succès complet.

[1] MONOD. In thèse de BINET, Paris, 1858.

CHAPITRE II

LYMPHANGITES

ARTICLE PREMIER

LYMPHANGITE AIGUE

Synonymie. — *Angioleucite* (VELPEAU), *lymphite*, *lymphatite*.

Définition. — La lymphatite (BOUILLAUD) est l'inflammation des vaisseaux blancs ou vaisseaux lymphatiques.

VELPEAU, un des premiers, en fit une étude soignée ainsi qu'en témoignent ses nombreux mémoires [1] et les thèses qu'il a inspirées [2]. Citons également le livre de CHASSAIGNAC [3] l'article de LE DENTU [4], les thèses de J. LUCAS-CHAMPIONNIÈRE [5], CHEVALET [6], TIOUPES [7], JALAGUIER [8] et GARS [9].

Le rôle de la lymphangite est considérable dans l'histoire de l'inflammation. Les lymphatiques comme les vaisseaux sanguins et dans une proportion plus grande que ceux-ci, transportent au loin dans l'organisme les agents septiques qui ont pénétré

[1] VELPEAU. Archives générales de médecine, 2ᵉ série, 1835, t. VIII, p. 123 et 308. — Gazette des hôpitaux, 1847, p. 531. — Dictionnaire encyclopédique des sciences médicales, art. Angioleucite, t. V (1866).

[2] Thèses de doctorat. DARET, 1835. TURREL, 1844, n° 71.

[3] CHASSAIGNAC. Traité de la suppuration. Paris, 1859.

[4] LE DENTU et LONGUET, art. Lymphangite. Nouveau dictionnaire de médecine et de chirurgie pratiques, t. XXI, 1875.

[5] J. LUCAS-CHAMPIONNIÈRE. Thèse de doctorat, Paris, 1870, n° 19.

[6] CHEVALET. Thèse de doctorat, Paris, 1875, n° 127.

[7] FIOUPE. Thèse de doctorat, Paris, 1876, n° 76.

[8] JALAGUIER. Thèse de doctorat, Paris, 1880, n° 317.

[9] GARS. Thèse de doctorat, Paris, 1889, n° 313.

dans les tissus. Leur action est donc capitale dans l'infection et l'intoxication, qu'ils charrient les microbes eux-mêmes ou leurs toxines. Au contact des produits septiques qu'ils renferment les vaisseaux lymphatiques s'enflamment; néanmoins la lymphangite n'est pas l'intermédiaire obligée de la pénétration des microbes dans l'organisme par la circulation blanche. Parfois seuls les postes d'arrêt constitués par les ganglions lymphatiques réagissent et s'enflamment. L'adénite peut exister sans lymphangite.

Dans l'inflammation du tissu cellulaire ou phlegmon et dans celle des séreuses, et en particulier des gaines tendineuses, la lymphangite a le plus souvent une importance prépondérante. Le phlegmon diffus n'est bien fréquemment, du moins au début, qu'une lymphangite superficielle ou profonde, de même les phlegmons profonds de la main qu'on croyait jadis être presque toujours le résultat de l'inflammation des gaines synoviales, sont habituellement consécutifs à l'angioleucite profonde. (DOLBEAU et CHEVALET).

ÉTIOLOGIE. — PATHOGÉNIE

La lymphangite résulte de la pénétration d'un agent septique dans l'épaisseur des téguments. A l'état normal la peau est imperméable aux microbes; pour qu'ils puissent pénétrer, il faut une solution de continuité, si minime soit-elle. Il faut qu'en un point l'épiderme ait été enlevé ou détruit et l'agent septique s'introduira dans le derme rencontrant une des fentes, un des interstices du tissu conjonctif qui constituent les innombrables radicules d'origine du système lymphatique. La moindre plaie, la plus petite ulcération suffit donc comme porte d'entrée à l'infection dont la lymphangite sera la manifestation. On conçoit que cette lésion initiale si minime puisse passer inaperçue, ou bien être complètement cicatrisée quand évolue l'angioleucite. C'est sans doute pour cette raison que certains auteurs ont admis la possibilité de la lymphangite superficielle sans lésions des téguments; il s'agit en réalité d'une erreur d'observation.

Comment expliquer les lymphangites consécutives à une confusion? Bien souvent sans doute, le mécanisme est celui que nous venons d'indiquer : il y a eu une érosion, une blessure si légère et si superficielle des téguments, qu'elle a passé inaperçue. Mais, quand on ne peut pas invoquer cette pathogénie, la lymphangite a une origine plus complexe. Il faut admettre qu'au niveau de la contusion un épanchement sanguin interstitiel s'est produit. Cet hématome, véritable *locus minoris resistentiæ*, a été infecté et secondairement la lymphangite se déclare dans les réseaux lymphatiques correspondants. Quant à savoir pourquoi l'hématome a suppuré, c'est une autre question. L'expérience démontre tous les jours la réalité de cette infection des hématomes même lorsqu'il n'y a pas de plaie des téguments et par suite pas de propagation possible par la voie lymphatique d'une infection superficielle à l'hématome. On admet généralement que la suppuration est due à la pénétration de germes septiques charriés par le sang. L'infection est d'origine interne ; un des exemples les plus probants qu'on puisse citer est celui des abcès intra-musculaires de la fièvre typhoïde. En définitive, cette lymphangite secondaire à une contusion, à un hématome infecté, est tout à fait exceptionnelle.

Le professeur Le Dentu pense que la lymphangite peut encore succéder à une arthrite purulente. Les connexions étroites qui existent entre les vaisseaux lymphatiques et les séreuses articulaires, tendineuses ou viscérales expliquent fort bien comment l'infection se propage de la séreuse au réseau lymphatique ; mais habituellement il s'agit de lymphangites profondes peu appréciables, caractérisées par des douleurs sur le trajet des vaisseaux et par un léger empâtement, et l'adénite à distance, beaucoup plus nette, attire seule l'attention.

Il est une autre variété de lymphangites d'origine interne dont la pathogénie est encore assez obscure, ce sont ces plaques plus ou moins étendues de dermo-lymphite qu'on rencontre dans la septicémie aiguë, envahissant parfois un membre tout entier, évoluant d'autres fois d'une façon symétrique sur les membres ou sur le tronc. L'aspect est variable, tantôt c'est presque un érysipèle avec un léger bourrelet périphérique, tantôt au contraire c'est une plaque de lymphangite de l'apparence la plus franche. Nulle excoriation, nulle plaie des téguments n'existent au voisinage pouvant expliquer cette lymphangite. Elle est d'origine interne, d'origine sanguine, comme si les agents septiques ou leurs produits toxiques charriés par le sang étaient déversés en un point dans le tissu cellulaire et repris par les radicules lymphatiques.

Les lymphangites se rencontrent surtout aux membres, plus rarement au cou, à la face, au tronc. Elles sont *superficielles* ou *profondes* suivant qu'elles siègent sur les vaisseaux sous-cutanés ou sur les troncs collecteurs profonds qui accompagnent les artères et les veines profondes.

Les *plaies des extrémités* prédisposent particulièrement à la lymphangite à cause de la richesse et de la superficialité du réseau lymphatique des doigts et des orteils.

Les *piqûres*, les *coupures*, d'une façon générale les plaies étroites y exposent plus que les plaies larges. Les causes habituelles sont les piqûres avec une épingle, une arête de poisson, une écharde, un clou, un fragment d'os. Les piqûres de sangsue, les trocarts, les lancettes étaient souvent jadis le point de départ d'une lymphangite, qu'il s'agit d'un tatouage (Berchou [1]), d'une saignée ou d'une vaccination.

Les plus redoutables de ces piqûres sont les piqûres dites *anatomiques* ou « *piqûres d'amphithéâtre* » faites avec un couteau, un scalpel ou une érigne. Les fragments dentelés des côtes brisées ont été souvent l'origine de la blessure, lorsque dans une autopsie, le plastron sterno-costal enlevé, on procède à l'extirpation des organes intra-thoraciques. Il y a lieu de distinguer les piqûres des salles de dissection et celles des amphithéâtres d'autopsie. A la salle de dissection, les cadavres ayant été injectés, bien que les piqûres soient extrêmement fréquentes, on peut dire que les accident septiques sont tout à fait exceptionnels. Ce n'est que dans les grandes chaleurs de l'été et lorsque les sujets ont été mal injectés que l'anatomiste court quelques dangers. Il n'en est pas de même dans les autopsies. Dans ce dernier cas tous les sujets sont septiques, toutes les piqûres sont dangereuses à un degré variable suivant la cause de la mort

---

[1] Berchou. Gazette médicale, 1861.

et l'état de décomposition du sujet. Une plaie insignifiante, passée inaperçue, a pu déterminer la mort en quelques jours, parfois même en quelques heures.

Certaines professions sont particulièrement exposées aux lymphangites septiques. Je citerai notamment les cuisiniers, les chiffonniers, les tanneurs, etc.

Les ulcères simples ou variqueux, les cancers ulcérés, les maladies de la peau s'accompagnant d'érosions ou d'ulcérations (eczéma, herpès, etc.), les plaies des vésicatoires, les furoncles, les anthrax, les brûlures, les boutons d'acné, d'une façon générale toutes les plaies des téguments peuvent être le point de départ de la lymphangite.

Ici, comme dans toute infection, la pénétration d'un agent septique ne résume pas toute la pathogénie, le problème est plus complexe, il existe d'autres facteurs et en particulier le terrain sur lequel le microbe se développe, sans négliger l'influence du milieu. Les individus surmenés physiquement et intellectuellement, les « diathésiques », comme disait VERNEUIL, c'est-à-dire les albuminuriques, les diabétiques (GIRONDE[1]), les alcooliques sont plus souvent atteints que les individus bien portants. La forte chaleur, le froid, l'humidité, l'insuffisance de l'alimentation, la mauvaise hygiène, en un mot ce qu'on est convenu d'appeler la misère physiologique, sont autant de causes prédisposantes.

La nature septique de la lymphangite est aujourd'hui universellement admise. ROSENBACH le premier découvrit le *streptocoque* et le *staphylocoque* dans le pus des abcès lymphatiques. CORNIL et BABÈS confirmèrent sa découverte et montrèrent la présence des microbes pyogènes dans l'intérieur des vaisseaux lymphatiques enflammés. Dans son remarquable travail sur l'infection puerpérale, WIDAL[2] décrit et figure les lymphatiques utérins bourrés de chaînettes du streptocoque pyogène. VERNEUIL et CLADO[3], GARS[4] assimilant l'érysipèle et la lymphangite

---

[1] GIRONDE. Thèse de Lyon, 1881, n° 96.

[2] F. WIDAL. Thèse de doctorat, Paris, 1889, n° 129.

[3] VERNEUIL et CLADO. Bull. Acad. des sciences, 8 avril 1889.

[4] GARS. Thèse de doctorat, Paris, 1889, n° 313.

ont démontré qu'on pouvait rencontrer dans les deux affections le même streptocoque considéré un moment comme l'agent spécifique de l'érysipèle.

Fischer et Lévy [1], dans des recherches plus récentes ont rencontré 7 fois le *staphylocoque pyogène* et 1 fois le *bacillus coli communis* dans 8 cas de lymphangite tronculaire, et, dans 8 abcès lymphangitiques, ils ont tour à tour trouvé le *staphylocoque*, le *streptocoque*, ou les deux microbes associés. Gilbert et Grenet [2] ont signalé le *pneumocoque* dans une lymphangite du membre inférieur.

La lymphangite n'est donc pas une maladie spécifique liée à la pénétration d'un microbe déterminé. Un grand nombre de microbes peuvent la produire ainsi qu'il était logique de le supposer *a priori*. En sorte que, comme on l'a dit, il n'y a pas *une* lymphangite mais *des* lymphangites.

La lymphangite présente donc de grandes analogies avec la phlébite. Dans les deux cas, le vaisseau est altéré, enflammé, par les micro-organismes qui circulent dans son intérieur, entraînés par le sang ou la lymphe. C'est un accident, pour ainsi dire, décelant le passage des microbes, mais ce n'est pas l'intermédiaire obligé entre l'infection de la plaie et l'infection de l'organisme. Les agents septiques développés dans la plaie d'origine peuvent cheminer dans le lymphatique ou la veine et aller coloniser à distance produisant l'infection purulente, la septicémie, sans que les canaux vecteurs conservent la moindre trace de leur passage. *Infection par la voie lymphatique et lymphangite ne sont donc pas synonymes plus que infection par la voie sanguine veineuse et phlébite.* Ne voit-on pas journellement des adénites septiques consécutives à des plaies des téguments sans qu'on puisse constater le plus léger degré de lymphangite; une écorchure des doigts donne bien souvent lieu aux abcès ganglionnaires de l'aisselle sans qu'à aucun moment il n'y ait eu apparence de lymphangite.

---

[1] Fischer et Lévy. Deut. Zeit. f. chir., 1893, Bd XXXVI, p. 621.
[2] Gilbert et Grenet. Soc. de Biologie, 30 janvier 1897.

ANATOMIE PATHOLOGIQUE

L'inflammation des vaisseaux lymphatiques débute au niveau des racines intra-dermiques, c'est la *lymphangite radiculaire* du professeur LE DENTU ; puis elle gagne les réseaux blancs d'un calibre supérieur, constituant la *lymphangite réticulaire*, et enfin s'étend aux troncs principaux, formant la *lymphangite troncu-laire* (trajective, ascendante de CHASSAIGNAC).

Histologiquement il n'y a pas de différence entre l'érysipèle et la lymphangite radiculaire. RENAUT [1] a montré que dans la partie superficielle du derme, les lymphatiques n'ont pas de parois propres, leurs origines correspondent aux fentes ména-gées dans l'épaisseur du tissu conjonctif du derme, et, à ce niveau, leur inflammation se confond avec celle du derme. Plus profondément, vers le tiers inférieur de la peau leur paroi propre est constituée ; ils se présentent alors sous forme aplatie ou arrondie. Leur lumière, trois ou quatre fois plus grande que celle des plus gros vaisseaux sanguins correspon-dants, est bourrée de globules blancs comme s'ils étaient injectés. Les troncs lymphatiques sont dilatés (MONNERET) l'endothélium est gonflé, en partie desquamé, la paroi conjonctive est épaissie, infiltrée de cellules rondes, les vasa-vasorum sont distendus et injectés. La lymphangite est d'abord exsudative. Le vaisseau renferme de la lymphe parfois encore liquide (BOUISSON [2]) mais le plus souvent coagulée. Le caillot est formé de réseaux fibrineux renfermant des leucocytes et quelques hématies. VIRCHOW admit pour la lymphangite comme pour la phlébite que la thrombose précédait l'inflammation du vais-seau. A l'heure actuelle, dans les lymphatiques comme dans les veines on s'accorde à attribuer le début des lésions à la paroi vasculaire. La suppuration se forme par segments séparés isolés par les caillots ; aussi l'irruption du pus dans le canal thoracique admise par le professeur LE DENTU est-elle tout à fait exceptionnelle. Le pus est épais, crémeux, blanchâtre.

[1] RENAUT. Archives de physiologie, 1874.
[2] BOUISSON. Gazette médicale, 1843, p. 296.

La lymphangite est donc un obstacle à la propagation de l'infection, la suppuration reste localisée au vaisseau, l'infection purulente par embolie septique d'origine lymphatique est très rare.

Le professeur Cornil[1], Lordereau et Cadiat[2], Mayor[3] ont décrit des lésions analogues sur des lymphatiques profonds à parois épaisses, indurées, distendues par le pus.

En même temps qu'il y a endo-lymphangite, on constate de la péri-lymphangite. Les cellules embryonnaires s'amassent autour des vaisseaux; les vésicules adipeuses au sein desquelles le vaisseau lymphatique est plongé retournent à l'état embryonnaire. Il se produit de la sorte une induration et un épaississement de la paroi qui donne au toucher la sensation d'un cordon dur. La suppuration gagne la zone péri-vasculaire, il se forme un véritable abcès péri-lymphatique.

Lymphangite gangréneuse. — Jalaguier, dans sa thèse, a spécialement étudié la *lymphangite gangréneuse*, variété de lymphangite produite sans doute par des microbes particulièrement virulents agissant sur un terrain peu résistant. Les escarres se présentent sous la forme de plaques sèches, d'un tissu dense, comme parcheminé, plus ou moins gris ou noirâtre. Elles sont souvent si superficielles qu'elles n'intéressent pas toute l'épaisseur du derme et restent enchâssées dans le tissu dermique encore vivant mais enflammé. D'autres fois, l'escarre est plus profonde, elle détruit toute la peau et atteint le panicule sous-cutané qui devient grisâtre. Cette gangrène est due à une dermite fibrineuse massive ayant son maximum d'intensité au-dessous du stratum granulosum ; il se produit une oblitération brusque de tous les vaisseaux et par suite une nécrose en masse des éléments dermiques.

Symptômes

Nous prendrons pour type de notre description la lymphan-

---

[1] Cornil. Société anatomique, 1872, p. 593.
[2] Lordereau et Cadiat. Société anatomique, 1872, p. 622.
[3] Mayor. Cité par Jalaguier.

gite des membres et en particulier celle du membre supérieur, si souvent rencontrée en clinique.

L'affection débute habituellement par des troubles généraux de la santé, indice de la pénétration endo-lymphatique des germes septiques. Le malade se plaint de malaise, d'inappétence, de céphalalgie, de courbature. Il éprouve dans tout le membre une sensation de chaleur. Le thermomètre marque 37°,5 à 39°. Le pouls est accéléré, il est large et plein. La douleur siège d'abord au niveau de la plaie d'inoculation puis elle s'étend à toute la main, et gagne l'avant-bras, le coude, le bras, l'aisselle. Le malade a une sensation continuelle de tension très pénible, en même temps qu'il éprouve des élancements.

Bientôt apparaissent localement de la rougeur et du gonflement. La rougeur est due à la vaso-dilatation des vaisseaux sanguins qui accompagne l'inflammation des réseaux lymphatiques, autour de la piqûre septique. Cette rougeur n'est donc qu'un symptôme indirect. Le gonflement est dû à l'œdème; peu marqué au début, il augmente au bout de quelques jours, surtout si la maladie évolue vers la suppuration. La peau est chaude au toucher. A la pression, le doigt déprime aisément l'œdème mou, la rougeur disparaît sous le doigt pour reparaître sitôt que la pression est supprimée. Cette exploration détermine une douleur plus ou moins vive.

La rougeur de la peau, véritable dermite érythémateuse symptomatique, croît régulièrement en surface, ayant débuté autour de la plaie d'inoculation. Si, comme cela est fréquent, la porte d'entrée siège à l'extrémité du doigt, celui-ci se tuméfie, ses méplats s'effacent, la rougeur et l'œdème apparaissent à la face dorsale du doigt, et s'étendent bientôt à la face dorsale de la main, puis à l'avant-bras, au coude, au bras. Ce n'est plus une rougeur diffuse comme autour de la plaie initiale, la coloration anormale de la peau est maintenant localisée en une bande longitudinale siégeant parfois à la région dorsale et externe de l'avant-bras, bien plus souvent à son bord interne. On y voit des traînées rouge sombre, d'une teinte soutenue sur un fond rosé de plusieurs centimètres. Les traînées rouges, au nombre de deux ou plus, sont de place en place anastomosées de façon à former un véritable plexus. Le rougueur monte progressivement vers le coude. A ce niveau la coloration n'est plus localisée à la face interne, elle s'étend également en arrière autour de l'olécrâne. On recherchera le ganglion sus-épitrochléen en plaçant le bras en flexion à angle droit et en explorant avec la pulpe du pouce, au-dessus de l'épitrochlée, en avant ou en arrière de la cloison aponévrotique intermusculaire interne. La tuméfaction de ce ganglion est inconstante. Il m'a même semblé, fait intéressant à noter, que dans les lymphangites aiguës à streptocoques ou à staphylocoques, l'adénite sus-épitrochléenne est moins fréquente que l'inflammation de la bourse séreuse rétro-olécranienne. Celle-ci, qu'on pourrait comparer à un véritable sac lymphatique en raison de ses connexions avec le réseau lymphatique démontrées par la pathologie, est très souvent tuméfiée, distendue par de la sérosité. Au palper elle donne une consistance molle, élastique, fluctuante. Vient-on à l'inciser, la sérosité qui s'en écoule est plus ou moins trouble, souvent il s'agit de pus véritable. Ces rapports entre la lymphangite et l'inflammation des bourses séreuses ont attiré l'attention de LACOSTE [1] et de FROELICH [2].

Au bras, les traînées rouges occupent la face interne et gagnent progressivement l'aisselle. La paroi interne ou thoracique de l'aisselle a conservé son aspect normal, du moins au début, mais bien souvent déjà les malades se plaignent de douleurs et au palper on sent un ou plusieurs ganglions tuméfiés, de consistance élastique, mobiles, douloureux à la pression.

La lymphangite procède ainsi par étapes successives avec une rapidité plus ou moins grande suivant les cas.

La teinte de la peau est variable, quelquefois à peine rosée, d'autres fois d'un rouge foncé, violacée ou brunâtre. Dans ce dernier cas, la coloration est uniforme et s'étend sur une large surface. Parfois les traînées rouges sont remplacées par un réseau à grandes mailles résultant de l'inflammation des branches de second ordre. Les téguments présentent alors un aspect tigré ou marbré très remarquable.

[1] LACOSTE. Thèse de doctorat, Paris, 1883, n° 429.

[2] FROELICH (de Nancy). Revue médicale de l'Est, 1891, p. 653.

Les phlyctènes sont rares dans la lymphangite simple, on peut cependant les rencontrer ; elles présentent une teinte citrine ou rougeâtre, et plus rarement purulente.

Au palper la lymphangite tronculaire donne la sensation d'une induration en plaque, au niveau de laquelle la pression des doigts laisse une légère empreinte en rapport avec l'œdème. Il est rare qu'on perçoive nettement les cordons durs correspondant aux troncs lymphatiques enflammés tels que les auteurs les décrivent.

Les signes généraux sont très variables ; leur intensité dépend de la virulence de l'agent septique et de l'organisme sur lequel il se développe.

ÉVOLUTION

Dans la lymphangite simple, spontanément ou sous l'action d'un traitement approprié, les accidents s'amendent, la rougeur diminue, la douleur disparaît, l'état général s'améliore, la fièvre tombe, en un mot tous les symptômes deviennent favorables et la guérison survient en quelques jours. Quelquefois, au niveau de la plaie d'inoculation, une petite phlyctène purulente s'est formée dont l'évacuation est le signal de l'amélioration générale. La lymphangite terminée, on observe sur les téguments une desquamation très fine, furfuracée, comme dans la rougeole (TURREL [1], J. ROUX [2], FAVREL [3]).

On a signalé, surtout aux membres inférieurs, et chez les variqueux, chez les sujets soumis à de grandes fatigues et à de longues marches, un aspect ecchymotique, une teinte chamois, que prendrait la plaque angioleucitique à son stade de résolution. Elle ne dure que quelques jours, et s'explique par l'extravasation des globules rouges infiltrés dans le derme au cours du processus inflammatoire et que les voies absorbantes ne reprennent que tardivement (LEJARS [4]).

L'adénite persiste habituellement longtemps encore après la disparition de la lymphangite. Il en de même de l'œdème qui

----

[1] TURREL. Thèse de doctorat, Paris, 1844, n° 71.
[2] J. ROUX. Gazette médicale de Paris, 1842.
[3] FAVREL. Thèse de doctorat, Paris, 1884, n° 221.
[4] LEJARS. Traité de Chirurgie Duplay et Reclus, t. I, p. 645.

15.

peut survivre un temps plus ou moins long à l'inflammation des vaisseaux lymphatiques. CHASSAIGNAC a décrit une forme de lymphangite qu'il appela *réticulaire oscillante* et qui s'observe surtout au dos de la main chez les anatomistes. Elle dure des semaines, se reproduisant sur place par poussées (LE-JARS).

Lymphangite suppurée. — La lymphangite aboutit fréquemment à la suppuration. Elle se produit soit au niveau des ganglions, c'est l'adénite suppurée que nous étudierons plus loin, soit au niveau des troncs lymphatiques et même dans la zone de la lymphangite réticulaire. La suppuration s'annonce par les symptômes suivants : tous les accidents s'amendent, la douleur, la rougeur, le gonflement, dans toute la zone primitivement envahie sauf en un point où la coloration rouge s'étale, augmente d'intensité, devient violacée, lie de vin ou rouge sombre. Le gonflement augmente, il se produit une tuméfaction circonscrite qui pointe au centre contrairement à la plaque régulière de l'érysipèle. Le malade éprouve une sensation de chaleur, des élancements, et, au bout de quelques jours, à la place de l'induration phlegmoneuse du début, on sent à travers l'œdème des téguments, une zone de consistance rénitente, élastique, et même fluctuante. Un abcès lymphangitique s'est formé à distance du point d'inoculation.

La bourse séreuse olécranienne, nous l'avons déjà dit, est souvent envahie par la suppuration dans les lymphangites du membre supérieur.

Parfois, il se produit toute une série de petits abcès qui s'échelonnent le long de la traînée lymphangitique, d'autant plus *mûrs* qu'on se rapproche davantage de la plaie d'inoculation (TRUC[1]), CHASSAIGNAC signale un cas dans lequel il y eut ainsi 21 abcès successifs. J. ROUX en ouvrit 33 sur le même malade. Parfois ces abcès se résorbent spontanément, sans s'ouvrir au dehors (FAVREL).

L'état général est plus atteint dans ces formes à suppurations

[1] TRUC. Montpellier médical, 1887, 2ᵉ série, t. IX, p. 409-414.

multiples ; la fièvre dure plus longtemps avec des recrudescences à l'apparition de chaque nouvel abcès.

Il est exceptionnel de voir persister des fistules lymphatiques, des lymphorragies à la suite des abcès (PEYROMAURE-DEBORD [1], A. DESPRÈS [2], BOULANGER [3], BERLIN [4]). Habituellement les foyers une fois évacués se comblent en quelques jours.

La persistance d'une fistule avec décollements se produit beaucoup plus fréquemment dans le cas d'inflammation de la bourse séreuse olécranienne, nécessitant une intervention pour tarir ce suintement interminable. La nature de la poche enflammée explique dans ce cas la persistance de la suppuration.

Lymphangite gangréneuse. — Étudiée par DELAY [5], élève de A. NÉLATON, par ESCORNE [6], QUINQUAUD, la forme gangréneuse de la lymphangite a été particulièrement bien décrite par JALAGUIER, dans sa thèse. Cet auteur a montré qu'elle se rencontre surtout au membre inférieur (9 fois sur 12 observations). La maladie débute par une phase inflammatoire comme dans la lymphangite réticulaire simple, à cela près toutefois que d'emblée l'état général est plus atteint. La température est élevée, le malade a des frissons et se trouve plongé dans un état de prostration inquiétant. D'autres fois au contraire l'agitation, le délire prédominent. On a l'impression qu'il s'agit d'une infection grave. La rougeur diffuse prend bientôt une teinte foncée vineuse. Vers le troisième jour, les phlyctènes apparaissent, larges et rares ou petites et confluentes. Leur contenu est sanguinolent, roussâtre ; elles durent peu, lorsqu'elles se rompent on trouve au-dessous le derme recouvert d'une pseudo-membrane blanchâtre d'aspect couenneux. Cette couche se détache à son tour et laisse

---

[1] PEYROMAURE-DEBORD. Thèse de doctorat, 1871, Paris, n° 61.

[2] A. DESPRÈS. Bull. Acad. de médecine, 1876.

[3] BOULANGER. Thèse de doctorat, Paris, 1876, n° 388.

[4] BERLIN. Thèse de doctorat, Paris, 1878, n° 108.

[5] DELAY. Thèse de doctorat, Paris, 1852, n° 57.

[6] ESCORNE. Thèse de doctorat, Paris, 1866, n° 65.

à nu le derme rouge, saignant et par places mortifié. Les escarres sont grises, noirâtres ou jaunâtres, très minces, superficielles, à bords nets ou sinueux se détachant sur le fond rouge du derme. La sensibilité a disparu à leur niveau. Parfois elles sont d'un blanc presque pur (gangrène blanche de QUESNAY). Les plaques de sphacèle se développent en surface pendant quelque temps, puis s'éliminent de la périphérie au centre ; elles ne dépassent jamais l'aponévrose d'enveloppe en profondeur.

JALAGUIER distingue trois formes : l'une bénigne, la deuxième grave par l'état général dans laquelle, les symptômes ataxo-adynamiques apparaissent de bonne heure et emportent rapidement le malade. La troisième forme est grave à la fois par les lésions locales et par l'état général. La lymphangite se transforme en phlegmon diffus auquel s'ajoutent bientôt des accidents pyohémiques. Dans trois cas la mort a été le résultat de complications pulmonaires ou péricardiques.

Lymphangite septique. — La lymphangite peut revêtir une allure particulièrement septique sans qu'il y ait localement d'accidents gangréneux. Cette forme qu'on appelle habituellement *septique* serait mieux dénommée *hyperseptique* puisque, par définition, la lymphangite est toujours de nature infectieuse. La gravité résulte de la pénétration de germes extrêmement virulents comme dans certaines piqûres anatomiques. Elle peut tenir encore à la nature du terrain : une infection d'intensité moyenne peut provoquer des accidents mortels lorsqu'elle se développe chez un alcoolique, un diabétique ou chez un individu surmené. Au lieu de l'évolution normale de la lymphangite, la maladie revêt dès le début l'allure du phlegmon diffus avec extension rapide des lésions. L'infiltration purulente est précoce, elle envahit tous les tissus, il se produit une sorte d'œdème aigu purulent sans collection limitée.

D'autres fois, il existe une remarquable opposition entre la bénignité apparente de la piqûre et la gravité de l'état général. Localement on constate seulement un peu de douleur et de gonflement, et d'emblée le malade est plongé dans un véritable état typhoïde. Il meurt rapidement dans le coma ou par asphyxie toxique; s'il résiste quelques jours, il finit par succomber à une néphrite suraiguë (BLACHEZ [1]).

Entre cette forme hyperseptique ou hypertoxique et la lymphangite simple, il existe toute une série de cas intermédiaires que le clinicien rencontre journellement mais auxquels il est impossible de consacrer une description spéciale dans un chapitre de pathologie. C'est en résumé la constante équation, qu'on retrouve dans toute maladie infectieuse, dont les facteurs sont, d'une part la qualité et la quantité du virus septique, et d'autre part le terrain sur lequel cette infection se développe.

Lymphangite profonde. — La lymphangite profonde est primitive ou secondaire à la lymphangite superficielle. Parfois il y a concomitance des deux, par exemple lorsqu'elles succèdent à un phlegmon. Ce qui frappe dans la lymphangite profonde, c'est l'obscurité des signes physiques et l'importance des signes généraux. Localement la plaie d'inoculation est profonde, anfractueuse; elle est sèche et d'une sensibilité extrême. Le membre est augmenté de volume, il y a parfois de l'œdème sous-cutané vers son extrémité. Au palper la peau est chaude, mais elle a conservé sa coloration normale. Il existe de l'empâtement profond surtout sur le trajet de l'artère; les ganglions sont tuméfiés. Il est exceptionnel de sentir des indurations limitées, des cordons noueux sur le trajet des lymphatiques profonds. Le malade se plaint de douleurs vives dans tout le membre jusque vers la racine; la pression profonde au niveau des troncs lymphatiques sous-aponévrotiques exagère cette douleur. Le membre est lourd, impotent; la contraction des muscles est très pénible. En même temps les signes généraux sont très accentués : la fièvre est vive, la température élevée, le pouls rapide. L'inappétence est habituelle ainsi que la céphalalgie et la courbature; les frissons sont fréquents. Souvent au bout de quelques jours, la peau présente des taches rosées qui s'étalent et deviennent confluentes, une lymphangite superficielle se greffe sur l'inflammation lymphatique profonde : c'est la *lymphangite double* de

---

[1] BLACHEZ. Société médicale des hôpitaux, 1874.

Follin. La lymphangite profonde peut se terminer comme la superficielle par résolution ou par suppuration. Dans ce dernier cas, il se produit un ou plusieurs abcès circonscrits ou bien une infiltration purulente massive, véritable phlemon diffus profond, typhus des membres de Chassaignac. La mort est la terminaison habituelle de cette dernière forme.

COMPLICATIONS

Les connexions qui existent entre les troncs lymphatiques et les veines expliquent la possibilité du développement d'une phlébite secondairement à une lymphangite. Néanmoins cette complication est relativement rare.

Parmi les lésions secondaires à la lymphangite, les plus intéressantes sont les inflammations des séreuses. Nous avons déjà signalé la fréquence des altérations de la bourse séreuse olécranienne dans les lymphangites de la main et de l'avant-bras. De même, quoique plus rarement, la bourse pérotulienne s'enflamme à la suite des lymphangites de la jambe. L'inflammation peut gagner également les synoviales articulaires, les synoviales tendineuses et même les séreuses viscérales. C'est Verneuil [1] qui le premier a insisté sur ces lésions des synoviales ; elles ont été également observées par Nicaise [2], Therre [3], Lacoste [4], Froelich [5]. Suivant les cas, la nature du liquide accumulé dans la séreuse est variable, depuis la simple hydarthrose jusqu'à l'abcès articulaire. Ces complications séreuses sont graves ; outre qu'elles entraînent des troubles dans le fonctionnement de l'articulation, surtout s'il s'agit d'un épanchement purulent, elles sont l'indice d'une infection virulente évoluant sur un organisme peu résistant. A cause de cela, elles assombrissent beaucoup le pronostic. Verneuil a vu mourir trois malades atteints d'arthrite

[1] Verneuil. Gazette des hôpitaux, 1878, p. 90.
[2] Nicaise. Revue de médecine et de chirurgie, 1878, p. 822.
[3] Therre. Thèse de doctorat, Paris, 1879, n° 61.
[4] Lacoste. Thèse de doctorat, Paris, 1883, n° 429.
[5] Froelich. Revue médicale de l'Est, 1891, p. 853.

suppurée du genou et Bellamy dans un cas de ce genre, chez un enfant, ne put obtenir la guérison qu'en faisant une arthrotomie (Lejars [1]).

La lymphangite, comme toute maladie septique, peut se compliquer d'infections à distance. On a signalé des *abcès du foie*, des *néphrites aiguës* (Barette [2]), qui persistent parfois sous forme d'albuminurie et de néphrite chronique (Bouilly, Leneveu, Letulle [3]).

Diagnostic

Dans la lymphangite réticulaire, l'analogie est grande avec *l'érythème simple* et *l'érysipèle*. Les antécédents et en particulier le renseignement fourni par le malade d'une piqûre ou d'une plaie antérieure, la disposition de la rougeur autour de cette plaie sont en faveur de la lymphangite. L'érythème simple survient en dehors de toute lésion des téguments, sans fièvre. La peau a une teinte uniforme, il n'y a pas d'engorgement ganglionnaire.

L'érythème noueux se développe également d'une façon spontanée, sans traumatisme antérieur. Le malade, qui est un arthritique, a de la courbature, de la fièvre, des douleurs articulaires. Localement les plaques érythémateuses sont isolées, multiples. A leur niveau la peau est surélevée et souvent d'une teinte rouge violacée ecchymotique. On dirait que le malade a reçu des contusions superficielles multiples.

Quant à *l'érysipèle*, il n'est pas toujours aisé de le différencier. Dans la forme typique, l'érysipèle est en plaque surélevée, limitée par un bourrelet dur et saillant, il est alors facile de le distinguer de la lymphangite ; mais bien souvent le bourrelet est peu marqué, et d'un autre côté dans la lymphangite la plaque est quelquefois surélevée. Au reste il n'est pas étonnant que les deux affections puissent être confondues puisque, au point de vue histologique, la distinction est souvent impos-

---

[1] Lejars. Traité de Chirurgie Duplay et Reclus, t. I, p. 665.
[2] Barette. Thèse d'agrégation, 1886.
[3] Letulle. Gazette des hôpitaux, 1876, p. 1033.

sible. Dans les deux il y a lymphangite et dermite (Quénu);
l'érysipèle est une dermo-lymphite dit-on, or la lymphangite
s'étend souvent aux fentes lymphatiques de la peau et devient
une lympho-dermite. Quant au *signe de* Vidal qui permettrait
de différencier les deux affections par la pression digitale, cette
pression laissant une empreinte blanche dans la lymphangite
et jaune dans l'érysipèle, son appréciation est souvent assez
vague.

La lymphangite tronculaire a été confondue avec la *phlébite*
et de fait, comme nous l'avons dit plus haut, les deux lésions
peuvent coexister, ce qui complique encore le diagnostic. « L'angioleucite se voit et ne se sent pas, disait Velpeau, tandis que la
phlébite se sent plutôt qu'elle ne se voit. » L'engorgement ganglionnaire n'est pas un signe différentiel, il peut exister dans la
phlébite et même d'une façon précoce.

La *gangrène gazeuse* ou *érysipèle bronzé* se distingue de la
lymphangite par le gonflement du membre, la coloration différente, la sonorité constatée à la percussion de la peau, l'évolution, la gravité de l'état général.

La lymphangite profonde est beaucoup plus difficile à reconnaitre, surtout lorsqu'il s'agit de la différencier des *synovites
tendineuses* du *phlegmon diffus*. D'autant plus que souvent ces
lésions se combinent, il existe à la fois une inflammation des
vaisseaux lymphatiques profonds, une infiltration du tissu cellulaire et une synovite du voisinage. Il ne faut pas s'attendre à
sentir sur le trajet des troncs lymphatiques profonds des cordons
isolés et indurés. comme on l'a décrit un peu théoriquement.

Les abcès lymphangitiques, les adénites, les synovites tendineuses et articulaires seront rattachées à leur véritable cause.
Et l'on s'efforcera de reconnaître au plus tôt les complications
septiques à distance afin de les enrayer le plus promptement
possible.

TRAITEMENT

Velpeau a posé les principes du traitement de la lymphangite.
Il a recommandé de traiter la plaie d'inoculation et la lymphangite elle-même.

A. **Prophylactique**. — On s'efforcera d'éviter le développement de la lymphangite en traitant énergiquement la plaie soupçonnée d'être septique. Elle sera soigneusement désinfectée à l'aide d'antiseptiques diffusibles parmi lesquels je placerai au premier rang l'alcool, la solution de formol, et surtout la teinture d'iode. Au besoin, on n'hésitera pas à débrider la plaie pour la drainer plus largement ou à la cautériser avec la pointe du thermocautère. On en fera ensuite l'occlusion au moyen d'un large enveloppement ouaté recouvrant un pansement humide aseptique. Il faut éviter de recouvrir le pansement d'une toile imperméable qui empêche son évaporation lente, favorable à l'élimination des produits septiques.

B. **Curatif**. — La lymphangite développée, il faut l'enrayer par un traitement approprié. Et d'abord il est un certain nombre de moyens plus nuisibles qu'utiles. L'acide picrique ne doit être employé sous aucune de ses formes, ni en solution aqueuse saturée, ni en solution alcoolique ou éthérée. Quoi qu'on en ait dit cette subtance faiblement antiseptique, dont la propriété kératoplastique est connue, n'agit pas efficacement contre la lymphangite. De même toutes les poudres antiseptiques, iodoforme, salol, traumatol, etc. et les poudres astringentes, quinquina, tanin, ratanhia, etc. doivent être rejetées. Elles sont irritantes, mal tolérées et n'enrayent nullement la lymphangite. En règle générale tous les pansements secs sont mauvais.

Le pansement humide s'impose. Outre que la chaleur humide calme la douleur, elle agit très favorablement pour circonscrire l'inflammation. C'est pour cette raison que les cataplasmes de l'ancienne chirurgie étaient souvent efficaces ; malheureusement étant eux-mêmes septiques, s'ils réussissaient à enrayer l'inflammation primitive ils greffaient fréquemment sur la plaie une infection secondaire. L'idée néanmoins mérite d'être conservée, c'est une sorte de cataplasme antiseptique ou aseptique qui convient le mieux dans le traitement de la lymphangite. Après un nettoyage soigné de la plaie d'inoculation et des régions avoisinantes, on applique des compresses de mousseline imprégnées d'eau bouillie encore chaude, et exprimées. On les place sur la région enflammée en ayant soin de dépasser largement dans tous les sens la zone cutanée rouge et douloureuse. Les compresses sont recouvertes d'un toile imperméable, puis d'une épaisse couche d'ouate maintenue à l'aide d'une bande de tarlatane. Sous ce pansement, les malades se sentent d'emblée très soulagés.

Le pansement tel que nous venons de le décrire est purement aseptique ; dans bien des cas, il sera suffisant. Cependant s'il s'agit d'une lymphangite très virulente on peut avantageusement recourir aux antiseptiques, et en particulier à l'acide phénique et au sublimé. A l'avènement de l'antisepsie, on fit de ces substances un véritable abus ; les liquides employés couramment étaient la solution phéniquée forte à 5 p. 100 et la solution de sublimé ou liqueur de van Swieten à 1 p. 1000 [1]. HOFMOKL [2] (de Vienne) allait encore plus loin. Il recommandait de faire un lavage soigné de la peau au savon puis à l'alcool et d'appliquer ensuite un pansement imprégné d'une solution de sublimé à 3 ou 5 p. 100. Les inconvénients de ces liquides antiseptiques concentrés sont nombreux. Il ne se passe pas d'année qu'on n'observe aux consultations chirurgicales des hôpitaux un ou plusieurs cas de gangrène produite par l'application sur une plaie d'une solution forte d'acide phénique. Je voyais dernièrement à la consultation de l'hôpital Saint-Antoine un garçon de dix-huit ans auquel je dus amputer un doigt pour gangrène consécutive à l'application d'eau phéniquée forte sur un panaris simple érythémateux.

Ces accidents sont particulièrement fréquents chez les enfants dont la peau fine est plus fragile. Outre les accidents locaux, les malades présentent des signes d'intoxication, urines noires dans l'empoisonnement par l'acide phénique, stomatite, diarrhée, lorsque l'intoxication est due au sublimé. Avec des solutions moins concentrées, on évite ces accidents généraux et locaux mais on voit encore se produire des dermites artificielles, surtout avec le sublimé. Toute la peau recouverte du pansement défectueux est rouge, exulcérée, saignante et très douloureuse ; l'absorption

---

[1] SKINNER. Progrès médical, 1886, p. 651.
[2] HOFMOKL. Wien. med. Presse, 1886, p. 337.

est facile sur toute cette surface avivée et à la longue on peut voir survenir quelques accidents d'intoxication chronique. *Il ne faut donc employer que des antiseptiques extrêmement dilués* : acide phénique à 4 p. 1 000, sublimé à 1 p. 5 000 ou 1 p. 10 000. A ce titre ces substances ne sont nullement nocives, on évite l'intoxication et la dermatite, et l'action légèrement antiseptique paraît favoriser la rétrocession des accidents inflammatoires et septiques.

Le perchlorure de fer à 30 p. 100 jadis préconisé par VALETTE en badigeonnage contre l'érysipèle et que MARLOY [1] a de nouveau vanté ne me semble pas avoir de propriétés particulièrement avantageuses qui doivent le faire adopter. Il en est de même de l'éther et de l'alcool recommandés par certains chirurgiens. Le pansement à l'éther, outre ses dangers de combustibilité, a le grave défaut d'être très douloureux. Dans certaines formes de lymphangite grave à évolution superficielle, se rapprochant par son aspect de l'érysipèle, un badigeonnage à la teinture d'iode peut agir efficacement à la condition d'être suivi d'un pansement humide.

Après ce que nous venons de dire, sur l'emploi des antiseptiques dans la lymphangite, il n'est pas nécessaire d'insister pour montrer l'inutilité et même les dangers des injections sous-cutanées de solution phéniquée à 2,5 p. 100 faites le long des vaisseaux lymphatiques suivant la méthode recommandée par HUETER.

Les pulvérisations antiseptiques ne sont pas indispensables ; en tous cas elles ne doivent être pratiquées qu'avec une solution d'un titre très faible. Elles ne sont pas d'un emploi facile et seront, je pense, avantageusement remplacées par des bains chauds locaux dans les lymphangites des membres, celles qu'on a le plus souvent l'occasion de soigner.

Si malgré un traitement approprié l'état général reste grave il faut agir plus énergiquement. L'indication est d'ouvrir largement la plaie d'inoculation, et au besoin de faire une ou plusieurs longues incisions sur la région enflammée. Le thermocautère agissant comme antiseptique puissant remplace avantageusement le bistouri, qu'on le fasse pénétrer profondément dans la plaie d'inoculation élargie ou qu'on dessine des raies de feu sur la plaque de lymphangite.

Après ces larges débridements, les bains chauds très faiblement antiseptiques ou aseptiques contribuent à diminuer l'inflammation. Le lavage des plaies à l'eau oxygénée dédoublée, à l'eau iodo-iodurée ou à la solution de chlorure de zinc à 1 p. 100, agit également d'une manière favorable.

Lorsque la lymphangite est suppurée, que des abcès sont collectés le long des troncs lymphatiques, on doit se comporter vis-à-vis d'eux de la même façon qu'en face de toute collection de pus et nous n'avons pas à y insister.

La lymphangite profonde est plus difficile à traiter. Il est important de la reconnaître le plus promptement possible de manière à tâcher de l'enrayer et à l'amener à résolution. Les bains chauds prolongés et répétés avec l'enveloppement ouaté du membre dans l'intervalle des bains et l'immobilisation constituent le meilleur traitement du début. Lorsque les lésions sont plus avancées, lorsqu'il existe de la suppuration, il faut se hâter d'ouvrir. Les incisions doivent être longues et profondes et menées parallèlement à l'axe du membre. Le voisinage des troncs artériels et veineux rend l'intervention délicate. L'anesthésie générale est indispensable. Après avoir pris toutes les précautions de désinfection du champ opératoire, les parties molles seront sectionnées plan par plan au bistouri jusqu'à ce qu'on arrive sur le foyer profond. Chemin faisant la plaie sera méthodiquement tamponnée de façon à étancher le suintement sanguin qui masque la route au bistouri. Si malgré toutes les précautions un vaisseau sanguin important est ouvert, on en pratiquera immédiatement la ligature, et, à défaut de celle-ci, la forcipressure maintenue au moins vingt-quatre heures. Le débridement largement fait au bistouri, on cautérisera les bords de l'incision avec le thermocautère réalisant du même coup la stérilisation et l'hémostase du foyer septique. Les bains et les lavages retrouvent toute leur utilité après les débridements.

La lymphangite gangréneuse est particulièrement dangereuse et nécessite d'emblée une thérapeutique des plus énergiques. Avec le thermocautère, et de préférence au bistouri (VERNEUIL) on fend les escarres et on incise les tissus sous-jacents ; et dans toutes les zones suspectes on plonge le couteau rougi à plusieurs reprises de façon à enrayer les accidents septiques.

L'état général du malade ne sera pas négligé ; on soutiendra ses forces avec du lait, des œufs, des potages, auxquels on ajoutera à titre tonique de l'extrait de quinquina et de l'alcool sous forme de potion de Todd. Le bromhydrate de quinine à petites doses et comme tonique plutôt que comme fébrifuge sera également indiqué.

ARTICLE II

LYMPHANGITES CHRONIQUES

§ 1. — LYMPHANGITE SIMPLE

La *lymphangite chronique simple* est peu connue. A la suite de poussées répétées de lymphangite aiguë, les vaisseaux lymphatiques peuvent être définitivement oblitérés et atrophiés, il en résulte des troubles de la circulation blanche qui se caractérisent par un œdème persistant. Souvent il s'agit d'une infiltration dure de la peau et du tissu cellulaire sous-cutané décrit par VIRCHOW sous le nom d'œdème chronique scléromateux. RENAUT[1] (de Lyon) a montré les relations étroites qui existent entre la lymphangite chronique et l'éléphantiasis.

L'inflammation chronique des troncs lymphatiques sous-cutanés se traduit par la présence de cordons durs, le plus souvent multiples, situés sur le trajet connu des lymphatiques. Il est rare qu'on ait l'occasion de faire cette constatation clinique.

Les *lymphangites vénériennes, chancrelleuses et syphilitiques* ne nous arrêteront pas. Leur étude ne saurait être distraite de la pathologie de l'appareil génital.

La *lymphangite filarienne* sera signalée à propos des dilatations lymphatiques.

Il nous reste à envisager les *lymphangites tuberculeuse* et *cancéreuse*. L'étude de ces lymphangites relève en grande par-

---

[1] RENAUT. Thèse de doctorat, 1874, n° 153.

tie de la médecine ; les lymphangites viscérales, en particulier, dont l'importance est capitale en pathologie médicale ne peuvent trouver place dans un traité de chirurgie. Nous n'aurons en vue que les *lymphangites externes*, c'est-à-dire celles qu'on rencontre le plus fréquemment aux membres et parfois sur les parois thoraciques ou abdominales.

§ 2. — LYMPHANGITE TUBERCULEUSE

Elle a été pendant longtemps confondue avec les lymphangites chroniques simples. En 1870, BAZIN déposait au musée de Saint-Louis le moulage d'une lymphangite tuberculeuse des mieux caractérisées. Elle fut classée sous l'étiquette de « lymphite valvulaire »[1]. Le professeur LANNELONGUE, en 1880, communiqua à la Société de chirurgie un remarquable travail sur les abcès froids tuberculeux et, dans la discussion qui suivit, VERNEUIL, A. DESPRÉS, MARC SEE, LE DENTU confirmèrent la description donnée par LANNELONGUE de la lymphangite tuberculeuse. En 1888 parut la thèse de LEFÈVRE[2] qui donne le résumé des travaux publiés sur ce sujet. Depuis cette époque les principales recherches faites en France sont celles de TARDIVEL[3], GOUPIL[4], TUFFIER[5], JEANSELME, TOURNIER[6], LE DENTU[7], DUBREUILH et AUCHÉ[8], LEJARS[9], PRIOLEAU[10] (de Brives).

---

[1] L'observation a été rapportée par E. DUPUY. Ann. de Dermatologie et de Syphiligraphie, 1870.

[2] LEFÈVRE. Thèse de doctorat, Paris, 1888, n° 42.

[3] TARDIVEL. Thèse de doctorat, Paris, 1890, n° 184.

[4] GOUPIL. Thèse de doctorat, Paris, 1892, n° 243.

[5] TUFFIER. Etudes expérimentales et cliniques sur la tuberculose, 1888.

[6] TOURNIER. Lyon médical, 1889, t. LXI, p. 272.

[7] LE DENTU. Gazette médicale, 1890, p. 601-613.

[8] DUBREUILH et AUCHÉ. Archives de médecine expérimentale, 1re série, t. II, n° 5, 1890, p. 604.

[9] LEJARS. Etudes expérimentales et cliniques sur la tuberculose, t. III, 1891, p. 190.

[10] PRIOLEAU (de Brives). Assoc. franç. pour l'Av. des Sciences Sect. de Limoges, séance du 13 août 1890. Etudes expérimentales et cliniques sur la tuberculose, t. III, 1891, p. 176.

Étiologie. Pathogénie

La porte d'entrée de l'infection tuberculeuse siège habituellement à la main ou au niveau d'un doigt. C'est une plaie simple inoculée secondairement ou bien, d'emblée, l'agent traumatique a produit la blessure et l'infection bacillaire. Les garçons d'amphithéâtre, les infirmiers y sont particulièrement exposés. L'inoculation reste parfois longtemps localisée dans le derme et l'hypoderme, constituant ce qu'on nomme le *tubercule anatomique*, ou bien gagne directement la première étape ganglionnaire sans provoquer de lésion des vaisseaux lymphatiques. La lymphangite tuberculeuse est relativement rare, si on songe au nombre des ulcérations tuberculeuses de la peau et des adénites de même nature.

La solution de continuité des téguments n'est pas nécessaire pour l'apparition de la lymphangite tuberculeuse. Elle peut succéder à une tuberculose profonde telle qu'une ostéite, une arthrite ou une synovite tuberculeuse. On sait avec quelle fréquence les ganglions sont atteints dans la tuberculose ostéoarticulaire, et on connaît d'autre part le rôle du système lymphatique dans la dissémination des bacilles de Koch et de leurs produits (Lannelongue, P. Mauclaire.). Dans ces conditions, il est surprenant que les vaisseaux lymphatiques qui livrent passage si fréquemment à l'infection tuberculeuse ne soient pas eux-mêmes plus souvent atteints. L'endothélium lymphatique semble jouir normalement d'une sorte d'immunité contre le bacille de Koch et ce n'est en résumé que dans des circonstances rares qu'il est envahi et que le microbe se greffe sur la paroi lymphatique.

Anatomie pathologique

L'aspect de la lymphangite tuberculeuse a été surtout décrit d'après les lymphangites viscérales. C'est dans le poumon et sur le mésentère qu'on l'a particulièrement étudiée. Les vaisseaux lymphatiques sont épaissis et inégalement distendus en grains de chapelet ; on dirait une injection au mercure. Lejars [1] rapporte un fait de lymphangite tuberculeuse expérimentale obtenue par P. Villemin sur un cobaye inoculé à la paroi antérieure de l'abdomen. Le lymphatique du volume d'un gros fil de fouet était grisâtre, d'aspect moniliforme. A la coupe, la lumière du lymphatique enflammé reste béante, la paroi se montre hypertrophiée, indurée, et la cavité souvent distendue par un magma caséeux blanchâtre, formé de leucocytes et de granulations graisseuses. Au microscope, la paroi apparaît infiltrée de nodules plus ou moins volumineux, et plus ou moins complets. Les plus petits ne renferment que des cellules épithélioïdes entourées de cellules embryonnaires ; on rencontre quelques rares cellules géantes au centre des plus gros. Les nodules se ramollissent au centre et ainsi se trouvent constitués de petits abcès froids lymphangitiques qui ne tardent pas à s'ouvrir au dehors. Les bacilles ont été nombre de fois signalés dans les nodules de la lymphangite tuberculeuse (Merklen [2], Jeanselme, Hallopeau et Goupil [3], Dubreuilh et Auché, Prioleau, Karg, Westberg [4]). Néanmoins comme dans les adénites bacillaires, les microbes sont rares et souvent leur présence ne peut être décelée que par l'inoculation.

SYMPTÔMES

Au niveau de la plaie d'inoculation, l'ulcération s'élargit, la perte de substance est environnée d'une zone plus ou moins large de dermo-lymphangite dans laquelle la peau a une coloration violacée. De sa face profonde se détachent des cordons indurés qui montent vers la racine du membre en suivant le trajet des veines superficielles. Ces cordons sont très appréciables à travers la peau ; ils présentent des renflements noueux par places, développés sans doute souvent au niveau des nids

[1] Lejars. Traité de chirurgie Duplay et Reclus, t. I, p. 677.
[2] Merklen. Soc. médic. des Hôpit., 26 juin 1885.
[3] Hallopeau et Goupil. Société de Dermatologie et de Syphiligraphie, 10 juillet et 13 novembre 1890.
[4] Westberg. Inaug. dissert. Friburg in Brisgau, 1892.

valvulaires. Ces nodules sont sous-cutanés ; la peau normale glisse à leur surface. Dès cette période, il existe de l'adénite symptomatique. Puis peu à peu, les nodules augmentent de volume, contractent des adhérences avec la face profonde de la peau ; leur consistance est moins ferme, la peau devient rouge, puis violacée. Le malade éprouve quelques élancements, mais la fièvre est nulle, l'état général ne réagit pas. Les téguments s'amincissent, le centre du nodule ramolli devient franchement fluctuant et bientôt l'abcès s'ouvre au dehors. Ainsi se produit l'ulcération d'une véritable petite gomme tuberculeuse qui s'est développée sur le trajet d'un cordon lymphatique. Au-dessus d'elle, plus près de la racine du membre, une autre nodosité s'accroît et subit la même évolution. On peut constater ainsi la formation de toute une série d'abcès froids échelonnés le long de l'avant-bras et du bras ou sur la jambe et la cuisse. La disposition topographique des ulcérations est caractéristique ; elles dessinent le trajet des troncs lymphatiques (voy. fig. 61). Lorsque les nodules tuberculeux sont confluents, la peau, dans les intervalles qui les séparent, au lieu de conserver son apparence et

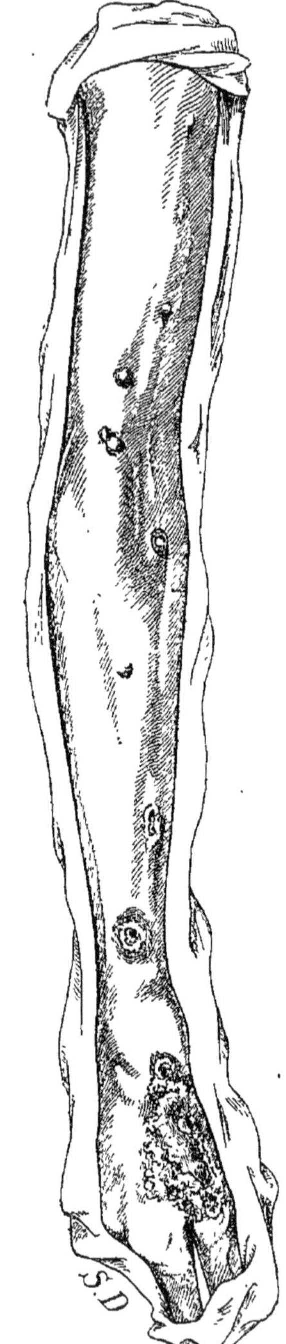

Fig. 61. — Lymphangite tuberculeuse à forme nodulaire (empruntée à Lejars) (*loc. cit.*).

sa coloration normales, prend une teinte violacée uniforme.

Goupil[1] a décrit d'après quatre observations une variété curieuse de lymphangite tuberculeuse dans laquelle il existe de véritables varices lymphatiques, c'est une lymphangiectasie plutôt qu'une lymphangite. On sent dans ce cas au-dessous de la peau des masses molles, irrégulières, pseudo-fluctuantes, réductibles, reposant sur un fond induré. Ces tumeurs, dont

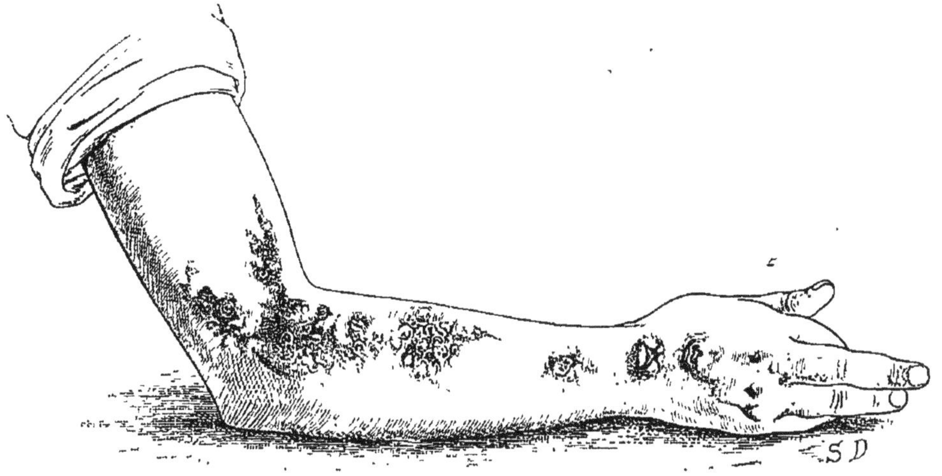

Fig. 62.

Lymphangite tuberculeuse de la main et de l'avant-bras
(empruntée à Lejars, *loc. cit.*).

la sensation est comparable à celle que donnent les paquets variqueux, siègent sur le trajet des troncs lymphatiques. Elles peuvent s'ouvrir à la peau et donner issue à un liquide blanchâtre, analogue à la lymphe pure ou mélangée à du pus. Ce liquide se coagule à l'air ; il renferme des leucocytes et quelques hématies. Cette variété expose comme les lymphangiectasies simples aux lymphorragies persistantes, et à leurs conséquences, l'infection et l'affaiblissement du malade.

---

[1] Goupil. *Loc. cit.*

DIAGNOSTIC

La *lymphangite syphilitique tertiaire* se distingue facilement de la lymphangite tuberculeuse. Les antécédents, l'examen bactériologique, les inoculations aux animaux, le traitement spécifique en cas de doute empêcheront de faire la confusion. On aura d'ailleurs bien rarement l'occasion de discuter un tel diagnostic.

Certaines lymphangites suppurées à évolution chronique et torpide pourraient en imposer également pour une lymphangite tuberculeuse. La recherche méthodique des bacilles de Koch lèvera encore tous les doutes.

TRAITEMENT

La lymphangite tuberculeuse se rencontre parfois comme une des localisations d'une tuberculose généralisée aux ganglions et aux viscères et en particulier aux poumons. Il n'est guère utile dans ce cas de s'attarder à un traitement local.

Lorsqu'au contraire elle constitue la première manifestation d'une tuberculose récente dont on peut reconnaître le point de pénétration et l'évolution ascendante, il y a grand intérêt à en débarrasser le malade. L'*extirpation* représente dans ce cas la méthode de choix. Mais elle n'est pas toujours applicable, si les lésions sont déjà très étendues et les téguments envahis sur une large surface.

Le *grattage et la cautérisation* constituent un bon procédé de nécessité, de préférence aux injections d'éther iodoformé ou de vaseline iodoformée.

Le mélange de glycérine et d'acide lactique à parties égales a donné des résultats satisfaisants entre les mains de PRIOLEAU [1].

Peut-être, dans certains cas, pourrait-on retirer des avantages des injections de chlorure de zinc selon la méthode sclérogène du professeur LANNELONGUE.

[1] PRIOLEAU. *Loc. cit.*

Le traitement général est particulièrement important. On soumettra les malades à une hygiène rationnelle et à une thérapeutique appropriée : suralimentation, séjour au bord de la mer, à la campagne, bains salée, iodure de sodium à doses répétées, arsenic, huile de foie de morue, etc., c'est en un mot le traitement du tuberculeux.

§ 3. — LYMPHANGITE CANCÉREUSE

La lymphangite cancéreuse est toujours secondaire. Elle est plus rare et généralement plus tardive que l'adénopathie néoplasique. Ce fait à priori paradoxal est peut-être plus apparent que réel. Pour qu'une lymphangite cancéreuse soit cliniquement appréciable il faut que les lésions des parois lymphatiques soient très prononcées, donnant la sensation de cordons durs bientôt adhérents à la face profonde de la peau et plus tard soulevant et distendant les téguments amincis. On la rencontre surtout dans le cancer du sein et dans le cancer abdomidal propagé à l'ombilic[1]. La figure ci-contre représente un cas de néoplasme abdominal avec envahissement de toute la paroi antérieure, recueilli à l'hospice de la Salpêtrière. Les lymphatiques dilatés et indurés affectaient tout autour de l'ombilic, lui-même distendu et infiltré par le néoplasme, une disposition radiée des plus remarquables. Par places, il existait de petites dilatations kystiques du volume d'un pois. Dans un autre fait personnel de lymphangite cancéreuse de l'hypogastre secondaire à un cancer de l'ovaire propagé au péritoine, j'ai observé dans les derniers temps de la vie des ulcérations spontanées au niveau des lymphatiques infiltrés et dilatés, et par ces fistules il s'écoulait une abondante quantité de lymphe parfois teintée de sang.

Dans les périodes ultimes des cancers mammaires et abdominaux la propagation lymphatique s'étend aux radicules du derme, toute la peau de la région est infiltrée et d'une dureté ligneuse ; les distensions lymphatiques sont particulièrement

[1] QUÉNU et LONGUET. Revue de chirurgie, n° 2, 10 févr. 1896, p. 97.

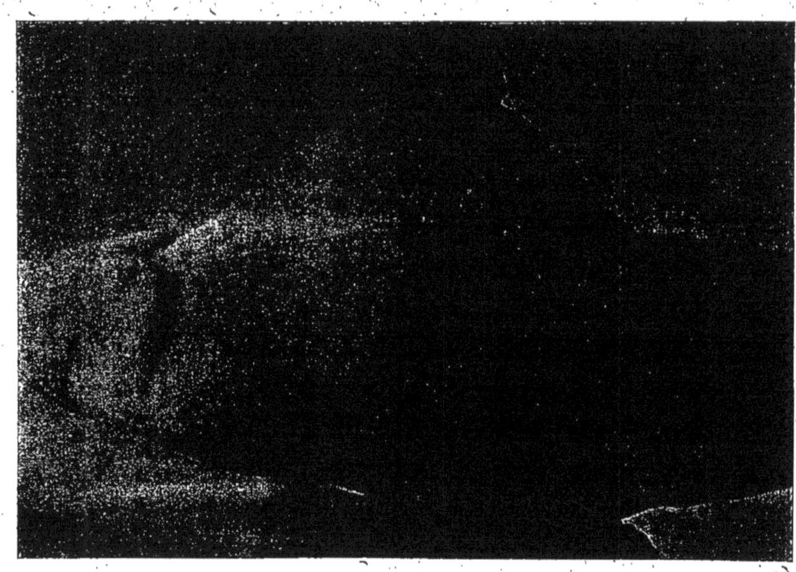

Fig. 63. — Lymphangite cancéreuse de la paroi abdominale.
Forme nodulaire et ectasique (d'après une photographie).

marquées dans les points où siégeaient des vergetures. C'est à cette forme du cancer du sein à envahissement lymphatique dermique et sous-dermique que VELPEAU a donné le nom de cancer en cuirasse.

Lorsque la lymphangite cancéreuse est encore localisée aux troncs sous-cutanés sans envahissement de la peau et que ces lymphatiques dégénérés peuvent être extirpés en totalité elle ne contre-indique pas l'opération. C'est ainsi que dans le cancer du sein, il est fréquent de sentir entre la tumeur et l'adénopathie axillaire, le long du bord inférieur du muscle grand pectoral, un ou plusieurs cordons indurés profonds constitués par les troncs lymphatiques de la glande. Leur extirpation est faite avec celle de la mamelle et celle des ganglions axillaires. Mais lorsque la lymphangite adhère à la peau et l'envahit, le résultat de l'exérèse est à peu près nul, quand bien même on aurait le soin d'extirper la peau largement; aussi pour la majorité des chirurgiens cette disposition contre-indique-t-elle toute intervention.

CHAPITRE III

LYMPHANGIECTASIES

Définition. — Sous les noms de *lymphangiectasies, adéno-lymphocèles, varices lymphatiques*, nous décrirons les dilatations des ganglions, des troncs et des réseaux lymphatiques dermiques et sous-dermiques. Cette affection ne doit pas être confondue avec les néoformations connues sous le nom de lymphangiomes et dont l'étude sera faite dans le volume des tumeurs (DUPLAY et CAZIN).

De même l'éléphantiasis, dont la description présente cependant quelques points communs avec les lymphangiectasies du derme, mérite d'être envisagé à part. Il doit être rattaché à l'étude des affections de la peau.

HISTORIQUE .

La première description des varices lymphatiques remonte à J.-F. MECKEL le jeune [1], AMUSSAT en a recueilli une observation avec autopsie sans savoir au juste à quelle affection il avait affaire.

En 1845, ZAMINI [2], de Savone, donnait la relation d'un « écoulement de lait » provenant de la cuisse d'une femme. Il s'agissait de fistule lymphatique par ulcération de lymphangiectasie.

---

[1] J.-F MECKEL le jeune. Handbuch. des pathol. anat., t. II, p. 24, 1818.

[2] ZAMINI (de Savone). Journal de médecine et de pharmacie, t. VIII, p. 123, 1845.

L'étude en fut reprise par Fetzer [1], Michel [2] de Strasbourg, Demarquay [3], Zambaco, Desjardins [4].

Je citerai également les thèses de Binet [5] et de David [6], les travaux de Nélaton [7], Verneuil [8], Trélat [9].

En 1867, Th. Anger [10], sous l'inspiration de Nélaton, donnait une description restée classique des tumeurs lymphatiques de l'aine qu'il appelle adéno-lymphocèles. Depuis, les principaux auteurs qui se sont occupés des varices lymphatiques sont Vladan Georgiévic [11], Viguier [12], Nepveu [13], Massonié [14], Desert [15], Bousquet [16], Ch. Nélaton [17], Chipault [18], Matignon [19], Poix [20], Bes-

[1] Fetzer (de Stuttgart). Arch. f. phys. Heilkunde, vol. VII, 1849, p. 128.

[2] Michel (de Strasbourg). Journal de médecine et de chirurgie, juillet 1853.

[3] Demarquay. Mémoires et bulletins de la Société de chirurgie, 1852, p. 139.

[4] Desjardins. Mémoires de la Société de biologie, mai 1852.

[5] Binet. Thèse de doctorat, Paris, 1858, n° 17.

[6] David. Thèse de doctorat, Paris, 1865, n° 222.

[7] Nélaton. Bulletins de la Société de Chirurgie, 1864, p. 306.

[8] Verneuil. Art. Aine. Dictionnaire encyclopédique des sciences médicales, t. II, p. 308, et Bulletins de la Société de Chirurgie, 1869, p. 313.

[9] Trélat. Bulletins de la Société de Chirurgie, 1864, p. 306.

[10] Th. Anger. Thèse de doctorat, Paris, 1867, n° 152.

[11] Vladan Georgiévic. Archives de Langenbeck, t. XII, p. 675, 1871.

[12] Viguier. Thèse de doctorat, Paris. 1875, n° 45.

[13] Nepveu. Rapport de Th. Anger. Bulletins de la Société de Chirurgie, 26 juillet 1876.

[14] Massonié. Thèse de doctorat, Paris, 1876, n° 367.

[15] Desert. Thèse de doctorat, Paris, 1877, n° 131.

[16] Bousquet. Rapport de Le Dentu. Société de Chirurgie, 30 avril 1884.

[17] Ch. Nélaton. Rapport de Th. Anger. Société de Chirurgie, 23 mars 1887.

[18] Chipault. France médicale, juin-juillet 1888. Gazette des hôpitaux, 15 décembre 1888, et Archives générales de médecine, 1889, p. 588 et 705.

[19] Matignon. Journal de médecine de Bordeaux, n° 10, 11 oct. 1891.

[20] Poix. Thèse de doctorat, Bordeaux, 1892, n° 45.

sio [1], Reynier [2] et Decloux [3], Segond [4]. Ces derniers cas de
P. Segond et Reynier sont intitulés : *lymphangiome*. Et de fait
fréquemment il y a confusion dans les descriptions entre les dilatations adéno-lymphatiques et les lymphangiomes vrais. Les détails cliniques rapportés par P. Segond et la description histologique, donnée par Decloux, de la tumeur présentée par P.
Reynier, prouvent qu'il s'agissait bien de deux cas d'adéno-lymphocèles crurales.

ÉTIOLOGIE

Les varices lymphatiques se rencontrent de préférence dans
l'enfance et l'adolescence de treize à vingt-cinq ans. Cette
notion n'est pas faite pour étonner quand on songe à l'importance du système lymphatique dans la pathologie infantile.
Les garçons y sont plus prédisposés que les filles.

Il existe deux types distincts de lymphangiectasies :

a) Un *type exotique* qu'on trouve dans les pays chauds, notamment au Brésil, en Egypte, aux îles Maurice et de la Réunion, aux
Antilles, en Australie. Ces varices lymphatiques sont de nature
parasitaire. Lewis a signalé en 1874 dans le liquide *la filaire
du sang* décrite par Wucherer et vue avant lui par Demarquay
(1863). La découverte de Lewis a été confirmée par Patrick
Manson [5], Mazué Azéma (1879), Cornil [6], et Lancereaux [7].

b) Th. Anger a décrit un *type indigène* de varices lymphatiques
dans lequel il est impossible de déceler le moindre parasite
dans la lymphe et d'ailleurs il s'agissait dans son cas d'un
malade n'ayant jamais quitté la France. Zur Nieden [8], Chipault [9]

---

[1] Bessio. Thèse de doctorat, Paris, 1895, n° 507.

[2] Reynier. Bulletin de la Société de Chirurgie, 10 janvier 1900, p. 37.

[3] Decloux. Bulletins de la Société anatomique. janvier, 1900, p. 56.

[4] Segond. Bulletins de la Société de Chirurgie, 1897, séance du
1er décembre, p. 705.

[5] Patrick Manson. Med. Times, and Gazette, t. II, 1875, p. 542.

[6] Cornil. Société anatomique, 1883.

[7] Lancereaux. Semaine médicale, n° 34 et 36, 1886 et 1888.

[8] Zur Nieden. Arch. f. Anat. Path. Berlin, 1882, t. XC, p. 350.

[9] Chipault. *Loc. cit.*

ont publié, le premier un cas, le second trois dans lesquels la recherche des filaires a été négative.

On n'est guère fixé sur la pathogénie de ces lymphangiectasies. Dans la forme des pays chauds, les auteurs tendent à admettre que le ver nématoïde joue un rôle mécanique en

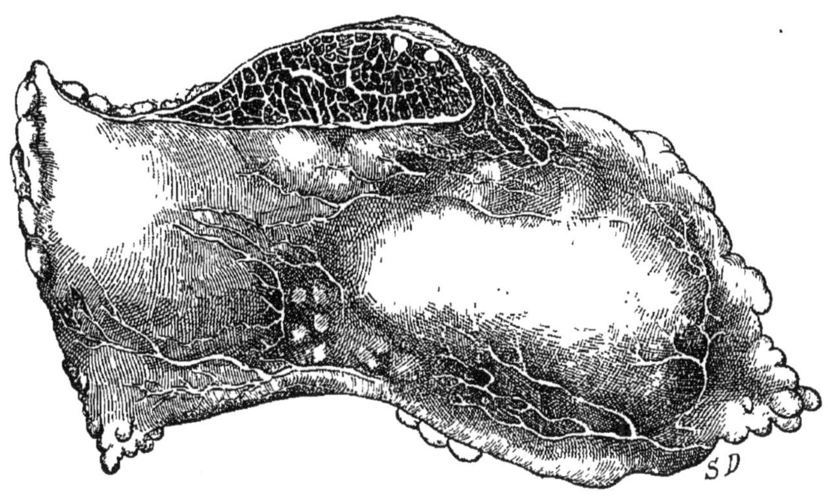

Fig. 64.
Adéno-lymphocèle de l'aine. Masse ganglionnaire extirpée
(d'après Th. Anger, *loc. cit.*).

oblitérant par sa présence et son volume la lumière du vaisseau lymphatique et en déterminant ainsi une dilatation des vaisseaux situés en amont.

Il est possible qu'un grand nombre de ces varices lymphatiques non parasitaires soient liées à une oblitération ou à un rétrécissement des voies lymphatiques par inflammation, par compression, ou par bride. Patterson a signalé un cas de dilatation lymphatique congénitale, chez un enfant, résultant d'une bride située au niveau de l'arcade crurale. L'adénite chronique joue sans doute un rôle analogue. Le professeur Cornil[1] a publié l'examen histologique d'un gros ganglion fibreux de l'aine extirpé par Schwartz.

[1] Cornil. Société anatomique, séance du 25 mai 1900. Bulletin, p. 513.

Il s'agissait, d'après l'auteur, d'une « lésion ganglionnaire ancienne résultant de lymphangites antérieures ». Le tissu réticulé
était frappé de dégénérescence fibreuse et de plus il y avait dans
l'intérieur du ganglion « des cavités ou canaux très larges qui

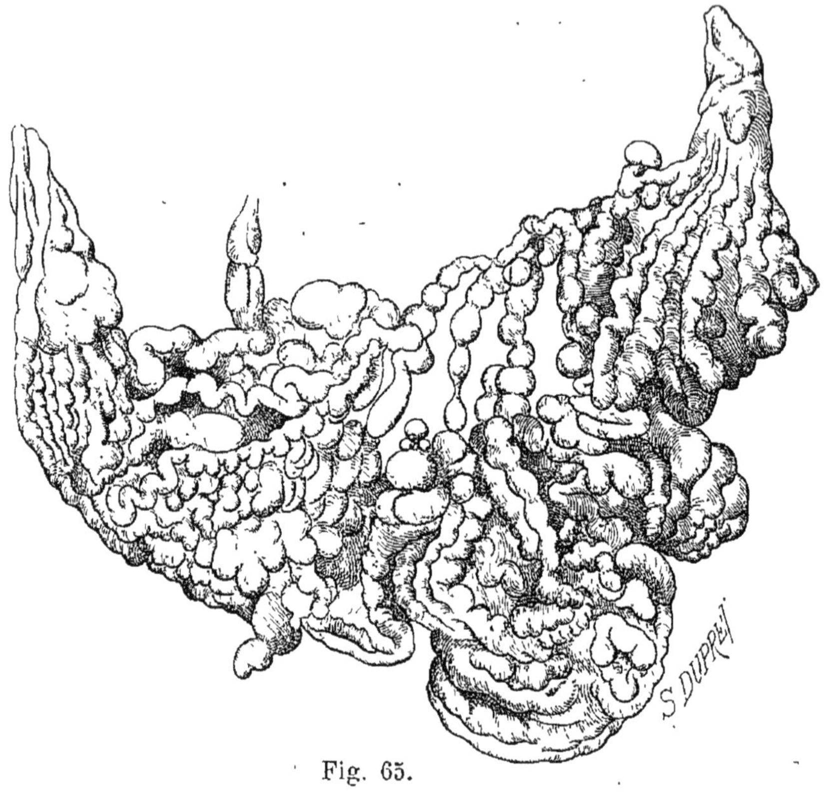

Fig. 65.

Injection de l'adéno-lymphocèle au mercure (d'après TH. ANGER,
loc. cit.).

ne sont autres que des *vaisseaux lymphatiques très dilatés*. Les
uns sont des vaisseaux lymphatiques, les autres des sinus péri-
folliculaires dilatés avec leurs cloisons. Toutes ces cavités con-
tiennent un réseau très élégant de filaments anastomosés et de
grains appendus à ces filaments comme des grappes. Ce sont les
coagulations spéciales décrites par RANVIER dans la lymphe
comme une sécrétion coagulée de la membrane interne des
vaisseaux lymphatiques ».

Hanot [1] a signalé deux faits de varices lymphatiques sous-cutanées abdominales, symptomatiques de cirrhose atrophique.

Poix [2] dans sa thèse, rapporte l'histoire d'un malade du service de Baudrixont à Bordeaux, chez lequel il y avait coexistence d'ascite et d'adéno-lymphocèle. Il existait une sorte de balance-

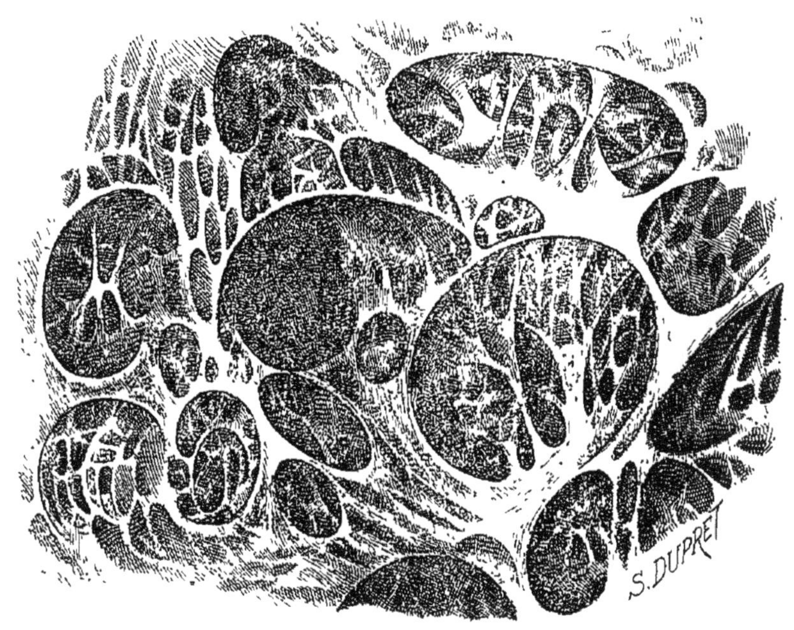

Fig. 66.

Aspect caverneux du tissu de l'adéno-lymphocèle (d'après Th. Anger, *loc. cit.*).

ment dans le développement de ces deux affections, l'une augmentant de volume et de tension tandis que l'autre diminuait. J'ai souvenir d'avoir vu dans le service de mon maître le professeur Tillaux à la Charité, en 1894, une femme atteinte de tumeur abdominale qui présentait une énorme varice lymphatique de la paroi abdominale occupant la région hypogastrique

[1] Hanot. Société médicale des hôpitaux, 22 février 1895.
[2] Poix. Thèse de Bordeaux, 1892, n° 45.

et remontant jusqu'à l'ombilic. Sa largeur était d'environ deux travers de doigt.

ANATOMIE PATHOLOGIQUE

SIÈGE. — Les lymphangiectasies siègent presque constamment aux membres inférieurs ou au niveau des organes génitaux externes. Elles sont souvent symétriques, et, lorsqu'elles sont unilatérales, elles occupent de préférence le côté gauche. Néanmoins on peut en rencontrer partout, à l'aisselle, au cou, à l'abdomen, au membre supérieur, etc. VERNEUIL admettait que, comme pour les varices des veines, les lésions débutent par les lymphatiques profonds pour envahir secondairement les troncs et réseaux superficiels. Cette opinion n'a par la suite reçu aucune confirmation.

Adéno-lymphocèle. — L'*adéno-lymphocèle* a été décrite d'après la pièce de NÉLATON injectée par SAPPEY et celle de TRÉLAT, toutes deux examinées par Th. ANGER. Depuis, BAUDRIMONT a donné un examen de COYNE et de NAZARIS, et j'ajouterai le cas de P. REYNIER étudié par DECLOUX. La description et les planches de Th. ANGER sont très remarquables (voy. fig. 64, 65, 66). Ce sont des tumeurs molles, bosselées, enfouies dans une épaisse couche de graisse. Celle-ci péniblement isolée, la masse est formée de paquets de vaisseaux enlacés et noueux. Ce sont les vaisseaux lymphatiques intra-ganglionnaires qui dilatés et épaissis refoulent le tissu adénoïde et produisent son atrophie. En sorte que finalement le ganglion est remplacé par « un enroulement et un lien inextricable de vaisseaux ou sinus qui lui donnent l'apparence d'un tissu érectile ». (Th. ANGER). Vides et flasques, ces vaisseaux se rétractent et ressemblent aux vésicules séminales (LEJARS)[1]. Le tissu conjonctif forme à la tumeur une enveloppe commune qui pénètre entre les lobes. La consistance est molle, dépressible, analogue à celle d'une éponge ; le liquide qui s'écoule à la pression est opalin, lactescent. C'est de la lymphe ainsi que l'ont montré NÉLATON, ROBIN, SAPPEY. Sa réaction est légèrement alcaline (NASSE). Elle se

____

[1] LEJARS. Traité de chirurgie, Duplay-Reclus, t. I, p. 688.

coagule en se refroidissant et se divise en deux couches : l'une, supérieure, claire, demi-transparente, l'autre, inférieure, opaque, d'un blanc rosé. Cette dernière renferme de nombreux leucocytes emprisonnés dans les mailles de la fibrine coagulée, des cristaux d'hématoïdine et des granulations graisseuses.

« L'étude histologique du système caverneux montre qu'il existe deux variétés de fentes, les unes sont constituées uniquement par une membrane endothéliale dont les noyaux font saillie à l'intérieur de la lumière du tube et par une mince couche fibreuse externe. Vers la partie centrale de la tumeur, l'aspect se modifie. Le cavités s'allongent, se déforment, leur structure se complique : la couche endothéliale persiste, mais entre elle et la couche fibreuse externe s'interposent les fibres musculaires lisses. Ces dernières réduites en certains points à quelques cellules, forment en d'autres une épaisseur relativement considérable par la juxtaposition de deux ou trois couches de cellules musculaires. La couche conjonctive en ces points s'épaissit à son tour, présente quelques fibres élastiques, ainsi qu'une abondance de noyaux, preuve évidente d'une néoformation conjonctive. De nombreux vaisseaux sanguins, la sillonnent. Dans les points qui, à un faible grossissement, paraissaient être des vestiges de ganglions, on trouve de petites cavités entourées par des amas de cellules qui sont des lymphocytes et quelques polynucléaires. En un point, il a été possible de reconnaître un centre germinatif très net. Il s'agit donc bien de vestiges de ganglions parcourus par des lymphatiques distendus » (DECLOUX).

Varices lymphatiques. — A. TRONCULAIRES. — L'adénolymphocèle s'accompagne presque toujours de dilatation des troncs et des réseaux lymphatiques sous-jacents. Les troncs sont dilatés, flexueux et bosselés. Leurs parois sont épaissies, la tunique musculaire est hypertrophiée ; par suite de la distension, les valvules sont devenues insuffisantes.

B. RÉTICULAIRES. — Les varices réticulaires dermiques et sous-dermiques ont été étudiées par THILESEN[1], RINDFLEISCH[2],

---

[1] THILESEN. Guntzburg. Zeit. f. Klin. med., 1856, Bd, VI, p. 447.

[2] RINDFLEISCH. Traité d'histologie pathol. trad. Gross, 1868, p. 326.

Hellmann [1], Odenius de Lund [2], Klebs [3], Fox, Pospelow [4], Zur Nieden [5], Chipault et Dubief [6]. Les varices lymphatiques du derme sont constituées par des espaces nettement limités siégeant dans toutes les couches du derme, les plus volumineuses se trouvant dans les couches superficielles et pouvant devenir visibles à l'œil nu, les plus petites de dimensions microscopiques, dans les couches profondes. Ces espaces intra-dermiques communiquent avec les vaisseaux lymphatiques sous-cutanés eux-mêmes dilatés et à parois hypertrophiées. Les glandes sébacées et sudoripares, les follicules pileux, les muscles papillaires sont simplement refoulés. Les vaisseaux sanguins sont fréquemment dilatés. Dans tous les cas, leurs rapports avec la paroi des cavités sont très intimes. Ce détail explique parfaitement que le contenu des dilatations puisse devenir parfois sanguinolent. Les vésicules les plus superficielles refoulent l'épiderme, celui-ci s'amincit et finit par se rompre, ainsi se produit la lymphorragie. (Chipault.)

Symptômes

Les lymphangiectasies évoluent lentement et insidieusement. Pendant plusieurs années elles se développent sans se manifester par aucun symptôme ; l'indolence est la règle.

1° Adéno-lymphocèle. — Signes physiques. — Peu à peu une tumeur apparaît dans l'aine d'un seul côté, souvent dans les deux aines. Elle est arrondie, régulière à sa surface ou bosselée, souvent allongée dans le sens vertical. Elle atteint le volume du poing. La peau ne présente aucune altération à son niveau. Elle glisse sur la tuméfaction sous-jacente, à moins qu'elle ne soit elle-même envahie par des varices dermiques. Elle présente

Hellmann. Inaug. dissert. Bonn, 1870.

[2] Odenius de Lund. Nord. med. Ark, 1879, VI-2, n° 13.

[3] Klebs. Viert. f. d. prak. Heilkunde Pr., 1875, CXXV, p. 155.

Pospelow. Viert, f. derm. und syphil., 1879, p. 521.

[5] Zur Nieden. *Loc. cit.*

[6] Chipault et Dubief. Archives générales de médecine, 1889, p. 716.

alors un aspect inégal, chagriné, comparable à l'écorce d'orange
(Th. ANGER). La tumeur est mobile sur les plans profonds. Sa
consistance est molle, dépressible ; quand on la comprime elle
disparaît en grande partie, néanmoins il persiste des nodosités
mal circonscrites, « comme si on touchait un amas de petits

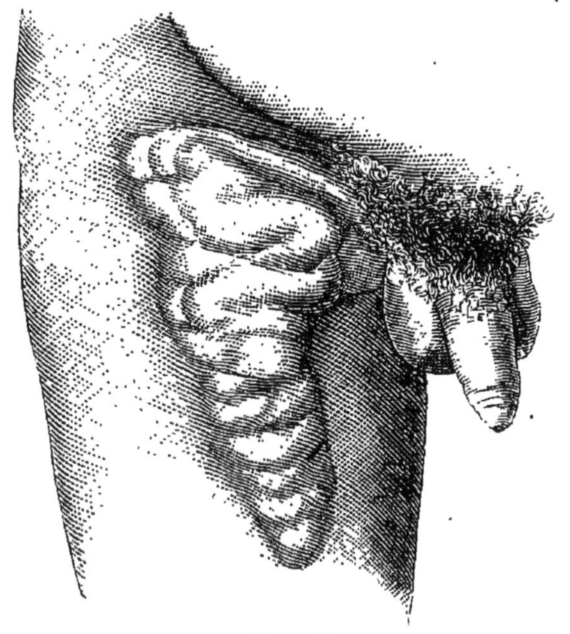

Fig. 67.

Lymphangiectasie de l'aine. Variété exotique (RICARD et BOUSQUET).

tubes en caoutchouc enroulés et accumulés sous la peau. »
(Th. ANGER). Sitôt qu'on cesse la compression, la tumeur se gonfle
de nouveau à la façon d'une éponge qui s'imbibe. Dans les
régions avoisinantes, on perçoit à la palpation des ganglions,
légèrement hypertrophiés, mobiles, de consistance normale.
Dans le décubitus horizontal, la tumeur s'affaisse, dans la station
debout et la marche, elle se tend. Les efforts, la toux n'ont
aucune action sur son développement contrairement à ce qu'on
observe dans la varice de la saphène interne.

L'exploration de la fosse iliaque permet de constater la dilatation des ganglions iliaques. Dans l'autopsie faite par AMUSSAT,

l'ectasie remontait jusqu'au canal thoracique lui-même considérablement distendu.

TROUBLES FONCTIONNELS. — Le malade éprouve parfois de la douleur à la palpation. Habituellement il y a seulement une

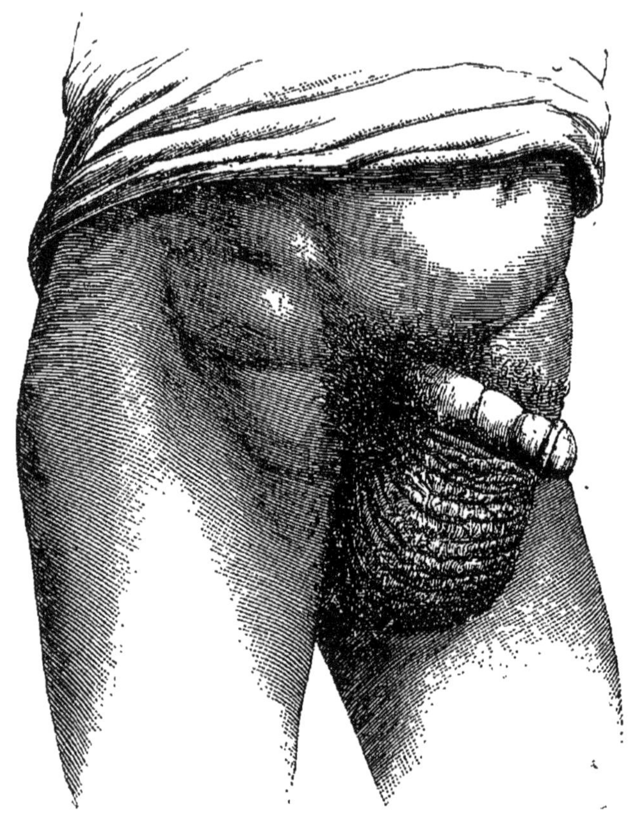

Fig. 68.

Lymphangiectasie du scrotum et de l'aine (d'après LANCEREAUX).

sensation de gêne, de pesanteur, sans douleur spontanée véritable.

Th. ANGER a noté chez ses malades quelques troubles digestifs, de l'inappétence, des nausées et même des vomissements. Les sujets sont parfois amaigris, en état de dénutrition, avec de la faiblesse musculaire et se plaignent quelquefois d'avoir des vertiges et des étourdissements (TRÉLAT, DESJARDINS). L'examen du sang montre qu'il n'existe pas de leucocytose. Th. ANGER a au contraire constaté une diminution des globules blancs dans le sang.

L'adéno-lymphocèle des pays chauds a une évolution plus rapide ; la tumeur subit de grandes variations de volume sous l'influence des fatigues, des changements de température.

2° Lymphangiectasies tronculaires. — La *dilatation des troncs lymphatiques* soulève les téguments sous forme de cordons plus ou moins larges plus ou moins flexueux et bosselés, roulant sous la peau. A la palpation on éprouve les mêmes sensations de mollesse, de réductibilité incomplète.

Les *varices profondes* ne sont guère appréciables ; elles ne se manifestent que par l'augmentation de volume des membres, l'empâtement profond, l'œdème.

3° Varices dermiques. — Les *vésicules dermiques* apparaissent en général après les varices tronculaires et l'adéno-lymphocèle. Elles sont plus ou moins nombreuses, réunies en une plaque ou au contraire disséminées. Leur volume varie d'une tête d'épingle à une noisette ; leur coloration est blanche, rosée ou violacée. Elles augmentent par la station debout, les constrictions sus-jacentes. La pression du doigt les déprime, et l'on sent une sorte de rebord dur à la périphérie de la vésicule réduite. Les troubles fonctionnels sont généralement peu prononcés : on note un peu d'exagération de la sécrétion sudorale, une légère élévation de la température locale, surtout dans la marche et la station debout prolongées. La jambe est lourde et tendue, et la marche devient rapidement pénible.

COMPLICATIONS

Lymphorragie. — Les varices lymphatiques exposent à un certain nombre d'accidents, et en particulier à la rupture et à l'écoulement de lymphe au dehors ou *lymphorragie*. Exceptionnelle dans l'adéno-lymphocèle, elle survient dans les cas de varices tronculaires et surtout dans les ectasies réticulaires dermiques. Cependant BAUDRIMONT a signalé un fait dans lequel une rupture se fit au niveau d'une adéno-lymphocèle et le malade perdit d'un coup un litre et demi à deux litres de lymphe.

Cette lymphorragie succède à un traumatisme ou se produit presque spontanément. On voit s'écouler un liquide clair, transparent puis lactescent, blanchâtre, opaque. Il se concrète à l'air et empèse le linge. C'est de la lymphe à peu près pure. L'écoulement est permanent, avec variations dans la quantité, ou bien il se produit à intervalles réguliers, tous les quinze jours, toutes les cinq ou six semaines. Il dure deux ou trois jours, puis s'arrête spontanément.

La quantité de lymphe émise est variable de quelques gouttes à plus d'un litre par jour. La station debout, la marche augmentent l'écoulement; il diminue au contraire par le repos dans la position horizontale. Les grandes lymphorragies sont inquiétantes à cause de l'anémie, de l'affaiblissement qu'elles entraînent, sans compter que les malades sont exposés à tous les dangers de l'infection.

Troubles trophiques. — Dans la dilatation des réseaux lymphatiques de la peau, on constate fréquemment des *troubles trophiques* des téguments. La peau est pigmentée (FETZERS, ODENIUS de LUND); les poils sont hypertrophiés (NÉLATON, MASSONIÉ); enfin il peut se produire une ulcération variqueuse lymphatique, comparable à l'ulcère des varices veineuses. MASSONIÉ a signalé quelques troubles de la sensibilité dans la région cutanée environnant l'ulcère; la piqûre superficielle ou profonde n'était pas perçue, seule la sensation du contact persistait.

Lymphangite. — La complication la plus grave est l'inflammation des lymphatiques distendus. Elle est rare dans les varices dermiques; tout se borne dans ce cas en général à un peu d'érythème.

Au contraire dans la dilatation des troncs et dans l'adéno-lymphocèle, la lymphangite constitue un accident redoutable. Les malades de Nélaton et de Trélat sont morts d'infection peu de temps après l'opération. Si bien qu'à cette époque toute intervention fut sévèrement proscrite. A l'heure actuelle, c'est surtout dans le cas de lymphorragie, de fistule lymphatique qu'il faut redouter les accidents infectieux. Suivant le degré de septicité et la résistance du malade, l'inflammation reste localisée sous forme d'abcès, ou s'étend rapidement à tout l'organisme, et le malade succombe à une véritable septicémie.

PRONOSTIC

La lymphangiectasie est en résumé une affection grave à cause des accidents auxquels elle expose. La forme exotique semble être particulièrement redoutable.

Souvent il y a coexistence de plusieurs tumeurs, dans la région inguinale, au scrotum, et dans l'aisselle ou dans le cou. Le camionneur dont l'observation est rapportée par Th. Anger présentait ainsi une adéno-lymphocèle de l'aine en même temps que des varices lymphatiques du scrotum et du cou.

La chylurie signalée par Gubler, Roberts, Manson est exceptionnelle.

La *guérison spontanée* a été observée; mais il n'y faut pas compter. Plus souvent l'affection évolue lentement et progressivement, déterminant un affaiblissement de l'organisme, une sorte d'anémie progressive que Nélaton comparait à la cachexie signalée par Trousseau dans l'adénie.

DIAGNOSTIC

Lipome. — L'adéno-lymphocèle a été confondue avec les *lipomes*. Le lipome circonscrit présente des caractères différents, l'erreur peut être évitée. Il n'en est pas de même du lipome diffus, et de fait on a décrit dans ces dernières années des lipomes diffus symétriques, surtout au cou dans les régions sus-hyoïdiennes[1],

[1] Launois et Bensaude. Presse médicale, 1898, n° 46, p. 293. Marçais. Contribution à l'étude des lipomes du cou et de la nuque. Thèse de doctorat, Paris, 1894, n° 47.

ou à la nuque, qui sont des adéno-lipomes et dont la nature
se rapproche sans doute des lymphangiomes et des adéno-lymphocèles.

Lymphangiome. — La distinction entre le *lymphangiome*
et l'adéno-lymphocèle est bien souvent impossible à faire en
clinique; aussi voyons-nous sans cesse des observations présen-
tées sous le nom de lymphangiomes qui ne sont peut-être que
des adéno-lymphocèles et réciproquement. Seul le microscope,
en montrant dans le lymphangiome des néoformations lymphatiques, permet de le différencier de l'adéno-lymphocèle,
dans· laquelle, nous l'avons vu, les lésions sont caractérisées
par une distension des voies lymphatiques intraganglionnaires
et par une atrophie plus ou moins complète du parenchyme
glandulaire avec disparition des centres germinatifs. Le lymphangiome, avons-nous dit, est une tumeur, une néoformation,
l'adéno-lymphocèle semble être une dilatation lymphatique
d'orígine mécanique ou inflammatoire. Le lymphangiome est
une affection souvent congénitale se développant sans cause
apparente; l'adéno-lymphocèle et les lymphangiectasies résultent d'une gêne, d'un obstacle dans la circulation blanche et
sont parfois d'origine traumatique.

Dans la variété exotique la dilatation lymphatique est liée
à la filariose. Ce dernier diagnostic ne peut être établi d'une
façon absolue que par l'examen du sang et de la lymphe, et
la recherche directe de la filaire.

C'est à cause de son étroite analogie avec le lymphangiome et
aussi à cause de l'obscurité de sa pathogénie qu'il est si difficile à
l'heure actuelle de donner une description précise de la lymphangiectasie qu'on rencontre dans notre pays, indépendamment de
toute origine parasitaire.

Angiome. — L'*angiome sous-cutané* présente de nombreux
signes communs avec l'adéno-lymphocèle, même tumeur mal
circonscrite, de consistance molle, incomplètement réductible.
La coexistence d'un nœvus cutané, de dilatations veineuses de la
peau et du tissu cellulaire sous-cutané, permettra de reconnaître
la tumeur sanguine. D'ailleurs il est exceptionnel de rencontrer

des angiomes sous-cutanés dans l'aine, ou dans le scrotum, c'est-à-dire aux lieux d'élection des adéno-lymphocèles et des lymphangiectasies.

VARICE DE LA SAPHÈNE INTERNE. — EPIPLOCÈLE CRURALE. — La *distension de l'embouchure de la saphène interne*, et surtout l'*épiplocèle crurale* ne sont pas toujours d'un diagnostic aisé. Même réductibilité imcomplète, même sensation de lobulation profonde dans l'épiplocèle partiellement adhérente et dans l'adéno-lymphocèle. La recherche des varices lymphatiques tronculaires et réticulaires aidera à distinguer les deux affections.

On songera aux varices des troncs lymphatiques profonds, lorsqu'ayant constaté des lésions ganglionnaires et lymphatiques superficielles, le membre sera augmenté de volume, profondément empâté et lorsque le malade se plaindra de lourdeur, de tension profonde et de gêne à la marche.

Quant aux varices dermiques, c'est avec d'autres affections des téguments qu'on les a confondues, notamment avec l'*acné rosacée*, l'*ecthyma*, les *syphilides*, les *papillomes*, etc.

TRAITEMENT

Pendant longtemps on s'abstint de traiter chirurgicalement les adéno-lymphocèles. NÉLATON ayant eu une mort rapide à la suite d'une opération, son élève Th. ANGER [1] conclut en 1867 à l'abstention absolue, et on peut dire qu'à cette époque une telle conduite était prudente. Cependant dès 1870, BILLROTH obtenait un succès. En France il était réservé à Ch. NÉLATON [2] d'en appeler de la proscription de son père, en traitant avec succès une lymphangiectasie de la cuisse par l'extirpation. L'opération fut faite en 1885 et l'observation rapportée à la Société de chirurgie par Th. ANGER en 1887. Depuis cette époque, un certain nombre de tumeurs lymphatiques ont été traitées de la même

[1] TH. ANGER. *Loc. cit.*
[2] CH. NÉLATON. *Loc. cit.*

façon. Je citerai notamment les faits de Baudrimont (1891),
P. Segond [1] (1897) et le cas tout récent de P. Reynier [2] (1900).

L'extirpation est en effet le traitement de choix et la seule
contre-indication est l'étendue trop considérable de la lymphangiectasie. L'asepsie sera pratiquée dans toute sa rigueur, se
souvenant du danger tout particulier qu'offrirait la plus petite
défaillance. Une précaution indispensable pour éviter l'infection
et favoriser la réunion de la plaie est la ligature successive et
méthodique de tous les vaisseaux efférents et afférents de la
tumeur. L'extirpation est faite rapidement, en taillant largement au delà des limites appréciables de la lymphangiectasie,
et le second temps de l'opération, qui consiste à faire la lymphostase, est exécuté avec toute la patience et toute la minutie
nécessaires.

En portant le bistouri au delà de la tumeur, on ouvre moins
de vaisseaux et le nombre des ligatures se trouve considérablement réduit. Nul doute qu'avec la sécurité que nous donnent
les progrès constants de la technique opératoire, on n'arrive
d'ici à quelques années à reculer encore la limite des cas opé-
rables. Comme dans le traitement des angiomes, le chirurgien
devient chaque jour plus audacieux, et les résultats obtenus
justifient cette hardiesse.

L'asséchement parfait de la plaie, la résection de toute la peau
dégénérée sont les conditions indispensables pour obtenir une
bonne réunion. C'est en effet dans ces sortes d'opérations qu'on
est particulièrement exposé au sphacèle partiel, à la désunion
des lèvres de la plaie.

Le même traitement est applicable aux dilatations des troncs
lymphatiques. Quant aux lymphangiectasies profondes elles
resteront sans doute encore longtemps au-dessus des ressources
de la chirurgie, à moins qu'il ne s'agisse de formes très limitées.

En dehors de l'extirpation, presque toutes les thérapeutiques
proposées sont inutiles ou nuisibles. Je ne parlerai que pour

[1] P. Segond. *Loc. cit.*
[2] P. Reynier. *Idem.*

mémoire des médicaments tels que le calomel, la poudre de Dower, le sulfate de quinine, la teinture d'aconit, la pommade mercurielle dont les effets sont nuls.

La *compression* a été recommandée par Verneuil à l'aide du caleçon élastique avec ou sans pelote. Bien souvent cette compression est douloureuse et les malades sont contraints d'y renoncer.

Dans les lymphangiectasies exotiques, d'origine filarienne, la compression est absolument proscrite, suivant le conseil de Nielly.

Les *injections intertitielles* de chlorure de zinc ou de liqueur de Piazza ont été fréquemment employées; Th. Anger a beaucoup contribué à en répandre l'usage. Cependant cette méthode ne peut être considérée que comme un pis aller dans les formes très étendues, où l'extirpation n'est pas possible.

Contre les varices lymphatiques du derme on pourra employer la compression; au membre inférieur on adoptera le bas élastique. La cautérisation au thermocautère peut également rendre des services : mais là encore l'exérèse nous paraît être la meilleure méthode lorsqu'elle est possible.

Il est bon de savoir que les récidives ne sont pas rares, même après l'opération en apparence la plus radicale.

Les lymphorragies seront traitées par l'application d'un pansement compressif aseptique. La ligature du vaisseau ouvert constituerait le traitement de choix; malheureusement elle n'est pas souvent pratiquable, notamment lorsque le lymphe s'écoule d'un vésicule dermique. La cautérisation au nitrate d'argent ou avec la pointe du thermocautère constitue alors avec la compression les seules ressources.

Les médecins des pays chauds considèrent que le changement de climat est la manière la plus efficace de lutter contre la filariose à localisation lymphatique.

CHAPITRE IV

ADÉNITES

ARTICLE PREMIER

ADÉNITE AIGUE

Définition. — L'adénite est l'inflammation des ganglions lymphatiques.

Cette affection est extrêmement fréquente, qu'elle évolue d'une façon aigüe ou chronique, qu'elle soit simple ou spécifique, c'est-à-dire produite par un agent virulent spécial.

Nous étudierons d'abord l'adénite aiguë.

Son histoire se confond en grande partie avec celle de la lymphangite ; aussi, pour éviter des répétitions fastidieuses, serons-nous bref sur l'adénite, renvoyant pour beaucoup de points au chapitre de la lymphangite.

VELPEAU[1] lui consacre sa thèse en 1823, et revient dans de nombreuses publications sur son étude. Je signalerai également les travaux de P. BROCA[2], CHASSAIGNAC[3], DUPUIS[4], CRUVEILHIER[5], LANCEREAUX[6], CORNIL et RANVIER[7], LE DENTU et LONGUET[8].

[1] VELPEAU. Thèse de doctorat, Paris, 1823, et art. Adénite. Dictionnaire encyclopédique des sciences médicales, t. I, p. 694, 1864.

[2] BROCA. Thèse de doctorat, Paris, 1845.

[3] CHASSAIGNAC. Traité de la suppuration, t. II, p. 351.

[4] DUPUIS. Thèse de doctorat, Paris, 1846.

[5] CRUVEILHIER. Anat. pathol. générale, t. IV, p. 495, 1862.

[6] LANCEREAUX. Anatomie pathologique, t. II, p. 513.

[7] CORNIL et RANVIER. Histologie pathologique, t. I, p. 642. 2ᵉ édit., 1884.

[8] LE DENTU et LONGUET. Art. Lymphatiques. Nóuv. Dict. de médecine et de chirurgie pratiques, t. XXI, p. 60.

ÉTIOLOGIE

L'adénite, comme la lymphangite est toujours de nature infectieuse. Elle est particulièrement fréquente dans l'enfance et l'adolescence. Quoi qu'on en ait dit, je pense que dans bien des cas le froid a sa part d'influence prédisposante dans son développement.

L'adénite est dite *primitive*, lorsqu'elle succède à la pénétration directe, à la faveur d'une plaie, de l'agent septique dans son épaisseur. Mais c'est tout à fait l'exception. Dans la très grande majorité des cas, presque toujours, l'adénite est *secondaire*, les vaisseaux lymphatiques jouent le rôle d'intermédiaires. Cependant la lymphangite n'est pas constante ; elle est parfois si réduite qu'elle reste au second plan, les vaisseaux blancs charrient les germes infectieux sans réagir et l'adénite se trouve être la première manifestation de l'infection lymphatique. Parfois, certains ganglions eux-mêmes sont perméables, et les microbes les traversent sans les enflammer. C'est ainsi que bien fréquemment au membre supérieur une plaie septique de l'extrémité provoque une adénite axillaire sans que réagisse le ganglion susépitrochléen placé cependant sur le trajet des vaisseaux qui relient la zone contaminée aux ganglions de l'aisselle.

Les causes de l'adénite sont extrêmement nombreuses. Toutes les plaies septiques, larges ou étroites, superficielles ou profondes peuvent en être l'origine. De même toutes les inflammations et suppurations sont susceptibles de retentir sur les ganglions sus-jacents. C'est ainsi que les dermites, l'érysipèle, le furoncle, l'anthrax, le phlegmon, les abcès, les synovites tendineuses, les arthrites, les ostéites septiques sont la cause première de l'adénite. La porte d'entrée de l'infection, au lieu de siéger sur la peau ou dans la profondeur des tissus, peut être située sur une muqueuse. La muqueuse buccale et ses dépendances et la muqueuse ano-rectale à cause de la richesse de leur flore microbienne sont bien souvent le point de départ de l'infection. La moindre excoriation, la plus minime perte de substance suffit pour l'inoculation. Il faut signaler encore à cause de sa fréquence et de son importance pratique la carie dentaire et l'arthrite alvéolo-dentaire comme cause d'adénite sous-maxillaire.

Les microbes le plus souvent trouvés sont : le staphylocoque et le streptocoque ; mais on peut rencontrer toutes les variétés pathogènes, notamment le pneumocoque, le bacillus coli communis, le bacille typhique, le tétragène, etc. L'adénite aiguë simple n'est donc pas une maladie spécifique, mais le résultat de l'invasion ganglionnaire par un des microbes pyogènes. Par suite elle se différencie nettement des adénites spécifiques consécutives à la pénétration d'un agent pathogène spécial, bacille de la tuberculose, bacille chancrelleux, bacille pesteux, virus syphilitique, etc.

L'infection ganglionnaire peut être *poly-microbienne*, qu'il s'agisse d'une association de plusieurs microbes pyogènes, streptocoque et staphylocoque par exemple, ou d'infections successives, ce qu'on désigne encore sous le nom d'*infections secondaires*. C'est ainsi qu'un ganglion déjà envahi par le bacille de Koch peut subir secondairement l'invasion du staphylocoque ou du streptocoque. Ces infections secondaires ont une grande importance au point de vue thérapeutique ; nous aurons l'occasion d'y revenir à propos de la tuberculose ganglionnaire.

L'infection des ganglions a lieu sans doute dans certains cas par la voie sanguine. Ce mécanisme, très vraisemblable pour certaines adénopathies tuberculeuse et syphilitique, pour ne citer que les adénopathies spécifiques les plus communes, expliquerait également, s'il était admis, ces faits curieux d'adénites à distance survenus au cours ou dans le déclin de maladies infectieuses. Je citerai notamment l'observation de Nicaise[1] d'adénite cervicale suppurée survenue à la suite d'une entérite grave.

ANATOMIE PATHOLOGIQUE

L'inflammation des ganglions lymphatiques passe par deux phases, l'une de congestion et l'autre de suppuration. Cette seconde phase n'est pas fatale. La rétrocession des accidents peut se produire après la période congestive.

[1] Nicaise. Association française pour l'avancement des sciences, 10 août 1889. Sem. méd., 1889, p. 313.

1° Congestion. — Le ganglion est augmenté de volume, sa coloration est rouge brun et sa consistance ferme, élastique. Sur une coupe la surface de section est brune, piquetée de points rouges qui sont autant de foyers hémorragiques. Au raclage, on recueille un abondant suc muqueux, blanchâtre ou rosé. Examiné au microscope, ce liquide renferme des leucocytes, quelques cellules endothéliales à noyaux prolifórés. Les sinus lymphatiques sont dilatés et obstrués par de la fibrine et des débris granuleux de leucocytes, et par suite la circulation lymphatique se trouve entravée. Les follicules et le stroma ganglionnaire sont également infiltrés de leucocytes. Les vaisseaux sanguins sont dilatés et gorgés d'hématies. La stase sanguine et lymphatique intraganglionnaire caractérise ce premier degré de l'adénite. Si l'inflammation s'arrête à cette phase congestive, la résorption se fait graduellement, les sinus lymphatiques redeviennent perméables et la guérison est complète. Telle n'est pas l'évolution constante. Souvent l'infection laisse une empreinte plus profonde ; bien que les lésions demeurent à la période congestive, la durée plus longue du processus provoque une prolifération conjonctive des travées ganglionnaires qui entraîne fatalement un certain degré de sclérose. L'inflammation éteinte, le ganglion reste dur, petit, atrophié ; les voies de la lymphe sont oblitérées, la perméabilité ganglionnaire est supprimée, partiellement ou en totalité.

2° Suppuration. — Le ganglion se ramollit, le parenchyme devient friable, il cède sous la pression du doigt. La surface de section présente des points jaunâtres ou grisâtres correspondant à des foyers en voie de suppuration. Une petite caverne se produit qui s'agrandit par destruction des travées et à un moment donné tout le ganglion est transformé en un abcès limité par une paroi plus ou moins épaisse, par une véritable coque constituée par le parenchyme ganglionnaire tassé et refoulé.

3° Périadénite. — L'adénite s'accompagne très fréquemment de l'inflammation du tissu cellulaire environnant ; que celle-ci soit primitive, qu'il s'agisse d'un phlegmon périganglion-

naire ou qu'elle résulte de l'envahissement des vaisseaux lymphatiques afférents (DESPRÉS). L'adéno-phlegmon est plus ou
moins étendu; à un moment donné le pus se collecte et il se
produit un abcès péri-ganglionnaire. Cette péri-adénite suppurée peut coïncider avec un abcès ganglionnaire et même pour
FOLLIN elle serait consécutive à la rupture de celui-ci dans le
tissu cellulaire. Mais parfois le ganglion est simplement congestionné alors qu'il existe une collection purulente dans le tissu
cellulaire environnant.

A la suite de cette suppuration, le ganglion est en grande
partie détruit, et ses débris indurés, sclérosés, sont perdus pour
la fonction.

SYMPTÔMES

Forme commune. — **Adéno-phlegmon.** — Nous avons vu
que l'adénite peut succéder à tout foyer inflammatoire de nature
septique, l'infection se propageant aux ganglions par l'intermédiaire des réseaux et des troncs lymphatiques de la région. On
le voit ainsi survenir au cours d'un anthrax, d'un furoncle,
d'un érysipèle, d'un phlegmon, d'une ostéite, etc. La plus caractéristique est celle qui résulte d'une inoculation septique par
piqûre. C'est aux membres surtout, et particulièrement au
membre supérieur qu'on la rencontre. Un individu a une petite
plaie, une écorchure du doigt ou de la main; cette blessure insignifiante a passé inaperçue ou s'accompagne d'un peu de dermo-
lymphangite locale; il y a un panaris érythémateux, et au bout
d'un temps variable, parfois de quelques heures seulement ou de
quelques jours, le malade éprouve des douleurs dans l'aisselle.
C'est d'abord une sensation vague de chaleur, de tension, puis
la sensibilité devient plus vive, le malade éprouve des cuissons,
des élancements. On examine l'avant-bras et le bras, et par
endroits on aperçoit des traînées rouges ou simplement rosées,
surtout à la hauteur du coude et à la face interne du bras. Cette
lymphangite n'est pas constante. A la palpation de l'aisselle on
provoque une douleur vive, bien qu'il n'existe encore qu'un
empâtement léger. Un ou plusieurs ganglions tuméfiés sont

appréciables. Ils sont durs, mobiles sous la peau et sur le plan profond. Peu à peu les phénomènes s'accentuent, la peau est soulevée et prend une coloration rosée. On sent une induration en plaque de la région ganglionnaire et périganglionnaire, la peau est chaude, adhérente ; le centre est plus saillant et la pression la plus douce y réveille une douleur particulièrement vive. Le centre se ramollit bientôt, et la fluctuation devient évidente bien que la douleur rende l'exploration difficile.

Le malade a de l'inappétence, de la céphalalgie, un peu de fièvre, 38° à 39°, une sensation de chaleur, quelques frissons, et le soir, lorsqu'il est couché, il ressent des battements qui le privent de sommeil. Tel est le tableau habituel de l'adénophlegmon de virulence moyenne.

Forme rare. — Adénite pure. — Plus rarement, l'inflammation se localise au niveau d'un ganglion sans envahir le tissu cellulaire environnant. Le ganglion est tuméfié, dur, douloureux, puis il se ramollit au centre, on perçoit de la fluctuation, mais le tissu cellulaire reste souple. L'évolution de cet abcès intraganglionnaire est ordinairement plus lente et plus insidieuse que l'adéno-phlegmon décrit plus haut.

Forme abortive bénigne. — Dans une forme plus bénigne, l'inflammation ne dépasse pas l'engorgement, la congestion, qu'il s'agisse d'adénite simple, ou ce qui est plus fréquent, d'adéno-phlegmon. Au bout de quelques jours, tout rentre dans l'ordre. Le ou les ganglions tuméfiés et indurés deviennent moins douloureux, ils diminuent de volume et reprennent leur consistance habituelle. Ils restent parfois pendant longtemps plus durs qu'à l'état normal. De même, si c'était un adéno-phlegmon qui avait commencé à se développer, les douleurs cèdent, l'empâtement diminue, les ganglions momentanément noyés dans les infiltrations du tissu cellulaire redeviennent appréciables, puis disparaissent eux-mêmes. Comme dans l'adénite simple, il peut persister une plaque d'œdème, de phlegmon chronique entretenu par un certain degré de « microbisme latent ». Et à longue échéance, sous l'influence d'une maladie générale infectieuse, le foyer se rallume et peut aller cette fois jusqu'à la suppuration.

Forme grave hyperseptique. — En opposition avec cette *forme abortive bénigne,* il faut signaler comme dans la lymphangite la forme *hyperseptique* et *hypertoxique* dans laquelle les signes généraux prennent d'emblée une importance prépondérante. Localement, ce qui frappe, c'est l'intensité de la douleur et l'étendue du gonflement. L'infiltration, l'œdème ne restent pas localisés autour des ganglions ; ils s'étendent au loin, soulevant la peau qui conserve sa coloration normale ou prend soit une teinte rouge foncée, érysipélateuse, soit un aspect rouge brun cuivré voisin de l'érysipèle bronzé. Il n'y a pas de pus collecté mais une sorte de sérosité louche qui infiltre le tissu cellulaire et qui s'écoule en abondance lors de l'incision. Les ganglions sont très volumineux, mous, diffluents. La fièvre est très vive, le malade a de l'agitation, souvent un délire violent, ou bien au contraire il est abattu, prostré et tombe rapidement dans le coma. L'altération des traits est profonde, le visage est amaigri, le teint est plombé, la respiration accélérée, le pouls petit, irrégulier et très rapide, en un mot, on se trouve en présence d'*accidents septicémiques* qui emportent le malade plus ou moins rapidement.

MARCHE. TERMINAISON

Dans la forme habituelle de l'adénite aiguë ou de l'adénophlegmon, le pus collecté dans le ganglion ou dans le tissu cellulaire environnant tend à se faire jour au dehors. La peau devient adhérente ; elle prend une coloration rouge, puis violacée, s'amincit, et si le chirurgien n'intervient pas pour évacuer le pus, une perforation se produit. Le pus s'écoule pendant quelques jours, puis la plaie se cicatrice. L'ouverture spontanée est souvent insuffisante ; elle se referme avant l'élimination complète de toutes les portions nécrosées, si bien qu'au bout de quelques jours, l'abcès se reproduit avec les mêmes caractères et les mêmes menaces d'évacuation spontanée. Cette forme à

répétition peut se montrer également après l'ouverture chirurgicale, lorsque l'incision est trop petite et lorsqu'on n'a pas soin
de maintenir la plaie béante par un drainage méthodique.

D'autres fois, l'inflammation se propage d'un groupe ganglionnaire au groupe sus-jacent par la voie lymphatique. Les ganglions primitivement atteints sont demeurés en partie perméables, ainsi que les voies lymphatiques efférentes, si bien que
l'infection a pu gagner l'étage supérieur. Dans ce cas, il arrive
parfois que seuls les ganglions secondairement envahis suppu-
rent, tandis que l'inflammation reste à la première phase de
congestion et d'induration au niveau des ganglions primitivement atteints.

Après une période plus ou moins longue de suppuration, la
cicatrisation s'établit. D'une façon générale les collections intra-
ganglionnaires se tarissent plus lentement que celles développées dans le tissu cellulaire. Pendant longtemps on sent autour
de l'ouverture une zone d'induration produite par la coque du
ganglion. Et même après la cicatrisation, il persiste encore
pendant des semaines et des mois un noyau dur, sensible, correspondant aux débris ganglionnaires. A longue échéance, une
ou plusieurs années après la première poussée inflammatoire,
on peut en voir survenir une seconde, en particulier sous l'influence d'une maladie générale infectieuse.

Enfin, dans des cas exceptionnels, la plaie ganglionnaire reste
indéfiniment fistuleuse, les bords sont durs, rouges, bourgeon-
nants et de la paroi fongueuse du ganglion sourd un liquide
séro-purulent ou jaune clair, se coagulant à l'air, analogue en
un mot à la lymphe. L'affection prend une allure chronique.

DIAGNOSTIC

L'adénite, l'adénophlegmon sont généralement très faciles
à reconnaître. Dans l'aine on a pu parfois les confondre avec
une *épiplocèle crurale enflammée*, adhérente. A la région sus-
hyoïdienne, il est classique d'insister sur les caractères différentiels de l'adénophlegmon sous-maxillaire et de la périostite
de la face externe du maxillaire inférieur. Les deux affections

ont la même origine, la carie dentaire, mais le siège de l'empâtement est différent, plus élevé dans la périostite maxillaire; la persistance ou l'effacement du sillon gingivo-buccal constituent le meilleur caractère distinctif.

Si on n'a pas assisté à l'évolution de l'adénophlegmon, si le malade ne peut donner le renseignement de la « glande qui roulait sous la peau » pendant quelques jours avant l'apparition de l'empâtement diffus, il est difficile de savoir s'il s'agit d'un simple phlegmon du tissu cellulaire sous-cutané ou d'une périadénite. La constatation des ganglions durs et tuméfiés dans le voisinage est en faveur de l'origine ganglionnaire du phlegmon.

Ce n'est pas suffisant d'avoir reconnu l'adénite ou l'adénophlegmon, d'avoir constaté la présence du pus, il faut encore, se souvenant que cette adénite est secondaire, remonter à sa cause et trouver la porte d'entrée de l'infection, la plaie d'inoculation. Parfois, cette plaie minime est déjà cicatrisée lorsque l'adénite évolue, on en fera alors le diagnostic rétrospectif.

TRAITEMENT

Au début, certains chirurgiens préconisent les applications d'*onguent mercuriel belladoné*. L'action de ce topique est assez incertaine, et peut-être le badigeonnage à la *teinture d'iode* a-t-il un effet abortif plus appréciable.

Quant aux sangsues et aux vésicatoires volants recommandés jadis par VELPEAU, ils doivent être absolument rejetés.

Le repos du membre, son immobilité, sont indispensables. Quand cela est possible, les bains tièdes ou un peu chauds, sont employés avec avantage; ils calment la douleur et contribuent sans doute à enrayer l'inflammation. Il en est de même des pulvérisations très faiblement antiseptiques.

Le traitement de choix, comme étant le plus pratique, est l'enveloppement chaud et humide. Des compresses imbibées d'eau bouillie ou d'une solution faiblement antiseptique seront largement appliquées sur la région enflammée et recouvertes d'une toile imperméable, puis d'une épaisse couche d'ouate maintenue avec une bande de tarlatane, en évitant d'exercer une trop forte compression. Hueter avait recommandé les injections intra-ganglionnaires d'une solution phéniquée à 3 p. 100. L'expérience a montré les inconvénients de ces antiseptiques forts qui tuent les phagocytes, et par suite annihilent les moyens de défense de l'organisme.

L'abcès collecté, il y a grand avantage à l'évacuer le plus rapidement possible. Les ponctions fines et multiples de Velpeau sont insuffisantes aussi bien que la ponction unique et plus large de P. Broca. C'est à l'incision franche et large au bistouri qu'il faut avoir recours plutôt qu'au thermocautère. Le pus éliminé, on fera un grattage de la poche ganglionnaire à la curette, et une cautérisation au chlorure de zinc en solution à 5 ou 10 p. 100, suivie d'un drainage à la gaze aseptique ou avec un tube de caoutchouc.

Par ce procédé on obtiendra une cicatrisation régulière en quelques semaines, et on n'aura besoin de recourir que dans des cas tout à fait exceptionnels à l'*extirpation* des ganglions suivant la méthode recommandée par Küster, Poelchen [1], Lauenstein [2], Mosetig-Moorhof [3]. Cette extirpation trouve surtout ses indications dans les fistules rebelles ou dans les formes à indurations persistantes et à poussées inflammatoires répétées.

Dans les formes graves, d'adéno-phlegmon diffus à tendance gangréneuse ou à allure septicémique, on fera d'emblée de larges débridements au thermocautère suivis de bains chauds prolongés en y associant un traitement général tonique et reconstituant.

ARTICLE II

ADÉNITES CHRONIQUES

§ 1. — Adénite chronique simple

A la suite d'une adénite aiguë, lorsque l'abcès intra-ganglionnaire a été évacué et lorsque la plaie est guérie, il peut persister

[1] Poelchen. Arch. f. Klin. Chir. B^d. XL, p. 556, 1890.
[2] Lauenstein. Deut. Zeit. f. chir. B^d XXX, p. 573. 1893.
Mosetig-Moorhof. Wien. med. Presse, 1891, n° 1.

pendant longtemps un noyau induré. Il ne s'agit pas à proprement parler dans ce cas d'adénite chronique mais de la cicatrisation fibreuse, de l'atrophie scléreuse du ganglion primitivement enflammé.

Toute autre est l'adénite chronique simple, qui n'a jamais passé par une phase inflammatoire aiguë, et qui d'emblée a revêtu des allures insidieuses et torpides.

L'existence de ces adénites a été longtemps discutée ; Verneuil les avait décrites dès 1854, s'appuyant sur des faits cliniques et anatomiques. En 1890, Ricard et Clado [1] ont apporté en leur faveur les témoignages de l'histologie et de la bactériologie. Ces auteurs en effet sur des pièces d'adénites cervicales extirpées par Verneuil ont vainement cherché le bacile de Koch et ont échoué dans plusieurs inoculations des produits de râclage aux cobayes. Toutefois Ricard et Clado donnent de l'examen microscopique le résultat suivant : « au-dessous de la capsule, la structure normale du ganglion est méconnaissable ; il existe un nombre extrêmement considérable de petits nodules sphériques ou ovoïdes visibles à un faible grossissement. Chacun de ces nodules est formé tantôt d'éléments embryonnaires agglomérés, tantôt de cellules épithélioïdes. Par places, on trouve aussi des cellules géantes, mais très discrètes. C'est à peine si sur deux ou trois centimètres on en rencontre deux ou trois. »

Le fait de n'avoir pas constaté de bacilles de Koch et d'avoir échoué dans deux inoculations à des cobayes sont-ils suffisants en présence de cet examen histologique pour nier absolument la tuberculose ? Peut-être serait-on plus exigeant à l'heure actuelle, sachant combien sont rares les bacilles dans certaines adénopathies tuberculeuses, et sachant d'autre part la nécessité qu'il y a à multiplier les inoculations avant de s'arrêter à un ou deux résultats négatifs. La conclusion est que cette question mériterait d'être reprise en ayant soin de rassembler un grand nombre d'observations.

---

[1] Ricard et Clado. Congrès français de chirurgie, séance du 12 octobre (soir), 1890, Bull., p. 674.

A propos de la communication de RICARD, le baron LARREY prit la parole pour soutenir la même opinion, disant combien il avait été frappé de la fréquence des adénites cervicales chez les soldats, surtout chez les jeunes soldats porteurs du col militaire haut et raide tel qu'il existait alors. Chez les zouaves et les tirailleurs dont le cou est découvert, LARREY n'avait rien observé de semblable.

De même CH. NÉLATON[1] d'après quatre cas personnels, dont deux de polyadénite inguinale, a soutenu la nature purement inflammatoire de certaines adénites chroniques d'emblée.

La clinique s'accommode assez bien de cette opinion. Il existe en effet des sujets jeunes porteurs au cou ou à l'aine d'une tumeur formée d'un ou de plusieurs ganglions, isolés ou rapprochés, ayant dans son ensemble le volume d'une noisette, d'une noix ou d'un œuf de poule. Les ganglions sont durs, élastiques, mobiles sous la peau, mobiles aussi les uns sur les autres ou bien au contraire reliés ensemble par un tissu cellulaire épaissi. La pression est indolente. Parfois, comme dans le cas de RICARD, il existe plusieurs tumeurs cervicales indépendantes. L'état général est excellent, il n'y a pas le moindre indice de tuberculose sur un autre organe, mais le malade porteur d'adénite inguinale est sujet aux poussées d'herpès génital; de même que l'adénite cervicale s'est développée chez un individu atteint de carie dentaire profonde ou d'angine à répétitions. L'affection ganglionnaire reste pendant longtemps stationnaire : un malade de VERNEUIL portait sa tumeur depuis trente ans. A un moment donné, il se produit une très légère poussée inflammatoire au niveau de la tumeur, sans fièvre, sans retentissement sur l'état général. Le malade éprouve un peu de sensibilité locale, le tissu cellulaire péri-ganglionnaire s'épaissit, englobe les ganglions ; la masse est moins mobile, elle adhère à la peau et en un point; au lieu de la consistance ferme rénitente habituelle, on perçoit une certaine fluctuation. Un ou plusieurs ganglions se sont ramollis. Si on les incise, on trouve sur la surface de section un parenchyme gris rosé, piqueté de quelques points

[1] CH. NÉLATON. Semaine médicale, 1890, p. 402.

rouges hémorragiques à la périphérie, et, au centre, un, deux ou trois petits foyers grisâtres, purulents.

Malgré toutes ces apparences de bénignité, on ne devra pas se contenter du seul diagnostic clinique, il est de toute nécessité de le compléter par un examen histologique et bactériologique d'autant plus minutieux que la découverte des rares bacilles est souvent difficile. Tant que ce complément d'enquête n'aura pas été fait, il sera prudent de réserver le diagnostic et le pronostic.

Lorsque toutes les observations seront prises dans ces conditions, on s'apercevra sans doute que l'adénite chronique simple, et surtout l'adénite cervicale est d'une très grande rareté. Tout récemment, Marion et Gandy [1] ont cité un certain nombre de faits bien observés en faveur de la nature tuberculeuse de *l'adénite chronique dite simple*.

§ 2. — Adénopathies syphilitiques

L'étude du bubon simple ou du bubon chancrelleux ne doit pas nous arrêter. Le bubon simple sera tout naturellement décrit à propos des tumeurs ganglionnaires de l'aine, il en sera de même du bubon chancrelleux symptomatique du chancre mou. Depuis la découverte du bacille spécifique par Ducrey, le bubon chancrelleux est définitivement différencié du bubon simple et du bubon syphilitique ainsi que Hunter (1782) et Ricord (1831-1837) l'avaient déjà établi de par la clinique.

L'infection par le bacille de Ducrey a été étudiée en détail par Villemin, et je ne saurais mieux faire que de renvoyer le lecteur à ce chapitre (voy. t. I, p. 297).

L'adénopathie syphilitique mérite une mention spéciale. Outre qu'à cause de sa fréquence elle est d'une importance capitale au point de vue clinique, il ne s'agit plus d'une maladie régionale comme le bubon simple ou chancrelleux mais d'une affection générale du système ganglionnaire, du moins aux périodes secondaires et tertiaires ; par suite elle mérite d'être placée à côté de la tuberculose ganglionnaire.

---

[1] Marion et Gandy. Arch. gén. de Médecine, février 1901, p. 129.

La syphilis atteint les ganglions à ses trois périodes.

1° Adénite symptomatique. — En même temps que le chancre infectant apparaît l'adénite symptomatique, à l'aine le plus souvent, car l'accident primitif est habituellement aux organes génitaux. S'il s'agit d'un chancre extra-génital, l'adénite occupe la région ganglionnaire correspondante. « Le bubon suit le chancre comme l'ombre suit le corps » disait Ricord. Et de fait, on peut dire, que l'adénite symptomatique du chancre syphilitique est constante. Fournier[1] sur 265 observations de chancre induré, n'a vu l'adénite manquer que 5 fois. Entre le chancre et l'adénopathie on voit parfois et on sent un ou plusieurs cordons durs correspondant à l'envahissement des vaisseaux lymphatiques intermédiaires.

C'est du septième au quinzième jour après l'apparition du chancre qu'on voit se développer la tuméfaction ganglionnaire. Elle est formée par l'hypertrophie de plusieurs ganglions, c'est toujours une *adénopathie multiple*, une *pléiade* parmi laquelle un ganglion est reconnu plus volumineux que les autres. Ricord l'a appelé « *ganglion anatomique* » ; il reçoit directement les lymphatiques de la région occupée par le chancre. Tous les ganglions sont durs, mobiles les uns sur les autres, indolents. L'évolution est essentiellement froide, lente, torpide. Aussi le terme d'adénite est-il assez défectueux et mieux vaudrait-il employer celui d'adénopathie. Jamais ou presque jamais l'adénite syphilitique pure n'évolue vers le ramollissement et la suppuration. Celle-ci est provoquée par une infection surajoutée, tuberculose (scrofulate de vérole de Ricord) ou chancrelle (Rollet[2]).

L'adénopathie peut encore s'étendre aux régions voisines gagnant les ganglions cruraux profonds, puis les ganglions inguinaux, finalement elle passe du côté opposé. Parfois l'adénopathie est croisée d'emblée.

---

[1] Fournier. Art. Bubon. Nouveau Dict. de médecine et de chirurgie pratiques, 1866, t. V, p. 757.

[2] Rollet. Art. Bubon. Dictionnaire encyclopédique des Sc. Méd., 1869.

Elle survit longtemps au chancre. Il n'est pas rare de la voir
durer pendant six ou huit mois. A cette époque, depuis longtemps, le malade est entré dans la période secondaire, et l'adénopathie persiste.

2° Adénopathie secondaire. — Outre les ganglions de l'aine
et des régions voisines qui sont restés volumineux, on en voit
se développer de nouveau sur des régions jusque-là indemnes.
Cette adénopathie secondaire peut être liée à des accidents ulcé-
reux cutanés ou bien, ce qui est plus fréquent, il s'agit d'une
infection par la voie sanguine ; il n'existe pas, dans ce dernier
cas, de porte d'entrée au niveau des téguments.

Les régions les plus souvent atteintes sont la partie supérieure
de la nuque dans le creux sous-occipital, de chaque côté de la
ligne médiane ; c'est là que RICORD « tâtait le pouls de la
vérole » ; puis au-dessous et en avant vers le sterno-mastoïdien
et les ganglions de la région carotidienne.

Le ganglion épithrocléen est souvent atteint, et parfois on
observe un ganglion au creux poplité. Mêmes caractères qu'à la
première période : indolence, évolution froide; les ganglions ont
le volume d'un haricot, d'une noisette, ils sont durs et glissent
les uns sur les autres.

3° Adénopathie tertiaire. — Le système ganglionnaire ne
reste pas indemne à la période tertiaire ; les lésions s'étendent
même aux ganglions viscéraux intrathoraciques ou abdominaux qui sont tuméfiés, indurés, à leur tour. Ici encore l'adénite est symptomatique d'une lésion cutanée ou profonde viscérale ou se développe d'emblée, indépendamment de toute
altération primitive.

Suivant les cas, le ganglion reste petit, dur, *scléreux*, ou se
tuméfie considérablement atteignant les dimensions d'une noix,
d'un œuf. Dans ce dernier cas la glande.lymphatique se ramollit; elle devient fluctuante au centre tandis qu'elle est encore
dure à la périphérie. En cas d'adénopathie superficielle, la
peau adhère à sa surface et prend une coloration rouge, violacée; puis elle s'amincit et la *gomme ganglionnaire* s'ouvre au
dehors. L'ulcération est caractéristique : les bords sont surélevés

comme taillés à l'emporte-pièce ; le fond est occupé par un liquide ambré, gommeux et par un feutrage fibrineux jaunâtre comparable au bourbillon d'un furoncle.

VERNEUIL a rapporté l'histoire d'un ulcère gommeux devenue phagédénique au niveau de l'aine. La veine saphène fut ulcérée puis l'artère fémorale fut à son tour envahie et perforée, entraînant une hémorragie mortelle.

La médication antisyphilitique n'a guère d'action contre l'adénite du chancre. Déjà, à la période secondaire, le traitement mixte est plus efficace ; mais c'est surtout à la période tertiaire que ce traitement mixte, avec augmentation de la dose d'iodure ou les injections profondes de sels hydrargyriques, donne de beaux résultats. Les gommes disparaissent très rapidement, et les lésions évoluent vers la guérison complète ou vers la dégénérescence scléreuse.

§ 3. — TUBERCULOSE GANGLIONNAIRE

SYNONYMIE. — Adénite scrofuleuse. Ecrouelle.

La tuberculose ganglionnaire se présente sous deux formes différentes, tantôt elle n'est que l'expression locale d'une tuberculose évidente, tantôt elle reste longtemps isolée évoluant à la façon d'une lésion essentiellement bénigne sur un organisme d'apparence saine. La première est l'*adénite tuberculeuse* et la seconde, l'*adénite scrofuleuse*. Et pendant de longues années les médecins se refusèrent au nom de la clinique à confondre les deux affections, jusqu'au jour où la bactériologie avec SCHUCHARDT et KRAUSE, CORNIL et BABÈS, vint démontrer que toutes deux sont de même nature, que dans l'adénite scrofuleuse comme dans l'adénite tuberculeuse, il existe des bacilles de KOCH bien qu'en quantité moindre. La scrofule est une tuberculose atténuée.

ÉTIOLOGIE. — PATHOGÉNIE

La tuberculose ganglionnaire se rencontre à tous les âges, mais elle est particulièrement fréquente dans la seconde enfance et dans l'adolescence. Les filles y sont plus exposées que les garçons. L'influence de l'hérédité est manifeste, qu'il s'agisse d'hérédité directe, de tuberculose chez les parents, ou d'hérédité indirecte : les enfants d'alcooliques, de syphilitiques deviennent facilement des scrofuleux.

La mauvaise hygiène, toutes les causes d'affaiblissement produisant ce qu'on est convenu d'appeler la misère physiologique (surmenage, séjour dans un air confiné, alimentation défectueuse, préservation insuffisante contre le froid et l'humidité) préparent le terrain et favorisent l'éclosion de la tuberculose ganglionnaire. Aussi cette affection est-elle infiniment plus fréquente dans la classe pauvre que dans la classe riche. Les salles de consultation des hôpitaux sont remplies de jeunes gens, et surtout de jeunes filles de quinze à vingt ans venant consulter pour des adénites cervicales scrofuleuses.

La région cervicale est en effet le lieu d'élection ; on les y rencontre dans une proportion de 80 p. 100. Souvent aussi, elles occupent l'aisselle ou l'aine, sans parler des localisations profondes thoraciques ou abdominales qui intéressent plus le médecin que le chirurgien.

1° Adénite symptomatique. — Le plus souvent, l'adénite tuberculeuse est secondaire, symptomatique d'une tuberculose profonde ou superficielle. C'est ainsi qu'elle accompagne les ostéites et les arthrites bacillaires. HERVOUET[1] lui a donné le nom d' « adénite similaire ». La propagation se fait de la lésion initiale aux ganglions correspondants par l'intermédiaire des vaisseaux lymphatiques. Dans ce cas, la lésion ganglionnaire est accesoire, son importance s'efface devant celle de l'affection primitive ; et cependant, on devra en tenir compte dans l'appréciation de la guérison. Une tumeur blanche reste menaçante tant que l'adénopathie symptomatique persiste.

Les adénites tuberculeuses consécutives aux affections scrofuleuses de la peau, des muqueuses, rentrent dans la même catégorie. LELOIR[2] a attiré l'attention sur les adénites secon-.

---

[1] HERVOUET. Thèse de doctorat, Paris, 1877.
[2] LELOIR. Revue de chirurgie, 1889, p. 510.

daires au lupus, et KRÜCKMANN [1] a montré que les adénites cervicales ont souvent pour origine une ulcération bacillaire de l'amygdale. L'inoculation se fait encore par la voie lymphatique, mais ici la lésion initiale, muqueuse ou cutanée, est souvent minime, au point de passer inaperçue. Elle guérit rapidement tandis que l'adénite continue à évoluer.

Dans certains cas, les vaisseaux lymphatiques sont eux-mêmes atteints, la lymphangite tuberculeuse s'associe à l'adénite.

2° Adénite primitive. — D'autres fois, la tuberculose ganglionnaire est *primitive*, il n'existe aucune autre lésion bacillaire appréciable. Cette forme est particulièrement fréquente au cou, dans la région sus-hyoïdienne latérale et sous le muscle sterno-cleïdo-mastoïdien. Certains auteurs invoquent encore dans ce cas l'existence de petites ulcérations spécifiques des muqueuses des voies digestives et respiratoires supérieures. Cependant malgré une exploration attentive il est impossible, dans nombre de faits, d'en constater la moindre trace. Par contre, les sujets porteurs de ces adénites cervicales, sont presque tous atteints soit de carie dentaire (HUGO STARCK) [2], soit d'angine ou d'amygdalite à répétitions, soit, et plus rarement, de rhinite ou de blépharite chronique. L'influence de ces lésions banales sur le développement de l'adénite tuberculeuse ne me paraît pas douteuse. La fréquence de la carie dentaire du côté correspondant à l'adénite est particulièrement remarquable. Ces lésions dentaires et muqueuses entretiennent dans les ganglions un état inflammatoire chronique par infection banale et cette adénite chronique simple devient une cause d'appel pour l'invasion tuberculeuse. La syphilis peut jouer un rôle analogue ; on voit la tuberculose se greffer sur une adénopathie syphilitique constituant ce que RICORD décrivait sous le nom de scrofulate de vérole.

Reste la question de l'origine des bacilles tuberculeux. Les recherches de STRAUS [3] ont prouvé que chez des individus bien portants, indemnes de toute localisation tuberculeuse,

[1] KRÜCKMANN. Arch. f. path. anat., 1894, p. 138.

[2] HUGO STARCK. Beit. zur Klin. chir., 1896, Bd. XVI, p. 61.

[3] STRAUS. Académie de médecine. Séance du 3 juillet 1894.

mais soumis à certaines conditions sociales (séjour au contact
des tuberculeux), il existe des bacilles de KOCH virulents dans
les fosses nasales. Sur vingt-neuf individus, neuf fois le résultat fut positif. On comprend ainsi la facilité avec laquelle se
font les inoculations au niveau de la cavité bucco-pharyngée,
d'autant plus que BABÈS [1] a démontré que les bacilles tuberculeux peuvent pénétrer à travers la muqueuse sans que celle-ci
présente la moindre altération. DOLLINGER [2] insiste également
sur la facilité avec laquelle les muqueuses sont envahies par le
virus tuberculeux.

3° Adénite concomitante. — La tuberculose ganglionnaire
peut encore coïncider avec d'autres manifestations de la bacil-
lose. Un sujet, par exemple, est atteint en même temps d'une
tumeur blanche du genou, d'une adénite cervicale et de tuberculose pulmonaire. Il n'y a pas de relations directes entre les
différents foyers infectieux ; on ne peut pas admettre comme
dans le cas d'adénite symptomatique la propagation de la
tuberculose du genou ou de la lésion pulmonaire aux ganglions
cervicaux par la voie lymphatique. Il faut qu'une inoculation
se soit produite au niveau des muqueuses bucco-pharyngée ou
laryngée dont le système lymphatique est tributaire des ganglions cervicaux. Les bacilles viennent du dehors ou sont déposés
par les produits de l'expectoration. Ils cheminent directement
à travers la muqueuse vers les ganglions ou bien colonisent
d'abord sur la muqueuse, y déterminent une ulcération spécifique avant d'atteindre la zone ganglionnaire.

Dans certains cas de polyadénite, on peut supposer que l'inoculation s'est faite par la voie sanguine. Des bacilles nés dans le
foyer articulaire ou pulmonaire sont versés dans le torrent circulatoire et vont à distance se déposer dans le parenchyme
ganglionnaire. La forme de polyadénite aiguë pseudo-leuco-
cythémique décrite par A. ROBIN [3] répond sans doute à ce mode
d'infection.

[1] BABÈS. Société de biologie. Séance du 14 avril 1883.

[2] DOLLINGER (de Munich). 10° Congrès intern. des Sciences méd.
Berlin. Août 1890.

[3] A. ROBIN. Société médicale des hôpitaux. Séance du 22 juin 1883.

Le plus souvent, l'extension de l'adénite tuberculeuse se fait par étapes successives. Les ganglions primitivement atteints demeurent perméables de sorte que les bacilles, après les avoir franchis, vont en suivant le cours de la lymphe se greffer sur le groupe ganglionnaire situé en aval. Il est fréquent de voir ainsi des adénites sus-hyoïdiennes se propager à la chaîne des ganglions carotidiens et descendre vers le creux sus-claviculaire.

Parfois l'envahissement se fait à contre-courant ; c'est ainsi qu'une tuberculose des ganglions axillaires peut gagner les organes intra-thoraciques. Sanchez Toledo [1] a rapporté dans sa thèse des observations de ce genre.

J'ai eu l'occasion d'observer à la consultation de l'hôpital Saint-Antoine une jeune femme chez laquelle il était possible de suivre les étapes successives de l'inoculation tuberculeuse. A la suite d'une petite gomme tuberculeuse du dos de la main, il s'était développé une adénite sus-épitrochléenne, puis quelques semaines plus tard une adénite axillaire, et la malade commençait à se plaindre de douleurs intercostales en même temps qu'elle maigrissait, et perdait ses forces. Au moment de l'examen, la plaie de la main était en voie de cicatrisation, le ganglion épitrochléen était ramolli ; les ganglions axillaires tuméfiés, douloureux, étaient encore fermes, résistants. Enfin il existait à l'auscultation des symptômes de pleurésie sèche du côté thoracique correspondant.

ANATOMIE PATHOLOGIQUE

Au début, le ganglion tuberculeux est tuméfié, congestionné. Son volume varie beaucoup suivant les cas ; parfois l'hyper trophie est à peine sensible, d'autres fois, au contraire, elle est considérable. Dans ce dernier cas, le tissu péri-ganglionnaire enflammé concourt à produire la tuméfaction. Rarement, un seul ganglion est atteint, habituellement l'infection frappe plusieurs ganglions à des degrés variables. A la coupe, la glande a un aspect gris rougeâtre et donne une certaine quantité de

---

[1] Sanchez Toledo. Thèse de doctorat, Paris, 1887, n° 257.

suc au râclage. En résumé, on note les lésions caractérisant un degré modéré de congestion et d'inflammation.

L'élément spécifique est représenté par les granulations grises. Celles-ci sont plus ou moins abondantes, et parfois en très petit nombre. Elles siègent dans le tissu folliculaire, dans la capsule et souvent aussi dans le tissu cellulaire périganglionnaire au niveau des vaisseaux afférents.

La *graine tuberculeuse* est donc le plus souvent à la fois *intra* et *périganglionnaire*, et c'est là une notion importante pour le chirurgien qui devra, s'il veut faire une opération complète, pratiquer non seulement l'extirpation du ganglion, mais encore détruire la zone cellulaire et lymphatique avoisinante. En certains points, les granulations deviennent confluentes et se présentent sur la surface de section sous forme de points jaunâtres à contours arrondis ou irréguliers. La prolifération du tissu conjonctif, le travail de sclérose, marche de paire avec le développement des nodules tuberculeux.

Les bacilles de Koch sont contenus dans les cellules géantes qui occupent le centre des granulations. Ces bacilles sont généralement rares il faut souvent faire plusieurs coupes du ganglion pour en voir quelques-uns ; parfois même l'examen microscopique est impuissant à les révéler, il faut avoir recours à l'inoculation. Un fragment du ganglion est introduit sous la peau ou dans la cavité péritonéale d'un cobaye et les quelques bacilles qu'il renferme prolifèrent dans ce nouveau milieu et donnent naissance à un foyer de tuberculose qui s'étend plus ou moins rapidement. Il faut insister sur cette allure discrète que revêt habituellement l'infection tuberculeuse des ganglions car elle explique que dans bien des cas les examens restèrent négatifs alors qu'une technique plus patiente et plus variée aurait sans doute démontré la nature tuberculeuse de l'adénite. L'inoculation aux animaux en particulier est absolument indispensable.

A une période plus avancée, la nécrose des éléments ganglionnaires s'étend par suite de l'oblitération des vaisseaux et de la confluence des granulations. Sur une coupe, le parenchyme ganglionnaire apparaît semé d'îlots jaunâtres plus ou moins étendus. Leur centre se ramollit, se liquéfie. La matière caséeuse est constituée par des cellules épithélioïdes altérées, des cellules lymphatiques granuleuses et des granulations graisseuses libres.

Dans certains cas, la nécrose est massive, et toute la surface de section présente une teinte blanc jaunâtre uniforme. Le ganglion est transformé en une coque mince renfermant à son intérieur une substance pâteuse analogue à du mastic ou au contenu d'une châtaigne bouillie. Si la prolifération conjonctive est très développée, le parenchyme du ganglion reste ferme, il donne à l'œil et au toucher l'aspect et la consistance du marron d'Inde.

Il se produit finalement un abcès intra-ganglionnaire ; le pus est épais, crémeux, ou louche séreux grumeleux. Ce dernier aspect correspond au pus caséeux des foyers tuberculeux ramollis, mais il est fréquemment modifié par des infections secondaires qui lui donnent alors l'apparence du pus phlegmoneux. Les recherches de Babès ont montré la fréquence des microbes vulgaires de la suppuration (staphylocoque, streptocoque) dans le pus de ces abcès ganglionnaires. L'infection pyogène secondaire se localise d'abord dans les lymphatiques afférents autour du ganglion, puis cette péri-adénite suppurée s'étend au parenchyme ganglionnaire.

La collection purulente évacuée au dehors, la cicatrisation se fait ; le ganglion envahi par le tissu scléreux se rétracte et s'atrophie, entraînant les téguments adhérents dans sa rétraction. La peau au niveau de la cicatrice est fortement déprimée ; son aspect est caractéristique et permet à longue distance de faire le diagnostic rétrospectif de l'adénite tuberculeuse.

D'autres fois, la tuberculose s'étend du ganglion à la peau qui le recouvre, et le contenu de l'abcès froid ganglionnaire évacué, il persiste une fistule, ou une ulcération à bords violacés.

Le tissu fibreux, qui envahit le ganglion et arrête le processus tuberculeux, peut subir la *transformation calcaire*, la calcification restant localisée à la périphérie, au niveau de la capsule, ou s'étendant à tout le parenchyme ganglionnaire.

Lorsque l'abcès froid n'a pas été évacué, la matière caséeuse qu'il renferme est progressivement résorbée, et à un moment donné l'adénite tuberculeuse est transformée en une sorte de *kyste* à paroi épaisse, fibreuse, et à contenu séreux.

Ce qui domine l'histoire clinique de la tuberculose ganglionnaire c'est la lenteur de son évolution, son indolence et, souvent, pendant longtemps, l'absence de tout retentissement sur l'état général. Elle se présente sous des aspects très différents qu'il nous faut successivement envisager.

1° Forme mono-ganglionnaire. — L'adénite tuberculeuse peut être unique. Cette forme se rencontre parfois dans l'aisselle ou dans l'aine, mais surtout au cou. Il existe une tumeur arrondie, bien limitée, mobile sous la peau et sur les plans profonds et dont le volume varie d'une noisette à un œuf de pigeon. Sa consistance est élastique, rénitente, sa palpation ne provoque aucune douleur. La peau a conservé ses caractères normaux ; les régions voisines sont saines. Ainsi que je l'ai dit plus haut, l'exploration de la bouche et de la gorge révèlent fréquemment la présence d'une carie dentaire ou d'une amygdalite chronique du côté correspondant.

L'adénite peut rester stationnaire pendant des mois et des années, présentant seulement quelques légères variations de volume, puis elle diminue et disparaît spontanément ou bien évolue vers la suppuration. A un moment donné, la « glande » devient moins mobile, le tissu cellulaire qui l'environne s'épaissit, elle adhère à la peau qui prend une coloration rosée puis violacée. La consistance s'est modifiée, le centre est mou, fluctuant, et l'on sent un anneau dur à la périphérie. La malade éprouve au cours de cette évolution quelques élancements. L'adénite est suppurée ; la peau s'amincit et un pus séreux, grumeleux s'écoule au dehors. Au bout de quelques jours, la sécrétion se tarit et la plaie se cicatrise. Ultérieurement, on sent pendant longtemps sous la peau mince et déprimée une induration répondant aux débris ganglionnaires.

Souvent l'ulcération persiste avec les caractères propres aux plaies tuberculeuses, le fond est recouvert de fongosités et les bords sont violets, amincis, décollés.

2° Forme poly-ganglionnaire. — Il est plus fréquent de rencontrer chez les tuberculeux une série de ganglions dégénérés.

A. L'adénopathie peut être très étendue : dans toutes les loges ganglionnaires, on sent plusieurs petites tumeurs arrondies, mobiles.les unes sur les autres et indolentes. C'est la *micro-poly-adénite*, si fréquente chez les enfants (POTIER[1]). Jamais les lésions ne dépassent la première phase de congestion, et encore celle-ci demeure-t-elle discrète, on ne voit pas dans cette forme les ganglions atteindre un gros volume.

B. Une autre variété, beaucoup plus importante, est celle dans laquelle les groupes ganglionnaires envahis sont relativement peu nombreux; à l'aine ou au cou on constate des masses parfois énormes, mais dans les autres régions les ganglions sont indemnes. La tumeur est habituellement très saillante et bosselée. Dans la région sus-hyoïdienne, elle efface d'abord le creux normal et bientôt même constitue un bourrelet, un véritable collier étendu parfois d'une apophyse mastoïde à celle du côté opposé. Chaque ganglion offre les mêmes caractères que celui de la forme mono-ganglionnaire, c'est-à-dire qu'il est de consistance ferme, élastique, indolent, mobile sur les ganglions voisins. Outre la tumeur principale il est possible de sentir par une exploration attentive toute une série de tumeurs plus petites et plus profonds qui constituent autant de chaines ininterrompues reliant la tumeur principale aux loges ganglionnaires voisines. Et lorsqu'on procède à l'extirpation de cette adénopathie, on est surpris de voir que le nombre des ganglions infiltrés est beaucoup plus considérable encore que l'exploration à travers la peau ne permettait de le supposer.

Comme dans la forme précédente, la masse ganglionnaire peut conserver longtemps le même aspect. Parfois la tuméfaction se déplace, et les ganglions primitivement, les plus hypertrophiés, rétrocèdent, tandis que ceux qui ont apparu secondairement augmentent de volume. Il est exceptionnel de voir toute cette adénopathie disparaître sans qu'un ou plusieurs ganglions se soient abcédés. La peau s'ulcère en un ou plusieurs

---

[1] POTIER. Thèse de doctorat, Paris, 1894, n° 215.

points et livre passage au pus caséeux des ganglions ramollis. L'ouverture se fait, dans certains cas, en deux temps, la coque ganglionnaire se rompt avant que la peau soit détruite, et le pus se déverse dans le tissu cellulaire sous-cutané. Ainsi se forme un abcès froid qui soulève la peau. Celle-ci est envahie secondairement, elle rougit, s'amincit, et offre l'aspect d'une gomme ramollie. On sent tout autour de la petite collection un bourrelet dur produit par le tissu cellulaire épaissi.

Lorsqu'il existe plusieurs foyers ulcérés, la peau est parfois rouge, violacée et décollée dans l'intervalle ; un stylet introduit par une des fistules s'engage sous la peau et grâce au décollement va ressortir à distance, au niveau d'un autre point ulcéré.

3° **Adéno-phlegmon tuberculeux**. — Qu'il s'agisse de la forme mono-ganglionnaire ou de la forme poly-ganglionnaire, l'inflammation peut revêtir une allure différente de celle que nous avons décrite plus haut. La suppuration ne se produit pas seulement dans l'intérieur du ganglion, mais aussi dans le tissu cellulaire péri-ganglionnaire.

C'est un véritable *adéno-phlegmon tuberculeux*; son évolution est généralement plus rapide que celle de l'adénite simple. Les microbes vulgaires de la suppuration (staphylocoque, strepto-coque) en venant se greffer sur l'inflammation spécifique ne sont sans doute pas étrangers à sa formation. Les contours du ganglion sont beaucoup moins nets.

Dans le cas de mono-adénite, le ganglion ne peut plus être mobilisé sur les plans profonds ; à son niveau la peau est épaisse, infiltrée, adhérente, et l'induration s'étend en plaque au delà de ses limites. La tumeur se ramollit au centre, la fluctuation devient manifeste tandis que l'induration phlegmoneuse persiste à la périphérie. Le pus est habituellement plus épais, mieux lié que dans l'adénite tuberculeuse pure.

Dans la forme poly-ganglionnaire, les ganglions sont reliés les uns aux autres par un tissu cellulaire épaissi ; ils se fondent en une seule masse dure, bosselée, qui fait corps avec la peau et adhère également aux plans musculo-aponévrotiques sous-jaçents. A la périphérie, on sent quelques petits ganglions indépendants qui sont restés mobiles.

La péri-adénite tuberculeuse peut affecter une marche aiguë à la façon d'un adéno-phlegmon simple, s'accompagnant de fièvre, de douleurs vives. Elle se développe d'emblée, résultant d'une infection mixte, ou se greffe sur une adénite scrofuleuse, par inoculation pyogène secondaire.

Je n'insisterai pas sur l'adénite tuberculeuse coïncidant avec d'autres manifestations de l'infection bacillaire. Cette forme est malheureusement très fréquente ; mais l'adénite ne joue alors qu'un rôle accessoire et toute l'attention se porte vers la lésion viscérale ou ostéo-articulaire.

PRONOSTIC

La mono-adénite non suppurée et la micro-poly-adénite sont les deux formes les plus bénignes· de la tuberculose ganglionnaire. Les lésions restent indéfiniment stationnaires et localisées, sans retentissement sur l'état général. Néanmoins, cette tuberculose torpide, latente, peut, à un moment donné, se réveiller et donner naissance à des localisations secondaires. Elle constitue un danger permanent pour l'individu qui en est porteur.

La poly-adénite à foyers ramollis est plus grave. L'infection gagne de proche en proche les différents groupes ganglionnaires et finalement envahit les organes thoraciques ou abdominaux. Des accidents méningés ou pleuro-pulmonaires peuvent encore éclater comme complications à distance, sans qu'on puisse suivre pas à pas la voie de l'inoculation.

DIAGNOSTIC

Lorsque les ganglions tuberculeux sont ramollis et ouverts à la peau, il est facile d'en reconnaître la nature. Les *adénopathies cancéreuses* secondaires et infectées, avec leur induration ligneuse, et leur abondante sécrétion sanguinolente, ichoreuse et fétide sont tout à fait différentes. Les *adénites gommeuses de la syphilis tertiaire* s'en rapprochent davantage. Cependant l'ulcération se distingue par ses bords rouges, taillés à pic, son fond jaunâtre, bourbillonneux. Il existe d'ailleurs une forme hybride, décrite par Ricord sous le nom de scrofulate de vérole, dans laquelle la tuberculose se greffe sur une adénopathie syphilitique. Un examen attentif permettra, même dans ce cas, de faire la part des deux affections.

Le diagnostic de l'adénite tuberculeuse est bien autrement délicat à sa première période, lorsque les ganglions sont tuméfiés et indolents. A l'aine, c'est surtout avec le *bubon vénérien* et l'*adénite chronique simple* qu'on le confond. Le bubon chancrelleux évolue rapidement vers la suppuration, et l'examen du pus permet d'y constater le bacille de Ducrey. La constatation du chancre syphilitique ou de sa cicatrice empêche de confondre l'adénite symptomatique avec la scrofule. Il est plus malaisé de distinguer l'adénite chronique simple. Ch. Nélaton [1] insiste sur la fréquence des éruptions d'herpès génital dans l'adénite simple ; mais nous savons que la tuberculose peut se greffer sur une adénite inflammatoire. Le meilleur renseignement sera fourni par l'exploration de la fosse iliaque, la tuméfaction des ganglions qui accompagnent l'artère iliaque externe et en particulier du premier ganglion, (ganglion repère de Lejars [2]), situé immédiatement au-dessus de l'arcade crurale, est en faveur de la tuberculose.

Dans la région cervicale, l'adénopathie cancéreuse a une consistance dure, caractéristique. De plus le cancer ganglionnaire étant pour ainsi dire toujours secondaire, la découverte du néoplasme primitif lèvera tous les doutes. L'adénopathie syphilitique peut se rencontrer à toutes les périodes, l'accident primitif permettra de distinguer facilement l'adénite qui l'accompagne. L'adénite de la période secondaire est caractérisée par sa généralisation, ce n'est guère qu'avec la micro-poly-adénite qu'on pourrait la confondre, et encore la syphilis frappe-t-elle, de préférence, certains groupes ganglionnaires que la scrofule respecte,

---

[1] Ch. Nélaton. Semaine médicale, 1890, p. 402.

[2] F. Lejars. Presse médicale, 26 mai 1894.

telle est l'adénopathie sous-occipitale, ou encore l'adénite sus-épitrochléenne qui ne se voit dans la tuberculose qu'à la suite d'une lésion spécifique de la main ou de l'avant-bras. En outre, l'adénopathie syphilitique coïncide avec d'autres accidents secondaires, roséole, plaques muqueuses, etc. De même à la période tertiaire, l'adénopathie est rarement isolée ; et, s'il persiste un doute, le traitement antisyphilitique ne tardera pas à le dissiper.

Le diagnostic le plus embarrassant est celui du *lymphadénome.* Certes, la forme habituelle de la polyadénite tuberculeuse diffère du lymphadénome et de ses gros ganglions durs, disséminés dans toute les régions ganglionnaires, s'accompagnant de lésions viscérales hépato-spléniques, et d'altérations du sang. Mais il existe des adénites tuberculeuses à forme lymphadénique, véritables *lymphomes tuberculeux* qu'on ne peut pour ainsi dire pas distinguer sans le secours de la bactériologie et surtout de l'histologie (GASSMANN [1], QUÉNU [2], TERRIER [3], DIETRICH [4]). Le professeur BERGER [5] insistait encore récemment sur la difficulté du diagnostic de ces lymphomes tuberculeux. L'examen histologique permet de reconnaître l'existence de follicules avec cellules géantes. Les bacilles sont si rares que les inoculations au cobaye restent négatives, mais on a pu obtenir des cultures dans le sang gélosé suivant la technique recommandée par BESANÇON et GRIFFON.

L'adénite cervicale peut être purement inflammatoire ; toute tuméfaction chronique des ganglions du cou n'est pas fatalement tuberculeuse ; c'est du moins ce qui résulte des recherches de RICARD et CLADO [6]. Je pense néanmoins que cette adénite simple est tellement exceptionnelle que, pratiquement, il faut mieux admettre qu'il s'agit toujours de tuberculose.

[1] GASSMANN. Inaug. Dissert. Halle, 1886.

[2] QUÉNU. Bull. Soc. de chirurgie, 1889, p. 707 et 734.

[3] TERRIER. *Ibidem.*

[4] DIÉTRICH Beitr. z. Klin. chir., 1896, B^d, XVI, p. 377.

[5] P. BERGER. Bull. Ac. de médecine. Séance du 25 juillet 1899.

[6] RICARD et CLADO. Quatrième Congrès français de chirurgie, 1890. Séance du 12 octobre (soir). C. R., p. 674.

TRAITEMENT

Le traitement médical constitue la base de la thérapeutique en fait de tuberculose ganglionnaire.

A. **Traitement médical**. — Les malades doivent être soumis à une hygiène soignée. La suralimentation, et en particulier l'ingestion de viande crue, est la meilleure manière de soutenir l'organisme. On y associera le changement d'air, le séjour à la campagne ou au bord de la mer. Cazin a montré les excellents résultats qu'il a obtenus chez des enfants atteints d'adénite tuberculeuse et soignés à l'hôpital maritime de Berck.

Les eaux arsenicales et chlorurées sodiques ont également une action favorable. Les médicaments de choix sont l'huile de foie de morue à haute dose, l'arsenic sous forme de liqueur de Fowler et peut-être mieux, le cacodylate de soude.

On évitera soigneusement toutes les causes d'infection ganglionnaire qui préparent l'inoculation tuberculeuse ou exaltent sa virulence, telles que les amygdalites, les gingivites, la carie dentaire, les stomatites, les rhinites, les blépharites, les éruptions impétigineuses ou eczémateuses qui sont si souvent l'apanage des scrofuleux.

Quant aux vésicatoires volants, aux « pommades fondantes » et aux badigeonnages de teinture d'iode, leur action est plus nuisible qu'utile ; ils doivent être, à cause de cela, rigoureusement proscrits.

B. **Traitement chirurgical**. — 1° MÉTHODES ABANDONNÉES. — Il est un certain nombre de méthodes en apparence inoffensives, qui ne méritent pas d'être conservées parce qu'elles sont inefficaces et irrationnelles. Je citerai notamment l'*électrolyse* malgré les bons effets que GOLDING BIRD [1] en aurait obtenu, l'*ignipuncture* (HEYNACKER, 1891), l'extirpation (DOLLINGER) et le curage (VON LESSER) sous-cutanés.

---

[1] GOLDING BIRD. Lancet, t. I, 1877, p. 564-605.

. 2° SÉTON. — Le vieux procédé du *séton* peut rendre des services ; le professeur DUPLAY [1] en a retiré les meilleurs effets. Lorsque l'adénite est suppurée et que la collection bien circonscrite est froide, sans tendance à l'envahissement du tissu cellulaire voisin, lorsqu'en un mot il s'agit d'un abcès froid intra-ganglionnaire, et non d'un adéno-phlegmon à évolution subaiguë, une ponction pratiquée aux deux extrémités de la poche, suivie de la mise à demeure d'un drain en caoutchouc très fin ou d'un gros crin de Florence, aura pour résultat d'évacuer le pus en ménageant les téguments. Le séton est maintenu jusqu'à l'affaissement complet de la poche et l'accollement de ses parois. La guérison est ainsi obtenue à peu de frais, les cicatrices sont punctiformes et cessent bientôt d'être visibles. L'avantage est appréciable lorsqu'il s'agit d'une adénite cervicale chez un jeune fille.

3° INJECTIONS INTERSTITIELLES. — Les injections interstitielles ont été introduites dans la thérapeutique de la tuberculose ganglionnaire par LUTON (de Reims). Le but est d'agir directement sur les éléments tuberculeux, de les détruire et d'obtenir ainsi la rétrocession des accidents inflammatoires. On employa d'abord la *teinture d'iode* à la dose de trois à dix gouttes. L'action est trop énergique, l'inflammation est vive et peut aller jusqu'au sphacèle. FÉLIZET recommande la *solution iodo-iodurée*, moins irritante que la teinture d'iode. Cette substance ne provoque pas de coagulation, les voies lymphatiques restent perméables et par suite on peut, par l'injection dans un ganglion, agir utilement sur les ganglions voisins.

L'*iodoforme* a été employé en solution dans l'éther ou en suspension dans l'huile, la glycérine ou la vaseline liquide. VERNEUIL était partisan convaincu des injections d'éther iodoformé, et VERCHÈRE [2] nous a exposé la méthode de son maître : 1° injection interstitielle d'un demi-centimètre cube d'éther iodoformé à 10 p. 100, quand le ganglion est induré ; 2° à la phase de suppu-

---

[1] DUPLAY. Clin. Chir. de l'Hôtel-Dieu, 1898, p. 31.

[2] VERCHÈRE. Études expérimentales et cliniques sur la tuberculose, 1887, p. 317.

ration, le ganglion est traité comme un abcès froid quelconque par la ponction et l'évacuation suivie de l'injection de dix à quinze grammes d'éther iodoformé à 10 p. 100. Ce traitement est souvent douloureux ; de plus, il entraîne parfois la formation d'escarres. Nélaton [1] et le professeur Berger [2] en ont cité des exemples.

Reboul, élève de Périer, a été le promoteur de la méthode des injections de *naphtol camphré*. Dans une série de communications[3], il s'est efforcé d'en montrer les heureux effets, confirmés par les observations de Nélaton[4], Moty[5], Berger[6], Quénu[7]. Ce dernier chirurgien s'est également bien trouvé de l'emploi des injections de *chlorure de zinc* à 5 p. 100. D'autres ont employé des solutions *arsénicales* (liqueur de Boudin) des solutions de *nitrate d'argent* ou d'*acide phénique* à 3 p. 100. Quel que soit le médicament employé, toutes ces injections sont comparables elles reposent sur le même principe, la destruction des tubercules par pénétration du liquide au sein du parenchyme ganglionnaire.

Toute différente est la méthode du professeur Lannelongue[8] des injections péri-ganglionnaires. C'est une application à la tuberculose ganglionnaire de la méthode sclérogène, dont le but est d'obtenir artificiellement à l'aide d'injections périphériques d'une solution de *chlorure de zinc* à 10 p. 100 la transformation fibreuse des tubercules, de la même façon que se fait naturellement la guérison de la tuberculose. On injecte

---

[1] Nélaton. Bulletins de la Société de chirurgie, 1893, p. 451.

[2] P. Berger. *Ibid.*

[3] Reboul. Thèse de doctorat, Paris, 1890. — Bulletins de la Société de chirurgie, 1890, et rapport de Ch. Nélaton. Bulletins de la Société de chirurgie, 1891, p. 245. —Association pour l'avancement des sciences. Session de Marseille, 1891. — Bulletins de la Société de chirurgie. Rapport de Ch. Nélaton, 1893, p. 447.

[4] Ch. Nélaton. Bulletins de la Société de chirurgie, 1891, p. 245 et 1893, p. 447.

[5] Moty. Bulletins de la Société de chirurgie, 1893, p. 461.

[6] Berger. *Ibid.*, p. 451.

[7] Quénu. *Ibid.*, p. 451.

[8] Lannelongue. Académie de médecine, 1891. (Séance du 7 juillet.)

de place en place, dans le tissu cellulaire péri-ganglionnaire, deux à trois gouttes de la solution de chlorure de zinc. Après une phase d'inflammation assez vive, il se produit un tissu scléreux qui encercle et étouffe les nodules tuberculeux. Coudray[1] a confirmé les bons effets de ces injections sclérogènes. Cette méthode exige une grande expérience et une certaine habileté sous peine d'être dangereuse. S'il est facile de piquer dans un ganglion il n'en est pas de même lorsqu'il s'agit d'enfoncer une aiguille dans le tissu cellulaire péri-ganglionnaire, car on risque de blesser les organes environnants. Au cou, dans l'aine, les ganglions siègent habituellement tout au voisinage de troncs vasculaires importants; les connexions sont particulièrement étroites avec les veines. Sans aller jusqu'à injecter le chlorure de zinc dans la veine ce qui ne manquerait pas de provoquer des coagulations dangereuses, on risque de le déposer contre la paroi veineuse, et de produire à ce niveau une escarre, ainsi que l'ont montré les expériences de Manson[2] et l'observation de Klotz[3].

Quant aux injections interstitielles, malgré le nombre et la valeur de leurs défenseurs, il faut reconnaître qu'elles n'ont pas toujours tenu leurs promesses. Si elles ont guéri beaucoup de malades porteurs d'adénites tuberculeuses, un bien plus grand nombre a subi ce traitement sans en retirer le moindre bénéfice. Sans compter que bien souvent le premier effet de l'injection est de produire le ramollissement et la suppuration du ganglion, même lorsqu'elle a été pratiquée dans les meilleures conditions. Au reste, cette fonte ganglionnaire paraît être souvent favorable, elle hâte la guérison; les ganglions durs résistent davantage à l'action modificatrice du liquide injecté, et ce n'est pas un des moindres inconvénients du traitement que sa longue durée. Il faut plusieurs mois, un an et parfois plus pour amener la disparition ou plutôt la rétrocession de l'adénite à l'état d'un petit noyau dur et indolent.

<hr>

[1] Coudray. Congrès français de chirurgie, 1892, p. 714.
[2] Manson. Thèse de doctorat, Paris, 1895, n° 139.
[3] Klotz. Berl. Klin. Woch., 10 février 1890.

En résumé, la méthode des injections interstitielles ne paraît pas être le traitement de choix de l'adénite tuberculeuse à cause de sa lenteur, à cause de la fréquence de ses échecs, et surtout parce que les idées chirurgicales actuelles s'accommodent mal d'une technique qui provoque souvent la suppuration.

4° EXTIRPATION. — Reste *l'extirpation*. Depuis longtemps à l'étranger et surtout en Allemagne, on traite couramment la tuberculose ganglionnaire par l'excision. Ce n'est d'ailleurs pas une méthode nouvelle, puisqu'elle remonte à GALIEN. VÉSALE, FALLOPE, A. PARÉ en étaient également partisans.

A la fin du XVIIIe siècle, MAGNIEZ[1], chirurgien militaire de Saint-Quentin, fit deux cents fois l'extirpation de ganglions tuberculeux du cou chez des soldats. Nous avons dit plus haut combien l'adénite cervicale était fréquente dans l'armée au temps où les soldats portaient à leur tunique un col très élevé. Aussi voyons-nous, dans le dernier siècle les chirurgiens militaires BAUDENS, LARREY, SÉDILLOT recommander l'extirpation des adénopathies chroniques. En dehors de quelques chirurgiens qui à l'exemple de MARCHAND[2] sont partisans de l'extirpation systématique des ganglions tuberculeux, on peut dire qu'en France, jusque dans ces dernières années, l'opinion générale n'était pas en faveur de ce traitement. A. BROCA dans la thèse de son élève MANSON[3] a publié une statistique importante, résultant de sa pratique personnelle, dans laquelle il recommande l'extirpation des ganglions tuberculeux chez les enfants. Plus récemment, dans un chaud plaidoyer, LEJARS[4] s'est déclaré nettement partisan de cette thérapeutique.

L'extirpation des masses ganglionnaires est une opération souvent minutieuse qu'on mènera à bien en ayant soin de se ménager un large champ opératoire par une grande incision des téguments. Plutôt que d'enlever les ganglions un par un, en les énucléant grossièrement avec les doigts, et en les arrachant il

---

[1] MAGNIEZ. Journal de médecine militaire de Dehorne, 1774, t. III.
[2] MARCHAND. Bulletins de la Société de chirurgie, 1893, p. 458.
[3] MANSON. Thèse de doctorat, Paris, 1895, n° 139.
[4] LEJARS. Traité de chirurgie, Duplay et Reclus, t. I, p. 735, 1897.

est préférable de les disséquer à l'aide des ciseaux mousses et courbes. On enlève ainsi le paquet ganglionnaire en masse en même temps que les troncs lymphatiques qui les relieht. Le point capital pour effectuer l'opération le plus rapidement possible et pour éviter de blesser les organes voisins, les veines en particulier, est de bien trouver le « plan de clivage ». Même lorsque les ganglions sont reliés les uns aux autres par un tissu cellulaire épaissi et adhérent à la face profonde de la peau, il est possible de les isoler assez aisément des plans profonds. On peut être ainsi conduit au cou à disséquer la veine jugulaire interne et la carotide sur une grande étendue. LEJARS [1] a justement attiré l'attention sur la nécessité de lier les petites branches veineuses innominées qui relient les ganglions au tronc veineux principal de la région. Par suite de la brièveté de ces rameaux, si on les coupe, et surtout si on les rompt sans ligature préalable, il en résulte une plaie du tronc veineux nécessitant une ligature latérale ou l'application d'une pince à demeure.

Lorsque la péri-adénite est très prononcée, lorsqu'il s'agit d'un véritable adéno-phlegmon avec infection banale secondaire, ou bien encore quand on procède à l'excision de ganglions préalablement traités par les injections interstitielles ou par les injections péri-ganglionnaires du professeur LANNELONGUE, l'opération est plus délicate, la dissection est rendue difficile par les adhérences et souvent on sera obligé de réséquer la veine jugulaire interne fusionnée avec la masse ganglionnaire. Sur 128 extirpations de ganglions cervicaux, BILLROTH [2] a dû réséquer 16 fois un tronçon de la veine jugulaire interne. Avec de la patience et de la prudence ces opérations peuvent être menées à bien, même lorsqu'elles s'adressent à des masses volumineuses et étendues dans lesquelles les ganglions sont plus ou moins fusionnés. Grâce à l'emploi de l'asepsie et aux procédés actuels d'hémostase, on peut dire que la gravité opératoire est nulle. Quant au « *coup de fouet* » donné à la maladie par l'intervention, et à la « *mé-*

---

[1] LEJARS. Presse médicale, 26 mai 1894.

[2] BILLROTH. Cité par Forgue et Reclus. Traité de thérapeutique chirurgicale, t. I, p. 456.

ningite post-opératoire », il est aujourd'hui démontré que les abstentionnistes en avaient jadis singulièrement exagéré l'importance. La méningite, et d'une façon générale les accidents à marche rapide, ne surviennent pas plus fréquemment chez les opérés que chez les malades traités médicalement.

L'objection de la cicatrice n'a pas plus de valeur. Avec une suture soignée, et au besoin avec la méthode intra-dermique, on obtient une cicatrice linéaire à peine visible. Il est vrai que de temps en temps on observe une cicatrice difforme, *chéloïdienne*, malgré toutes les précautions prises pour l'éviter; et si, poussé par le malade, on cède à la tentation d'enlever la chéloïde pour refaire une nouvelle suture, on s'expose à avoir finalement un résultat encore plus défectueux que le premier. D'un autre côté, les adénites tuberculeuses traitées médicalement et à fortiori celles dans lesquelles on pratique des injections interstitielles sont exposées à suppurer et à s'ouvrir au dehors, entraînant ultérieurement une cicatrice déprimée fort disgracieuse.

Le principal reproche à faire au traitement dit radical de l'extirpation est la fréquence de la récidive. Hoehl[1], relevant tous les cas d'adénites tuberculeuses enlevées à la clinique de Lücke, de Strasbourg, de 1880 à 1890, donne une proportion de 65 p. 100 de guérison durable. Sur 54 enfants opérés par A. Broca à l'hôpital Trousseau, Manson en note 21 atteints de récidive, proportion véritablement énorme, d'autant plus inquiétante qu'il s'agit d'enfants revus un temps relativement court après l'opération. Quant à penser comme on l'a dit qu'une extirpation incomplète peut avoir une action favorable sur les ganglions laissés en place et amener leur rétrocession ultérieure, c'est véritablement faire preuve d'un bel optimisme.

En sorte que, tout en reconnaissant que l'extirpation des ganglions tuberculeux représente à priori le traitement le plus rationnel, je ne pense pas que ses indications puissent être en pratique aussi étendues que l'admet Lejars.

Lorsqu'on se trouve en présence d'une tuberculose uni ou pauci-ganglionnaire chez un individu bien portant, n'ayant aucune

---

[1] Hoehl. Deut. Zeit. f. chir., B⁴ XXXV, 3 et 4, 1893, p. 385.

autre manifestation bacillaire, l'extirpation est parfaitement indiquée. Par une opération simple et bénigne, on supprimera rapidement ce foyer qui est une menace constante pour l'organisme, et on n'exposera pas le malade aux incertitudes d'un traitement de plusieurs mois par les injections interstitielles.

De même, quand il s'agit d'adénopathies volumineuses et dures de ces lymphomes tuberculeux dont l'aspect clinique se rapproche du lymphadénome (BERGER) [1] l'exérèse précoce est le traitement de choix.

Dans tous les autres cas, l'extirpation est discutable ou même absolument contre-indiquée. La micro-polyadénite relève uniquement du traitement médical. Les adénopathies multiples, étendues en collier à toute la région sous-maxillaire, empiétant en arrière et en bas sur la région carotidienne et descendant jusqu'au creux sus-claviculaire doivent être respectées.

Lorsqu'il existe d'autres manifestations bacillaires, une ostéo-arthrite par exemple, et surtout des lésions pulmonaires, on ne se sent guère encouragé à tenter la cure radicale de l'adénite ; on se guidera sur le degré des lésions concomitantes, et si celles-ci « dominent la scène pathologique », suivant le sage conseil de TRÉLAT, l'abstention est de rigueur.

5° GRATTAGE, CAUTÉRISATION. — Les adénites suppurées, les fistules avec ou sans tuberculose cutanée, sont quelquefois justiciables de l'extirpation, mais, le plus souvent, l'intensité et l'étendue des lésions imposeront une chirurgie plus réservée. Le *grattage* et la *cautérisation* sont alors les seules ressources. Après incision large de la poche de l'abcès, on enlève minuticusement à la curette toutes les fongosités et on achève en touchant au thermo-cautère la paroi interne de la coque ganglionnaire. On sera souvent forcé de faire une ou plusieurs opérations complémentaires, et, avec de la persévérance, on arrivera, même dans les cas les plus complexes à tarir la suppuration et à obtenir une cicatrisation complète. L'emploi de la curette et du fer rouge n'est donc pas une méthode à opposer à l'extirpation

---

[1] BERGER, Académie de médecine, 25 juillet 1899.

ou aux injections interstitielles, mais un procédé de nécessité, auquel on a recours en cas de force majeure.

Le traitement chirurgical n'exclura jamais le traitement médical, qui, je le répète à dessein, constitue la base de la thérapeutique en matière de tuberculose glanglionnaire. C'est par l'hygiène et les soins assidus qu'on évitera la récidive après l'extirpation. Le statistique déjà ancienne de Cazin de Berck donnant une proportion de 83,34 p. 100 de guérisons montre de la façon la plus éclatante les heureux effets des deux thérapeutiques associées.

CHAPITRE V

NÉOPLASMES DES GANGLIONS

Il est une variété de tumeur, fréquemment développée sur les ganglions, qui porte le nom de *lymphadénome*. A l'heure actuelle les opinions sont partagées sur cette affection ; on discute pour savoir s'il s'agit à proprement parler d'une tumeur, d'un néoplasme, ou si ce n'est pas une tuméfaction de nature inflammatoire, l'expression d'une infection généralisée. Pierre DELBET, en France, s'est fait le champion de la théorie infectieuse du lymphadénome. La question est étudiée en détails à propos des tumeurs [1].

En dehors du lymphadénome, on rencontre encore au niveau des ganglions une série de tumeurs de natures différentes. Ce sont des épithéliomes, des sarcomes, des chondromes, des myxomes, etc. Suivant que le néoplasme a débuté au niveau d'un ganglion ou que, né dans un autre organe, il s'est ensuite propagé au ganglion, on distingue d'emblée les *néoplasmes primitifs* et les *néoplasmes secondaires*.

A. NÉOPLASMES PRIMITIFS. — Les néoplasmes primitifs des ganglions ne sont rien moins que démontrés. Les sarcomes ont été souvent confondus avec le lymphadénome, et leur étude est peu avancée. Quant aux épithéliomes ganglionnaires primitifs, longtemps admis sans conteste (O. WEBER, COYNE, VERNEUIL, COLRAT et LÉPINE, NICAISE), ainsi qu'en témoignent les travaux de HUMBERT [2] et de CHAMBARD [3], leur existence a été fort discutée dans

[1] Voir t. II des Tumeurs, par le professeur DUPLAY et Maurice CAZIN.

[2] HUMBERT. Thèse d'agrégation, Paris, 1878.

[3] CHAMBARD. Revue mensuelle de médecine et de chirurgie, 1880, n° 2, et Progrès médical, 1889, n° 22, p. 405.

ces derniers temps. C'est à peu près exclusivement au cou qu'on les a signalés ; or il est possible, comme le suppose V. Veau[1], que tous ces faits d'épithéliomes ganglionnaires primitifs soient des épithéliomes branchiaux d'origine congénitale.

B. Néoplasmes secondaires. — Les néoplasmes ganglionnaires secondaires sont au contraire extrêmement fréquents, ce qui ne doit pas nous surprendre, étant donnée la fréquence du cancer et le mode de propagation de la variété la plus importante des néoplasmes, c'est-à-dire des épithéliomes, par la voie lymphatique. Les sarcomes, chondromes, tendent à se généraliser en utilisant de préférence la voie sanguine, aussi atteignent-ils beaucoup moins souvent les ganglions et toujours d'une façon plus tardive.

L'épithéliome ganglionnaire se présente avec les caractères du cancer dont il est le reflet, c'est-à-dire que suivant le siége du néoplasme primitif, on trouve dans le ganglion de l'épithéliome pavimenteux lobulé ou de l'épithéliome cylindrique.

On a discuté pour savoir au bout de combien de temps survient l'adénopathie secondaire ; elle est en général plus précoce qu'on ne pense. Gussenbauer a fait à ce sujet des recherches très intéressantes dans le cancer du sein. Il a montré que, lors même que les ganglions axillaires ne paraissent pas envahis cliniquement, le microscope permet déjà de révéler la présence des cellules néoplasiques.

Cliniquement l'adénopathie néoplasique secondaire se présente avec les caractères suivants : les ganglions correspondant au territoire occupé par le néoplasme primitif sont augmentés de volume dans des proportions généralement modérées, ils sont *durs* et c'est là leur principal caractère, mobiles les uns sur les autres, et indolents. Si une infection secondaire est venue se greffer sur l'adénite néoplasique, le tissu cellulaire péri-ganglionnaire s'enflamme, il se produit une sorte de phlegmon. Les ganglions sont plus tuméfiés, leur consistance se modifie, ils devien-

---

[1] V. Veau. Revue de chirurgie, 10 mars 1900, p. 347, et Thèse de doctorat, Paris, 1900, n° 204.

nent rénitents, élastiques, finissent même par se ramollir et donner la sensation de fluctuation. Des abcès se produisent autour de la greffe épithéliale intra-ganglionnaire. Th. Anger[1] a fort bien décrit ces adénites suppurées consécutives aux cancers d e la langue avec cancer secondaire des ganglions sus-hyoïdiens .

Dans d'autres circonstances, on peut rencontrer à côté d'un épithéliome évident, une adénite inflammatoire simple qui, par ses caractères torpides, en impose pour une dégénérescence cancéreuse secondaire. En sorte que bien souvent le microscope seul permet d'établir un diagnostic absolument certain, et encore devra-t-on faire un examen très attentif et *répété* avant de se prononcer d'une façon définitive.

L'adénopathie épithéliale secondaire se propage progressivement aux territoires lymphatiques voisins puis à distance. Troisier[2], Belin[3] ont eu le mérite d'attirer l'attention sur la présence d'un empâtement dans le triangle sus-claviculaire gauche, correspondant à une adénopathie de la région, secondaire à un néoplasme abdominal. De même l'adénite axillaire symptomatique du néoplasme mammaire se propage aux ganglions sus-claviculaires et aux lymphatiques intra-thoraciques. D'autre part, l'adénopathie peut évoluer vers la peau. Elle devient adhérente à l a face profonde des téguments, puis peu à peu ceux-ci sont ulcéré s, détruits ; une plaie plus ou moins profonde, plus ou moins irrégulière, se produit à la hauteur de l'adénite et sécrète un liqu ide sanieux, fétide.

Il est un point de l'adénopathie néoplasique secondaire qu'il est utile de faire ressortir, c'est le défaut de proportion qui existe parfois entre le néoplasme primitif et la dégénérescence ganglionnaire secondaire. Verneuil a jadis attiré l'attention sur ces petits épithéliomes latents du pharynx, de la base de la langue qui s'accompagnent d'une volumineuse adénopathie cervicale, au point que si l'on n'était pas averti de ces faits, on méconnaî-

[1] Th. Anger. Thèse d'agrégation, 1872.

[2] Troisier. Bull. Soc. méd. des Hôpitaux, 1886, p.394 et 1888, p. 21. Archives générales de médecine, 1889. p. 129.

[3] Belin. Thèse de doctorat, Paris 1888.

trait fréquemment l'affection primitive pour ne voir que la lésion ganglionnaire ; et on commettrait l'erreur de considérer cette dernière comme l'unique localisation du néoplasme.

Je n'insisterai pas sur le traitement des néoplasmes ganglionnaires : l'extirpation précoce et large est la seule thérapeutique qui leur convienne, ils ne constituent une contre-indication opératoire que lorsqu'ils s'accompagnent de phénomènes inflammatoires qui les rendent adhérents aux tissus voisins ; dans ce cas, en effet, leur ablation est impossible et toute tentative devient extrêmement dangereuse. Cette thérapeutique ne s'applique qu'aux ganglions dégénérés voisins du cancer primitif, toute extension aux loges ganglionnaires éloignées, et, à plus forte raison l'adénopathie sus-claviculaire, imposent l'abstention.

QUATRIÈME PARTIE

CHIRURGIE DES NERFS

PRÉLIMINAIRES

STRUCTURE DES NERFS

Dans les chapitres qui vont suivre, et surtout à propos des plaies des nerfs, nous aurons à insister sur l'altération des différents éléments constitutifs des nerfs, sur les phénomènes qui accompagnent leur dégénération et leur régénération. Il est donc de toute nécessité de faire précéder cette étude d'anatomie et de physiologie pathologiques d'un court résumé d'anatomie normale des nerfs.

A. Névrilème. — Lorsqu'on dissèque un tronc nerveux tel que le médian, par exemple, on voit qu'il est plongé dans une atmosphère de tissu cellulaire lâche qui le relie faiblement aux organes voisins : vaisseaux, muscles, etc. Ces fibres rompues, le nerf isolé et fixé sur une plaque de liège, on remarque à sa surface une mince enveloppe constituée par du tissu cellulaire un peu plus condensé. C'est le *névrilème* des anciens auteurs, *épinèvre* d'Axel Key et Retzius, *tissu conjonctif péri-fasciculaire* de Ranvier.

Çà et là, on voit dans l'épaisseur de cette gaine, serpenter, parallèlement à l'axe du nerf, de petites veines bleuâtres à trajet plus ou moins flexueux. La surface de section du nerf présente un aspect fasciculaire et la dissection permet, après avoir incisé le névrilème, de diviser le tronc nerveux en une série de faisceaux parallèles.

B. Faisceaux nerveux primitifs. — Examinés au microscope sur une coupe transversale, ces faisceaux apparaissent eux-

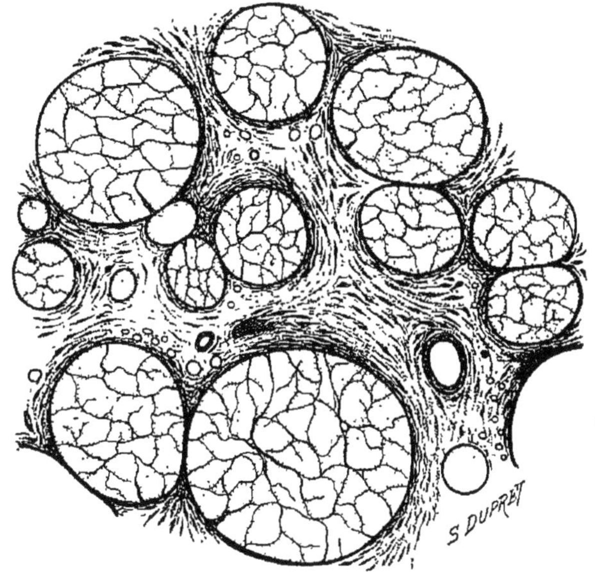

Fig. 69.

Nerf sciatique de l'homme adulte. Coupe transversale. Disposition du tissu conjonctif inter, péri et intra-fasciculaire (d'après Ranvier).

mêmes constitués par une série de cercles juxtaposés, de volume inégal, qui sont autant de *faisceaux primitifs*. Ces derniers sont reliés les uns aux autres par du tissu cellulaire lâche renfermant des vaisseaux sanguins et lymphatiques (voy. fig. 70) de minces filets nerveux (nervi nervorum de Sappey) et des cellules adipeuses. C'est le *tissu inter-fasciculaire* de Ranvier qui se continue directement avec le névrilème ou *tissu péri-fasciculaire*. Chaque faisceau nerveux primitif est formé par la réunion d'un nombre variable de tubes ou fibres nerveuses. Il est limité par une gaine conjonctive épaisse (*périnèvre* de Robin). Formée d'une seule lame conjonctive dou-

blée de cellules plates endothéliales sur les petits filets nerveux,
elle porte alors le nom de *gaine* de HENLE. Autour des gros faisceaux nerveux, la gaine est constituée par une série de lamelles
conjonctives superposées et séparées les unes des autres par des
lits de cellules plates. A l'intérieur du faisceau primitif, le tissu

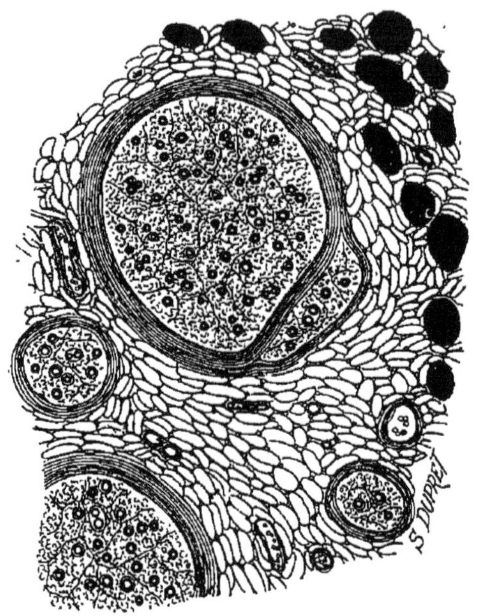

Fig. 70.

Nerf collatéral d'un doigt. Coupe transversale. Gaines lamelleuses
et tissu conjonctif inter-fasciculaire (d'après RANVIER).

conjonctif lâche forme de larges mailles dans l'intérieur desquelles sont logées les fibres nerveuses. C'est le *tissu conjonctif
intra-fasciculaire* de RANVIER, *endonèvre* d'AXEL KEY et RETZIUS
(voy. fig. 69).

C. FIBRES NERVEUSES. — Les fibres nerveuses sont de deux
sortes ; les unes sont enveloppées d'une gaine de myéline, ce
sont les plus nombreuses et les plus importantes ; les autres
sont dépourvues de myéline. Ces dernières sont connues sous le
nom de *fibres* de REMAK. Leur histoire pathologique n'est pas

suffisamment fixée pour qu'elles méritent de nous arrêter.
Quant aux fibres à myéline, leur constitution a été très complètement élucidée grâce surtout aux remarquables travaux de

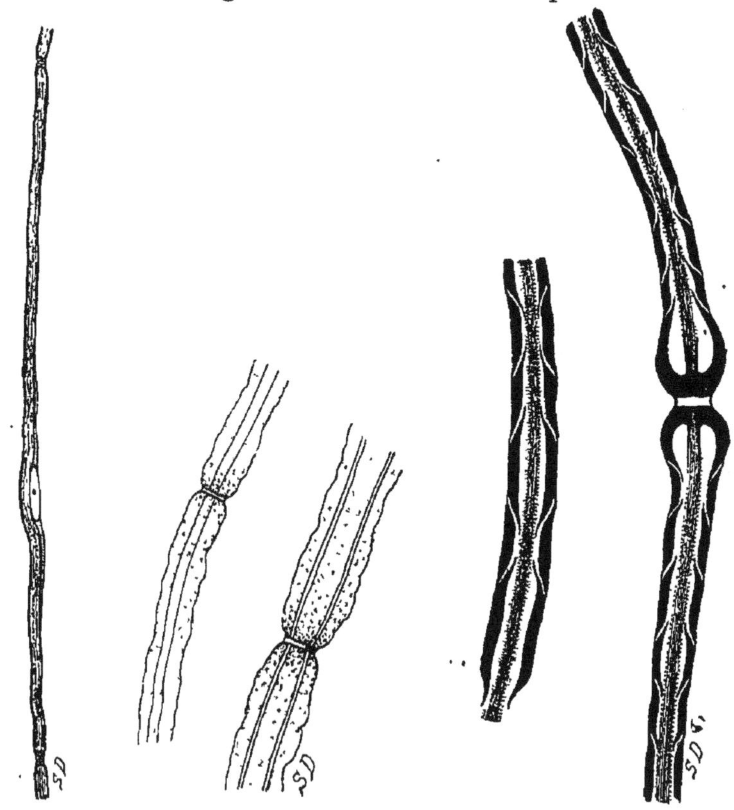

Fig. 71.

Fibre à myéline (d'après
RANVIER).

Fig. 72.

Fibres nerveuses à myéline. Mise en évidence
du cylindraxe (d'après RANVIER).

Fig. 73.

Fibres nerveuses à myéline.
Etranglement annulaire. Incisures de SCHMIDT-LANTER
MANN (d'après RANVIER).

RANVIER[1]. Elles se composent de deux portions : l'une essentielle, le *cylindraxe*, l'autre accessoire, les *cellules d'enveloppe*.
Le cylindraxe, émanation de la cellule nerveuse, occupe le

[1] RANVIER. Recherches sur l'histologie et la physiologie des nerfs
(Arch. de physiol., 1872, p. 429).

centre du tube (voy. fig. 72 et 73) ; il est formé d'un faisceau de fibrilles qu'il est facile de mettre en évidence par certains artifices de préparation. Autour du cylindraxe et l'entourant sans le contenir dans leur intérieur, se trouvent les cellules d'enveloppe soudées bout à bout. Elles isolent le cylindraxe, comme le manchon de gutta-percha protège le fil électrique. Contrairement au cylindraxe qui est, nous l'avons dit, d'origine ner-

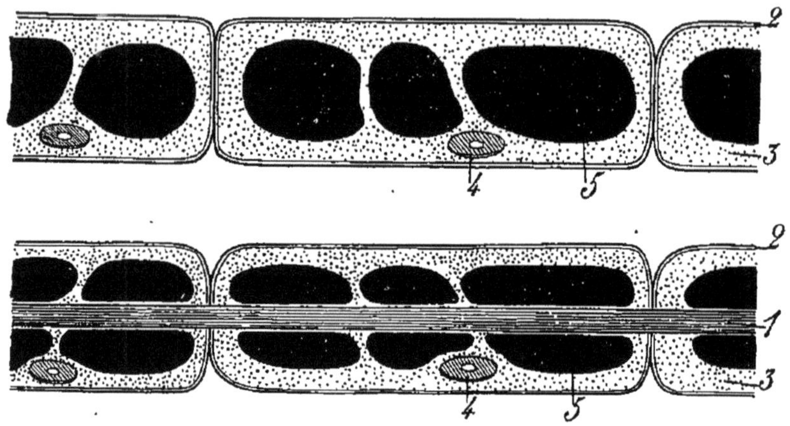

Fig. 74.

Schéma de la comparaison du segment annulaire à une cellule adipeuse (d'après M. Duval.)

(1er schéma). Trois cellules adipeuses bout à bout. — 2, membrane cellulaire. — 3, protoplasma. — 4, noyau. — 5, graisse.

(2e schéma). Trois segments inter-annulaires. — 2, gaine de Schwann. — 3, protoplasma. — 4, noyau. — 5, myéline. — 1, cylindraxe.

veuse, ces cellules dérivent du tissu conjonctif. Elles sont constituées par une membrane d'enveloppe, la *gaine* de Schwann; un noyau (voy. fig. 74) entouré lui-même d'une mince lame de protoplasma, et renferment en outre une substance spéciale, la myéline, comparable à la graisse, et qui prend une coloration vert foncé, presque noire, quand on la soumet aux vapeurs d'acide osmique. Le manchon de myéline est compris entre deux minces lames de protoplasma, l'une sous-jacente à la gaine de Schwann, l'autre située à la surface du cylindraxe. Cette dernière constitue la *gaine* de Mauthner, que certains auteurs regardent comme une dépendance du cylindraxe. Des ponts de substance protoplasmique réunissent les deux lames externe et interne interrompant ainsi la continuité de la gaine de myéline ; il en résulte un aspect particulier de la myéline, véritable aspect fissuraire, bien visible à un fort grossissement, auquel on donne le nom d'incisures de SCHMIDT (1874) ou de LANTERMANN (1876). (Voy. fig. 73.) Au point de soudure de deux cellules d'enveloppe voisines, la gaine qui entoure le cylindraxe est uniquement constituée par la gaine de SCHWANN doublée d'une lame de protoplasma sans interposition de myéline. La gaine est rétrécie à cet endroit, RANVIER l'a désignée sous le nom d'*étranglement annulaire* (fig. 73).

Les différents détails de structure de la fibre nerveuse à myéline sont représentés sur le schéma ci-joint que j'emprunte au professeur M. DUVAL. (Voy. fig. 74.)

CHAPITRE PREMIER

PLAIES DES NERFS

On doit distinguer parmi les plaies des nerfs, les *plaies simples*, telles que celles qui sont produites par des instruments piquants et tranchants, et les *plaies contuses*, résultant de l'action d'un corps contondant, d'une arme à feu.

§ 1. — PIQURES ET SECTIONS

A) PIQURES

La piqûre est la lésion la plus simple ; il est facile par l'expérimentation d'observer l'évolution d'une plaie nerveuse par piqûre. Il se produit un petit épanchement sanguin sous la gaine conjonctive d'enveloppe ou névrilème, épanchement qui diffuse plus ou moins dans les espaces interfasciculaires. Momentanément le nerf est tuméfié, épaissi au point de la blessure. Puis, peu à peu le sang se résorbe, et la guérison est complète. Les fibres nerveuses sont rarement atteintes, la pointe de l'instrument cheminant entre elles, et quand bien même quelques-unes seraient détruites, il n'en résulte aucune conséquence fâcheuse, les fibres voisines intactes se chargeant de la suppléance.

Ce phénomène de suppléance dont nous parlons en ce moment ne doit pas être confondu avec le fait de substitution fonctionnelle d'un tronc nerveux à un autre, fait sur lequel LETIÉVANT a attiré l'attention un des premiers, et qu'il appelle « suppléance nerveuse. » Nous aurons l'occasion d'y revenir plus loin ; nous envisageons ici la suppléance *fasciculaire*, pour ainsi dire, par opposition à l'autre qu'on pourrait nommer tronculaire. La systématisation des faisceaux nerveux est mal connue ; théoriquement on serait tenté d'admettre que la piqûre d'un nerf entraînant la destruction de quelques fibres nerveuses devrait avoir pour résultat de produire des troubles sensitifs et moteurs partiels ; l'observation démontre qu'il n'en est rien, et que le rôle dévolu aux fibres détruites par le traumatisme est rempli par les fibres voisines du même tronc nerveux.

Exceptionnellement sur un tronc nerveux volumineux, comme le sciatique, surtout si ses vaisseaux sont sclérosés, et notamment si les veines sont dilatées, l'épanchement sanguin interstitiel et sous-névrilématique peut être plus considérable ; la résorption en est plus difficile, et à sa place pourrait persister un petit nodus fibreux, cicatriciel.

Donc, et c'est là un point important, la piqûre d'un nerf ne présente par elle-même à peu près aucune gravité, et si jadis on redoutait tant la blessure d'un des nerfs du bras au cours de la saignée c'est qu'il s'agissait d'une piqûre septique. L'instrument peut se briser, et la pointe rester dans le nerf. Infection et corps étranger, sont les deux principales causes de complication des plaies des nerfs par piqûre.

Dans certains cas, les faits sont plus complexes, la blessure produite par la pointe d'une aiguille de seringue de Pravaz peut être rendue nocive par la diffusion intra-nerveuse du liquide irritant contenu dans la seringue. Quelques accidents ont ainsi été provoqués par des piqûres d'éther ; PITRES et VAILLARD en ont fait l'objet d'une étude expérimentale approfondie.

Dénudation des nerfs. — Dans certaines régions, comme par exemple au cou, dans l'aisselle, ou bien au creux poplité, l'extirpation d'une tumeur volumineuse, plus ou moins adhérente, peut entraîner la mise à nu d'un nerf important. Les faisceaux nerveux sont intacts, le névrilème seul est entamé. Pas plus que pour les artères et les veines, cette dénudation n'a de gravité par elle-même, mais le nerf se trouve dans des conditions éminemment propices à l'infection. La moindre faute de technique peut être le point de départ d'une névrite grave. Non seulement l'infection est à redouter, mais, comme je l'ai déjà dit à propos de la dénudation des vaisseaux, l'emploi d'antiseptiques plus ou moins caustiques doit être tout particulièrement proscrit dans ces opérations, sous peine d'avoir à déplorer le sphacèle du nerf par thrombose et par destruction cellulaire directe.

Au reste, et nous y reviendrons, l'*asepsie*, dont l'usage tend à se généraliser en chirurgie, *est absolument de rigueur en chirurgie nerveuse.*

B) SECTIONS

Nous n'envisagerons ici, comme pour les plaies par piqûres, que les *sections aseptiques*, nous réservant de parler plus loin des complications infectieuses des plaies des nerfs en général.

Le résultat est différent suivant que la section est complète, divisant le tronc nerveux en deux segments, ou que le nerf est seulement entamé par l'instrument tranchant.

Section incomplète. — Si quelques fibres seules sont atteintes, les troubles que ce traumatisme entraîne sont à peu près nuls, en vertu de la loi de suppléance énoncée plus haut, d'après laquelle les fibres nerveuses intactes assurent le fonctionnement du nerf.

Il n'en est plus de même lorsque la plaie est plus profonde, détruisant une grande épaisseur du nerf ; dans ce cas, les désordres fonctionnels peuvent être très marqués. Les fibres rompues s'écartent, par suite de leur élasticité, mais leur écartement n'est jamais considérable, maintenues qu'elles sont par les fibres nerveuses et la portion de la gaine demeurées intactes. La réparation est particulièrement facile et s'opère, d'après ARLOING et TRIPIER, en deux mois en moyenne. Le processus de guérison est d'ailleurs le même que dans les sections complètes que nous allons maintenant étudier.

Section complète. — En pratique, les sections nerveuses se rencontrent surtout au membre supérieur, à la face antérieure du poignet, produites par un éclat de verre. Habituellement, la lésion n'est pas localisée aux nerfs médian et cubital, les artères et les tendons de la région sont également atteints.

En vertu de leur élasticité, les deux bouts du nerf se rétractent dans leur gaine ; l'écartement est d'environ deux à trois centimètres, le bout supérieur étant plus rétracté que l'inférieur (ASSAKY, WUNDT). Un léger épanchement provenant de la rupture de quelques vasa nervorum infiltre les deux tronçons de la gaine, masquant les extrémités nerveuses.

Le point capital, celui sur lequel on a tant discuté, est de savoir ce que deviennent les deux bouts du nerf sectionné.

A l'heure actuelle, il faut résolument admettre avec les histologistes et les physiologistes, malgré les apparences contraires de la clinique, que les deux extrémités d'un nerf coupé dégénèrent; plus tard la régénération se produit, venant du bout supérieur pour gagner le bout inférieur.

Les premières observations furent faites au XVIIIe siècle par CRUIKSHANK, HAIGHTON[1] (1795), puis au siècle dernier par DESCOT[2], élève de BÉCLARD, FONTANA, MICHAELIS, O. STEINRUECK[3], LONGET. En 1852, WALLER publie son célèbre mémoire sur la dégénérescence des nerfs[4], PHILIPPEAUX et VULPIAN[5] apportent également, dans une large mesure, leur contribution à l'étude de la régénération des nerfs (1859-1860). Ces différents expérimentateurs avaient observé à peu près complètement l'évolution anatomique et physiologique d'un nerf sectionné.

ÉTUDE MACROSCOPIQUE. — Les phénomènes se succèdent de la manière suivante : à la suite de la section, les deux bouts ner-

---

[1] HAIGHTON. Philosoph. transac., vol. 85, p. 518 et 519, 1795.

[2] DESCOT. Dissertation sur les affections locales des nerfs. Thèse de Paris, 1822. n° 233.

[3] O. STEINRUECK. De nervorum regeneratione, Berlin, 1838.

[4] WALLER. Nouvelle méthode anatomique pour l'investigation du système nerveux. Bonn, 1852 et Comptes rendus de l'Académie des Sciences, 1852.

[5] PHILIPPEAUX et VULPIAN. Recherches expérimentales sur la régénération des nerfs. C. R., et mémoire de la Société de biologie, 1859, 3e série, t. I, 177, — Journal de physiologie, 1860, t. III, p. 217.

veux se ramollissent, se gonflent et prennent une teinte grisâtre
(due, comme nous le verrons plus loin, à la disparition de la myéline). La tuméfaction s'arrête
bientôt au niveau du bout périphérique, tandis qu'elle augmente sur le bout central. Ce
dernier se renfle en olive, en
baguette de tambour, c'est le
bulbe central, décrit par Van
Lair sous le nom de *névrome
de régénération* et par Ranvier sous celui de *bourgeon
central*.

Sur les nerfs volumineux,
comme le sciatique, le bulbe
central atteint jusqu'à deux
centimètres de diamètre (Langenbeck, 1876). On le sent très
nettement à travers les téguments lorsqu'il s'agit comme
pour le médian à la face antérieure du poignet, d'un nerf
relativement superficiel. Examiné au cours de l'opération
de suture secondaire (voy. plus
loin le chapitre de thérapeutique) il apparaît blanc ou gri
sâtre, environné d'un tissu
cicatriciel plus ou moins épais,
sans doute suivant le degré de
septicité de la plaie au moment de l'accident. Dans certains cas, ce bulbe central est
solidement fixé par la gangue

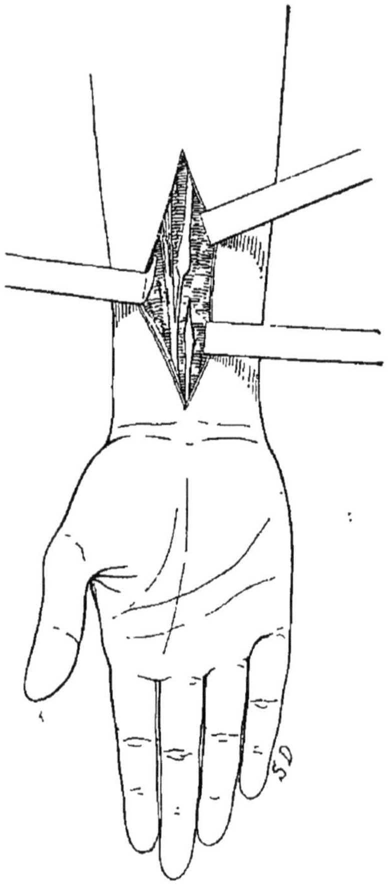

Fig. 75.

Section du nerf médian au-dessus
du poignet, renflements des
deux bouts. Du névrome du
bout supérieur se détache une
bride qui se perd sur un tendon
voisin (d'après le Pr Tillaux).

qui l'entoure aux organes voisins, muscles, tendons, vaisseaux,
si bien qu'il faut littéralement le sculpter au milieu du tissu
fibreux pour arriver à l'isoler.

Le bout périphérique a subi une évolution inverse, au lieu d'être renflé, il est effilé, aminci, atrophié. Telle est du moins la disposition habituelle, car quelquefois il conserve l'aspect tuméfié qu'il présentait au début, quoique toujours à un moindre degré que le bout central, il porte alors le nom de *bulbe périphérique* ou de *bourgeon périphériqne* (RANVIER). Comme le bulbe central, il est adhérent aux organes qui l'environnent et parfois noyé au milieu d'une masse de tissu cicatriciel.

Du bout central partent souvent un ou plusieurs tractus fibreux qui descendent en divergeant dans la direction du bout périphérique, parfois même l'un d'eux continuant le trajet du nerf relie directement les deux extrémités. Il s'épaissit graduellement, devient blanc et finalement rétablit la continuité du nerf. RANVIER lui a donné le nom de *segment cicatriciel*.

Tels sont les différents détails de l'évolution des nerfs sectionnés visibles à l'œil nu ; ils sont tout à fait insuffisants pour nous expliquer le processus de régénération, et il faut convenir que les nombreuses expériences des physiologistes ne sont pas parvenues non plus à nous éclairer d'une façon complète ; bien plus, certains faits physiologiques, comme nous le verrons plus loin, par leur apparence paradoxale, sont venus jeter le trouble dans l'esprit des observateurs.

ÉTUDE MICROSCOPIQUE. — C'est à l'histologie expérimentale que devait revenir le mérite d'élucider cette question capitale de la régénération nerveuse, et le nom de RANVIER doit être inscrit en tête de ce chapitre. Par de nombreux et remarquables travaux[1], le professeur du Collège de France a nettement établi les principaux points de la régénération des nerfs chez les animaux qu'il a soumis à l'expérimentation : lapin, cobaye, rat. Nul doute, quoiqu'on en ait dit, que ses conclusions ne soient applicables à l'homme, du moins en ce qu'elles ont d'essentiel et en faisant abstraction de la question de durée du processus de régénération.

---

[1] RANVIER. Archives de physiologie, 1872. C. R. Académie des Sciences, 1873, t. I, p. 491. Leçons sur l'histologie du système nerveux, faites au collège de France et publiées à Paris en 1878.

Dès la fin du premier jour qui suit la section nerveuse, chez le lapin, si on examine le bout périphérique, on constate une prolifération très active de la gaine protoplasmique qui double la gaine de SCHWANN et entoure le cylindraxe. Le noyau se gonfle également, son nucléole devient plus apparent, et bientôt il se divise. La myéline est refoulée, amincie, les incisures de Schmidt-Lantermann correspondant aux points de protoplasma reliant la lame externe à la lame interne (voy. p. 348) sont élargies ; la myéline se trouve ainsi tassée, fragmentée en boules. Le cylindraxe lui-même est atteint, contrairement à l'opinion de SCHIFF, WEIR MITCHELL (RANVIER, COSSY et DÉJERINE [1]). Il devient tortueux, moniliforme, et se segmente. Au huitième jour, chez le lapin, ces lésions sont très manifestes. La myéline est réduite en gouttelettes qui deviennent de plus en plus fines, et la gaine de SCHWANN est remplie en grande partie par le protoplasma proliféré et de nombreux noyaux résultant de la division du noyau de la cellule d'enveloppe du cylindraxe. Le cylindraxe disparaît finalement, de même la myéline est résorbée, le protoplasma et ses noyaux s'atrophient, et bientôt la fibre nerveuse n'est plus représentée que par la gaine de SCHWANN, ultimum moriens, plissée, vide et affaissée. Le professeur M. DUVAL [2] suppose qu'une partie de la myéline est utilisée par le protoplasma qui s'hypertrophie à ses dépens. La plus grande partie est résorbée par les cellules lymphatiques migratrices qui ont envahi la tube nerveux (TIZZONI) et par les cellules endothéliales des vaisseaux de la gaine de HENLE qui apparaissent surchargées de granulations graisseuses.

Ces lésions dégénératives s'étendent sur le bout périphérique jusqu'à ses ramifications terminales, jusque dans le corps muqueux de Malpighi pour les filets sensitifs et jusqu'aux plaques motrices intra-musculaires pour les filets moteurs. Mlle Hélène DENSUSIANU [3] a tout récemment repris cette étude de la dégéné-

---

[1] COSSY et DÉJERINE. Archives de physiologie, 1876.

[2] M. DUVAL. Précis d'histologie, p. 837.

[3] Mlle Hélène DENSUSIANU. Travail du laboratoire du professeur CORNIL. Bulletin et Mém. de la Société Anatomique, Paris, octobre 1900, n° 8, p. 801.

ration des plaques motrices à la suite de la section des nerfs périphériques. Ses expériences sur le cobaye lui ont montré que cette dégénération est constante, et devient manifeste au cinquième jour. Il se produit une contraction de l'arborisation terminale suivie de sa fonte ; au bout de 70 jours, l'arborisation a complètement disparu. Les noyaux ne paraissent subir aucune modification.

Les mêmes phénomènes se retrouvent au niveau du bout nerveux central, mais les désordres sont ici beaucoup plus limités. Habituellement, ils ne s'étendent guère au delà du premier étranglement annulaire, c'est-à-dire qu'un seul segment inter-annulaire est atteint. A l'extrémité de la portion restée saine, le cylindraxe est épaissi et présente un aspect nettement fibrillaire par suite de l'écartement, de la dissociation des fibrilles qui le constituent normalement.

Sur certains nerfs sectionnés, il est remarquable de voir dans le bout central des tubes nerveux totalement dégénérés, et dans le segment périphérique quelques fibres intactes. Ce sont les *fibres anastomotiques récurrentes* sur lesquelles ARLOING et TRIPIER, VAN LAIR, LABORDE et PILLET [1] ont attiré l'attention. Elles suivent dans l'épaisseur du tronc nerveux une direction inverse de celle de la grande majorité des fibres du nerf, et par suite leur section a un effet absolument opposé. Leur existence nous donne la clé d'un certain nombre de phénomènes en apparence paradoxaux consécutifs à la section des nerfs.

La dégénérescence rétrograde du bout central peut, dans certains cas, être suivie jusque dans l'épaisseur de la moelle, ainsi que l'ont montré les recherches de DURANTE [2].

Nous venons de résumer les différents troubles qui caractérisent la phase de dégénération des nerfs coupés : étudions maintenant la seconde phase, celle de la régénération.

RÉGÉNÉRATION. — Elle débute dès le 18e ou le 20e jour chez le lapin et est tout à fait nette au 160e jour (RANVIER).

---

[1] LABORDE et PILLIET. Société de biologie, 10 mars 1888.
[2] G. DURANTE. Thèse de doctorat, 1895, n° 287.

Si l'on ne tient pas compte des fibres récurrentes que nous avons signalées plus haut et dont le nombre et extrêmement restreint, on peut dire que le processus de la dégénération appartient en entier au bout central du nerf coupé. A la hauteur du premier étranglement annulaire (au-dessus de la section), le cylindraxe bourgeonne, s'allonge, bientôt il se bifurque ou encore se divise en plusieurs faisceaux de fibrilles qui vont devenir le point de départ de nouveaux tubes nerveux. D'abord nus, dépourvus de myéline, ces jeunes cylindraxes sont environnés de jeunes cellules de tissu conjonctif (cellules de VIGNAL). Celles-ci se développent, se transforment, se chargent de myéline, puis, se soudant bout à bout, enveloppent complètement le cylin-'draxe. Ainsi se trouve constituée une nouvelle fibre nerveuse à myéline.

Par suite de leur accroissement continu, les jeunes fibres nerveuses nées par bourgeonnement du bout central atteignent le bout périphérique. Elles s'insinuent entre les gaines de SCHWANN, de ce segment dégénéré qui leur servent de travées directrices et s'étendent ainsi progressivement jusqu'à la périphérie. Finalement les plaques motrices et les terminaisons sensitives sont reconstituées et la régénération est faite.

Dans une série de travaux remarquables, VAN LAIR [1] a confirmé et complété la description de RANVIER. Il a étudié et précisé la marche de la régénération des nerfs, qu'il nomme *neurotisation* et les causes mécaniques qui la favorisent ou l'entravent. Tant que le bourgeon cylindraxile venu du bout central n'a pas atteint le bout périphérique, son accroissement est lent. Deux cas peuvent se présenter : il existe une bandelette de tissu fibreux cicatriciel, entre les deux bouts écartés, ou bien ceux-ci sont complètement indépendants. Dans le premier cas, les jeunes fibres nerveuses cheminent péniblement dans l'épaisseur de la bandelette fibreuse qui néanmoins leur sert de tuteur; dans le second, n'ayant aucun soutien, un certain nombre de fibres nerveuses au lieu de se diriger vers le bout périphérique

[1] VAN LAIR. Archives de biologie de van Beneden, 1882-1885-1893. Archives de physiologie, 1885, 3ᵉ série. t. VI, p. 100. C. R. Académie des sciences, 4 décembre 1893. Revue scientifique, 4 août 1894.

divergent, s'égarent sur les tissus voisins et sont perdues pour la régénération. Ce sont ces fibres aberrantes qui forme avec le tissu conjonctif proliféré environnant le renflement du bout central appelé par Ranvier *bourgeon central* et par Van Lair *névrome de régénération*, comparable aux névromes d'amputation (Hayem et Gilbert [1]). La neurotisation sera d'autant plus régulière que ce névrome sera moins développé.

Si l'écartement entre les deux bouts du nerf sectionné dépasse six à sept centimètres aucune des fibres venant du bout central n'atteindra le bout périphérique, la régénération ne pourra pas se faire spontanément. Celle-ci est au contraire favorisée si on interpose un conducteur. Van Lair fait l'expérience ingénieuse suivante : il résèque trois centimètres du sciatique d'un jeune chien et place entre les deux tronçons un drain d'osséine c'est-à-dire un organe essentiellement poreux. Au bout de quatre mois, la régénération était faite, les jeunes tubes nerveux ayant pénétré à travers les canaux du Havers du drain. L'influence du tuteur est telle que si les fibres nerveuses s'étant engagées dans les canaux du drain, on change la direction de celui-ci, en le plaçant dans une direction perpendiculaire à la position primitive, on dévie du même coup la régénération nerveuse (Van Lair). Gluck et Assaky ont montré que le catgut peut remplacer le drain d'osséine, et c'est en s'appuyant sur ce fait qu'ils ont proposé la suture des nerfs à distance ainsi que nous le verrons en détail au chapitre de thérapeutique.

Lorsque les fibres nerveuses néoformées ont franchi l'espace séparant le bout périphérique du bout central, formant le *segment intermédiaire* de Ranvier, la *bandelette unissante* de Van Lair, l'accroissement se fait plus rapidement et avec une régularité parfaite. La régénération nerveuse est d'autant plus rapide que le sujet est plus jeune (Philippeaux et Vulpian). De même, elle se fait d'autant plus promptement que la section nerveuse est plus rapprochée des centres. Van Lair a de plus remarqué qu'elle se fait plus vite après une seconde section qu'après la première.

---

[1] Hayem et Gilbert. Archives de physiologie, 3e série, t. III, p. 432.

On admet généralement que la régénération d'un nerf exige une moyenne de six mois. LEJARS[1] donne trois à cinq mois chez l'adullte et six à huit chez le vieillard, ces chiffres correspondant à la restauration anatomique. Et en effet il y a lieu de distinguer entre la *restauration histologique* et la *restauration fonctionnelle*, cette dernière étant toujours beaucoup plus longue à se produire que la première.

Il me paraît difficile de donner un chiffre même approximatif du temps qu'il faut compter pour la restauration fonctionnelle, la seule intéressante en pratique. L'expérience nous montre tous les jours qu'il y a à ce point de vue des différences considérables d'un sujet à l'autre. On n'a peut-être pas assez tenu compte dans l'évaluation de la durée de la régénération nerveuse du temps nécessaire à la reconstitution des appareils nerveux terminaux, les expérimentateurs ayant surtout étudié la restauration des troncs nerveux et ne parlant guère de celle des terminaisons motrices et sensitives ; le travail de Mlle HÉLÈNE DENSUSIANU[2] a comblé en partie cette lacune. Cet auteur a montré que chez le cobaye la régénération des plaques motrices se fait d'une manière descendante, des fibres néoformées vers l'arborisation terminale. Elles apparaissent vers le 150e jour et sont complètement développées au 180e. De plus, le nerf réparé, il faut encore que le muscle altéré, atrophié, par suite de la destruction du nerf, retrouve, sous l'action de l'influx nerveux qui lui revient, sa vitalité et son fonctionnement. Cette *restauration musculaire* ne peut commencer qu'après la réparation nerveuse.

Enfin, si nous connaissons bien les causes mécaniques qui favorisent et entravent la régénération nerveuse, nous sommes moins bien renseignés sur l'influence des réactions cellulaires, Quel est l'effet de l'inflammation sur le processus de régénération ? Assurément un nerf coupé au fond d'une plaie septique ne se répare pas comme dans un milieu aseptique. Les leucocytes, les phagocytes accumulés autour du bout central doivent

---

[1] LEJARS. Traité de chirurgie. Duplay-Reclus, t. II, p. 41, 2e édition.
[2] Mlle Hélène DENSUSIANU. *Loc. cit.*

être une nouvelle entrave à la régénération. Les gros névromes qu'on rencontre parfois en faisant la suture secondaire ont sans doute pour origine une infection de la plaie, comme au niveau des moignons d'amputation où les névromes jadis si fréquents ne se voient plus guère aujourd'hui.

§ 2. — PLAIES CONTUSES. PLAIES PAR ARMES A FEU

Les plaies contuses des nerfs sont produites par des traumatismes violents, l'agent vulnérant déterminant non seulement la séparation du nerf en deux segments mais encore l'écrasement et le broiement des deux bouts. La lésion résulte de l'action directe du corps contondant, ou bien celui-ci détermine une fracture et ce sont les fragments osseux qui blessent les nerfs voisins. Fréquemment les nerfs, grâce à la gaine celluleuse qui les entoure, se déplacent, fuient devant le traumatisme; c'est ainsi qu'ils peuvent être indemnes sur un membre broyé, écrasé par le passage d'une roue de voiture. Les plaies contuses se caractérisent par l'étendue des lésions; le bout central du nerf est détruit sur une grande longueur, et lorsque la zone mortifiée se détache et s'élimine, il en résulte un écartement considérable qui nuit singulièrement à la régénération d'autant plus que l'inflammation, l'infection trouvent sur ce nerf meurtri un terrain éminemment favorable à leur développement.

Les plaies par armes à feu ne sont qu'une variété de plaies contuses. CHAUVEL et NIMIER[1] insistent sur la rareté relative des blessures des gros troncs. FISCHER n'a relevé que 260 cas, en additionnant les observations des guerres de Crimée, de Sécession et franco-allemande. DELORME[2] a reproduit expérimentalement des sections complètes et incomplètes. Dans le cas où le nerf est seulement entamé, la portion non tranchée est violemment contusionnée. Les désordres sont toujours plus considérables qu'ils ne paraissent à première vue dans les ruptures complètes. La surface de section est nette ou bien par suite d'un véritable arrache-

---

[1] CHAUVEL et NIMIER. Traité pratique de chirurgie d'armée, 1890.
[2] DELORME. Traité de chirurgie de guerre, 1888, t. I, p. 533.

ment, les deux extrémités nerveuses se terminent par une sorte
de chevelu faisant suite à un renflement fusiforme ; elles prennent l'aspect d'un poireau.

Ce qui aggrave beaucoup le pronostic des plaies contuses,
c'est, outre la fréquence des accidents infectieux, la présence
de *corps étrangers* dans l'épaisseur du nerf ou à son voisinage,
qu'il s'agisse de débris de vêtements, de fragments de balles, de
grains du plomb, d'esquilles osseuses, de morceaux de verre ou
de porcelaine. Ces corps étrangers, même aseptiques, entraînent
une irritation qui est le point de départ d'un processus scléreux
et ce dernier entrave considérablement la cicatrisation régulière du nerf coupé.

Lésions concomitantes. — A côté de la plaie nerveuse, il
existe le plus souvent une lésion des organes voisins ; section
artérielle ou veineuse, rupture tendineuse et musculaire, blessure
osseuse et articulaire. Ces altérations des parties molles ou du
plan osseux profond, produites par le traumatisme au moment
de l'accident, aggravent le pronostic. Mais les deux complications les plus importantes sont : la présence d'un corps étranger
dans la plaie ou son infection.

Communes à toutes les plaies des nerfs elles doivent être
sans cesse présentes à l'esprit du chirurgien ; elles peuvent en
effet transformer la piqûre en apparence la plus insignifiante
en une lésion de la plus grande gravité, déterminant la mort à
plus ou moins brève échéance (infection tétanique, névrite
ascendante aiguë), ou provoquant à longue échéance des accidents de névrite chronique.

Lésions consécutives. — Parmi les altérations consécutives
aux plaies des nerfs il y a lieu, en effet, de distinguer celles qui
relèvent de l'irritation, de l'inflammation septique du nerf, de
celles qui résultent simplement de la section et de la dégénération qu'elle entraîne. Bien que cette division soit un peu
schématique et que les auteurs des traités de pathologie interne [1]

---

[1] BABINSKI. Art. Névrite du Traité de Médecine de Bouchard et
Brissaud, t. VIII, p. 649.

étudient dans un même chapitre les troubles consécutifs à la névrite et ceux qui succèdent à la section nerveuse simple, je pense qu'il est nécessaire en chirurgie d'établir des limites plus tranchées, par la raison que la névrite chirurgicale ou névrite traumatique est à peu près constamment d'origine septique et se sépare bien davantage des altérations consécutives à la section simple que les névrites dites internes, étudiées en médecine, qui sont habituellement d'origine toxique (névrites alcoolique, saturnine, etc.).

Sans trop vouloir forcer les faits anatomiques, on peut dire que la section simple aseptique d'un nerf entraîne du côté des parties molles, muscles, tissu cellulaire, peau, et du côté des os, des lésions relativement minimes, et curables. Au niveau des muscles, c'est une atrophie simple qu'on constate le plus souvent, ainsi que VELPEAU l'avait déjà remarqué. Les fibres musculaires sont amincies. On note parfois sous le sarcolemme la multiplication des noyaux de la fibre musculaire. De plus, le tissu conjonctif interstitiel est un peu épaissi et chargé de cellules graisseuses. Mais ces lésions sont toujours peu accentuées contrairement à ce qu'on voit dans la névrite. De même au niveau de la peau on n'observe que quelques troubles vaso-moteurs et trophiques le plus souvent passagers : hypersécrétion sudorale, léger degré de cyanose, refroidissement, amincissement de la peau et du tissu cellulaire sous-cutané, éruptions discrètes et fugaces. Quant aux lésions osseuses elles sont si peu prononcées qu'on discute sur leur véritable nature. SCHIFF admettait que l'atrophie osseuse consécutive à la section nerveuse était uniquement due à l'immobilité du membre paralysé et que si on pouvait par un moyen quelconque rendre le mouvement au membre, l'os serait hypertrophié par suite de la stase sanguine due à la section des nerfs vaso-moteurs. Les résultats d'OLLIER, de VULPIAN sont assez vagues. Par contre, LUIGI FASCE, AMATO, MANTEGAZZA, FISCHER, NASSE [1], DUFOURT [2] ont constaté un certain degré d'atrophie des os, à la suite des sections nerveuses.

---

[1] H. NASSE. Arch. f. die gesammte Phys., 1880.
[2] DUFOURT. Thèse de doctorat, Lyon, 1882, n° 112.

Symptômes

A. **Shock. Douleur.** — Au moment de l'accident, l'aspect du malade varie suivant les cas. Parfois, il tombe sans connaissance et demeure inerte. Son visage est pâle, humide de sueur, la respiration est lente et faible, les bruits du cœur sont sourds et lointains, le pouls est peu perceptible. C'est en un mot l'état de shock, tel qu'on le rencontre dans les traumatismes violents avec ébranlement nerveux. La mort peut survenir au bout de quelques instants ; sinon le malade revient progressivement à lui, ne conservant qu'une notion très vague des accidents du début.

Plus souvent, la conscience du malade reste intacte ; au point lésé, il éprouve une douleur soudaine, très vive, irradiant vers l'extrémité du membre et vers sa racine. La sensation peut être atrocement douloureuse à tendance syncopale ou au contraire peu intense. Elle est ordinairement plus forte dans les piqûres et les sections incomplètes que dans les sections complètes.

Dans les plaies contuses et en particulier dans les plaies par armes à feu, le blessé ne ressent quelquefois aucune douleur sur le coup. Ce fait a été noté par Weir Mitchell [1] dans la moitié des cas de blessure du plexus brachial qu'il a relevés.

B. **Paralysies. Contractures précoces.** — Le membre atteint est frappé de stupeur, il retombe paralysé, bien qu'un seul tronc nerveux ait été lésé. La *paralysie* peut même survenir à distance. Dans le Rapport allemand de la guerre de 1870, on cite deux faits de paralysie du membre supérieur, à la suite de coup de feu dans la cuisse du même côté, et deux cas où ce fut le membre congénère de celui blessé qui fut frappé de paralysie.

Weir Mitchell rapporte également un fait de paralysie des quatre membres à la suite d'une plaie par balle de la cuisse droite et Fischer une paralysie des membres inférieurs consécutive à une plaie simple en séton des deux cuisses et du scrotum.

---

[1] .Weir Mitchell. Histoire médico-chirurgicale de la guerre de Sécession, t. III, p. 736, et Des lésions des nerfs et leurs conséquences. Traduction de Dastre, Paris, 1874, p. 150.

A côté de ces paralysies, il existe parfois au moment de l'accident des *spasmes*, des *contractures*, dans le territoire du nerf lésé, ou à distance. Le malade peut même être atteint de convulsions généralisées avec délire aigu. Fischer rapporte le fait d'un soldat blessé au bras soutenant involontairement son arme de sa main crispée. Poulet a vu au Tonkin un tirailleur algérien saisi d'un tremblement de tout le membre à la suite d'un coup de feu ayant traversé le bras en séton au-dessus du coude, et ayant blessé les nerfs médian et cubital.

De même, les douleurs ne sont pas toujours localisées au point traumatisé, tel individu souffre au niveau des deux bras qui a reçu une blessure d'un seul côté, tel autre éprouve de vives douleurs testiculaires à la suite d'une lésion du sciatique. La localisation de la douleur est souvent symétrique. Chauvel et Nimier citent le cas d'un officier blessé d'un coup de feu à la jambe droite et souffrant de la gauche.

Quelle est la pathogénie de ces troubles nerveux moteurs et sensitifs survenant au moment de l'accident ? Un certain nombre sont vraisemblablement de nature réflexe ; l'ébranlement nerveux est remonté aux centres pour aller de là irradier dans un autre territoire périphérique. Et pour produire cette douleur, cette paralysie ou cette contracture réflexe, la blessure d'un tronc nerveux n'est même pas nécessaire, un violent traumatisme agissant sur les terminaisons nerveuses périphériques suffit, quoiqu'on les rencontre particulièrement dans les lésions des nerfs, que nous étudions en ce moment. Ces accidents habituellement légers et transitoires se manifesteront de préférence chez les sujets prédisposés de par leur tempérament. Et c'est ainsi que les névropathes y sont spécialement exposés. Ce ne sont souvent, ainsi que le fait très justement remarquer Lejars, que des manifestations de l'hystérie révélées par le traumatisme, ce que Berbez [1] a excellemment décrit dans sa thèse sous le nom *d'hystéro-traumatisme*.

Ces troubles du début effacés, au bout de quelques heures ou le lendemain de l'accident, les symptômes propres aux sections

---

[1] Berbez. Hystéro-traumatisme. Thèse de doctorat, Paris, 1887, n° 130.

nerveuses apparaissent dans toute leur netteté. Il est bon de faire remarquer dès maintenant que ces signes ne sont pas toujours conformes aux données de la physiologie, ni même de l'anatomie. Tel individu chez lequel on devrait constater la perte de la sensibilité ou de la motricité dans un territoire donné conserve une partie de ses fonctions. Cela tient, dans un certain nombre de faits, à ce que la section nerveuse est incomplète, mais, même dans les cas de rupture complète, on peut rencontrer de ces anomalies. Nous exposerons plus loin les explications qui en ont été données.

Supposons un nerf mixte coupé, et examinons successivement les différents troubles qui en résultent, du moins théoriquement. Ces troubles portent sur la sensibilité et ses différents modes, sur la motilité, la circulation et la nutrition.

C. **Troubles de la sensibilité.** — La *sensibilité tactile* est abolie dans le territoire correspondant au nerf coupé. Cette anesthésie ne présente pas partout les mêmes caractères : elle est totale, au centre du département innervé par le nerf sectionné. Ainsi dans une plaie du nerf médian le *punctum maximum* de l'anesthésie à la main siège au niveau de la pulpe de l'index. Aux limites, l'anesthésie tactile va en dégradant, ainsi qu'on peut s'en assurer à l'aide du compas de WEBER ou de l'esthésiomètre de BROWN-SÉQUARD.

De même, il y a disparition de la *sensibilité à la douleur*. On peut piquer la peau du malade avec une épingle sans qu'il ressente la moindre douleur. Cette *analgésie* présente les mêmes caractères de variabilité décroissante que l'anesthésie tactile.

Il existe en même temps de la *thermo-anesthésie*, le malade ne distingue plus le chaud du froid.

Enfin la sensibilité *profonde* à la pression, est abolie. Ce dernier signe a moins d'importance que les précédents par suite de son inconstance. Chez un malade du professeur TILLAUX, examiné par LABORDE, la sensibilité profonde était accrue.

On pourrait donc schématiser les troubles de la sensibilité consécutifs à la section d'un tronc nerveux de la façon suivante :

Sensibilité tactile = 0 ;

Sensibilité à la douleur = 0 ;

Sensibilité à la température = 0 ;

Sensibilité profonde : égale, diminuée ou accrue,
avec un *punctum maximum* au centre du territoire innervé par
le nerf coupé, et une zone périphérique dans laquelle les sensibilités sont amoindries sans être complètement abolies.

En pratique, on observe à cette règle de fréquentes exceptions. A. RICHET, le premier, dans un cas resté célèbre, attira
l'attention sur ces anomalies. Après la sensibilité à la pression,
c'est la thermo-anesthésie qui est le plus souvent absente. La
plus constante et par conséquent la plus importante est l'anesthésie tactile, c'est elle qu'on devra rechercher tout d'abord.
Elle-même peut manquer, ou bien, abolie au moment du traumatisme, elle reparaît le lendemain ou les jours suivants. Jadis
on n'était pas embarrassé pour expliquer ce prompt retour de la
fonction, on admettait que le nerf était reconstitué par soudure
bout à bout. L'étude histologique a démontré que cette hypothèse était fausse, il faut donc chercher une autre interprétation
du phénomène.

Et d'abord, supposons un des troncs nerveux du bras coupé,
comment se fait-il que la sensibilité persiste dans le territoire
cutané correspondant ? C'est qu'il existe une anomalie dans la
distribution des ramifications nerveuses, ou que, grâce à une
anastomose avec un filet nerveux voisin, celui-ci fonctionne et
supplée le nerf coupé. HENLE, RICHELOT [1], HÉDON, ZANDER [2],
LEJARS [3], MORESTIN [4] ont étudié l'innervation de la main et ses
fréquentes variations. Quiconque a disséqué un certain nombre
de mains a pu se rendre compte, comme ces auteurs, de la
fréquence des irrégularités dans la répartition des filets nerveux
terminaux, en sorte que le schéma classique est bien souvent en
défaut. Il n'est pas étonnant dès lors que les résultats fournis

---

[1] RICHELOT. France médicale, t. XXVIII, p. 570-581, 1881.

[2] ZANDER. Berl. Klin. Woch., 1890, n° 8.

[3] LEJARS. Bulletin de la Société anatomique, 1890.

[4] MORESTIN. Bulletin de la Société anatomique, 1893.

par l'exploration de l'anesthésie tactile après section d'un des troncs innervant la main soient si variables. De plus, et surtout dans les cas de prompt rétablissement de la sensibilité, il faut avec A. RICHET invoquer la « *sensibilité collatérale* ». Déjà CALLISEN, HORTELOUP [1] avaient envisagé cette *innervation collatérale* qu'ils comparaient à la circulation collatérale. A. RICHET admet que la sensibilité collatérale est fournie par les anastomoses avec les filets voisins intacts et aussi par l'intermédiaire des nervi nervorum du bout périphérique signalés par SAPPEY [2] en 1867. ARLOING et TRIPIER, en 1869, ont repris l'étude de cette sensibilité de suppléance qu'ils ont appelée *sensibilité récurrente* ; LETIÉVANT [3], en 1873, l'appela *sensibilité suppléée*. La sensibilité ainsi obtenue n'est jamais aussi parfaite que la sensibilité normale.

La conclusion pratique à tirer de ce chapitre des troubles de la sensibilité dans les plaies des nerfs est la suivante : lorsque après un traumatisme il existe une plaque ou une zone d'anesthésie, celle-ci doit faire admettre l'existence d'une lésion nerveuse et permet de la localiser. Mais, et c'est là le point important, la proposition inverse n'est pas exacte. La section d'un nerf mixte ne s'accompagne parfois d'aucun trouble de la sensibilité ou bien ces troubles sont si passagers, si fugaces qu'il est impossible de leur attribuer une réelle valeur.

D. **Troubles de la motilité.**— A la suite de la section d'un nerf, les muscles qu'il anime sont frappés de paralysie. La paralysie musculaire est tout d'abord très étendue, occupant non seulement le territoire du nerf coupé, mais encore les régions voisines, le membre tout entier, et même parfois, comme nous l'avons dit plus haut, le membre du côté opposé. L'ébranlement produit par le traumatisme s'est propagé aux centres nerveux et aux fibres émergentes, provoquant à distance la stupeur des

---

[1] HORTELOUP. Journal des connaissances médico-chirurgicales, 1834,

[2] SAPPEY. C. R. Académie des sciences, 1867.

[3] LETIÉVANT. Traité des sections nerveuses. Phys. Pathol. Indic. Proc. opér., Lyon, 1873.

tissus ; puis peu à peu la paralysie se localise et c'est alors qu'il faut l'étudier. L'action tonique des muscles antagonistes n'étant plus contre-balancée, le membre prend une attitude spéciale, caractéristique pour chaque nerf lésé. La section du médian à l'avant-bras entraîne un aplatissement de la paume de la main avec effacement de l'éminence thénar, le pouce et

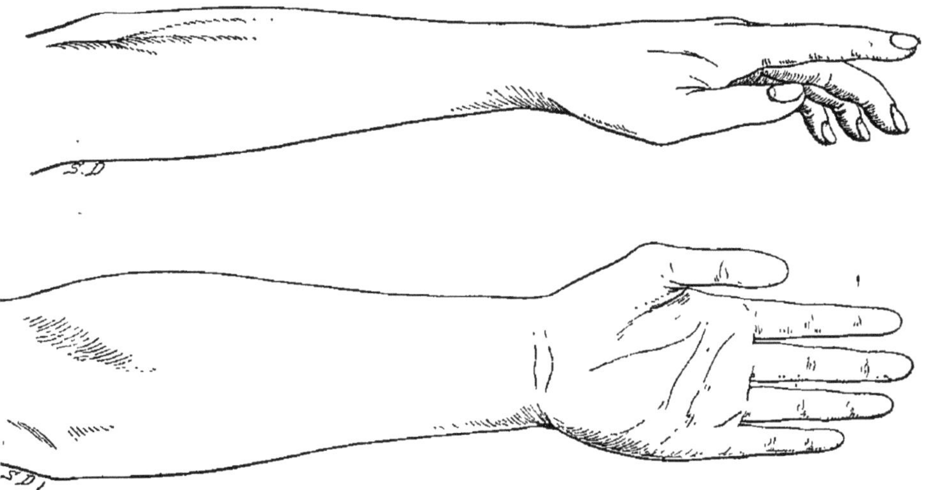

Fig. 76, 77.
Section du nerf médian (d'après Letiévant).

l'index sont étendus, tandis que les deux derniers doigts sont fléchis. La main se déforme « en griffe » quand le nerf cubital est coupé. La section du radial produit la chute de la main avec flexion des doigts. Letiévant, dans son traité, a donné de ces attitudes une excellente description accompagnée de planches démonstratives (voy. fig. 76-79). Au pied, les déformations sont comparables, quoique en général moins accentuées qu'à la main. Il est facile, en faisant appel aux données anatomiques et physiologiques, de reconnaître quel est le nerf blessé et à quel niveau porte la lésion. Les belles recherches de Duchenne de Boulogne sur la physiologie musculaire ont établi avec une rigueur absolue le rôle dévolu à chaque muscle; on y aura avantageusement recours dans un cas difficile.

Les muscles paralysés ayant perdu leur tonicité font un relief moins accentué qu'à l'état normal, on s'en rend compte en comparant les membres correspondants. Au palper, les chairs sont plus molles ; en les saisissant à pleine main, on les sent plus flasques que du côté sain.

A côté des cas classiques, il existe pour la motilité comme

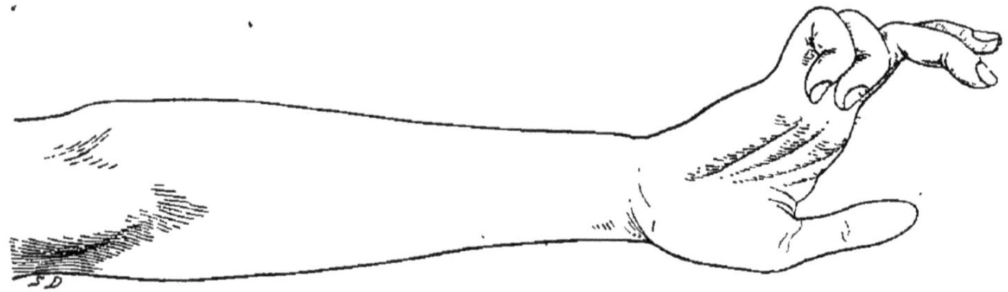

Fig. 78.

Section du nerf cubital « griffe cubitale » (d'après Letiévant).

pour la sensibilité des cas paradoxaux, pour ainsi dire, dans

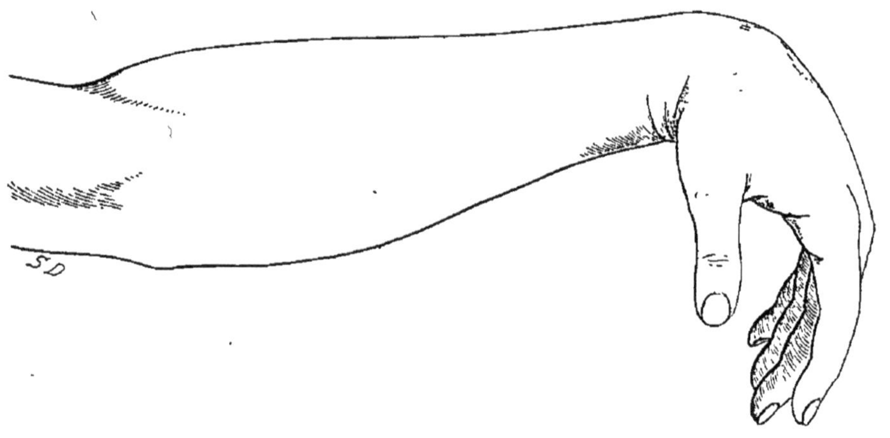

Fig. 79.

Section du nerf radial. Chute du poignet (d'après Letiévant).

lesquels les troubles moteurs ne répondent pas à la lésion nerveuse supposée ou même constatée *de visu*. Tantôt la motilité persiste dans le territoire innervé par le nerf blessé, tantôt elle

21.

reparaît au bout de quelques jours après avoir disparu momentanément.

Ici encore, il faut invoquer les anomalies d'innervation, beaucoup plus rares d'ailleurs pour les filets moteurs que pour les filets sensitifs, et surtout ce que LETIÉVANT a appelé la *motilité suppléée*. La suppléance peut s'établir de différentes façons, soit par accommodation musculaire, soit par suppléance nerveuse vraie. Lorsqu'un membre est partiellement paralysé, les muscles intacts parviennent à la longue, et surtout si on les exerce, à rétablir en partie la fonction perdue, grâce notamment à une laxité plus grande des articulations. C'est l'*accommodation musculaire* toujours très imparfaite et même nulle si l'immobilisation prolongée du membre a permis aux muscles sains de se rétracter. Quant à la *motilité suppléée*, elle résulte dans certains cas, commé pour la sensibilité suppléée, d'anastomoses : VERNEUIL enlève un névrome du médian au bras et ne constate pas de paralysie consécutive des muscles épitrochléens. VERCHÈRE[1] cherche l'explication de ce fait, se livre à des dissections répétées, et découvre une anastomose fréquente entre les nerfs médian et cubital. FERRET[2] (de Meaux), A. BROCA[3] ont signalé des cas analogues.

Mais il y a des faits plus curieux : le professeur DUPLAY pratique l'extirpation d'un névrome du cubital, et cette opération n'est suivie d'aucune paralysie motrice ; sur un autre malade, le même chirurgien resèque le sciatique poplité interne et la marche n'en est nullement troublée. Il n'y a pas ici d'anastomoses connues pouvant expliquer la conservation de la fonction.

J'ai été souvent frappé en disséquant attentivement des filets nerveux musculaires de constater la présence de fins rameaux innominés allant se perdre à distance soit dans le tissu fibreux, soit même dans les muscles voisins. C'est ainsi qu'à la jambe, on peut voir des branches très ténues venant du nerf tibial

---

[1] VERCHÈRE. Union médicale, 6 février 1888.

[2] FERRET (de Meaux). Bulletins de la Société de Chirurgie, 1885. Rapport de POLAILLON.

[3] A. BROCA. Gazette hebdomadaire de médecine et de chirurgie, 2 mars 1888.

antérieur traverser le ligament interosseux pour aller se perdre sous forme de très minces filaments dans les muscles profonds de la loge jambière postérieure. Ne s'agit-il pas là de filets de suppléance latente, prêts à entrer en fonction si le nerf tibial postérieur venait à être détruit? Les détails d'innervation de l'éminence thénar, signalés par Lejars, me paraissent comparables. Cet auteur a montré que le nerf radial fournit par sa branche antérieure des rameaux cheminant dans l'épaisseur du muscle court abducteur. A l'état normal, c'est au nerf médian qu'est dévolu le rôle d'actionner les muscles superficiels de l'éminence thénar et en particulier le court abducteur. Ce nerf coupé, l'innervation accessoire, latente pour ainsi dire, du nerf radial entrera en scène et tendra à rétablir la fonction.

E. **Réaction électrique.** — A la suite de la section d'un nerf moteur, la réaction électrique des muscles correspondants se modifie. Le fait a été bien mis en lumière par Duchenne de Boulogne [1]. Les nombreuses recherches faites à l'étranger sur ce sujet, surtout les importants travaux de Erb, ont confirmé et complété nos connaissances. Du 5° au 10° jour, après la section nerveuse, la *contractilité faradique* (courants interrompus), diminue puis disparaît définitivement si la régénération nerveuse ne se fait pas. Au contraire, si celle-ci se produit, dès la sixième semaine la *contractilité faradique* reparaît et atteint progressivement son taux normal. Du 5° au 15° jour, la *contractilité galvanique* (courants continus), diminue également. Mais au lieu de disparaître, elle ne tarde pas à remonter et elle atteint bientôt son maximum tandis que la contractilité faradique a complètement disparu. Lorsque la régénération se produit, la contractilité galvanique diminue alors que la faradique reprend et augmente.

Non seulement la réaction galvanique du muscle est augmentée tout le temps de la dégénération du nerf, mais, ainsi que l'a montré Erb, elle est encore modifiée qualitativement.

---

[1] Duchenne de Boulogne. De l'électrisation localisée. 3° édition, Paris, 1872.

A l'état normal, si l'on fait agir un courant de pile c'est-à-dire un courant continu, sur un muscle, on obtient la contraction maxima à la fermeture du courant au niveau du pôle négatif. Soit N le pôle négatif, P le pôle positif, on a la formule :

$$N > P$$

Après la section nerveuse et avant la régénération, on obtient dans les mêmes conditions un résultat inverse, c'est-à-dire qu'avec le même courant galvanique on obtient, à la fermeture du courant, au pôle positif, une contraction égale ou supérieure à celle du pôle négatif soit : $P \gneqq N$. Telle est la *réaction de dégénérescence* d'Erb.

La méthode graphique permet encore de constater que la contraction musculaire, après section nerveuse, est modifiée dans sa forme ; au lieu d'être brève et brusque, elle est lente, hésitante.

F. **Troubles vaso-moteurs et trophiques.** — Les nerfs mixtes renfermant des fibres vaso-motrices, leur section doit entraîner des troubles circulatoires sous forme de vaso-dilatation et une élévation de la température locale. De fait, l'extrémité du membre présente souvent une coloration violacée en rapport avec le trouble circulatoire, quant à la modification thermique elle est beaucoup plus difficile à constater. Waller admettait qu'il y avait d'abord élévation de la température puis abaissement ; c'est également l'opinion de Hayem et de Terrillon. Kraussold dans une plaie du plexus brachial par arme à feu a constaté une élévation de la température de 1° à 1°,5. La plupart des auteurs ont noté au contraire l'abaissement de la température locale. Etzold a signalé dans un cas une différence de 3°,8 entre le côté sain et le côté paralysé. Rohden a trouvé un écart atteignant 9°,8. Au toucher, le membre paralysé paraît souvent plus froid que l'autre, et le malade se plaint d'une sensation de froid.

Suivant les cas, la transpiration est normale, plus abondante ou moins prononcée que du côté sain. La peau est parfois remarquablement sèche.

Quant aux *troubles trophiques*, fait très important, ils relèvent en grande partie de l'infection, de la *névrite*. Dans les sections nettes des nerfs, ils sont réduits au minimum. Tous les auteurs n'ont pas suffisamment fait cette distinction et certains insistent beaucoup sur les troubles trophiques. L'étude complète de ceux-ci sera mieux placée à côté de la névrite. Or cette complication des plaies des nerfs présente une telle importance que nous lui réserverons un chapitre spécial. Nous nous contenterons de signaler ici les légers troubles trophiques qu'on peut rencontrer dans les plaies simples non infectées.

CHARCOT, en 1859, signale le premier les troubles trophiques consécutifs aux sections nerveuses. Il fut suivi dans cette étude par PAGET, WEIR MITCHELL, BROWN-SÉQUARD, SAMUEL, VULPIAN, MOUGEOT [1], COUYBA [2], NICAISE [3], BLUM [4], TALAMON [5], ARNOZAN [6].

La peau s'amincit devient luisante, prend par places une coloration violacée ou rouge, érythémateuse. Ailleurs l'épiderme est épaissi et desquame en plaques plus ou moins larges. Les téguments étant privés de sensibilité sont particulièrement exposés aux traumatismes ; le malade se blesse, se brûle sans éprouver aucune douleur, et ces plaies accidentelles, plus ou moins profondes, mettent parfois un temps très long à se cicatriser.

Le malade éprouve parfois quelques picotements, quelques fourmillements passagers dans la zone paralysée, mais l'anesthésie douloureuse à proprement parler, la *causalgie* comme on l'a appelée, et ses atroces douleurs, sont fonction de névrite,

---

[1] MOUGEOT. Recherches sur quelques troubles de nutrition consécutifs aux affections des nerfs. Thèse de doctorat, Paris, 1867, n° 43.

[2] COUYBA. Des troubles trophiques consécutifs aux lésions traumatiques de la moelle et des nerfs. Thèse de doctorat, Paris, 1871, n° 138.

[3] NICAISE. Gazette médicale de Paris, 1873, p. 458.

[4] BLUM. Des arthropathies d'origine nerveuse. Thèse d'agrégation en chirurgie, 1875.

[5] TALAMON. Lésions osseuses et articulaires liées aux maladies du système nerveux. Revue mensuelle, 1878.

[6] ARNOZAN. Des lésions trophiques consécutives aux maladies du système nerveux. Thèse d'agrégation en médecine, 1880.

on ne la rencontre pas dans les plaies simples, non infectées.

Les poils et les ongles sont souvent modifiés ; les poils tombent ou bien au contraire ils épaississent, s'allongent, blanchissent par places, deviennent cassants. Les ongles sont également épaissis, striés longitudinalement ; sur la tranche ils apparaissent feuilletés, comme constitués par une série de lames superposées. Ils se déforment, se recourbent en crochet ou se relèvent en corne.

On rencontre encore sur la peau des éruptions variables, de petites vésicules citrines sur fond rouge, comme une sorte de *zona* (CHARCOT, ROUGET, WEIR MITCHELL, VERNEUIL). D'autres fois, on trouve sous un épiderme épaissi des phlyctènes à contenu brunâtre, hématique. L'ulcère trophique, le mal perforant accompagnent habituellement la névrite.

Dans le tissu cellulaire sous-cutané, on sent par places, des œdèmes durs, de véritables nodosités, simulant parfois un phlegmon.

Les muscles, les os, sont atrophiés à la longue et ces altérations relèvent sans doute autant de l'immobilisation prolongée que de la suppression de l'action trophique.

Un point intéressant est l'effet de la section nerveuse sur la formation du cal. On peut rencontrer chez le même malade une fracture et une rupture du nerf voisin. La lésion nerveuse aura-t-elle un retentissement fâcheux sur l'évolution du cal ? DRUMMOND, VON DER KOLK admettent que la section de nerf entrave la production du cal. OLLIER [1] nie toute influence sur la consolidation osseuse. Dans un autre travail [2], j'ai rapporté une expérience qui me paraît démontrer l'action nuisible de la section nerveuse sur la formation du cal. OLLIER produisait dans la même séance la fracture et la section nerveuse ; je fis au contraire la section nerveuse six semaines avant la fracture, et c'est sans doute à ce détail d'expérience que je dois d'avoir obtenu un résultat différent.

Quant aux hyperesthésies musculaires, aux spasmes, aux

[1] OLLIER. Traité de la régénération des os, t. I, p. 230, 1867.
[2] BOUGLÉ. Thèse de doctorat, Paris, 1896, p. 68.

arthropathies, et aux lésions profondes des os, elles relèvent de la névrite, et ne se rencontrent pas dans les plaies simples des nerfs.

COMPLICATIONS

Les plaies des nerfs sont rarement isolées ; habituellement elles s'accompagnent de *lésions vasculaires* importantes. Aux membres, le traumatisme atteint souvent en bloc le paquet vasculo-nerveux, l'artère est rompue ainsi que ses veines satellites et la *gangrène* en est la conséquence. La blessure isolée du tronc nerveux est insuffisante pour la provoquer. Les muscles environnants, les os sous-jacents sont souvent aussi lésés et ces plaies profondes, anfractueuses, sont particulièrement exposées à l'*infection*.

Les plaies contuses par écrasement, par broiement, entraînent souvent la mort immédiate par shock et syncope ou par hémorragie.

Ultérieurement, l'infection de la plaie détermine l'apparition de *lymphangites*, de *phlegmons*, parfois même le malade succombe à l'*infection purulente* ou à la *septicémie*.

La pénétration des germes septiques au niveau de la section nerveuse provoque la *névrite*. Celle-ci peut revêtir une allure de gravité toute spéciale, constituant la *névrite aiguë ascendante* signalée pour la première fois par DUMÉNIL [1] (de Rouen). Il s'agit d'une véritable lymphangite nerveuse, l'infection gagnant rapidement la moelle par l'intermédiaire des gaines nerveuses, et le malade meurt bientôt de myélite aiguë.

Le *tétanos* peut être considéré comme une variété de névrite ascendante aiguë dans laquelle la toxine, sécrétée par un agent spécifique, gagne les centres nerveux en suivant le trajet des nerfs.

En dehors des complications rapidement mortelles, la névrite évoluant plus lentement entraîne toute une série d'accidents

---

[1] DUMÉNIL (de Rouen). Contribution pour servir à l'étude des paralysies périphériques et spécialement de la névrite. Gazette hebdomadaire, 1866, p. 51, 67, 84.

qui méritent une étude spéciale. A cause de son importance,
nous l'envisagerons dans un chapitre à part (voy. p. 437).

Citons enfin un certain nombre de complications éloignées
qu'on peut voir survenir à la suite d'une plaie de nerf et dont
les rapports mériteraient d'être précisés davantage. BROWN-SÉ-
QUARD a pu rendre des cobayes épileptiques en leur irritant la
sciatique. De même chez l'homme, on a signalé des faits d'*épilepsie* consécutive à un traumatisme nerveux. LARREY, SWANN,
HAMILTON, BILLROTH, SCHAFFER, MAGNAN, Samuel WILKS, WEIR
MITCHELL, ont rapporté des observations de ce genre.

L'*hystérie* reconnaît également pour cause dans certains cas
un traumatisme ancien; nous avons plus haut déjà attiré l'attention sur ces faits d'hystéro-traumatisme rapportés par BERBEZ
dans sa thèse et plus récemment par G. GUINON [1]. Les plaies des
nerfs, comme d'une façon générale tous les traumatismes nerveux,
exposent particulièrement au développement de cette névrose.

PINEAU [2] a également décrit des accidents névropathiques
tardifs à détermination viscérale consécutifs à des lésions nerveuses. Il signale notamment des *pseudo-angines de poitrine*,
des *gastralgies*, des *troubles sensoriels*, surtout de la vue et de
l'ouïe. Un grand nombre de ces troubles secondaires relèvent
manifestement de la névrose bien connue aujourd'hui sous le
nom de *neurasthénie*. Comme pour l'hystérie et l'épilepsie, il
existe à coup sûr une prédisposition individuelle résultant de
l'influence de l'hérédité et d'une façon plus générale de l'état
nerveux du sujet avant le traumatisme. Nombre d'individus dont
le système nerveux est à l'état d'équilibre instable, par insuffisance congénitale ou par dégénérescence acquise, deviennent
hystériques, neurasthéniques ou épileptiques à l'occasion d'un
traumatisme souvent minime.

On a rapporté enfin des faits de *paralysies tardives, à distance*,
qu'il ne faut pas confondre avec les paralysies précoces passa-

---

[1] G. GUINON. Agents provocateurs de l'hystérie. Thèse de doctorat,
Paris, 1890.

[2] PINEAU. De quelques accidents névropathiques à distance observés
tardivement à la suite de lésions des nerfs. Thèse de Paris, 1877, n° 387.

gères signalées plus haut (p. 363) ; Whytt et Prochaska, Brown-Séquard, Poncet en ont cité des cas. Charcot en 1856 publia une observation de section d'une branche du nerf radial à l'avant-bras gauche avec anesthésie, paralysie du côté blessé et suivie plus tard des mêmes accidents du côté droit.

Marche. Terminaisons

Une plaie nerveuse peut évoluer de trois façons différentes :

A. Vers la guérison. — Les extrémités nerveuses sont proches l'une de l'autre, la plaie n'est pas infectée, la régénération se fait peu à peu et les fonctions du nerf reparaissent. C'est d'abord la sensibilité qui revient ; elle naît à la périphérie puis gagne progressivement la racine du membre. Le retour de la sensibilité n'est pas suffisant pour affirmer la guérison, c'est-à-dire la régénération du nerf. Elle peut en effet se rétablir sous la moindre influence, à la suite d'une tentative opératoire notamment, alors que le nerf coupé reste définitivement dégénéré.

Le véritable indice de la régénération est le retour de la motilité, plus exactement le retour *progressif* de la motilité, jusqu'à son rétablissement complet. Nous avons dit plus haut que parfois la motilité reparaissait peu de jours après la section nerveuse, c'est-à-dire à une époque où la régénération n'a pas encore eu le temps de se produire : il s'agit alors de motilité suppléée et non d'une restauration de la motilité, et cette motilité suppléée est toujours incomplète et imparfaite. D'ailleurs la date même de son apparition suffit pour en affirmer la nature. La régénération histologique d'un nerf exigeant en moyenne six mois, et le rétablissement de la fonction nécessitant un temps encore plus long, tout retour des mouvements survenant avant six mois est certainement lié à un phénomène de suppléance motrice. Erb a montré que les jeunes fibres nerveuses obéissent à l'incitation des centres alors qu'elles ne sont pas encore directement excitables. Par contre, la contractilité faradique des muscles qui avait complètement disparu quelques jours après la section nerveuse reparaît sitôt que le muscle recommence à se contracter sous l'influence de la volonté

B. La régénération ne se fait pas. — L'écart entre les deux bouts du nerf était trop considérable, ou bien la régénération a été entravée par la présence d'une bride cicatricielle de tissu fibreux tellement dense que les jeunes fibres nerveuses n'ont pas pu la traverser pour cheminer vers le bout périphérique. Il n'est pas resté de corps étranger septique, il n'y a pas la moindre infection de la plaie ; par suite, il n'y a pas d'accidents de névrite, mais les organes placés sous la dépendance du nerf coupé sont frappés d'atrophie simple, atrophie qui porte sur tous les tissus depuis la peau jusqu'aux os, avec prédominance sur les muscles. La paralysie persiste définitivement et le membre prend une attitude vicieuse commandée par la tonicité des muscles antagonistes dont l'action n'est plus contre-balancée. A la longue une sorte d'accommodation se produit, par suite de laxité plus grande des articulations et d'attitudes compensatrices qui permettent aux muscles sains d'agir dans un sens un peu différent de celui de leur fonctionnement normal, reproduisant ainsi en partie, mais toujours très imparfaitement, les mouvements normalement exécutés par les muscles paralysés.

C. La plaie se complique de névrite. — C'est l'évolution de beaucoup la plus défavorable. Elle survient surtout à la suite des plaies contuses, des plaies par armes à feu notamment, et on peut dire, d'une façon générale, à la suite des plaies septiques. Non seulement la régénération est enrayée, mais le blessé est, exposé à une série d'accidents dont l'ensemble constitue l'histoire lamentable de la névrite que nous étudierons plus loin. C'est la forme grave des plaies des nerfs, la forme *dystrophique* suivant l'heureuse expression de Lejars par opposition à la forme précédente, plus bénigne, qui est la forme *atrophique* simple.

Pronostic

La gravité d'une plaie nerveuse dépend d'un certain nombre de facteurs, parmi lesquels le plus important est sans contredit l'*infection*. En effet, celle-ci entraîne la névrite et ses conséquences et j'ajouterai volontiers, me plaçant uniquement au point de vue chirurgical : *sans infection, pas de névrite*. Réserve faite toutefois pour certaines irritations chimiques qui peuvent vraisemblablement produire une sorte de névrite, en dehors de toute infection, et en particulier pour l'action des antiseptiques forts ou caustiques (sublimé, acide phénique, alcool, chlorure de zinc, etc.). D'où la recommandation expresse, pour le redire en passant, de proscrire absolument l'usage des antiseptiques en chirurgie nerveuse en faveur de l'asepsie pure.

Quant aux *corps étrangers*, débris de vêtement, fragments de verre, esquilles, etc., séjournant au contact immédiat des bouts nerveux, leur action nocive n'est pas douteuse. Néanmoins je pense qu'elle a été fort exagérée et qu'on n'a pas assez tenu compte de leur état septique ou non. Aseptiques, leur action irritante est sans doute minime ; septiques, ils entretiennent par leur présence l'infection au sein de la plaie, jusqu'à ce qu'ils disparaissent par résorption ou par élimination.

La gravité de la blessure dépend encore évidemment de l'importance physiologique du nerf lésé.

Il faut enfin tenir compte de la manière dont le malade a été soigné. La suture nerveuse a-t-elle été pratiquée ? Nous avons vu en étudiant la régénération, que si les deux bouts du nerf ne sont pas suffisamment rapprochés, celle-ci ne se fait pas. Et ce n'est pas assez de savoir si le nerf a été suturé, il faut encore connaître les conditions de cette suture, la nature du fil employé pour la pratiquer ; ici encore la question d'infection domine tout.

Toutes choses égales d'ailleurs, la plaie nerveuse est d'autant moins grave qu'il s'agit d'un sujet plus jeune et qu'elle est plus éloignée des centres nerveux.

DIAGNOSTIC

Sans parler des cas où la blessure est large et la section nerveuse évidente, on aura recours, pour la reconnaître, aux renseignements suivants : le siège exact de la plaie, la nature de l'agent vulnérant et la direction qui lui a été imprimée, enfin et surtout, l'étude des troubles sensitivo-moteurs. On se souviendra que les modifications de la sensibilité, à cause de leur inconstance et de leur variabilité, n'ont pas à beaucoup près la valeur des paralysies motrices. En choisissant parmi celles-ci les mieux caractérisées, et en tenant compte du siège de la blessure, on arrivera aisément à savoir quel tronc nerveux a été atteint; surtout si on a la précaution d'attendre que les symptômes diffus immédiats se soient effacés et que les troubles se soient circonscrits.

Le diagnostic est beaucoup moins aisé lorsqu'il s'agit d'une plaie incomplète. Suivant l'étendue de la section, les symptômes seront nuls ou presque aussi accentués que si la rupture était totale. Il est bon de faire remarquer que lorsque la blessure nerveuse est superficielle la question de l'intervention, c'est-à-dire de la suture nerveuse ne se pose pas, il n'y a donc pas lieu de s'en préoccuper au point de vue fonctionnel, et il est inutile de se livrer systématiquement à la découverte de la lésion.

Cependant une section nerveuse superficielle ou une piqûre méconnues parce qu'elles ne s'accompagnent immédiatement d'aucun trouble sensitivo-moteur caractéristique peuvent, si la plaie a été infectée, devenir le point de départ d'accidents névritiques graves tout comme une section complète. Et c'est cette complication, la névrite, qu'il faut savoir dépister le plus promptement possible pour s'efforcer de ·l'enrayer, en arrêtant les progrès de l'infection.

On songera dans certains cas, d'après les conditions de l'accident à la présence possible d'un corps étranger dans la plaie et comme celui-ci peut provoquer ou entretenir les accidents septiques, on en pratiquera l'extraction le plus promptement possible.

TRAITEMENT

1º Plaie incomplète. — Lorsqu'on voit au fond d'une plaie un tronc nerveux légèrement entamé, il me paraît absolument inutile d'en pratiquer la suture. L'abstention doit encore être la règle si la blessure est plus profonde et atteint la moitié de l'épaisseur du nerf; la portion intacte du nerf suffit pour maintenir la continuité. Tout au plus, pourrait-on, sur un tronc volumineux, pratiquer avec une aiguille très fine et un fil de catgut ou de soie également très ténu un ou deux points de suture ne comprenant que l'épaisseur de la gaine péri-nerveuse.

Supposons que la section soit presque complète, que les deux bouts du nerf ne soient reliés que par quelques rares faisceaux de fibres nerveuses et par quelques débris de la gaine ; dans ce cas il est prudent de se comporter comme si la section était complète d'emblée et de suturer les deux bouts nerveux dans la crainte que sous l'influence d'un choc, d'une pression, la rupture ne s'achève ultérieurement.

2° Plaie complète. — Lorsque les deux bouts d'un nerf sectionné sont peu distants, nous avons vu que la régénération peut se faire spontanément. Ainsi s'explique la guérison naturelle de certaines plaies nerveuses non traitées. Mais il est impossible d'avoir une opinion ferme sur ce point avant d'y avoir regardé ; on doit donc conclure en pratique que toute section nerveuse complète commande une intervention, du moins lorsque cette section est récente ou que, datant de plusieurs mois, la régénération ne s'est pas produite.

L'opération consiste dans la mise au contact des deux bouts nerveux, en un mot dans la *suture*. Les recherches de RANVIER confirmées par tous les auteurs qui ont étudié la question au point de vue histologique et expérimental, ont démontré qu'on se plaçait ainsi dans les meilleures conditions pour favoriser la régénération.

La suture est *primitive* ou *secondaire* suivant qu'elle est faite au moment de l'accident ou à une époque plus ou moins éloignée. DUPUYTREN avait déjà conseillé la suture sans la pratiquer toutefois. La première opération a été faite par DANIEL WURZ, puis par BAUDENS en 1836. Aujourd'hui, la suture nerveuse est devenue tellement banale qu'on n'en publie plus les observations.

MOMENT DE LA SUTURE. FILS A SUTURE. — Une première question se pose : en présence d'une plaie récente, doit-on toujours faire la suture primitive? Tripier [1] et Lejars [2], admettent qu'il s'agit d'une opération d'urgence pour ainsi dire, qui doit être par conséquent toujours pratiquée séance tenante. Il me semble au contraire qu'il y a là matière à discussion, et qu'il faut distinguer : cette plaie récente, est-elle ou non infectée? Dans nombre de cas, l'infection doit être tenue pour certaine, dans d'autres le fait est douteux, avec des probabilités plus grandes pour ou contre. Or, si la plaie est septique, la suture primitive n'a aucune chance de réussir, et d'autre part la présence du fil est nuisible car elle augmente les chances de névrite. Il semble donc qu'il vaille mieux s'abstenir dans ce cas, et c'est, pour ma part, ma conclusion formelle. La préoccupation du chirurgien doit être alors d'enrayer l'infection, de tarir la suppuration le plus promptement possible par un drainage soigné de la plaie et par l'application d'un pansement approprié, avec l'idée qu'on s'exposera d'autant moins à la névrite que l'infection aura été plus vite arrêtée. Au contraire une suture *à la soie*, ainsi que le recommandent la plupart des auteurs, faite dans ces conditions peut avoir un résultat déplorable. La plaie suppure abondamment par suite de la présence de la soie infectée au sein du foyer septique, jusqu'à ce que ce corps étranger soit éliminé et les extrémités du nerf placées au centre de la suppuration se nécrosent sur une étendue plus ou moins grande. La régénération ultérieure sera rendue par cela même plus difficile sans compter que, je le répète, on se sera placé dans les meilleures conditions pour provoquer la névrite.

Il ne faudrait pas toutefois exagérer la portée des réserves que je viens de formuler contre la suture primitive. Partant de cette idée que toute plaie accidentelle a de grandes chances d'être septique, on en arriverait à conclure que la suture primitive doit toujours être rejetée. Il y a des degrés dans la septicité d'une plaie; ce qui a été dit plus haut s'applique aux plaies contuses, aux plaies manifestement souillées. Il en est tout autrement s'il s'agit d'une section nette par coup de couteau ou par débris de

[1] Tripier. Revue de chirurgie, 1885, p. 571.
Lejars. Traité de chirurgie Duplay-Reclus, 2ᵉ édit., 1897, t. II, p. 64.

verre. En admettant, ce qui est probable, que l'agent vulnérant ait introduit dans les chairs quelques germes septiques, ceux-ci ne sont pas assez nombreux pour que l'organisme ne puisse les réduire au silence et la plaie suturée ne s'en réunit pas moins par première intention. L'expérience démontre tous les jours que les choses peuvent se passer ainsi. Dans ces cas douteux, la suture primitive doit être pratiquée, tout comme celle des tendons, dont la section accompagne si souvent la rupture nerveuse. On se mettra dans les meilleures conditions en faisant pendant quelques jours un léger drainage de la plaie avec un petit drain de caoutchouc ou une mèche de gaze, ou mieux encore avec un petit faisceau de crins de Florence. Quel est le meilleur fil à suture dans ces cas *douteux?* Je pense, quoi qu'on en ait dit, que le meilleur est le fil résorbable, c'est-à-dire le catgut fin. On peut, à l'exemple de J. LISTER, employer le catgut chromique dont la résorption est plus lente et encore celui-ci ne me paraît-il pas nécessaire. Le catgut ordinaire ne se résorbe guère avant le neuvième ou le dixième jour et souvent plus tard. Or QUÉNU nous a montré que du huitième au dixième jour le tissu primitivement muqueux interposé entre les deux bouts nerveux a déjà pris les caractères du tissu conjonctif adulte. BOWLBY a préconisé le tendon de kangourou, à cause de la lenteur de sa résorption; son usage ne s'est pas généralisé en France.

Enfin, il est des cas où la plaie est à peu près sûrement aseptique, comme, par exemple, lorsqu'au cours d'une résection articulaire, de l'énucléation d'une tumeur ou de l'extirpation d'une poche anévrismale, une échappée du bistouri blesse un tronc nerveux important, ou encore lorsqu'après la résection d'un névrome on rapproche les deux bouts nerveux. La *suture secondaire* est presque toujours également une opération aseptique.

Ici le chirurgien a le choix, le fil résorbable n'a plus la même importance que dans les cas *douteux*. NÉLATON, qui fut un des premiers à obtenir un heureux résultat de suture nerveuse, employait un fil d'argent dont les deux extrémités étaient fixées dans un tube de GALLI. A l'époque où ce chirurgien opérait, il était plus prudent d'employer un fil d'argent à surface lisse qu'un fil de soie essentiellement poreux. A l'heure actuelle où nous n'avons plus les mêmes raisons pour déterminer notre choix, le fil d'argent ne me paraît pas recommandable, comme étant trop dur, et par suite trop vulnérant pour un tissu aussi fragile que le tissu nerveux. FORGUE et RECLUS[1] préconisent le crin de Florence. Les meilleurs fils à suture sont, à mon avis, la soie fine, mieux encore le fil de lin ou fil d'Alsace, déjà employé par VULPIAN dans ses expériences, et qui se recommande par sa ténuité, et surtout le catgut, à cause de sa complète résorption.

TECHNIQUE DE LA SUTURE NERVEUSE. — On sera souvent forcé, pour découvrir les deux bouts du nerf et surtout le bout central, de pratiquer des débridements au niveau de la plaie. ASSAKY nous a démontré que les nerfs à l'état normal sont soumis à un certain degré de tension ; s'ils viennent à se rompre, les deux extrémités s'écartent en vertu de leur élasticité, et le bout central se rétracte plus que le bout périphérique. Cette rétraction se fait dans l'intérieur de la gaine périnerveuse et souvent un peu de sang s'accumule à l'extrémité de la gaine, au niveau de la surface de section du nerf. Le bout du nerf prend de ce fait une coloration rouge ou brune qui peut embarrasser, empêcher la facile découverte du nerf, si on n'en est pas prévenu.

Les extrémités nerveuses sont-elles contusionnées, mâchées, on devra les réséquer, les aviver avant de pratiquer la suture.

Il n'est pas nécessaire d'employer une *aiguille* spéciale comme celle recommandée par WOLBERG[2]. Une aiguille fine ordinaire est suffisante, l'aiguille de REVERDIN à suture intestinale par exemple, ou bien une petite aiguille de HAGEDORN. Cependant s'il s'agit de nerfs très grêles, on se trouvera bien d'utiliser l'aiguille ronde dite de couturière, droite ou courbe, à chas ouvert ou fermé.

---

[1] FORGUE et RECLUS. Thérapeutique chirurgicale, t. I, p. 474, 2° édition.

[2] WOLBERG. Centr. f. chir., 1880, n° 44.

Procédés de suture

Les procédés de suture sont très nombreux ; presque tous sont bons. Le point important est d'opérer *aseptiquement* et non *antiseptiquement*, et avec une certaine légèreté de main.

1° Suture indirecte. — C'est la suture de Baudens. Le fil ne pénètre pas dans l'épaisseur du nerf, il ne prend que la gaine. En Allemagne on appelle cette suture « *périneurotique* » par opposition à la suture « *paraneurotique* » de Hueter dans laquelle le fil ne prend même pas le névrilème mais seulement la gaine celluleuse qui l'entoure. Ce dernier procédé risque d'être insuffisant, la meilleure méthode de suture indirecte semble être celle qui comprend le névrilème. Sur un tronc nerveux volumineux, dont la gaine est épaisse, une série de sutures indirectes en couronne peuvent suffire, mais sur un nerf moins épais, la suture directe est préférable, ou du moins devra être associée à la suture indirecte suivant le procédé mixte de Tillmanns et Schramm ou de Mikulicz [1].

2° Suture directe. — Procédé de Nélaton. — C'est le plus simple et le meilleur. Le fil traverse transversalement les deux bouts dans toute leur épaisseur et les deux chefs sont noués latéralement (voy. fig. 81). Sur un gros nerf, cette suture peut être renforcée par quelques sutures d'appui sous-névrilématiques.

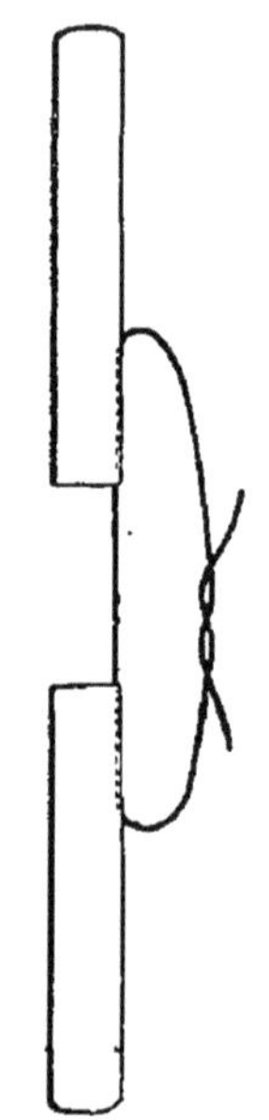

Fig. 80.
Suture nerveuse indirecte (suture de Baudens).

On pourra encore employer le procédé de la double suture, ne comprenant dans chaque anse qu'une faible épaisseur du nerf, ménageant ainsi une zone centrale intacte, ou bien le procédé en **U**.

Si, comme cela est fréquent, on doit faire en même temps la

[1] Mikulicz, Wiener med. Woch., 1883, Bd XXXIII, n°ˢ 39 et 40.

ligature de vaisseaux et la suture des tendons, il sera préférable de faire tout d'abord ces différentes opérations et de réserver la suture nerveuse pour la fin, de façon à éviter autant que possible les tiraillements de cette suture.

Il est un procédé d'affrontement, bon dans les plaies tendi-

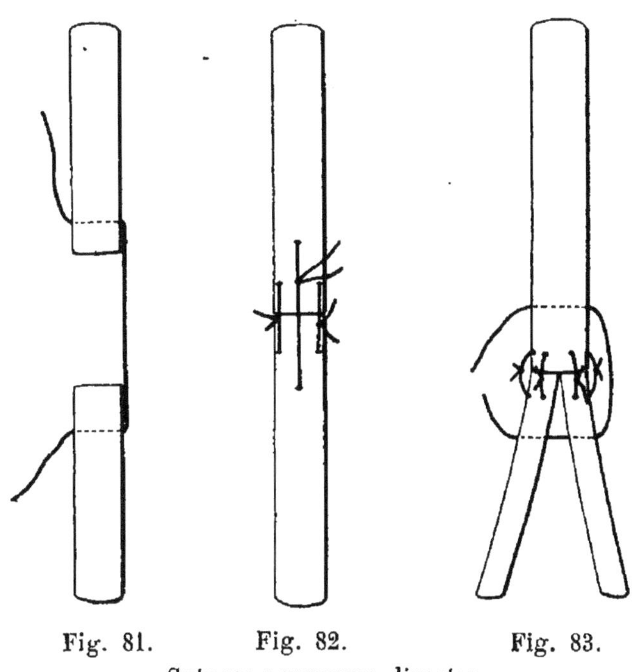

Fig. 81.   Fig. 82.   Fig. 83.

Sutures nerveuses directes.

neuses, qu'il faut absolument proscrire dans les blessures nerveuses. C'est celui qui consiste à placer d'abord sur chaque bout de nerf une ligature transversale en masse de façon à servir de point d'appui aux fils d'affrontement. Une telle ligature aurait pour résultat de s'opposer à la régénération dans le bout central et d'empêcher la pénétration du bout périphérique par les jeunes fibres nerveuses (voy. fig. 84).

La suture simple bout à bout n'est plus possible lorsqu'il existe un écartement des deux extrémités nerveuses. Il faut alors avoir recours à un artifice. Quand l'écart est minime, on peut le réduire par de simples tractions sur le bout nerveux central ; on pratique ce qu'on nomme une élongation (voy. p. 430). Pour que cette manœuvre réussisse, il ne faut pas que l'écartement dépasse quatre à cinq centimètres. Max Schüller fit avec succès une opération de ce genre sur le nerf médian.

Dans les cas où l'élongation n'est plus suffisante pour permettre la suture nerveuse, on peut employer un des procédés suivants : a. la *greffe nerveuse* ; b. l'*anastomose* ; c. l'*autoplastie à lambeaux de Leliévant* ; d. la *suture tubulaire de Van Lair* ; e. la *suture à distance*.

a. **Greffe nerveuse.** — La greffe consiste à prélever un tronçon de nerf sur le même individu (greffe autogène) ou sur un autre individu (greffe hétérogène) et à l'interposer entre les deux bouts du nerf sectionné auxquels on la suture. Elle fut tentée expérimentalement pour la première fois par Philippeaux et Vulpian[1] ; ils n'obtinrent pas la restauration physiologique. Glück[2], en 1880, reprit ces expériences et déclara avoir réussi. Cependant Johnson[3] échoua dans ses tentatives et conclut à l'impossibilité d'obtenir de pareilles

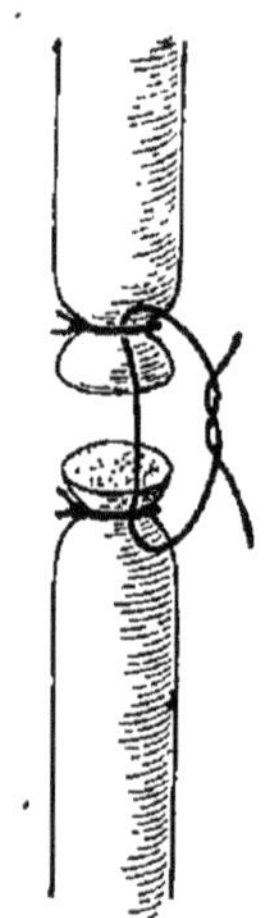

Fig. 84.
Mauvaise suture
nerveuse.

greffes. C'est également l'opinion émise par Assaky dans sa thèse.

Vogt, cité par Tillmanns[4], essaya de greffer deux segments de sciatique de chien sur le nerf radial droit d'un homme. La plaie suppura ; deux mois après, le nerf était encore dépourvu de toute conductibilité.

Albert[5] prélève un tronçon de nerf tibial à une jambe qui vient

---

[1] Philippeaux et Vulpian. Arch. de physiol., 1870, p. 618.

[2] Glück. Arch. f. Klin. chir., 1880, Bd XXV, p. 605-615.

[3] Johnson. Institut Caroline de Stockholm. Nordiskt médic. arch., Bd XIV, n° 27, 1882.

[4] Tillmanns. Quatorzième Congrès de Chirurgie allemande, 1885, p. 218.

[5] Albert. Wiener med. Presse, n° 41. 1885.

d'être amputée et le greffe entre les deux bouts du nerf médian après excision d'un névrome. Ce fut encore un insuccès.

LANDERER [1] ayant coupé le nerf radial en extirpant un séquestre de l'humérus à une jeune fille, lui fit quelque temps après une greffe nerveuse en interposant entre les deux bouts du radial un fragment de nerf de lapin. La conductibilité nerveuse revint rapidement après cette opération, et LANDERER est tenté d'admettre que la greffe a réussi, sans pouvoir toutefois l'affirmer.

MAYO ROBSON [2] pense avoir obtenu un succès avec la greffe nerveuse dans un cas qui nous parait fort discutable. Il interpose entre les deux bouts du nerf médian un tronçon du nerf tibial postérieur d'un membre récemment amputé, et, trente-six heures après, la sensibilité est revenue. Cependant, l'atrophie de l'éminence thénar persiste. Le retour de la sensibilité est tout à fait insuffisant pour permettre d'affirmer la régénération d'un nerf.

HARRISON [3] rapporte en 1893, six succès partiels et trois succès complets de la greffe nerveuse. Il s'agit sans doute dans ces cas, comme dans ceux de LANDERER et de MAYO ROBSON de réveil dynamogénique.

En tous cas, la greffe nerveuse ne nous parait pas admissible. Les belles recherches de RANVIER ne nous permettent pas d'avoir la moindre illusion à cet égard. Les deux bouts d'un nerf coupé, maintenus en contact, ne se soudent pas comme deux fils électriques, à plus forte raison, si l'on vient à interposer un segment prélevé sur un autre nerf, la conductibilité nerveuse ne pourra-t-elle pas se rétablir d'emblée. Ces greffes ne peuvent donc pas agir autrement que comme guide, comme conducteur pour la régénération venant du bout central. Et alors on se demande s'il est logique de prélever un segment de nerf sur un individu pour l'interposer entre les deux bouts d'un autre nerf. Et si on a recours à la greffe hétérogène, c'est-à-dire que si on prélève le fragment nerveux à un membre récemment amputé ou à un

---

[1] LANDERER. Deut. Zeit. f. chir., XXVIII, p. 604-606, 1888.
[2] MAYO ROBSON. Brit. med. J., février 1889, p. 244.
[3] HARRISON. Société Clin. de Londres, 11 mars 1893.

animal, on s'expose à l'infection et à la suppuration comme cela est arrivé à Vogt. En sorte que, pour ma part, je serais tenté de rejeter complètement la greffe nerveuse.

b. **Anastomose**. — La *suture par anastomose* a été imaginée par Denonvilliers et régulièrement pratiquée par Letiévant[1]. Le bout inférieur du nerf coupé est fixé à un nerf voisin sur lequel on pratique une petite encoche de façon à avoir une surface d'avivement. De la sorte, la régénération passe du nerf d'emprunt dont on a coupé quelques fibres au bout périphérique du nerf coupé. Se trouvant en présence d'une section du nerf sciatique poplité externe datant de six semaines, Wölfler[2] suture les deux bouts du nerf divisé au nerf sciatique poplité interne. Huit mois après l'opération il n'y avait encore aucun indice de régénération. Ce procédé, rationnel pour les tendons, ne l'est plus pour les nerfs. En effet, comme le fait remarquer Assaky dans sa thèse, on est forcé, pour pratiquer l'avivement sur le nerf d'emprunt, de sectionner un certain nombre de ses fibres dont les bouts périphériques sont par cela même fatalement dégénérés. Després[3] a essayé de tourner la difficulté en écartant les fibres du nerf d'emprunt, sans les couper. Il inséra ainsi le bout inférieur du nerf médian au milieu des fibres dissociées du nerf

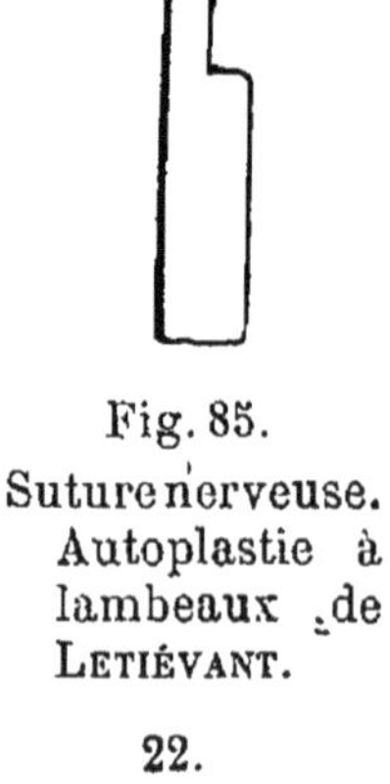

Fig. 85.
Suture nerveuse.
Autoplastie à
lambeaux de
Letiévant.

22.

---

[1] Letiévant. Traité des sections nerveuses, 1873, p. 427.

[2] Wölfler. Prag. med. Woch., 21 et 28 novembre 1895 et in Neugebauer. Beitr. z. Klin. chir., 1896, Bd XV, p. 484.

[3] Després. Gazette hebdomadaire, 1876, p. 405.

cubital. Le résultat ne fut pas concluant, par la raison que, même avant l'opération, il n'existait aucun trouble de la motilité.

Il nous semble que c'est là encore une méthode défectueuse car elle doit être peu favorable à la régénération, et surtout elle expose à peu près fatalement le nerf d'emprunt à subir au moins une dégénération partielle.

c. **Autoplastie à lambeaux de Letiévant.** — Cet autre procédé n'est pas meilleur à mon avis. Voici en quoi il consiste (voy. fig. 85) : à l'aide d'un bistouri fin et bien tranchant on dédouble chaque bout nerveux ; on renverse les lambeaux résultant du dédoublement et on les suture l'un à l'autre latéralement. Letiévant employa, pour les sutures, le fil d'argent. La plaie suppura et le résultat fut négatif. Tillmanns[1] qui a eu également recours à cette méthode pense avoir obtenu au bout d'un mois une ébauche de retour à la sensibilité. En réalité la motilité et la sensibilité ne sont revenues à l'état normal qu'au bout d'un an. Ce cas ne peut donc pas compter pour un succès.

Bruns[2] eut un résultat encore moins brillant.

Brenner[3] a modifié la technique de Letiévant en taillant les lambeaux sur le bord opposé de chacun des deux bouts (voy. fig. 86); il obtient ainsi un adossement des portions dédoublées beaucoup plus large.

d. **Suture tubulaire.** — Imaginé par Van Lair[4], ce mode de suture a été employé par cet auteur dans ses études expérimentales. Il se sert d'un drain d'osséine de Neuber, c'est-à-dire d'os décalcifié, et c'est avec cette technique que Van Lair a fait ses belles recherches sur la régénération nerveuse et sur les conditions de ce phénomène. Les bouts du nerf coupé sont introduits

<hr>

[1] Tillmanns. Arch. f. Klin. chir., XXXII, p. 942.
[2] Bruns. Cité par Gleiss, Beitr. zur Klin. Chir., 1893, Bd X, 2.
[3] Brenner. Heilung Wien. Klin. Wochens., 1891, p. 387.
[4] Van Lair. Archives de physiologie, t. X, 1882, p. 595 et R. C. Ac. des Sciences, 1882, p. 100.

dans les extrémités du tube d'osséine et fixés avec du catgut. Ce procédé exige des drains d'os décalcifié, ce qui est déjà une complication, car on sait la difficulté qu'on a d'assurer la parfaite asepsie de ces drains ; en outre, la fixation des extrémités du nerf au tube n'est pas aisée.

Tentée chez l'homme par Guelliot[1], le résultat fut nul au point de vue de la conductibilité motrice. Le malade mourut au bout de onze mois d'un kyste hydatique suppuré du foie. A l'autopsie on trouva une régénération nerveuse de quatre centimètres alors qu'il en fallait huit pour rétablir la continuité. Il n'y avait plus ni catgut, ni osséine.

Socin a combiné la suture à distance à la suture tubulaire, et Ehrmann[2] a rapporté un succès obtenu par ce procédé mixte.

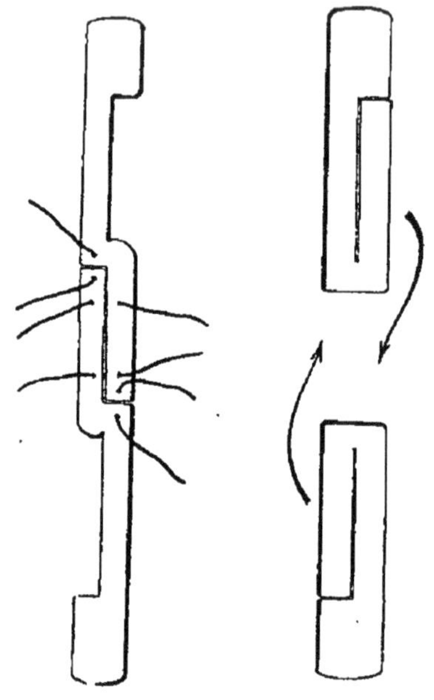

Fig. 86.

Suture de Brenner.

e. **Suture à distance.** — Les deux bouts nerveux sont reliés par des anses de fil. Glück[3] employa le premier des tresses de catgut.

Ses expériences furent reprises par Van Lair[4], Tillmanns[5]. Mais c'est à Assaky[6] que revient le mérite d'avoir obtenu les

[1] Guelliot. Bulletins de la Société de chirurgie, février 1893, p. 73.

[2] Ehrmann. Congrès français de chirurgie, 1892, p. 428.

[3] Glück. Arch. f. Klin. chir., 1881.

[4] Van Lair. Archives de biologie de van Beneden, t. VI, fasc. I, 1885. Revue de Chirurgie, août 1886.

[5] Tillmanns. Quatorzième Congrès de Chirurgie allemande, 1885.

[6] Assaky. Suture des nerfs à distance. Thèse de doctorat, Paris, 1886, n° 149. Soc. de Biol., 3 avril 1886.

premiers succès expérimentaux et d'avoir bien précisé la technique de la suture à distance. Il recommande l'emploi des anses de catgut.

Au lieu de pénétrer avec les fils de catgut dans l'épaisseur du nerf, Forgue et Reclus conseillent de ne comprendre dans l'anse de fil que le névrilème et le tissu conjonctif périnerveux. C'est la *suture indirecte à distance*.

Glück et Bernhardt [1] firent les premières applications à l'homme. Pour une section du radial avec écartement de 5 centimètres, ils firent la suture à distance avec des faisceaux de catgut, et instituèrent d'emblée un traitement électrique actif. Au bout de dix mois, la motilité reparut dans la zone musculaire paralysée.

f. Suture par entre-croisement. — Signalons encore la *suture par entre-croisement* de Letiévant. Elle repose sur le phénomène physiologique de la conductibilité nerveuse indifférente démontrée par les expériences de Flourens, Bidder, Glüge et Thiernesse, et par celles de Philippeaux et Vulpian sur les nerfs de la langue. Elle n'est applicable que lorsque deux nerfs voisins et parallèles sont sectionnés. L'écartement est trop grand pour qu'on puisse faire la suture simple et d'autre part il faut supposer que les deux sections ne siègent pas exactement au même niveau. Alors, prenant le bout central d'un des nerfs, on le suture au bout périphérique de l'autre (voy. fig. 87).

Tillmanns complète le procédé en anastomosant les deux bouts nerveux inutilisés au nerf reconstitué (voy. fig. 87). D'après ce que nous avons vu plus haut, ce temps opératoire complémentaire n'ajoute sans doute pas grand'chose au résultat final.

Dans un cas de section du nerf médian à l'avant-bras, Löbker, pour permettre le rapprochement des deux bouts, a imaginé l'opération complexe de la résection d'un segment des os cubitus et radius.

Résumé. — Pour résumer ce chapitre de la suture primitive,

---

[1] Glück et Bernhardt. Berl. Klin. Woch., XXV, 1888, p. 701-904.

nous dirons que le procédé de choix de la suture nerveuse primitive est la suture bout à bout suivant la technique de Nélaton,

en y associant, si l'on veut, surtout sur les gros troncs nerveux, quelques. points de suture indirecte d'appui.

Il nous paraît inutile d'entourer la suture, comme on l'a conseillé, d'un cylindre fait d'un lambeau dermo-épidermique, taillé à la façon d'Ollier-Thiersch, et enroulé.

Les fils de suture devront être serrés avec attention et douceur, de façon à ne pas couper le tissu nerveux et à ne pas écraser les extrémités nerveuses l'une contre l'autre. Sitôt que le contact est obtenu il faut arrêter la constriction du fil, et éviter de serrer trop fort le second nœud.

Lorsque l'écartement des deux bouts nerveux est trop considérable pour permettre le rapprochement, même en élongeant le

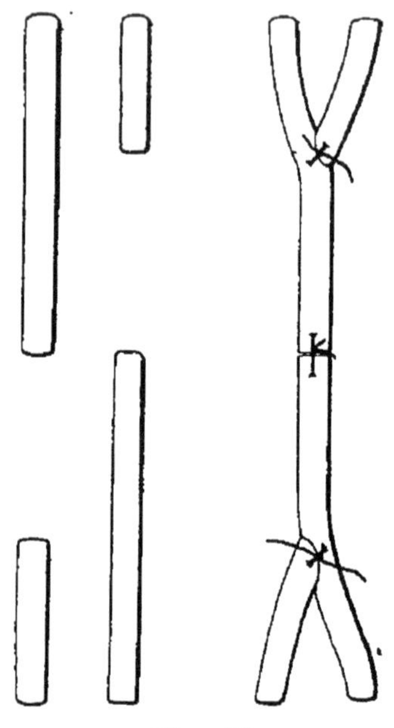

Fig. 87.
Suture par entre-croisement
de Letiévant.
(Avec la modification de
Tillmanns).

bout nerveux central, c'est à la suture à distance avec anses de catgut que nous donnons la préférence.

On se souviendra enfin de la *suture par entre-croisement* de Letiévant qui pourra dans certains cas être avantageusement employée.

Suture secondaire

La *suture secondaire* se pratique dans deux conditions différentes. Un malade se présente quelques semaines ou quelques mois, parfois même plus d'une année après un traumatisme qui a entraîné l'anesthésie et l'impotence d'un membre. Les antécédents et l'examen permettent de penser qu'il y a eu section d'un tronc nerveux important et que la régénération ne s'est pas faite spontanée. Il faut dans ce cas conseiller une opération qui aura pour but d'aller à la recherche des deux bouts nerveux et d'en faire la suture. D'autres fois, c'est de propos délibéré que le chirurgien, ayant vu le malade au moment de l'accident et s'étant assuré de l'état septique de la plaie, refuse de pratiquer toute intervention immédiate et remet la suture nerveuse à une époque ultérieure, quand la suppuration sera tarie et la cicatrisation des parties molles achevée. Cette suture secondaire aura d'autant plus de chance d'être facile et efficace qu'on attendra moins longtemps après la disparition de la suppuration pour la pratiquer.

Les deux bouts nerveux sont habituellement séparés par une distance de plusieurs centimètres. Le bout central est renflé en olive ; on sent à travers la cicatrice des téguments ce névrome dont la pression est parfois douloureuse. Il peut exister également une légère induration, un petit névrome à l'extrémité du bout périphérique, mais il est moins volumineux qu'au bout central. Entre les deux, on rencontre souvent une bride fibreuse les reliant l'un à l'autre ; c'est le premier effort de la nature vers la régénération (voir fig. 75). L'isolement des deux bouts est parfois délicat, il faut les sculpter dans une gangue fibreuse, cicatricielle, d'autant plus épaisse que la plaie aura suppuré davantage. Le bout central a perdu son élasticité, malgré les tractions exercées à son niveau, malgré son élongation, il est impossible de l'amener au contact du bout périphérique. C'est alors qu'il faut avoir recours aux artifices opératoires signalés précédemment : le plus simple et le meilleur avons-nous dit est la suture à distance au catgut. Dans des cas plus heureux les deux extrémités nerveuses pourront être amenées au contact et suturées après avoir eu soin de les aviver par une section transversale nette, au bistouri ou aux ciseaux fins.

Lorsque le bout central est extrémement volumineux et le bout périphérique au contraire effilé, on pourra à l'exemple de Bruns faire une suture spéciale après avoir taillé en V le bout central et introduit le bout périphérique pointu comme un coin entre les deux branches du V (voy. fig. 88). S'il existe entre les deux tronçons une bride fibreuse épaisse, Bruns conseille de

l'inciser longitudinalement de façon à 'le dédoubler, et des
sutures faites longitudinalement de chaque côté (voy. fig. 90)
rapprochent les deux bouts nerveux et assurent leur contact sur
une large surface.

La suture primitive, surtout lorsqu'elle est faite à la soie, peut

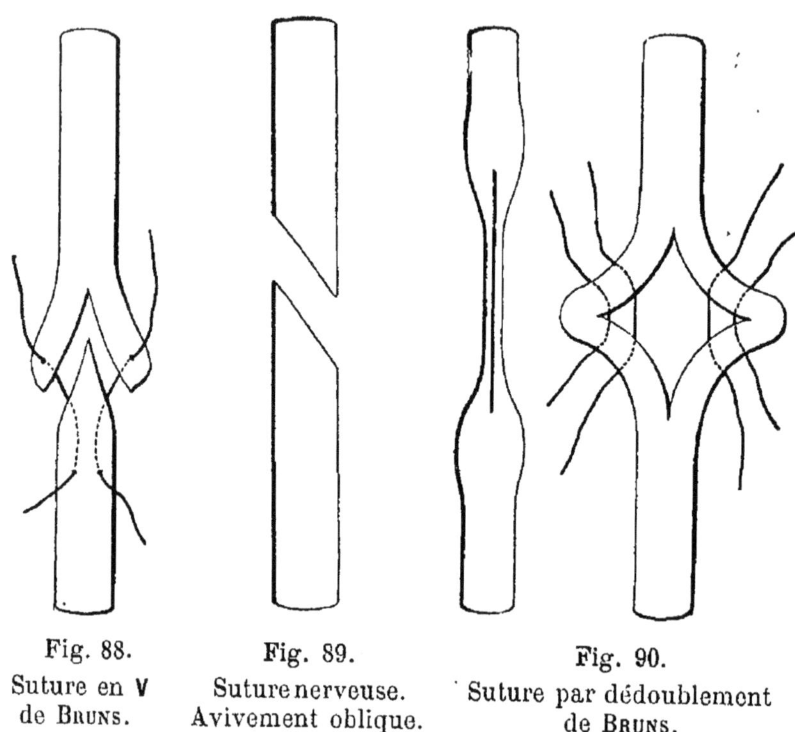

Fig. 88.   Fig. 89.   Fig. 90.
Suture en V   Suture nerveuse.   Suture par dédoublement
de Bruns.   Avivement oblique.   de Bruns.

entraîner la formation d'une cicatrice exubérante. La réunion
a été obtenue, mais la plaie n'était pas parfaitement aseptique,
et au lieu d'avoir une cicatrice mince et souple elle est épaisse
et dure, l'inflammation et la sclérose étant entretenues par le ou
les fils de soie. Loin d'être favorable, la suture primitive s'oppose dans ce cas à la régénération ; il y a tout intérêt à réopérer
le malade, à faire l'excision du névrome cicatriciel scléreux, et à
pratiquer une nouvelle suture nerveuse. C'est ce que fit Busch [1]

---

[1] Busch. Dixième Congrès de Chirurgie allemande, 1881. Arch. f.
Klin. chir., vol. XXVII.

pour une plaie du nerf radial. Cette plaie avait été primitivement suturée ; il existait une masse cicatricielle exubérante. Busch, dans une seconde opération, en pratiqua l'excision, puis sutura les deux bouts nerveux, et obtint le rétablissement de la fonction du nerf. Ehrmann [1] a publié un cas analogue.

Résultats thérapeutiques. — Théoriquement la suture nerveuse, qu'elle soit primitive ou secondaire, n'a pas d'autre but que celui de favoriser la régénération. Étant donné qu'il est impossible de savoir si, à la suite d'une section nerveuse, la régénération se fera spontanément, la suture doit être pratiquée, à moins que, examinant le malade deux ou trois mois après l'accident, on ne relève des signes certains d'un début de régénération spontanée. On ne confondra pas la suppléance avec la régénération vraie. Outre le retour de la sensibilité, celle-ci se caractérise par le rétablissement lent et progressif des mouvements et surtout par la disparition de la réaction de dégénérescence à l'exploration électrique, et la réapparition de la contractilité faradique des muscles. La régénération post-opératoire se présentera avec les mêmes caractères. On ne sera pas trop pressé, et on ne dévra pas se prononcer sur l'échec ou le succès d'une suture nerveuse avant cinq ou six mois. Passé ce laps de temps, s'il n'y a toujours aucun signe indiquant le retour des fonctions du nerf, on sera autorisé à admettre que la suture a échoué ou qu'un noyau fibreux interposé entre les bouts nerveux s'oppose à la régénération et par suite on devra tenter une nouvelle suture avec avivement ou résection limitée.

Chaput [2] en 1884 rassemble 39 cas de suture nerveuse primitive avec 15 échecs, et 27 cas de suture secondaire avec 7 insuccès. Cette statistique est en faveur de l'efficacité plus grande de la suture secondaire. Il faut remarquer que l'auteur a colligé des observations remontant à la période préantiseptique, et de ce fait les résultats sont faussés. Il relève un certain nombre de cas de *névrite* due peut-être à une technique défectueuse et qui a pu entraver le travail de régénération.

[1] Ehrmann. Gazette médicale de Strasbourg, 1er juillet 1888.
[2] Chaput. Arch. générales de médecine, 1884, t. XIV, p. 205 et 333.

ANDERSON HODGES [1], cité par SCHWARTZ [2], a publié, dans un travail sur la chirurgie réparatrice des nerfs périphériques, une statistique intéressante au point de vue qui nous occupe. Il a réuni 104 cas de sutures nerveuses primitives avec 74 p. 100 de succès, et 108 de sutures secondaires, avec 88 p. 100 de succès. Là encore l'avantage est en faveur de la suture secondaire. Ainsi que nous l'avons déjà dit à plusieurs reprises on éviterait beaucoup de ces échecs et sans doute aussi beaucoup de complications infectieuses, c'est-à-dire de névrites en pratiquant moins souvent la suture primitive, en choisissant mieux ses cas.

L'opération de la suture nerveuse nécessite une immobilisation ultérieure du membre pendant quinze à vingt jours de façon à éviter toute traction qui romprait la très fragile union nerveuse. Ensuite, on favorisera dans de grandes proportions le retour des fonctions par un massage modéré et régulier, par des bains sulfureux et surtout par le traitement électrique. On emploiera d'abord les courants galvaniques faibles, de 6 à 8 milliampères, pendant deux ou trois heures chaque jour, pour combattre l'atrophie musculaire. Puis, on associera les courants faradiques aux galvaniques, lorsque la motilité commencera à revenir. Ces soins consécutifs ont une extrême importance et méritent d'être surveillés de près.

A côté des cas de guérison normale après suture nerveuse, guérison qui se caractérise, nous l'avons dit, par le retour tardif, lent et progressif de la sensibilité puis de la motilité, il existe dans la science un grand nombre d'*observations paradoxales* qui ont donné naissance à des discussions passionnées.

En 1853, PAGET ayant suturé le nerf radial et le nerf médian vit reparaître la sensibilité un mois après l'opération chez un premier malade et, fait plus remarquable encore, douze jours après, chez un second malade.

---

[1] ANDERSON HODGES. Med. News, 12 novembre 1892.

[2] SCHWARTZ. Art. « Plaies des nerfs ». Traité de chirurgie clinique et opératoire de Le Dentu et Pierre Delbet, t. IV, p. 79.

En 1864, Laugier [1] et Nélaton [2] publièrent deux observations
retentissantes : la sensibilité revint dans les deux cas très rapidement après l'opération, si bien que ces deux chirurgiens conclurent au prompt rétablissement fonctionnel des nerfs suturés.

Dans le cas de Laugier, il s'agissait d'une section incomplète
du nerf radial et d'une section complète du médian. Ce dernier
nerf fut suturé et la sensibilité reparaissait dès le soir de l'opération. Nélaton réséqua une partie du médian et sutura les
deux bouts. En moins de huit jours, la sensibilité et la motilité
étaient rétablies.

Malgré l'autorité de ces deux chirurgiens leurs conclusions ne
furent pas admises sans protestations. Vulpian et Magnien [3], au
nom de la physiologie, rejetèrent la réunion immédiate des nerfs.
On invoqua les anomalies anatomiques ou les erreurs d'observation. Trois ans après les observations de Laugier et Nélaton,
A. Richet [4] apporta un fait bien étudié et en opposition avec les
précédents : dans une section complète du médian, il constata,
en explorant la sensibilité avant la suture, qu'elle existait dans
presque toute l'étendue du territoire du nerf coupé ; et, malgré
la suture, les fonctions du nerf ne se rétablirent complètement
qu'à longue échéance.

Gluck [5], expérimentant sur les animaux, obtint le rétablissement de la fonction quatre-vingts à quatre-vingt-six heures
après la suture ! La grande majorité des expérimentateurs,
Johnson, Ranvier, Hehn, Falkenheim [6], Vulpian, notamment,
qui ont répété les expériences de Gluck, sont unanimes à
déclarer qu'ils n'ont rien observé d'analogue. Seul Wolberg [7]
croit avoir obtenu la réunion du nerf par première intention

---

[1] Laugier. C. R. Académie des Sciences, 1864.

[2] Nélaton. Bull. et mémoires de la Société de chir., 1864, p. 301.

[3] Magnien. Recherches expérimentales sur les affections consécutives à la lésion des nerfs mixtes. Thèse de doctorat, 1866, n° 28.

[4] A. Richet. Gazette des hôpitaux, 1867, p. 519.

[5] Glück. Arch. f. Klin. Chir., 1880, XXV, p. 606-616.

[6] Falkenheim. In. Dissert. Kœnigsberg, 1881.

[7] Wolberg. Centr. f. Chir. 1881, n° 38, p. 593. Deut. Zeit. . Chir.,
1883.

et le rétablissement immédiat de la fonction, une fois sur trente expériences. L'examen histologique vint confirmer le résultat physiologique. Sur 48 observations recueillies chez l'homme il aurait vu 13 cas de restauration précoce.

En 1884 le professeur TILLAUX publia à l'Académie des sciences un cas de plaie ancienne du médian pour laquelle il fit une suture secondaire. Le lendemain de l'opération la sensibilité reparaissait au niveau des doigts. La même année, CHAPUT[1] rapportait une nouvelle observation analogue du professeur TILLAUX, et, soutenant l'opinion de son maître de la réunion immédiate des nerfs suturés, il admet d'après ses recherches bibliographiques que celle-ci fut obtenue probablement quatre fois après la suture primitive et certainement sept fois après la suture secondaire. Il faut avouer que la réunion immédiate sur un nerf coupé depuis un temps plus ou moins long est encore plus difficile à comprendre que lorsqu'il s'agit d'une section récente. Dans le premier cas en effet on devrait, pour l'admettre, supposer que les cylindraxes persistent dans le bout périphérique même longtemps après la section. Cette conclusion ne cadre guère avec les données histo-physiologiques.

NICAISE[2], la même année, faisant une suture secondaire du nerf médian, voyait la sensibilité revenir partiellement dès le lendemain. POLAILLON et SEGOND en 1887, publient chacun une observation analogue à la Société de chirurgie. Ce n'est plus une suture secondaire, mais bien une suture primitive dans laquelle on constate le retour immédiat de la sensibilité. A l'étranger, des faits semblables sont publiés. HUETER[3] ayant blessé le nerf cubital dans une résection du coude le sutura; la sensibilité et la motilité reparaissent dès le troisième jour. Il s'agit encore d'une plaie du cubital dans le cas de TILLMANNS[4] : la suture fait revenir

[1] CHAPUT. *Loc. cit.*

[2] NICAISE. Revue de chirurgie, 1885, p. 373-566. Congrès français de chirurgie, 9 avril 1885.

[3] HUETER. Cinquième Congrès de la Société allemande de Chirurgie, 1876, t. I, p. 110-112.

[4] TILLMANNS. Dixième Congrès de la Société allemande de chirurgie, 6-9 avril 1881.

les fonctions dès le commencement de la quatrième semaine. Chez un homme de vingt-quatre ans, KÖLLIKER [1] suture le médian et le cubital, et quatorze jours après, les fonctions du médian se rétablissent. BOEGEHOLD [2] fait une suture primitive du nerf radial chez un enfant de deux ans et constate huit jours après le retour de la sensibilité et de la motilité. Le cas de KRAUSSOLD [3] est encore plus surprenant : les trois troncs nerveux du membre supérieur, médian, cubital et radial, sont coupés des deux côtés. Il suture immédiatement ces six nerfs, dès le deuxième jour la sensibilité reparait; au septième jour, elle est complète et à la troisième semaine la motilité est également rétablie. Le professeur TILLAUX [4] apporte un nouveau fait à la Société de Biologie en 1888.

La question est reprise à l'Académie de Médecine en 1893 à propos d'observations publiées par les professeurs BERGER [5] et LE FORT. Ici encore la sensibilité était revenue très rapidement et LE FORT compare le retour de la sensibilité après la suture au rétablissement du courant dans les fils électriques unis bout à bout. LABORDE et BROWN-SÉQUARD, s'appuyant sur la physiologie et l'histologie, nient le fait, BROWN-SÉQUARD expose à nouveau sa séduisante hypothèse de la dynamogénie et de l'inhibition. Un nerf est coupé, la sensibilité a disparu dans son territoire malgré l'existence dans son épaisseur de fibres récurrentes anastomotiques qui ne sont pas dégénérées ; mais l'action de celles-ci est momentanément inhibée, elle sommeille. Qu'une excitation survienne (et la suture produit ce choc), et les fibres récurrentes entreront en fonction suppléant les fibres nerveuses dégénérées. Donc la suture pratiquée par le chirurgien a une action dynamogénique et rien de plus, du moins immédiatement, car, ultérieurement, elle favorise la régénération.

---

[1] KOLLIKER. Centr. f. Chir., 1881, n° 8. p. 124.

[2] BOEGEHOLD. Arch. f. Klin. chir., XXVI, n° 2, p. 730, 1881.

[3] KRAUSSOLD. Centr. f. Chir., 1882, n° 13.

[4] TILLAUX et DEMARS. Soc. de Biol., 3 mai 1888.

[5] BERGER, LE FORT, LABORDE, BROWN-SÉQUARD. Académie de médecine, 7, 21 mars, 25 avril 1893. Discussion.

Quénu a brillamment soutenu la théorie de Brown-Séquard devant la Société de chirurgie à propos d'une communication de Ch. Monod[1]. Ce dernier, ayant réséqué 4 centimètres du nerf radial pour un névrome, sutura séance tenante les deux bouts. Le lendemain matin, les extenseurs n'étaient nullement paralysés. S'appuyant sur des recherches expérimentales et histologiques personnelles, Quénu a démontré la non-réunion immédiate des nerfs sectionnés. Entre les deux bouts mis en contact s'interpose une bande de tissu conjonctif. De plus ce qui ferait supposer que l'acte chirurgical de la suture joue le rôle d'excitant, de facteur dynamogénique, c'est qu'on a pu obtenir un effet analogue en se contentant de découvrir un nerf qu'on croyait rompu et dont la réparation s'était produite spontanément, et Quénu cite à l'appui le fait du professeur Tillaux (1888) et une observation personnelle dans laquelle la simple mise à nu d'un nerf anciennement coupé et spontanément restauré suffit à faire réapparaître la sensibilité jusque-là demeurée nulle.

Un des rares parmi les physiologistes actuels, Herzen[2], reprenant les idées de son illustre maître Schiff[3] de Lausanne, admet l'opinion des cliniciens, à savoir la réunion immédiate dans la suture nerveuse secondaire. Les fibres du bout inférieur ne dégénèrent pas comme le disent tous les expérimentateurs, Ranvier en particulier, et, par suite, les fibres venues du bout central s'unissent à elles directement. Aujourd'hui que la technique chirurgicale s'est considérablement perfectionnée, il y aurait lieu de reprendre les expériences de Ranvier, à l'exemple de Quénu, et de les contrôler avec toute la rigueur que donnent les opérations strictement *aseptiques*. Les observations anciennes, et, il faut bien le dire, nombre d'observations

---

[1] Ch. Monod. Quénu. Bulletins de la Société de chirurgie, 1894, p. 103.

[2] Herzen. Séance annuelle de la Société Vaudoise, 15 juin 1892. Sem. méd., 1892, p. 328. Revue scientifique, 1894, p. 362-571-636.

[3] Schiff. Semaine médicale, 1887, p. 350. Assoc. Franç. pour l'avanc. des Sciences. Session de Besançon, 7 août 1892.

récentes n'offrent pas à ce point de vue de garanties suffisantes.

Quoi qu'il en soit, jusqu'à nouvel ordre, je pense qu'il faut admettre avec la grande majorité des histologistes et des physiologistes que toute section nerveuse entraîne fatalement la dégénération des fibres du bout périphérique à l'exception de certains fibres dites récurrentes qui ayant dans le tronc nerveux un trajet inverse, demeurent à peu près intactes dans le bout périphérique tandis qu'elles dégénèrent dans le bout central. Après la section d'un nerf mixte, il faut donc s'attendre à constater la perte de la sensibilité et de la motilité dans le territoire correspondant et ne compter que sur un lent et tardif rétablissement des fonctions.

Parmi les nombreux faits paradoxaux publiés, il y a lieu de distinguer les sutures primitives et les sutures secondaires. Dans ce dernier cas, la suppléance latente, l'accommodation qui s'est développée insidieusement est mise au jour par l'opération agissant comme cause provocatrice, dynamogénique. Les anastomoses nerveuses, les récurrences jouent sans doute un rôle dans ce retour des fonctions, bien que ce rôle ne soit pas toujours facile à mettre en évidence. D'ailleurs le rétablissement de la motilité est seul intéressant, la sensibilité a beaucoup moins d'importance, et c'est cependant sur elle que presque tous les auteurs ont insisté. Nous avons vu plus haut combien les troubles sensitifs sont variables, en partie à cause de la fréquence des anomalies anatomiques. Que de fois, dans les plaies des nerfs, en dehors de toute suture, ne trouve-t-on pas en défaut le schéma de l'anesthésie, tel que l'indiquent l'anatomie et la physiologie. Les faits de rétablissement des fonctions après la suture primitive sont beaucoup plus embarrassants. Aussi devra-t-on se montrer très exigeant dans le détail des observations. Bien des cas publiés ne donnent que des renseignements tout à fait insuffisants. Ce n'est pas seulement le résultat de l'exploration du lendemain de la suture qu'on devra produire, mais l'évolution ultérieure, l'état des muscles, leur réaction électrique régulièrement relevée. Dans tel cas on rapporte qu'au lendemain d'une suture nerveuse primitive les muscles avaient leur fonctionnement normal, il eût été important de dire ce qui arriva les jours suivants, si la motilité persista intacte. Je serais, pour ma part, tenté d'admettre qu'un certain nombre de faits dans lesquels on signale un retour partiel de la sensibilité le soir ou le lendemain de la suture ne donnèrent un pareil résultat que parce que l'opération ne fut pas pratiquée avec toute l'asepsie voulue, et que cette réapparition de la sensibilité est l'effet de l'inflammation septique. Qu'arriva-t-il par la suite ? les observations ne sont pas toujours suffisamment explicites à ce point de vue.

Pour résumer ce long chapitre de thérapeutique, je dirai que lorsqu'on se trouve en présence d'une section nerveuse complète et qu'on s'est assuré du siège exact de la lésion, il y a deux indications capitales à remplir : la première est de s'opposer au développement de la névrite, conséquence de l'infection de la plaie, la seconde est de favoriser la régénération du nerf. Pour répondre à cette dernière indication, il faut pratiquer la suture des deux bouts du nerf, en employant de préférence la suture mixte directe et indirecte, et, s'il n'y a pas moyen de faire autrement, la suture à distance. Mais cette seconde indication est subordonnée à la première ; avant tout il faut enrayer la névrite car elle entraîne des désordres irréparables, c'est elle qui constitue le principal obstacle à la régénération. Quand il n'y a pas de névrite, la régénération est toujours possible, même à longue échéance au prix d'une opération simple et bénigne, la suture secondaire. Etant donné que la préoccupation constante du chirurgien doit être d'éviter la névrite, et j'y insiste à dessein, on ne se pressera pas trop de faire la suture nerveuse, sachant que dans une plaie infectée elle est vouée à l'échec et que les fils de suture, loin d'être utiles dans ce cas, sont nuisibles parce que, agissant à la façon de corps étrangers, ils entretiennent et augmentent l'inflammation. Donc, si la plaie récente est manifestement infectée ou si, datant de quelques jours, elle suppure, on s'abstiendra de toute suture, on s'assurera qu'il n'existe pas de corps étrangers et on drainera largement. La question de la suture secondaire se posera plus tard, lorsque la plaie sera cicatrisée. En cas de doute, dans une plaie récente, on tentera la suture mais on emploiera, à l'exemple de BRUNS[1], le catgut de préférence à la soie.

[1] GLEISS. Beit. z. Klin. Chir., X, 2, 1893, rapporte 13 cas de sutures nerveuses au catgut recueillis à la clinique de Tubingen, avec 9 guérisons complètes.

CHAPITRE II

LÉSIONS TRAUMATIQUES NON EXPOSÉES

A côté des plaies des nerfs, il faut étudier les *traumatismes fermés* dans lesquels le nerf est altéré sans avoir subi directement l'action du trauma. Nous devons envisager successivement : la *compression nerveuse*, la *contusion*, la *distension* et la *rupture* et enfin la *luxation*.

ARTICLE PREMIER

LUXATION

La *luxation* est tout à fait spéciale, son étude se résume à celle du déplacement du nerf cubital hors de la gouttière rétro-épitrochléenne. Il n'existe pas en effet dans l'économie d'autre nerf pour lequel on ait des données certaines.

KöLLIKER [1] admet que dans certains cas de fracture de la tête du péroné, il peut y avoir luxation du nerf sciatique poplité externe. Mais c'est là une simple hypothèse ne reposant sur aucun fait anatomique précis. De même, MASCAREL [2] a publié deux observations de luxation du nerf circonflexe ; du moins l'auteur pense que telle était la lésion dans les deux cas, d'après les troubles présentés par les malades et sans aucune constatation directe. Ces faits sont eux aussi sujets à caution.

Les luxations du nerf cubital, par contre. sont aujourd'hui bien connues. Bien qu'elles ne soient pas fréquentes, il en existe un nombre suffisant d'observations pour qu'on puisse écrire leur

---

[1] KOLLIKER. Deut. Chir. de Billroth et Lücke, fascicule 23 *bis*, 1890.
[2] MASCAREL. France médicale, 1883 (cité par Schwartz).

histoire. Schwartz[1], à propos d'une observation personnelle, communiqua en 1896 à la Société de chirurgie un excellent mémoire résumant la question. La même année, son élève Drouard[2] pouvait en rassembler 20 observations. Cette étude sera faite en même temps que la pathologie du membre supérieur, nous ne saurions y insister dans un chapitre général sur les traumatismes des nerfs.

ARTICLE II

COMPRESSION

L'action de la compression sur les nerfs varie suivant qu'elle est de courte durée ou prolongée. La compression lente et prolongée représente une série de traumatismes légers qui finissent par produire des troubles par suite de leur répétition. Dans la compression de courte durée, le traumatisme est habituellement plus violent, et, on le conçoit aisément, entre une compression rapide et forte et la contusion il n'y a qu'une différence de degré. D'une façon plus générale, on remarquera qu'il est rare en pratique qu'un nerf soit soumis à une compression forte, à une contusion, sans être en même temps tiraillé, distendu, aussi la division que nous avons adoptée, en nous conformant à la tradition, est-elle forcément schématique. Pour la clarté de la description, nous dissocions des faits que la clinique montre habituellement combinés.

§ 1. — Compression vive et de courte durée

Elle suppose pour se produire l'état analgésique du patient, sans quoi la douleur qu'elle détermine la ferait cesser immédiatement. Aussi la rencontre-t-on chez les ivrognes ou chez les sujets soumis à l'anesthésie générale. L'exemple classique est celui de l'individu pris de boisson qui s'endort la tête sur son bras, comprimant le nerf radial contre la face externe de l'humérus, au niveau de la gouttière de torsion.

[1] Schwartz. Société de chir., séance du 4 mars 1896. Bull., p. 202.
[2] Drouard. Thèse de doctorat, Paris 1896, n° 367.

Weir Mitchell[1] cite une double paralysie radiale survenue chez un ivrogne qui s'était endormi sur les marches d'une maison.

Signalées dès 1815 par Bégin, puis par Althaus, Bachon, Peter, les paralysies radiales ont été bien étudiées par Panas[2]. Contrairement à l'opinion de Duchenne de Boulogne qui attribuait ces paralysies à l'action du froid, Panas a montré qu'elles étaient dues à la compression; les branches nerveuses qui se rendent au triceps brachial naissent plus haut que la zone nerveuse comprimée, aussi ce muscle est-il indemne.

Une application trop énergique de la bande ou du tube d'Esmarch peut produire une compression nerveuse avec paralysie transitoire. Frey[3] rapporte un fait de paralysie totale du bras par constriction du tube d'Esmarch à la partie supérieure du bras, pendant trois quarts d'heure. Köbner[4] a publié un cas analogue, la main était complètement paralysée, et les muscles de l'avant-bras étaient parésiés.

Les épanchements sanguins, surtout lorsqu'ils sont limités par des plans musculo-aponévrotiques résistants, exercent une certaine compression sur les troncs nerveux de la région. Les anévrismes diffus produisent ainsi parfois des phénomènes parétiques. Le professeur Raymond[5] a signalé un cas de compression du plexus brachial par un hématome volumineux. On remarquera d'ailleurs que le mécanisme de ces compressions nerveuses par épanchements sanguins est assez complexe; outre l'action immédiate, résultant de la formation de l'hématome, les troncs nerveux voisins peuvent encore être irrités, comprimés ultérieurement, par un travail lent et prolongé, lorsque l'épanchement coagulé se résorbe et que la fibrine déposée est progressivement envahie par le tissu fibreux cicatriciel.

---

[1] Weir Mitchell. Des lésions des nerfs et leurs conséquences, 1874, p. 116.

[2] Panas. Académie de médecine. Séance du 21 novembre 1871.

[3] Frey. Wien. Klin. Wochens., 1894, nos 23-24.

[4] Köbner. Deut. med. Woch., 1888, n° 18.

[5] Raymond. Clinique des maladies du système nerveux, 1896, p. 201.

Les *paralysies post-anesthésiques* ont une origine complexe [1]. Les unes sont des paralysies centrales, d'autres sont de nature hystérique. Quelques-unes sont dites réflexes, enfin la plupart ont une origine mécanique, qu'il s'agisse d'une compression ou d'une distension nerveuse. Par suite d'une mauvaise attitude, le bras repose par sa face externe sur le rebord de la table d'opération, le nerf radial se trouve comprimé. Quand le malade se réveille, il s'aperçoit qu'il ne peut plus relever le poignet. Comme les compressions par la bande d'Esmarch, ces paralysies sont passagères et par suite essentiellement bénignes.

Les *paralysies obstétricales* étudiées par Roulland [2] et plus récemment par Yves Guillemot [3] résultent de la compression réciproque de la tête fœtale et des parois du bassin. Chez le fœtus il se produit une paralysie faciale (Landouzy) [4]; chez la mère on constate des troubles du côté du sciatique ou de l'obturateur. Les lésions du plexus brachial à type radiculaire supérieur (Erb, Duchenne), qu'on observe chez l'enfant nouveau-né, sont dues aux tractions exercées pour faciliter l'accouchement la distension nerveuse se trouve associée à la compression.

§ 2. — Compression faible et prolongée

Les causes en sont multiples. Tantôt les nerfs sont soumis à des traumatismes faibles et répétés, tantôt ils sont englobés dans un tissu fibreux de cicatrice, dans un cal, ou bien ils sont refoulés et comprimés par une exostose ou par une tumeur.

Des béquilles mal faites, insuffisamment rembourrées ou prenant point d'appui sur la face postéro-interne du bras, ont fréquemment produit des paralysies du membre supérieur (Verneuil [5], Nicaise, Leféron [6]). De même Bachon [7] a donné de la

---

[1] Mally. Rev. de Chir., 1899, p. 91.

[2] Roulland. Thèse de doctorat, 1887, n° 12.

[3] Yves Guillemot. Thèse de doctorat, Paris, 1896, n° 431.

[4] H. Landouzy. Thèse de doctorat, Paris, 1839, n° 296.

[5] Verneuil. Gazette hebdomadaire, 1866, n° 15.

[6] Laféron. Thèse de doctorat, Paris, 1868, n° 112.

[7] Bachon. Rec. de mém. de méd. milit., 1864, 3e série, t. XI, et France médicale, 1864, p. 346.

paralysie des porteurs d'eau de Rennes une description devenue classique.

Le professeur Duplay[1] a extirpé un fibrome cicatriciel développé sur le tendon du muscle cubital antérieur, au-dessus du poignet, qui comprimait le nerf cubital et provoquait des douleurs extrêmement vives.

Le nerf est souvent engainé et étranglé par le tissu fibreux cicatriciel, d'autres fois il est comprimé par une bride tranchante (Popper)[2]. Le Fort[3] est intervenu pour supprimer une compression cicatricielle du médian par un plomb de chasse.

On sera parfois conduit à l'exemple de Ehrmann (de Mulhouse) à dégager un nerf préalablement suturé et enfoui au sein d'une épaisse gangue fibreuse. Ces cicatrices vicieuses sont vraisemblablement dues à une infection légère de la plaie.

Neugebauer[4] a rapporté 21 cas d'opérations pour compression nerveuse cicatricielle, consécutive soit à des plaies accidentelles, soit à des plaies opératoires, soit encore à la rétraction d'un foyer tuberculeux ou d'une collection suppurée.

Les nerfs situés au contact des os sont exposés à la compression lorsque l'os ayant été rompu, la consolidation se fait par un cal volumineux. Dès 1863, Ollier pratiquait le désenclavement du nerf radial enserré dans le cal d'une fracture de l'humérus. Depuis cette époque, la même opération a été répétée un grand nombre de fois. Je citerai notamment les observations des professeurs Tillaux et Trélat, de Delens. Ces faits ont été consignés dans les thèses de Lablancherie[5] et Boularan[6] et dans le mémoire de Mondan[7]. Le nerf de beaucoup le plus souvent atteint est le nerf radial; plus rarement on a dû intervenir

---

[1] Duplay. Bulletins et Mémoires de la Société de chirurgie, 4 décembre 1878.

[2] Popper. Deut. med. Woch., 1890.

[3] Le Fort. Société de chirurgie, 26 juillet 1882.

[4] Neugebauer. Beit. zur Klin. chir., 1896, Bd XV. 2, p. 465, cité par Lejars.

[5] Lablancherie. Thèse de doctorat, Paris, 1880, n° 8.

[6] Boularan. Thèse de doctorat, Paris, 1884, n° 93.

[7] Mondan. Revue de chirurgie, 1884, p. 196.

pour libérer le nerf sciatique poplité externe au niveau de la tête du péroné, ou pour dégager une branche du plexus brachial comprimée dans une fracture de la clavicule ou du col de l'humérus.

Lejars[1] résume de la façon suivante les causes de l'altération nerveuse dans les fractures : 1° le nerf est comprimé par une aiguille ou par la pointe d'un fragment; 2° le nerf est engagé dans une fissure de l'un des fragments. Ollier en a cité un cas; 3° l'interposition du nerf entre les fragments empêche la consolidation et détermine la production d'une pseudarthrose. Lejars pense que telle est l'éventualité la plus fréquente ; 4° enfin, dans un certain nombre de cas, le nerf est lésé par l'exubérance du cal.

Les *anévrismes* en se développant peuvent entraîner des troubles au niveau des troncs nerveux avoisinants, ainsi que l'ont montré Scarpa, Malgaigne. Pierre Delbet a fait remarquer que ces altérations nerveuses dans les anévrismes résultent de l'irritation chronique du tissu cellulaire qui entoure la poche artérielle. A un moment donné le nerf est englobé dans ce tissu scléreux et adhère à la face externe de l'anévrisme. Si bien que celui-ci, guéri par coagulation et arrêt de la circulation dans son intérieur, le nerf est encore exposé à être tiraillé et irrité par la rétraction progressive de la poche, d'où la nécessité pour obtenir la guérison radicale de l'anévrisme d'en pratiquer l'excision.

Les nerfs sont rarement atteints par les *adénopathies tuberculeuses* ou *lymphadéniques*, ils sont refoulés par le développement de la masse ganglionnaire, mais ils en restent indépendants.

Au contraire, dans les *adénopathies néoplasiques* secondaires il n'est pas rare de voir les troncs nerveux envahis. Ainsi que l'ont montré les recherches de Pilliet et Laborde, la gaine nerveuse est, à un moment donné, pénétrée par les cellules épithéliales qui infiltrent peu à peu les espaces péri-fasciculaires. Dans le

---

[1] Lejars. Traité de chirurgie Duplay et Reclus, t. II, p. 6, 2° édition, 1897.

cancer du sein avec adénite secondaire de l'aisselle, et plus tard de la région prévertébrale, les malades éprouvent des douleurs dans le bras, irradiées vers l'extrémité du membre et des douleurs intercostales symptomatiques de l'adénopathie cancéreuse. Ces névralgies intercostales peuvent encore résulter de la dégénérescence néoplasique de la colonne vertébrale ; des noyaux cancéreux secondaires se développent dans le corps de la vertèbre, au voisinage du trou de conjugaison, et les nerfs intercostaux se trouvent atteints au niveau de leur émergence. Ces faits ont été bien mis en lumière par L. TRIPIER [1] et par CHARCOT [2]. De même, dans le mal de Pott, les racines rachidiennes se trouvent comprimées, irritées à leur sortie de l'étui dure-mérien et leur altération se caractérise par des douleurs en ceinture dont CHARCOT a indiqué la signification.

Les saillies osseuses anormales, les *exostoses* peuvent également ment dans certains cas comprimer les troncs nerveux. PANAS [3] a rapporté l'histoire d'une paralysie du nerf cubital consécutive au développement d'un os sésamoïde dans le ligament latéral interne du coude. L'arthrite sèche en produisant un épaississement de l'épitrochlée peut avoir le même effet [4]. On a vu des exostoses du fémur ou de la clavicule provoquer des lésions nerveuses au creux sus-claviculaire et dans la région poplitée. La présence d'une côte supplémentaire, au niveau de la septième vertèbre cervicale, avait entraîné des lésions graves du plexus brachial dans un cas publié par PÉRIER [5].

ANATOMIE ET PHYSIOLOGIE PATHOLOGIQUES

Les effets de la compression nerveuse ont été étudiés expérimentalement par BASTIEN et PHILLIPEAUX [6], WALLER, WEIR MIT-

[1] TRIPIER. Thèse de doctorat, 1866, n° 327.

[2] J.-M. CHARCOT. Leçons sur les maladies du système nerveux, t. II.

[3] PANAS. Académie de médecine. Séance du 11 février 1877.

[4] PANAS. Archives générales de médecine, 1878, t. II, p. 5.

[5] PÉRIER. Académie de médecine, 1890.

[6] BASTIEN et PHILIPPEAUX. Gaz. méd. de Paris, 1855, p. 794.

CHELL[1], Ch. RICHET[2]. Ces auteurs ont pratiqué sur eux-mêmes la compression des nerfs cubital, radial, sciatique. Au début de l'expérience, on éprouve des fourmillements, une sensation de picotements, de brûlures. Cette phase dure quelques minutes, puis la douleur s'engourdit, revêt le caractère de la crampe, et finalement disparaît. Les sensibilités s'éteignent successivement, de l'extrémité vers la racine du membre et de la surface à la profondeur. La sensibilité thermique disparaît d'abord, puis la sensibilité tactile et enfin la sensibilité à la douleur. L'anesthésie s'accompagne d'une paralysie motrice incomplète. Lorsqu'on cesse la compression, la parésie et l'anesthésie persistent quelques instants, une à deux minutes au plus, puis la mobilité reprend complète, et, successivement, les différentes sensibilités reparaissent, dans l'ordre inverse de leur disparition.

L'expérience se termine parfois par une sensation de malaise, une tendance à la syncope, ainsi que Ch. RICHET l'a constaté sur lui-même. WALLER ayant exercé sur son radial gauche une compression de quarante-cinq minutes de durée, les troubles consécutifs se prolongèrent au delà des limites indiquées plus haut, ce n'est qu'au bout de onze jours que l'état redevint absolument normal.

Au point de vue des altérations anatomiques, il y a lieu de distinguer entre la compression de courte durée et la compression lente et prolongée.

Les effets de la première varient naturellement avec son intensité. A son degré le plus léger, il existe seulement dans l'épaisseur du nerf des troubles circulatoires passagers, et, bientôt, tout rentre dans l'ordre. Il n'y a donc pas à proprement parler de lésion du nerf. La compression expérimentale telle que nous l'avons décrite plus haut entraîne sans doute une stase sanguine analogue. C'est à des troubles semblables qu'il faut attribuer l'engourdissement, les fourmillements, l'anesthésie et la parésie passagères qu'on observe journellement lorsqu'on croise une jambe sur l'autre ou qu'on reste longtemps assis

---

[1] WEIR MITCHELL. *Loc. cit.*
[2] Ch. RICHET. Thèse de doctorat, 1877, n° 69.

sur un siège dur, la fesse portant à faux. Par suite de la compression exercée au niveau du creux poplité ou à la fesse, on éprouve la sensation d'engourdissement sur toute l'étendue du sciatique ou seulement dans la jambe et le pied. De même lorsqu'on s'endort dans une mauvaise attitude on peut ressentir au bras, sur le trajet du radial ou du cubital, des troubles passagers analogues.

Si la compression est plus forte, il se produit des ruptures vasculaires et des épanchements sanguins sous le névrilème, mais alors il s'agit non plus de compression simple, mais de contusion.

Dans la compression lente et prolongée, les lésions varient suivant qu'il y a compression simple, étranglement du nerf, ou propagation inflammatoire ou néoplasique. Lorsque le nerf est simplement comprimé, étranglé, il apparaît déformé, aplati, rubané ou aminci. Il s'agit d'une atrophie simple du nerf avec disparition d'un certain nombre des tubes nerveux ; la lésion équivaut à une section incomplète dans laquelle les tubes restés sains suffisent à rétablir la fonction. Mais ce type atrophique simple est exceptionnel, habituellement il se greffe des phénomènes irritatifs entraînant la prolifération du tissu conjonctif et la névrite ; le nerf de coloration rougeâtre est par places épaissi, renflé. Parfois même il présente une série de nodosités en chapelet. C'est dans les faits d'enclavement, dans un cal de fracture, que le nerf a cet aspect.

Dans le cas de propagation inflammatoire ou néoplasique au tronc nerveux, la réaction du tissu conjonctif est encore plus accentuée. On note alors des altérations de névrite chronique avec dégénérescence des tubes nerveux et prolifération du tissu conjonctif interstitiel.

SYMPTÔMES

Les compressions légères, et relativement courtes, se manifestent par ces troubles que nous avons signalés plus haut : fourmillements, engourdissements, crampes, perte des sensibilités, paralysie motrice.

Nous avons pris comme type de la compression « courte » la paralysie radiale jadis appelée par Duchenne de Boulogne « paralysie *a frigore* » et qui, comme l'a montré Panas résulte d'une compression du nerf radial au niveau de la partie inférieure de la gouttière de torsion. Dans ce cas, les troubles sensitifs disparaissent rapidement et le malade vient consulter uniquement pour sa paralysie motrice qui s'étend à tous les muscles innervés par le nerf radial à partir de la gouttière de torsion ; le triceps brachial est par conséquent indemne, et, contrairement à ce qu'on observe dans la paralysie saturnine, le long supinateur est paralysé.

La paralysie radiale ne se présente d'ailleurs pas toujours avec les mêmes caractères et, bien que nous n'ayons pas à y insister ici, je ferai remarquer que ces différences tiennent à des causes surajoutées. La compression produite au niveau de la gouttière de torsion entraîne évidemment toujours les mêmes troubles, mais, peut-être, pour expliquer ces variations, n'a-t-on pas suffisamment tenu compte de l'état antérieur du malade ; c'est ainsi, pour prendre un exemple, que cette paralysie radiale aura toutes les chances de se prolonger pendant des mois et de s'accompagner de troubles trophiques s'il s'agit d'un alcoolique avéré, profondément intoxiqué, susceptible par conséquent d'avoir à la fois une paralysie par compression et une névrite radiale toxique. D'une façon générale, on peut admettre qu'une paralysie par compression simple et de courte durée est transitoire et d'un pronostic bénin ; si elle se prolonge et se complique d'altérations trophiques, il y a lieu de chercher d'autres facteurs, la compression n'est pas seule en cause.

Les résultats de la compression lente et prolongée sont tout différents. Des accidents de névrite se greffent presque fatalement sur les troubles de la « circulation nerveuse ». A l'anesthésie et à la paralysie, s'ajoutent des phénomènes douloureux et des troubles trophiques. Les malades éprouvent des douleurs aiguës sous forme de brûlures, des crampes, parfois atrocement douloureuses, et en même temps il existe de l'atrophie musculaire et des lésions trophiques des téguments.

L'histoire clinique de la compression lente et prolongée, se confond donc presque complètement avec celle de la névrite que nous devons étudié dans un chapitre spécial.

TRAITEMENT

La compression de courte durée, lorsqu'elle n'a pas été très forte, lorsqu'il n'y a pas eu de lésion profonde du nerf, guérit facilement. On soumettra le membre aux frictions, au massage et à l'électrisation. Habituellement, au bout de quelques jours, tout rentre dans l'ordre ; ou bien il s'agit d'une violente compression, d'une véritable contusion, et alors, comme dans le cas de compression lente et prolongée il faut redouter la névrite consécutive.

Les lésions nerveuses qui résultent de l'irritation ou de la compression produite par des fragments osseux ou par la formation d'un cal nécessitent une intervention directe. On pratique la *neurolyse*, ou désenclavement du nerf, en disséquant attentivement la région. A petits coups de gouge, ou de ciseau et de maillet, on creuse une gouttière dans le cal jusqu'au nerf, on fait sauter la pointe menaçante d'un fragment. Les points de repère soigneusement pris, le siège de la lésion nerveuse exactement précisé, on procédera avec prudence après avoir bien exposé le champ opératoire par une large incision. Il est nécessaire d'extirper minutieusement toute la gangue fibreuse qui environne le nerf. Celui-ci est parfois étranglé au point d'être réduit à un mince filament, se rompant à la moindre traction ; on sera alors conduit à aviver les deux bouts et à les suturer (CLAUS) [1].

Dans un cas, OLLIER put reconnaître l'interposition nerveuse entre les fragments osseux par la douleur que provoquait le rapprochement de ces fragments ; grâce à des mouvements combinés de flexion, d'extension et de circumduction, il parvint à libérer le nerf et guérit ainsi son malade sans recourir au bistouri (MONDAN) [2]. C'est là un résultat extrêmement heureux sur lequel il ne faudrait pas compter en règle générale ; je pense même qu'il y a intérêt à ne pas tenter ce *désenclavement sous-cutané* qui

---

[1] CLAUS. Centr. f. Chir., 1893, p. 833.
[2] MONDAN. *Loc. cit.*

risque fort d'échouer et expose à produire une altération plus profonde du nerf. L'intervention chirurgicale doit être entreprise d'emblée, puisque, grâce à une asepsie parfaite, elle ne présente aucune espèce de gravité et, d'autre part, elle aura d'autant plus de chance d'être efficace qu'elle sera plus précoce. Si la fracture est récente et les fragments encore mobiles, l'opération aura un double but, libérer le nerf et assurer la coaptation régulière des fragments. La suture osseuse au fil d'argent remplira cette seconde indication et de la sorte on évitera la reproduction ultérieure d'un chevauchement qui pourrait irriter de nouveau et comprimer le nerf.

Le résultat de l'opération est extrêmement variable. Dans les cas heureux, où la lésion nerveuse est minime et l'intervention précoce, la guérison est obtenue rapidement et complètement. S'il existait de la douleur, elle cesse d'emblée, puis la sensibilité reparaît et peu de temps après la motilité. Les frictions, le massage et l'électrisation auront une action très favorable pour hâter le retour complet des fonctions.

Mais lorsque le nerf a été fortement irrité, ou bien lorsque l'opération est tardive, alors que depuis longtemps il existe de la paralysie et que, peu à peu, sont apparues des douleurs névritiques, de l'atrophie musculaire et des altérations trophiques des téguments, l'intervention la mieux conduite ne saurait avoir la prétention de faire cesser immédiatement tous les accidents. Ce n'est qu'au bout de quelques mois et souvent après une année et plus, c'est-à-dire lorsque la régénération nerveuse a eu le temps de se produire que le membre recouvre ses mouvements. Et pendant cette longue attente le malade sera patiemment soumis à l'hydrothérapie, aux frictions et bains excitants, au massage et aux courants électriques.

Enfin, dans des cas, rares à la vérité, malgré toute la patience du malade et tout le dévouement du médecin, le résultat sera nul, et, pour combattre les douleurs atroces de certaines névrites, on en sera réduit à un traitement purement palliatif consistant dans l'élongation du nerf, dans sa section ou même sa résection. Nous aurons l'occasion plus loin, à propos de la névrite, de revenir en détail sur ces opérations.

Lorsque la compression résulte d'une saillie osseuse anormale, d'une exostose ou encore d'une cicatrice fibreuse, il est formellement indiqué de supprimer la cause irritante. L'exostose sera enlevée d'un coup de cisaille, ou à l'aide du ciseau et du maillet, après avoir soigneusement disséqué et isolé le tronc nerveux comprimé. Nous avons rapporté plus haut le cas de PÉRIER [1], dans lequel ce chirurgien reséqua une côte supplémentaire développée au niveau de la septième vertèbre cervicale, et qui avait entraîné des lésions importantes du plexus brachial. Le résultat fut satisfaisant.

De même, on peut être conduit à extirper une gangue fibreuse cicatricielle entourant un tronc nerveux. Dans les hématomes, le dépôt fibrineux péri-nerveux est envahi secondairement par une prolifération conjonctive qui aboutit à la formation d'un étui fibreux plus ou moins épais, et plus ou moins dur, qui enserre le nerf. GÉRARD MARCHANT [2] a guéri un malade atteint de troubles moteurs et sensitifs sérieux du membre inférieur consécutifs à un coup de corne reçu à la racine de la cuisse. L'incision faite au niveau de la cicatrice inguinale permit d'enlever un tissu cicatriciel qui enserrait le nerf crural. POIRIER [3] a de même pratiqué la libération du nerf sciatique comprimé par une gangue fibreuse cicatricielle au niveau de la fesse, et obtint la guérison de son malade.

La compression nerveuse a été préconisée par DELORME [4] comme traitement de la névrite. Ce chirurgien recommande de faire cette compression sur la cicatrice douloureuse et sur les points les plus sensibles du trajet du nerf, à l'aide du pouce et de l'index des deux mains, en y déployant le plus de force possible, et en se faisant suppléer par deux ou trois aides de façon à prolonger la séance de compression. La guérison exige

[1] Voy. p. 411.

[2] GÉRARD MARCHANT. Société de chirurgie. Séance du 29 janvier 1890. Bulletins, p. 84.

[3] POIRIER. Société de chirurgie, séance du 11 janvier 1899. Bulletin, p. 14.

[4] DELORME. Société de chirurgie, 1896, séances du 13 mai, du 15 juillet et du 30 décembre. Bulletins, p. 409, 604 et 851.

un nombre de séances de compression plus ou moins considérable suivant la gravité du cas. L'auteur a rapporté, à l'appui
de son opinion, des observations très intéressantes.

ARTICLE III

CONTUSION

Ainsi que nous l'avons déjà dit, il existe de nombreux points
communs dans l'étude de la contusion et dans celle de la compression des nerfs. Cette dernière n'est souvent qu'une contusion
légère.

Étiologie. — Certains troncs nerveux situés au voisinage
des téguments et reposant par leur face profonde sur un plan
osseux y sont particulièrement exposés. Le traumatisme agit
en effet le plus souvent de *dehors en dedans*. C'est un coup de
poing vigoureux, un coup de pied, un coup de bâton, un choc sur
un corps dur. Ou bien encore le nerf est atteint par un projectile
arrivé à la fin de sa course ; en temps de guerre les éclats d'obus,
les balles mortes en sont les causes habituelles. Dans la pratique
civile, les projectiles de petit calibre, grains de plomb de fusil
de chasse, balles de revolver, produisent parfois de ces lésions.
Un débris de verre, un corps dur pénétrant à travers les téguments peut contusionner le nerf sans y produire de section, de
plaie à proprement parler.

Dans une autre variété de traumatisme, la contusion nerveuse
est produite de *dedans en dehors*, par l'extrémité d'un os luxé
ou par les fragments d'un os brisé (CHALOT[1], COUETTE[2], STUREL[3]).
La compression nerveuse dans les fractures est habituellement
tardive, comme nous l'avons dit, se produisant pendant la formation du cal ; au moment de l'accident, le nerf est surtout
exposé à la contusion.

[1] CHALOT. Bulletins de la Société de chirurgie, 1879, p. 189.
[2] COUETTE. Thèse de doctorat, Paris, 1881, n° 108.
[3] STUREL. Thèse de doctorat, Nancy, 1884.

Les troncs nerveux du membre supérieur sont le plus souvent atteints (Avezou[1]) : le nerf radial au niveau de la gouttière de torsion, le nerf cubital derrière l'épitrochlée (César[2]). Le nerf médian peut être comprimé contre la face interne du bras. A la racine du membre, les branches sus-claviculaires du plexus cervical sont meurtries dans les chocs violents portant sur la clavicule (Lauth[3]). Si cet os cède et si le traumatisme est intense, les fragments sont entraînés en arrière et en bas et vont contusionner le plexus brachial. Mais c'est surtout dans les luxations de l'épaule en avant et en dedans que les branches du plexus brachial risquent d'être contusionnées par la tête humérale brusquement refoulée en dedans. Panas[4] admet que cet accident est particulièrement fréquent dans la variété intra-coracoïdienne de la luxation, les branches du plexus se trouvant comprimées entre la tête humérale et le plan des côtes. C'est le nerf circonflexe à cause de ses connexions avec l'extrémité supérieure de l'humérus qui est le plus exposé. Th. Anger[5] a montré l'importance d'explorer la sensibilité dans le territoire du rameau cutané du nerf circonflexe pour reconnaître cette contusion au moment de l'accident ; de la sorte on peut prévoir les accidents ultérieurs, et en particulier la paralysie du deltoïde, en avertir le malade, et éviter qu'on attribue à une mauvaise réduction des troubles qui résultent en réalité de la luxation elle-même. Les autres nerfs du plexus brachial, cubital, radial, médian, peuvent être atteints quoique plus rarement. Dans certains cas, l'altération du plexus brachial résulte d'un mécanisme complexe, non seulement il y a contusion, mais encore élongation, distension des troncs nerveux.

Au membre inférieur, le nerf sciatique est particulièrement exposé (Bouilly[6]) ; il peut être atteint au niveau de son émer-

---

[1] Avezou. Thèse de doctorat, Paris, 1879, n° 165.

[2] César. Thèse de doctorat, Paris, 1876, n° 228.

[3] Lauth. Revue de chirurgie, juillet, 1884, p. 560.

[4] Panas. Dictionnaire de médecine et de chirurgie pratique, 1870, t. XIII, article « Epaule », p. 496.

[5] Th. Anger. Bulletins de la Société de chirurgie, 1876, p. 142.

[6] Bouilly. Arch. générales de méd., 1880, 7° série, t. V, p. 655.

gence du bassin à travers l'échancrure sciatique, par suite de fracture de l'os iliaque, ou plus bas, dans la gouttière ischio-trochantérienne par un choc direct violent. CHARCOT [1] a signalé un fait de contusion du nerf sciatique par un madrier ayant heurté la fesse. Dans la luxation de la hanche en arrière, et surtout dans la variété basse, ischiatique, le nerf sciatique est contusionné par la tête fémorale. FÉRÉ et PERRUCHET [2] ont les lésions du nerf obturateur accompagnant certaines fractures du bassin à trait vertical, voisin de la gouttière sous-pubienne. Le nerf crural a pu être également comprimé contre le plan osseux formé par la branche horizontale du pubis et la tête fémorale. Signalons encore la situation superficielle du nerf sciatique poplité externe au moment où il croise la face externe de l'extrémité supérieure du péroné.

ANATOMIE PATHOLOGIQUE

Les effets de la contusion sur les nerfs ont été étudiés expérimentalement par le professeur TILLAUX [3], WEIR MITCHELL, ARLOING et TRIPIER, MARCHAND et TERRILLON.

Quelle que soit la violence du traumatisme, le névrilème résiste (TILLAUX). Les vasa nervorum sont rompus, les tubes nerveux plus ou moins détruits, mais la gaine reste intacte. On distingue, un peu schématiquement, trois degrés :

Premier degré. — Dans la forme la plus légère, quelques vaisseaux sont rompus, et le sang s'épanche à la surface du nerf, donnant naissance à une ecchymose sous-névrilématique, allongée suivant le grand axe du tronc nerveux ; il infiltre également le tissu cellulaire interfasciculaire. Les tubes nerveux sont presque tous intacts. En tout cas, le nombre de ceux qui sont altérés est si minime qu'il n'en résulte aucun trouble fonctionnel important, la suppléance nerveuse s'établit presque d'emblée.

---

[1] CHARCOT. Progrès médical, 10 mars 1883.
[2] FÉRÉ et PERRUCHET. Revue de chirurgie, 1889, p. 374.
[3] TILLAUX. Thèse d'agrégation, 1866.

Macroscopiquement le nerf a conservé sa forme, le tissu nerveux paraît intact, on observe seulement l'infiltration sanguine sous-névrilématique. Au microscope on retrouve sur une coupe, entre les faisceaux de fibres nerveuses intactes, quelques amas sanguins extravasés. C'est à ces cas de contusion légère qu'il faut réserver le nom de *commotion*. Cependant ce terme prête à confusion ; pour certains auteurs, la commotion est un ébranlement nerveux (?) sans lésion anatomique appréciable, résultant d'un choc ou d'un tiraillement léger.

Le sang épanché se résorbe et la guérison se fait prompte et complète. Il y a lieu, toutefois, de faire quelques réserves sur les suites de ces hématomes intra-nerveux. Chez des sujets prédisposés, l'épanchement peut devenir le point de départ d'un travail de prolifération conjonctive, d'une véritable névrite chronique interstitielle, dont le résultat pourrait être fâcheux pour l'avenir fonctionnel du nerf.

Deuxième degré. — L'épanchement sanguin est plus important et surtout les fibres nerveuses sont rompues en grand nombre. Le nerf au point contus se renfle et s'épaissit. Les tubes nerveux atteints dégénèrent ; il en résulte des troubles très accentués, le petit nombre des fibres conservées, plus ou moins comprimées par l'hématome, ne suffisant plus pour assurer la fonction. Busch[1] a trouvé au centre d'un nerf cubital un kyste, contenant une matière filante, consécutif à un traumatisme. Il s'agissait vraisemblablement de la transformation d'un hématome. L'évacuation de la poche entraîna la guérison.

Troisième degré. — Le nerf est complètement écrasé, broyé. Sous le névrilème intact, il existe une bouillie rougeâtre constituée par du sang et les débris des tubes nerveux. La dégénération du nerf est totale, et la régénération exigera un temps très long, beaucoup plus long qu'après une section nette. Sans compter que ces écrasements exposent particulièrement aux accidents infectieux et à la névrite. Dans ce cas, il est rare que

[1] J. P. zum Busch. Arch. f. Klin. Chir., 1895, Bᵈ XLIX, p. 454 (cité par Lejars).

les lésions soient localisées au nerf, elles s'étendent habituellement aux tissus voisins.

SYMPTÔMES

1° Forme légère. — Dans la *forme légère*, la contusion nerveuse se caractérise au début par une douleur plus ou moins
vive au point contus, parfois extrême, presque syncopale. Puis le
malade ressent sur tout le trajet du nerf, au-dessus et surtout au-
dessous, vers ses ramifications terminales, des fourmillements,
des cuissons. En même temps la sensibilité est très émoussée,
presque abolie, et la motilité est elle-même très affaiblie. Au
bout de quelques minutes ou de quelques heures, plus rapidement si la région est vigoureusement frictionnée, les douleurs
cessent, la sensibilité et le mouvement reviennent progressivement. L'exemple le plus commun de la contusion bénigne est
celui du nerf cubital au coude.

2° Forme grave. — La douleur éprouvée au moment de l'accident est extrêmement vive ; dans les cas les plus graves, elle
est à peine perçue par le malade qui perd connaissance aussitôt,
mais l'excitation des centres nerveux peut être suffisante pour
entraîner une syncope mortelle.

Le malade est en état de shock, avec pâleur des téguments,
sueurs abondantes, ralentissement et affaiblissement des battements cardiaques et des mouvements respiratoires. Lorsqu'il
revient à lui, on constate que tout le membre correspondant au
nerf contus est frappé de stupeur. La sensibilité et la mobilité
sont complètement abolies, aussi bien dans le territoire des nerfs
qui n'ont pas subi de traumatisme que dans celui du nerf atteint.
Et même parfois, ces troubles se propagent à distance, sur le
membre symétrique, ou sur l'autre membre du même côté. On
retrouve les mêmes phénomènes d'irradiation que ceux que nous
avons signalés dans la plaie des nerfs, et qui résultent d'un
ébranlement propagé aux autres troncs nerveux soit directement,
soit par l'intermédiaire de la moelle.

Les troubles thermiques varient suivant les cas, on constate tantôt une élévation de la température locale, tantôt un abaissement. HENRIET[1] a noté une élévation de un degré et demi, du côté lésé, en même temps qu'une sudation abondante; de même CAUSARD[2] admet que le pouls est plus fort et que la température peut dépasser de 5° celle du côté sain. Par contre, EULENBURG[3] a observé un abaissement de 7°,5, et TERRILLON[4] a également signalé cet abaissement de la température au niveau de l'avant-bras et de la main, dans un cas de contusion des nerfs radial, cubital et médian.

. D'une façon générale, au bout de quelque temps, la contusion nerveuse entraîne dans le membre correspondant des troubles vaso-moteurs caractérisés par un état violacé des téguments et par une hypothermie locale.

La réaction du nerf contus à l'excitation électrique persiste dans les formes légères ; les muscles entrent en contraction sous l'action du courant électrique. La paralysie n'est alors que passagère et l'on peut compter sur une guérison complète à brève échéance. Lorsque la contusion a été violente, le nerf est détruit, par suite l'électrisation n'a plus aucun effet sur lui. Les muscles eux-mêmes présentent bientôt les signes de la réaction de dégénérescence ; en ce cas, l'avenir est sombre, la fonction est presque irrémédiablement perdue.

Lorsqu'on peut explorer le nerf atteint, on sent habituellement au point contus un épaisissement fusiforme, ou une série de nodosités donnant au tronc nerveux un aspect moniliforme. Cette palpation est douloureuse.

Dans les cas simples, lorsque la contusion a été légère, la sensibilité reparaît bientôt, et ultérieurement le malade retrouve tous ses mouvements.

La restauration est infiniment plus lente quand le nerf a été broyé et la substance nerveuse détruite ; cependant la régénéra-

---

[1] HENRIET. Tribune médicale, 1874, p. 87 et 111.

[2] CAUSARD. Thèse de doctorat, Paris, 1861, n° 25.

[3] EULENBURG. Bull. Klin. Woch., 1873, n° 3, p. 26.

[4] TERRILLON. Archives de physiologie, 1877, 2° série, p. 265.

tion peut se faire à la longue. Elle met pour se produire plus de temps que lorsqu'il s'agit d'une section simple. Les muscles s'atrophient et l'on voit survenir des troubles trophiques au niveau des téguments sous forme d'éruptions, de phlyctènes, d'ulcères ou de maux perforants (ROCHET)[1]. De plus le malade est exposé à tous les accidents de la névrite. Celle-ci s'annonce par des crampes douloureuses, des spasmes, des contractures ; la névrite monte, gagne la moelle et se propage aux nerfs du côté opposé. Ces complications sont précoces ou tardives, se déclarant parfois dès les premiers jours qui suivent l'accident, et dans ce cas elles sont particulièrement graves ; ou bien elles n'apparaissent que beaucoup plus tard au bout de plusieurs mois, témoin le malade de CHARCOT qui ayant été heurté par un madrier à la fesse gauche, présenta neuf mois après des accidents de névrite ascendante, de myélite transverse avec parésie et atrophie du membre inférieur droit.

DIAGNOSTIC

Les renseignements fournis sur la nature et le siège du traumatisme permettront de reconnaître le tronc nerveux atteint. Il sera prudent de réserver son diagnostic jusqu'à ce que les accidents diffus de stupeur se soient dissipés, et alors, par l'exploration électrique, on pourra se rendre compte du degré de contusion ; si les fibres nerveuses sont en grande partie intactes, le nerf demeure perméable au courant électrique, le pronostic est favorable. Si au contraire l'effet de l'électrisation est nul, il faut admettre que le nerf est détruit et par suite tous les tissus, muscles, os, téguments, placés sous sa dépendance, sont voués à l'atrophie et la dégénérescence.

La névrite est particulièrement fréquente dans cette forme grave, néanmoins, il faut bien savoir qu'elle peut ultérieurement se développer sur un nerf qui semblait au premier abord n'avoir subi qu'une très légère atteinte.

On tiendra compte, en outre, du terrain, de l'état nerveux

[1] ROCHET. Province médicale, 16 janvier 1892.

préalablé du malade. Chez les névropathes, les dégénérés, un choc nerveux, même léger, peut être le point de départ d'accidents d'hystéro-traumatisme. On évitera ainsi de confondre une paralysie sensitivo-motrice d'origine *hystérique* avec une paralysie liée à la destruction du nerf. Dans le cas d'hystérie, outre les stigmates et les antécédents, la paralysie musculaire s'étend parfois à tout le membre et ne se localise pas aux muscles innervés par un seul tronc nerveux. L'anesthésie présente les mêmes caractères, elle est totale, et s'arrête plus ou moins haut vers la racine du membre, nettement limitée par une ligne circulaire. Les muscles conservent leurs excitabilités mécanique et électrique ; souvent les réflexes tendineux sont exagérés.

TRAITEMENT

Dans les formes légères, le traitement a peu d'importance, quelques frictions et quelques séances de massage aideront au rétablissement des mouvements.

Si la contusion a été forte, si le nerf est tuméfié, douloureux, on aura soin de le protéger par un enveloppement ouaté. S'il existait dans son voisinage un épanchement sanguin abondant dont la résorption exposerait à augmenter ses lésions, on serait autorisé à l'évacuer par une ponction, ou mieux par une incision, en prenant les plus minutieuses précautions aseptiques, se souvenant que le principal danger de ces contusions nerveuses est la névrite consécutive.

L'électrisation méthodique des muscles et leur massage combattront efficacement leur atrophie.

Quant à la névrite, nous verrons plus loin quels sont les moyens employés contre elle.

ARTICLE IV

LIGATURE ET PINCEMENT DES NERFS

La ligature et le pincement des nerfs méritent d'être placés à côté de la compression et de la contusion nerveuses. Suivant que

24.

la ligature est plus ou moins serrée, et que la pince est plus ou moins pressée, on produit une simple compression, c'est-à-dire une contusion légère, ou une contusion forte.

Les expériences d'ARLOING et TRIPIER ont montré qu'une ligature serrée produit la section sous-névrilemmatique du nerf.

Lorsqu'on pratiquait la ligature et la forcipressure *médiates*, il était fréquent de lier ou de pincer une ou plusieurs branches nerveuses en même temps que l'artère, et, comme ces opérations se pratiquaient à une époque où on ne soupçonnait pas l'antisepsie, les malades étaient sans cesse exposés à des accidents graves de névrite infectieuse aiguë, et mouraient parfois du tétanos. En suivant les préceptes de l'asepsie, on éviterait à l'heure actuelle ces complications. Néanmoins il est de règle absolue de ne jamais faire que des ligatures et des forcipressures *immédiates*, l'hémostase étant mieux assurée et, d'autre part, l'expérience ayant démontré qu'il n'est pas sans inconvénient de maintenir au contact d'un nerf un corps étranger même aseptique. Certaines névralgies post-opératoires, dans l'amputation du sein cancéreux par exemple, sont dues sans doute à ce qu'on n'a pas suivi ces préceptes, et à ce qu'on a lié ou pincé quelques rameaux nerveux en faisant l'hémostase.

L'écrasement du nerf, ou *neurotripsie*, a été préconisé dans le traitement des névralgies rebelles. On l'a pratiqué avec une pince à forcipressure. VERNEUIL isolait le nerf, le chargeait sur la sonde cannelée, et l'écrasait avec le pouce contre la sonde.

Cette méthode ne peut être appliquée qu'aux nerfs purement sensitifs car elle entraîne la destruction des fibres nerveuses à la façon d'une contusion violente.

On lui préfère aujourd'hui la *neurotomie* et surtout la *neurectomie*.

ARTICLE V

DISTENSIONS ET RUPTURES NERVEUSES

Une traction exercée sur un nerf peut produire selon son intensité l'*élongation simple* ou la *rupture* du tronc nerveux.

ÉTIOLOGIE

Au cours de l'extirpation des tumeurs, il est fréquent de produire l'arrachement de filets nerveux, mais il s'agit rarement de branches importantes, ce sont habituellement des rameaux sensitifs à terminaisons cutanées. Il y a avantage, toutefois, à éviter ces lésions qui peuvent entraîner ultérieurement quelques douleurs névralgiques. Plutôt que d'arracher brutalement une tumeur, il est de bonne technique d'en isoler successivement et méthodiquement les pédicules, de lier les vaisseaux et de couper les nerfs.

Ce sont surtout les nerfs des membres qui sont exposés à la distension et à la rupture. Certaines attitudes suffisent pour les étirer. La flexion forcée de la cuisse, le genou étant dans l'extension, produit sur le sciatique une traction assez forte. LASÈGUE a montré qu'il était facile par cette épreuve de réveiller la douleur dans la névralgie sciatique.

Dans la « position du tireur à genou », les fourmillements et l'engourdissement qu'on éprouve dans la jambe et la cuisse résultent de cette tension du sciatique à laquelle s'ajoute, dans le cas particulier, la compression directe du tronc nerveux au niveau de la fesse par le talon relevé de la jambe qui repose sur le sol.

Les arrachements produits par des crochets, des machines, rompent souvent les nerfs à distance ; GERDY a pu produire expérimentalement la rupture du médian en exerçant des tractions formidables sur le bras.

Dans les fractures, les lésions nerveuses résultent d'un mécanisme complexe non seulement le nerf voisin de l'os est contusionné par les fragments mais il s'y ajoute presque toujours un certain degré de distension.

C'est surtout dans les traumatismes de l'épaule qu'on observe ces altérations nerveuses. La luxation de l'épaule, les tentatives de réduction de cette luxation en sont les causes habituelles ; mais, fait important, la luxation n'est pas nécessaire, un choc direct, une chute sur le moignon de l'épaule, l'élévation et l'abduction forcée du membre supérieur suffisent à les produire.

Nous avons vu plus haut que, pour le professeur Panas et son élève Vincent [1], les nerfs circonflexe et radial sont contusionnés par la tête humérale contre le plan des côtes, dans la variété intra-coracoïdienne de la luxation antérieure. Il est probable qu'il ne s'agit pas de contusion simple, mais aussi de distension.

Et de fait, les lésions du radial et du circonflexe peuvent se produire dans la luxation sous-coracoïdienne, c'est-à-dire lorsque la tête humérale est moins engagée en dedans (Duplay [2], Evesque [3]). Le cas classique de Th. Anger [4] était une luxation postérieure, sous-scapulaire.

Marchand [5] dans sa thèse d'agrégation rassemble les cas connus des lésions des nerfs dans les réductions de luxation de l'épaule. Il rapporte en particulier l'observation célèbre de Flaubert [6]. Une femme, âgée de soixante-dix ans, avait une luxation datant de cinq semaines; huit élèves s'employèrent à faire l'extension; à la troisième tentative, la tête humérale fut réduite, mais la malade mourut dix-huit jours après et, à l'autopsie, on constata que les quatre dernières racines du plexus brachial avaient été arrachées.

Comment expliquer les troubles nerveux sensitifs et moteurs du membre supérieur consécutifs aux chocs sur le moignon de l'épaule ? Malgaigne invoquait la « commotion nerveuse », A. Nélaton pensait que dans un violent mouvement d'abaissement de l'épaule le clavicule venait comprimer le plexus brachial contre la première côte. Les recherches récentes de Duval et Guillain [7] ont élucidé la question. Ils ont montré, par des expériences cadavériques bien conduites, que, lors d'abaissement forcé de l'épaule, les racines du plexus brachial se trouvent distendues, et, surtout les racines supérieures, donnant naissance à

---

[1] Vincent. Thèse de doctorat, 1876, Paris, n° 49.

[2] Duplay. Semaine médicale, 1898, p. 145 et Clin. Chir. de l'Hôtel-Dieu, 3° série, 1900, p. 259.

[3] Evesque. Thèse de doctorat, Paris, 1898, n° 258.

[4] Th. Anger. Société de chirurgie, 1876, p. 142.

[5] Marchand. Thèse d'agrégation, Paris, 1875.

[6] Flaubert. Répertoire d'anatomie et de physiologie, 1827.

[7] Duval et Guillain. Archives générales de médecine, 1898, t. II, p. 143.

la paralysie radiculaire supérieure (type Erb, Duchenne). Si le traumatisme est plus violent, les racines sont arrachées au voisinage de la moelle. De même, dans l'élévation forcée du membre supérieur, les racines peuvent être élongées ou rompues. Telle est la raison des paralysies radiculaires à type supérieur (Erb, Duchenne) ou inférieur (Déjerine-Klumpke) ou à type complexe, dans les traumatismes de l'épaule telles que le professeur Raymond [1] les a décrites. Tuffier [2] a publié récemment deux observations qui viennent comfirmer les recherches de Duval et Guillain ; dans un cas, il s'agissait de ruptures radiculaires ainsi que l'opération l'a démontré ; dans l'autre, il y avait eu simplement élongation.

ANATOMIE ET PHYSIOLOGIE PATHOLOGIQUES

Les études du professeur Tillaux [3], de Vogt, Trombetta (1880), Nicaise [4], Assaky [5], ont établi les conditions et les caractères anatomiques des distensions et ruptures des nerfs. Lorsqu'on coupe un nerf, les deux bouts peuvent être ramenés au contact sans traction, ce qui prouve (Assaky) que l'élasticité des nerfs est parfaite. Mais les limites d'élasticité sont rapidement dépassées, et la traction produit l'élongation du nerf. Il est remarquable de voir combien les nerfs peuvent être allongés sans se rompre ; le professeur Tillaux a montré qu'on peut ainsi étirer les nerfs cubital et médian de 15 à 20 centimètres sans les faire céder. Le bout central se laisse plus distendre que le bout périphérique, sans doute à cause des ramifications de ce bout périphérique (Assaky).

On a calculé le poids nécessaire pour produire la rupture d'un

[1] Raymond. Clinique des maladies du système nerveux, 1re série, 1896, et 2e série, 1897.

[2] Tuffier. Société de chirurgie, 1899, séances des 4, 11 et 16 janvier, p. 11, 16 et 39.

[3] Tillaux. Thèse d'agrégation, Paris, 1866.

[4] Nicaise. Encyclopédie internationale de chirurgie, 1884, t. III, p. 687.

[5] Assaky. Thèse de doctorat, Paris, 1886, n° 149.

nerf. Le professeur Tillaux indique un poids de 20 à 25 kilos pour rompre les nerfs cubital et médian, et 54 à 58 kilos pour le nerf sciatique. Trombetta a trouvé 84 kilos et Debove et Gillette 42 à 165 kilos. Ces chiffres prouvent combien est grande la variation individuelle de la résistance nerveuse. D'ailleurs toutes ces expériences n'ont qu'un intérêt secondaire par la raison qu'il n'est pas possible, à priori de conclure d'une façon absolue du nerf mort au nerf vivant. De plus, ce n'est pas le *poids de rupture totale du nerf* qui nous intéresse en pratique, mais le *poids de destruction des tubes nerveux*, or ce dernier est moins élevé.

Le fait le plus important de ces recherches cadavériques, fait qui a été confirmé par les observations cliniques, c'est que les nerfs présentent tous un *point de rupture*. Ce n'est pas au hasard, en un point quelconque que les nerfs se rompent, mais au contraire, en un point à peu près fixe, en rapport avec une disposition anatomique de la région (changement de direction du nerf, réflexion sur un plan osseux, émission de branches collatérales). C'est ainsi que le professeur Tillaux a montré que le nerf sciatique se rompt habituellement à son émergence du bassin, de même le nerf cubital cède à la hauteur du coude et le médian au-dessus du pli du coude. Le plexus brachial cède au voisinage de la moelle.

Au point de vue anatomique, je diviserai les lésions des nerfs par traction en *trois degrés*. Dans un *premier degré*, le plus léger, le nerf est simplement élongé, quelques vaisseaux sont rompus, produisant des suffusions sous-névrilematiques. Quelques tubes nerveux sont également détruits, mais en petit nombre, et la conductibilité motrice n'est que temporairement ou même nullement supprimée. Au contraire la sensibilité est abolie, et c'est sur ce fait empirique qu'est fondée l'*élongation chirurgicale* sans qu'on puisse en donner une explication physiologique satisfaisante.

Élongation. — Harless et Haber (1858), Valentin (1864) ont étudié cette distension chirurgicale des nerfs. Nussbaum (1860), Billroth (1869) l'avaient pratiquée par hasard sur le vivant. Mais c'est surtout depuis les remarquables travaux de Weir

MITCHELL qu'elle est bien connue. MARCHAND et TERRILLON ont repris ces expériences et en ont consigné les résultats dans la thèse de leur élève DUVAULT[1]. Les recherches plus récentes de CECHERELLI[2] ont confirmé ces résultats. L'élongation est pratiquée à l'aide d'un instrument spécial tel que *l'élongateur* de GILLETTE (voy. fig. 91), ou mieux avec deux doigts exerçant une traction successivement vers la racine et vers la périphérie du nerf. TROMBETTA, GILLETTE admettent en règle générale qu'il faut exercer sur le nerf une traction égale au tiers de celle nécessaire pour le rompre ; c'est ainsi que, pour élonger le sciatique, il faudrait exercer une traction de 20 kilos, de 10 à 12 pour le médian, etc.

Je n'ai pas à insister ici sur les indications de l'élongation qui seront étudiées en particulier à propos de chaque région.

Le premier degré de la distension nerveuse répond à peu près on le voit, au point de vue anatomique, à la contusion faible, c'est-à-dire à la lésion nerveuse minime n'entrainant pas l'arrêt fonctionnel définitif. A l'œil nu, le nerf ne présente aucune altération appréciable, ou bien un peu d'épaississement d'aspect fusiforme.

2° *Degré.* — Si la traction a été plus forte, les fibres nerveuses sont rompues, tandis que la gaine périnerveuse résiste. Celle-ci s'étire comme un tube de verre à la lampe (NICAISE), de la même façon que nous avons vu la tunique externe conjonctive des artères et des veines s'étirer dans les ruptures vasculaires. Ces ruptures sous-névri-

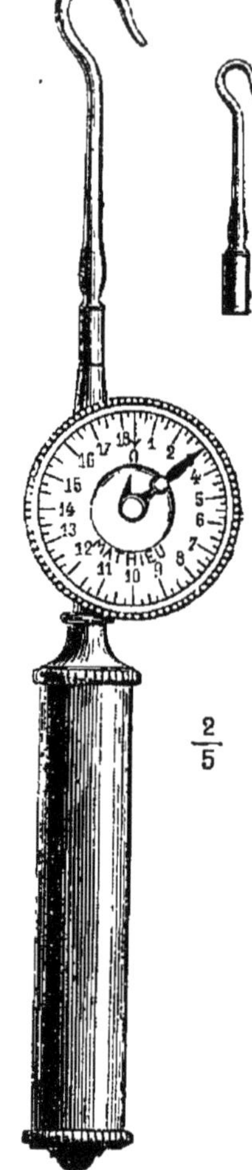

Fig. 91.
Élongateur
de GILLETTE.

[1] DUVAULT. Thèse de doctorat, Paris, 1876, n° 403 *bis*.
[2] CECHERELLI. Lo Sperimentale. Sem. méd., 1883, p. 312.

lematiques équivalent, au point de vue fonctionnel, à une section ou encore à la contusion forte. Le poids nécessaire pour produire cette rupture est bien moindre que celui qu'il faut employer pour arracher le tronc nerveux. Il eût été intéressant de connaître à ce point de vue la résistance des nerfs, mais on conçoit la difficulté des expériences propres à la déterminer, sans compter que les résultats des recherches cadavériques ne permettraient pas de conclure d'une façon absolue à la résistance des tubes nerveux vivants. Dans ce cas, le nerf présente à l'œil nu un point rétréci, comme étranglé, limité en haut et en bas par deux renflements. Tuffier[1] a pu nettement constater cet aspect dans le cas où il fit la découverte des racines distendues du plexus brachial. Au microscope, sous la gaine lamelleuse saine, on trouve des caillots et les fibres nerveuses rompues, et ces lésions remontent en s'atténuant jusqu'à une certaine distance du point qui a cédé.

3° Enfin, dans un *troisième degré*, je décrirai l'arrachement complet du nerf. La gaine péri-nerveuse a fini par céder à son tour. Cette lésion suppose un traumatisme considérable. Les désordres sont encore plus diffus que dans la forme précédente. Lorsqu'il s'agit d'un arrachement radiculaire, la moelle elle-même est altérée, ce qui peut ultérieurement entraîner des troubles sérieux dans le fonctionnement médullaire. Sans compter que, parfois, l'ébranlement médullaire provoque une syncope mortelle au moment même de l'accident (Tripier). Flaubert a trouvé à l'autopsie de la femme morte quelques jours après la réduction d'une luxation de l'épaule, un arrachement des quatre dernières racines du plexus brachial à leur implantation dans la moelle. La moelle était ramollie, les substances blanche et grise confondues en une bouillie rougeâtre. De telles lésions exposent tout particulièrement aux complications inflammatoires du côté des nerfs et de la moelle.

Dans un fait demeuré unique, observé dans le service de Laugier, et rapporté par Farabeuf[2], l'avant-bras d'un individu ayant

---

[1] Tuffier. *Loc. cit.*

[2] Farabeuf. In thèse d'Assaky, déjà citée.

été pris dans un engrenage, le nerf médian fut rompu au-dessus du poignet. Le bout inférieur resta en place, mais le bout supérieur se rétracta dans sa gaine, au point de remonter jusque vers son point fixe, au niveau du coude, formant une sorte d'*invagination à trois cylindres*.

Symptômes. — Diagnostic

L'expression clinique de la distension et de la rupture nerveuse est superposable à celle de la contusion faible ou forte. Lorsque le nerf est élongé d'une sixième ou même d'un quart de sa longueur primitive, sa conductibilité est momentanément abolie. La paralysie est nulle ou transitoire, et seule l'anesthésie persiste. Telle est la distension pratiquée chirurgicalement dans un but thérapeutique. Je le rapprocherais volontiers de la compression préconisée par DELORME comme méthode de traitement des douleurs névritiques.

Dans la *distension simple*, alors que le nerf est imperméable aux incitations de la volonté, et aux excitations mécaniques légères, il se laisse traverser par les courants électriques. Cette épreuve de l'excitabilité électrique permet de porter un pronostic favorable et d'affirmer qu'il y a distension et non rupture. Dans ce dernier cas, en effet, les courants électriques n'ont plus aucune action, tous les tubes nerveux étant détruits. L'élongation des nerfs entraînerait, d'après REDARD [1], l'abaissement de la température locale de un à deux degrés dans le membre correspondant. LÉPINE [2] pense au contraire qu'elle provoque une légère élévation de la température locale.

La *rupture* s'accompagne fatalement de paralysie motrice persistante et au bout d'un certain temps d'atrophie musculaire et de troubles trophiques des téguments. La guérison ne peut être obtenue que par la régénération nerveuse. Celle-ci est plus facile dans le cas de rupture sous-névrilématique, les deux bouts du nerf étant maintenus au voisinage l'un de l'autre.

[1] REDARD. Soc. de Biol., 27 janv. 1883.
[2] LÉPINE. Soc. de Biol., 17 mars 1883.

Les ruptures totales sont infiniment plus graves, outre que la ·régénération est à peu près impossible, les accidents médullaires sont fréquents. La mort subite peut en être la conséquence. Et si le malade survit au shock traumatique, il est exposé aux douleurs et aux troubles trophiques de la névrite, et à toutes les complications de la myélite. Il est donc de toute nécessité, pour porter un pronostic précis, de pouvoir distinguer la *distension* de la *rupture* nerveuse. Les renseignements sur la nature et la violence du traumatisme fourniront des indices utiles; mais c'est surtout à l'exploration électrique qu'on aura recours pour établir le diagnostic différentiel. Cette exploration suppose qu'on a pu localiser exactement la lésion, or ce premier point n'est pas toujours aisé à établir. Sans parler des notions anatomiques dont l'importance est évidemment capitale, on tiendra compte des « lieux de rupture » que nous signalions plus haut, et surtout on étudiera attentivement les limites de l'anesthésie et de la paralysie.

Pour certains nerfs superficiels, la palpation permettra parfois de sentir un cordon épais et induré, fusiforme ou bosselé, moniliforme.

Ici, comme dans la contusion, on ne se hâtera pas d'établir son diagnostic, se souvenant qu'au début, les troubles sensitifs et moteurs sont diffus, ne correspondant nullement aux lésions nerveuses. Dans les heures ou les jours qui suivent le traumatisme, peu à peu la paralysie se circonscrit, et sans s'arrêter à l'anesthésie trop variable, on parvient finalement à préciser le « type de la paralysie ». C'est ce type qui permettra de localiser la lésion nerveuse. Les travaux récents de neurologie, et en particulier les nombreuses publications du professeur RAYMOND ont bien fixé l'aspect clinique de ces différents « types » de paralysie. Pour en revenir à notre exemple des paralysies du membre supérieur, les plus fréquentes et les mieux étudiées, on distingue : 1º les paralysies tronculaires simples ou multiples suivant qu'un ou plusieurs troncs nerveux sont paralysées; 2º les paralysies du plexus brachial; 3º les paralysies radiculaires comprenant elles-mêmes : *a.* le type supérieur (DUCHENNE, ERB); *b.* le type inférieur (DÉJÉRINE-KLUMPKE); *c.* le type complexe. Toutes ces paralysies se présentent avec des caractères spéciaux qui permettent de les distinguer. Cette classification clinique, pleinement confirmée par les recherches anatomiques et expérimentales de Duval et Guillain, a jeté une vive lumière sur les faits jadis si obscurs de paralysies et d'atrophies consécutives aux traumatismes du membre supérieur et en particulier de l'épaule.

En opposition avec ces paralysies organiques, il faut citer les paralysies hystéro-traumatiques qui peuvent les simuler toutes, mais qui s'acompagnent de troubles sensitifs spéciaux, d'une anesthésie « en manchette » caractéristique.

TRAITEMENT

La simple distension est spontanément curable; on se bornera à conseiller les frictions, le massage et l'électrisation. Le traitement de la rupture varie suivant qu'il s'agit d'une rupture sous-névrilematique ou d'un arrachement complet. Dans le premier cas, un traitement rationnel de massage et d'électrisation sera institué pour combattre l'atrophie des muscles et leur rendre la motilité à mesure que le nerf se régénère.

La *rupture complète commande la suture nerveuse*, au contact ou à distance, suivant les cas. Étant donné qu'il est à peu près impossible de distinguer cliniquement la rupture sous-névrilematique de l'arrachement complet, il faut poser en principe que toute rupture nerveuse reconnue réclame l'intervention, c'est-à-dire la mise à découvert du point rompu. L'opération s'arrêtera à ce premier temps si la gaine nerveuse est conservée ; dans le cas contraire on pratiquera la suture. Celle-ci sera avant tout *aseptique*, si ce précepte est utile pour les sections nerveuses, à plus forte raison l'est-il pour les ruptures, qui s'accompagnent de désordres beaucoup plus étendus, éminemment propices à l'infection.

Quant au procédé de suture et à la nature du fil à employer, il est difficile de donner des règles fixes ; chacun se comportera suivant les circonstances et aussi suivant ses préférences. La suture *indirecte* de Baudens ou *périneurotique* des Allemands me paraît être la meilleure, le ramollissement des bouts nerveux ne permettant guère la suture directe. Le fil de lin très fin ou la soie fine est sans doute préférable au fil de catgut pour cette suture indirecte, à cause de la tendance des bouts nerveux à s'écarter. En cas de ruptures radiculaires, l'opération présentera de réelles difficultés, l'observation récente de Tuffier[1] prouve qu'elles ne sont pas insurmontables, du moins pour les racines du plexus brachial.

[1] Tuffier. *Loc. cit.*

CHAPITRE III

NÉVRITE

Le terme de *névrite* prête à confusion ; on étudie en effet sous ce nom à la fois les inflammations nerveuses, les phénomènes de dégénération qui succèdent à la section d'un nerf, et aussi les altérations nerveuses consécutives aux intoxications et aux infections. Dans son remarquable article sur les névrites, Babinski[1] envisage successivement ces différents processus et montre la difficulté qu'il y a à les dissocier si l'on s'en tient aux considérations anatomo-pathologiques.

En chirurgie, nous avons le droit, il me semble, d'établir une distinction plus tranchée. Il y a tout intérêt à séparer les phénomènes de dégénération et de régénération nerveuse de la névrite proprement dite. Celle-ci suppose l'intervention d'un agent septique ou l'action d'une substance irritante, toxique. Au temps où l'on usait si libéralement des antiseptiques dans le cours des opérations ou dans le pansement des plaies, il est probable que l'acte chirurgical a souvent contribué inconsciemment, et pour une part importante, au développement du processus névritique. Les expériences d'Arnozan et Salvat[2], de Pitres et Vaillard[3], ont montré l'action nocive pour les nerfs de certaines substances telles que l'éther, l'iode, l'alcool, le chloroforme, l'ammoniaque, etc. Schwartz[4] a observé une névrite du crural à la suite d'une injection d'éther iodoformé dans un abcès de la gaine du psoas.

---

[1] Babinski. Traité de médecine. Charcot-Bouchard, t. VIII, p. 649.
[2] Salvat. Thèse de Bordeaux, 1884, n° 4.
[3] Pitres et Vaillard. Gazette médicale de Paris, 1887, p. 256.
[4] Schwartz. Traité de Chirurgie clinique et opératoire, t. IV, p. 94.

La chirurgie nerveuse, doit donc être avant tout aseptique. Malgré tout, on ne peut pas éviter l'infection de la plaie nerveuse, et c'est là le point de départ, la cause première de la névrite. La clinique a montré depuis longtemps qu'une section nerveuse aseptique n'entraîne que des troubles limités ; la perte de la sensibilité est passagère, et la paralysie motrice est elle-même atténuée par la suppléance fournie par les muscles et les jointures voisines, jusqu'au jour où la régénération nerveuse, d'autant plus rapide qu'il n'y a pas d'infection, ramène la vie aux muscles momentanément inertes. Quant aux troubles trophiques, ils sont réduits au minimum, les rameaux nerveux intacts du voisinage suffisant presque à assurer la nutrition des tissus. Qu'une infection survienne, non seulement la régénération est retardée et même complètement empêchée, mais on voit apparaître des douleurs vives, l'atrophie musculaire est extrême et les troubles trophiques, c'est-à-dire les escarres, les pseudo-phlegmons, les arthropathies, etc., prennent une importance prépondérante.

ÉTIOLOGIE. — PATHOGÉNIE

Toutes les plaies des nerfs exposent à la névrite mais cette complication est particulièrement fréquente dans certaines conditions et notamment quand il s'agit d'une plaie contuse. Aussi les projectiles d'armes à feu, balles ou grains de plomb, les extrémités pointues d'os fracturés, les esquilles produisent-elles fréquemment cette lésion. D'autant plus que la présence de corps étrangers (esquilles, balles, débris de vêtement), favorise encore la névrite, en provoquant et en entretenant l'infection.

C'est surtout sur les filets nerveux terminaux, au niveau des doigts ou des orteils, plutôt que sur les troncs nerveux plus importants, qu'on la rencontre.

A la suite des amputations il était fréquent jadis d'observer de la névrite du moignon ; celle-ci pouvait n'être que la conséquence d'une infection antérieure ayant nécessité elle-même l'amputation, mais, souvent aussi, elle était créée de toutes pièces par l'opération. C'est dans ces cas qu'on trouve à la dissection du moignon les nerfs terminés par de gros renflements dits névromes d'amputation. Ces tumeurs ne résultent pas seulement de la section nerveuse mais aussi d'un certain degré d'infection de la plaie opératoire ; on les réduira au minimum par l'application d'une asepsie rigoureuse.

La névrite peut encore succéder à une simple contusion, ou à une compression nerveuse sans qu'il y ait de plaie des. téguments. Le nerf broyé, écrasé par un violent traumatisme, ou encore enclavé dans un cal de fracture, devient le point de départ de douleurs vives et de troubles trophiques accentués. L'infection n'a pas pu se produire par pénétration directe de microorganismes, puisque les parties molles sont intactes, et de fait beaucoup d'auteurs nient l'infection de la plaie dans ces conditions. On peut cependant admettre qu'elle s'est faite par la voie sanguine. Cette hypothèse mériterait d'être soumise au contrôle de l'expérimentation ; sa réalité permettrait d'expliquer ce fait que les contusions nerveuses ne sont pas toujours suivies des mêmes effets ; l'une n'entraînant que des troubles temporaires analogues à ceux qui résultent d'une section nerveuse tandis que l'autre est suivie de tous les accidents qui caractérisent la névrite, et cependant, dans les deux cas, l'examen histologique révèle les mêmes lésions.

Les *phlegmons*, les *abcès* sont parfois suivis de névrite. On a signalé la névrite du plexus lombaire et en particulier des nerfs abdomino-génitaux dans l'abcès périnéphritique. Le nerf crural, et surtout le sciatique, sont parfois envahis dans les abcès de la fosse iliaque et dans les inflammations péri-utérines. CHARVOT[1] a observé un fait d'inflammation du nerf cubital à la suite d'un hygroma suppuré du coude. De même SCHWARTZ[2] a cité un cas de névrite du médian consécutif à un phlegmon des gaines synoviales de la paume de la main.

Les *ostéites* se propagent également parfois aux nerfs environnants, qu'il s'agisse d'ostéomyélite simple, aiguë ou subaiguë, ou d'infection tuberculeuse. On connaît les lésions des nerfs inter-

---

[1] CHARVOT. Archives générales de médecine, 1885, 7ᵉ série, t. XVI, p. 151.

[2] SCHWARTZ. Traité de Chirurgie clinique et opératoire, t. IV, p. 96.

costaux et d'une façon générale des nerfs rachidiens dans le mal de Pott, celles du facial dans la carie du rocher. Kiener et Poulet ont attiré l'attention sur les névrites développées au voisinage des tumeurs blanches. Schwartz[1] a vu une névrite du radial consécutive à une ostéopériostite de l'extrémité inférieure de l'humérus terminée par hyperostose, et le même auteur rapporte un fait de névrite secondaire à une ostéomyélite aiguë, observée par Lerenine[2].

Signalons encore les névrites consécutives aux *brûlures*, aux *gelures*, aux *adénites* et *adénophlegmons*, et aux *phlébites*. Quénu[3] a eu le mérite de montrer les rapports qui unissent la névrite sciatique et la phlébite variqueuse.

En résumé, nous voyons que l'inflammation née dans les différents tissus de l'organisme, peut se propager aux troncs nerveux et provoquer la névrite. On a beaucoup insisté sur la résistance des nerfs aux suppurations ; des filets nerveux baignant dans le pus d'un abcès ont été trouvés sains. De fait, la gaine lamelleuse qui enveloppe les nerfs leur constitue une protection longtemps efficace; mais à un moment donné, elle finit par céder et l'inflammation envahit alors promptement les fibres nerveuses. Cornil et Ranvier ont démontré expérimentalement la résistance opposée par la gaine péri-nerveuse à l'invasion leucocytaire, mais, sitôt que cette gaine est entamée, l'infection se propage rapidement.

La *névrite externe* ou *chirurgicale* paraît donc être essentiellement de nature infectieuse, qu'elle succède à une plaie septique accidentelle ou opératoire, à une inflammation du voisinage. Dans le premier cas, il s'agit d'une véritable inoculation septique et dans le second d'une propagation directe. Nous avons dit plus haut que nous pensions pouvoir attribuer la névrite par contusion ou compression nerveuse à la même cause, l'infection, en admettant que cette fois l'inflammation gagne le tronc nerveux par la voie sanguine.

---

1 Schwartz. *Loc. cit.*

2 Lerenine. Ann. de chir. de Moscou, vol. IV, fasc. 5, 1894.

3 Quénu. Société de chirurgie, 8 février 1888, p. 130,

La pathologie médicale nous offre des exemples de cette infection nerveuse d'origine sanguine ; la plus remarquable est la névrite puerpérale bien étudiée par Tuilant [1], et, plus récemment, par Bayle [2].

Recherches expérimentales. — D'Abundo a produit chez les animaux des névrites sciatiques infectieuses en injectant dans la gaine, ou dans le voisinage du nerf, un liquide tenant en suspension des cultures vivantes du bacille typhique, du pneumocoque de Friedlander, du bacille de la tuberculose. Il serait intéressant de poursuivre cette étude expérimentale qui, associée aux recherches histologiques et bactériologiques permettrait d'élucider cette question de pathogénie.

Classification. — Névrite aigue et névrite chronique. — Habituellement la névrite débute par des accidents aigus, puis peu à peu les symptômes s'amendent et la guérison survient ou bien la maladie passe à l'état chronique. Cette dernière évolution est de beaucoup la plus fréquente, et c'est là un des caractères les plus importants de la névrite. La phase aiguë est plus ou moins intense, mais elle est toujours de courte durée, tandis que la phase chronique est extrêmement longue. Une fois la lésion créée par l'infection, celle-ci disparue, le processus névritique continue à évoluer. De plus la névrite d'origine externe a une tendance remarquable à l'extension dans les deux sens, vers la racine du nerf, vers la moelle, c'est la *névrite ascendante* et aussi vers la périphérie, vers les filets terminaux, c'est la *névrite descendante.*

Tendance marquée à l'extension, évolution chronique parfois indéfiniment prolongée, tels sont les deux points qu'il faut bien mettre en avant.

ANATOMIE PATHOLOGIQUE

Nos connaissances sur l'anatomie pathologique de la névrite chirurgicale sont très vagues. Ce sont surtout les névrites médi-

[1] Tuilant. Thèse de doctorat, Paris, 1891, n° 252.
[2] Bayle. Thèse de doctorat, Lyon, 1896-1897.

cales toxiques qui ont été étudiées. Expérimentalement, on a provoqué des irritations des nerfs avec des substances telles que l'éther, l'iode, etc.', mais il n'est pas prouvé que ces lésions produites par des corps aseptiques et caustiques soient semblables à celles qui succèdent à l'infection d'une plaie nerveuse. D'après les recherches de Pitres et Vaillard, l'injection d'éther produit au point de l'injection une nécrose aseptique du nerf; au-dessus et au-dessous on trouve des altérations absolument comparables à celles qu'a obtenues Ranvier par la simple section nerveuse, c'est-à-dire la dégénération complète du bout périphérique et limitée du bout central. Les travaux de Gombault et de Letulle ont trait à des névrites toxiques, saturnine et mercurielle, et ne peuvent nous servir pour l'étude de la névrite traumatique.

A l'œil nu, un tronc nerveux enflammé dans le fond d'une plaie septique se présente avec les caractères suivants : il est tuméfié, de coloration rosée ou rougeâtre; à sa surface existe un fin piqueté hémorragique correspondant à de petites ecchymoses sous-névrilematiques. S'il est coupé, la surface de section présente le même pointillé rouge, hématique. D'autres fois, les ruptures des vasa nervorum sont moins nombreuses; au lieu de la coloration rosée, le nerf prend une teinte grisâtre par suite de la destruction partielle de la myéline qui lui donne sa coloration blanche normale. Sa consistance est remarquable, il est mou, pulpeux, presque diffluent. Ultérieurement, lorsque l'inflammation passe à l'état chronique, la consistance devient plus ferme qu'à l'état normal. La tuméfaction persiste plus ou moins accentuée; elle est régulière, donnant au tissu nerveux l'aspect d'un cordon fusiforme ou cylindrique, ou bien elle est formée d'une série de renflements échelonnés en grains de chapelet. La coloration est blanche ou grisâtre.

Histologiquement ce sont les lésions de sclérose qui dominent à cette phase chronique. Le névrilème est épaissi, et, par places, soulevé par de petites indurations circonscrites, véritables petits fibromes inflammatoires. La sclérose envahit le tissu conjonctif péri et intra-fasciculaire, les faisceaux nerveux sont comprimés, étouffés. Dans chacun de ces faisceaux à côté des tubes nerveux intacts, il en existe d'autres dont les noyaux de la gaine protoplasmique de MAUTHNER ont proliféré, segmenté la myéline et même détruit le cylindraxe. Certaines fibres nerveuses sont réduites à un tube vide constitué par la gaine de SCHWANN. Ces altérations de névrite parenchymateuse sont comparables à celles qui succèdent à la section d'un nerf; ce qui diffère, c'est l'inégalité dans la répartition des lésions, certains tubes étant intacts tandis que d'autres sont complètement détruits. La prolifération active du tissu conjonctif et sa transformation en tissu fibreux cicatriciel est également caractéristique de la névrite.

Les névrites ascendantes et descendantes que j'ai déjà signalées ont été peu étudiées, du moins au point de vue chirurgical. Les irritations produites par piqûre ou par injections caustiques, ou encore par arrachements de nerfs, comme dans les expériences du professeur HAYEM, ne correspondent pas aux névrites septiques que nous envisageons ici. En sorte que les lésions ascendantes et médullaires observées par cet auteur, ne sont peut-être pas applicables aux névrites chirurgicales, par plaies ou par propagation d'un foyer inflammatoire.

BABINSKI[1] admet que « les altérations ascendantes consécutives aux névrites de cause externe sont des lésions des racines et de la moelle du type atrophique toujours très discrètes comparées à celles des nerfs... Les lésions d'ordre dégénératif semblent exceptionnelles ou en tout cas très limitées ».

WEIR MITCHELL, TIESLER ont produit chez le lapin des névrites ascendantes septiques avec abcès dans la gaine nerveuse et lésions de la moelle.

Le professeur BERGER[2] a rapporté un fait de névrite sciatique suppurée avec extension de la suppuration à la moelle, consécutivement à une élongation pour tabes.

SYMPTÔMES

A. **Névrite aiguë.** — L'inoculation septique d'une plaie nerveuse se caractérise au bout de quelques heures ou de quelques

---

[1] BABINSKI. *Loc. c. t.*

[2] BERGER. Société de chirurgie, 1884, p. 945.

jours par une douleur vive. On constate parfois de légers signes d'infection générale caractérisés par quelques frissonnements et une élévation modérée de la température. Ces symptômes peuvent d'ailleurs dépendre tout autant du dépôt des produits virulents dans le tissu cellulaire et de leur résorption par la voie lymphatique que de l'infection nerveuse. La douleur siège au niveau de la blessure du nerf; elle irradie bientôt vers la périphérie et vers les centres, se propageant même à d'autres troncs nerveux que le traumatisme n'a pas atteints. Sur une douleur continue, se greffent des crises aiguës revenant par intervalles. La plus légère pression, le moindre effleurement suffisent pour exagérer encore la sensation pénible. Une palpation attentive dans les névrites superficielles permettrait de sentir un cordon volumineux répondant au nerf tuméfié; mais dans la forme aiguë, à douleurs extrêmement vives, cette exploration est impossible.

Au bout de quelques jours les phénomènes septiques s'amendent, la lymphangite qui accompagne si souvent la névrite sous forme de traînées et de plaques rouges pâlit, les douleurs s'atténuent également. Tout peut rentrer dans l'ordre si l'infection est minime, et la blessure insuffisante pour entraîner la dégénération du segment nerveux périphérique, la guérison se fait au bout de quelques jours.

B. **Névrite chronique.** — Plus souvent la névrite passe à l'état chronique; parfois même la phase aiguë a été si courte, si atténuée, qu'elle passe inaperçue, et la névrite est dite « chronique d'emblée ». Quoi qu'il en soit, cette névrite chronique se manifeste par un ensemble de symptômes caractéristiques qu'il nous faut passer en revue; ce sont des troubles sensitifs, des troubles moteurs et surtout des troubles trophiques. Nous avons déjà signalé ces différentes altérations à la suite des sections nerveuses comme signes de la dégénération nerveuse, nous verrons chemin faisant que les manifestations de la névrite sont toutes différentes des symtômes de la simple dégénération.

1° TROUBLES SENSITIFS. — Les *troubles sensitifs* consécutifs à une section nerveuse aseptique sont caractérisés avant tout par l'anesthésie ; les douleurs sont faibles ou nulles, au point de la blessure nerveuse.

Dans la névrite, l'anesthésie est accessoire ; elle est habituellement tardive et incomplète et ne survient que lorsque les progrès des névrites parenchymateuse et interstitielle chroniques ont provoqué la destruction des tubes nerveux et l'atrophie du nerf. Au contraire les douleurs priment tout ; elles varient d'un cas à l'autre. Faibles, localisées parfois, elles sont d'autres fois extrêmement vives, déterminant une hyperesthésie cutanée telle qu'il est impossible de palper la région du nerf enflammé. On rencontre assez fréquemment ces douleurs persistantes à la suite des panaris et des phlegmons de la main, traduisant l'envahissement des nerfs collatéraux des doigts. L'hyperesthésie cutanée porte le nom de *causalgie*, elle s'accompagne d'un état lisse de la peau tout à fait spécial, indice d'une altération trophique que WEIR MITCHELL, MOREHOUSE et KEEN ont nommée *glossy skin*. Comme dans la névrite aiguë, la douleur s'accroît par moments sous forme de crises extrêmement pénibles, que celles-ci se développent spontanément ou qu'elles soient produites par la cause la plus insignifiante, par l'ébranlement le plus léger. Ce sont des douleurs lancinantes, contusives, fulgurantes, des sensations de brûlures, de broiement. Elles se propagent à distance, dans des territoires nerveux éloignés de la zone primitivement atteinte. Tel malade sera particulièrement sensible au froid, tel autre souffrira d'autant plus que la peau sera plus sèche. Il faut lire dans le livre de WEIR MITCHELL l'histoire de ces malheureux atteints de névrite grave, dont l'unique préoccupation, l'unique souci dans la vie est d'atténuer leur souffrance et de prévenir le retour des accès par tous les moyens possibles. Le système nerveux tout entier ne tarde pas à ressentir le contre-coup d'un tel ébranlement. D'autant plus qu'il est fréquent de voir les accidents se présenter avec toute leur intensité chez des sujets prédisposés de par leur tempérament et leurs antécédents névropathiques. A la pâleur et à l'amaigrissement, s'ajoute une expression du visage caractéristique traduisant l'état perpétuel de terreur et d'angoisse dans lequel ils vivent. Le caractère devient triste, irascible ; les malades perdent toute énergie et tombent

dans un état de cachexie et de neurasthénie des plus inquié-
tants.

Heureusement les névrites se présentent rarement sous une
forme aussi grave. Dans la grande majorité des cas, les douleurs
sont moins vives et reviennent seulement par intervalles, permettant aux malades de reprendre presque leur vie habituelle.
Néanmoins, à la longue, le système nerveux subit une véritable
déchéance et, pour peu que les malades y soient prédisposés, on
voit apparaître chez eux les différentes manifestations de l'hystérie, de l'épilepsie ou de la neurasthénie.

2° TROUBLES MOTEURS. — On peut constater des phénomènes
parétiques et même paralytiques dans la névrite, mais ce
sont surtout les *spasmes* et les *contractures* qui la caractérisent.
Les spasmes étaient fréquents jadis dans la névrite des moignons. Les crises douloureuses s'accompagnent souvent de contractions fibrillaires et même de contracture véritable. A la
longue, les spasmes et les contractures entraînent des rétractions
musculaires. Les réflexes sont diminués ou abolis, la contractilité
électrique des muscles a disparu alors qu'ils réagissent encore à
l'incitation de la volonté. Ce qui est particulièrement frappant
c'est l'*atrophie* rapide qui fait littéralement fondre un membre,
ou un segment de membre, en quelques semaines.

On a cité des faits de paralysie précoce; ils sont rares, et souvent peut-être n'a-t-on pas suffisamment discerné les troubles
consécutifs à la section nerveuse de ceux qui relèvent de la névrite. Lorsqu'un nerf a été coupé, la dégénération du bout périphérique entraîne rapidement la paralysie des muscles correspondants, sans qu'il se produise ni spasmes ni contractures.
Inversement, un nerf piqué par un instrument septique réagit
sous forme de spasmes et de contractures, mais la plupart des
fibres nerveuses, restant intactes, il n'y a pas de paralysie. Dans
une section septique il peut y avoir coexistence de paralysie et
d'accidents névritiques, cette paralysie précoce dépendant de la
dégénération nerveuse. A la longue, lorsque le processus scléreux
de la névrite interstitielle a détruit les fibres nerveuses, on voit
survenir des phénomènes parétiques ou même paralytiques. Ces

paralysies tardives sont beaucoup plus importantes que celles du début, car elles dépendent réellement de la névrite.

3° TROUBLES TROPHIQUES. — Dans les sections nerveuses simples les troubles trophiques sont réduits au minimum, dans la névrite ils prennent une très grande importance. Au niveau des téguments et du tissu cellulaire sous-cutané, ils se caractérisent par de la rougeur des téguments, de l'œdème. La peau est épaissie, indurée ; les poils et les ongles sont hypertrophiés et déformés. Les poils sont secs et cassants, de même les ongles s'incurvent, s'écaillent ; ils présentent fréquemment des stries transversales. Par endroits, la peau est brune, fortement pigmentée ; par ailleurs elle est blanche, décolorée, les poils eux-mêmes deviennent blancs : c'est une plaque de vitiligo, d'origine dystrophique. L'eczéma est exceptionnel. Signalons encore les éruptions de zona, les furoncles, les anthrax, les bulles de pemphigus, les pustules d'ecthyma, les maux perforants, les escarres. Dans la forme grave, la peau est rouge, lisse, glabre, amincie, comme vernissée (*glossy skin* des Américains). Les troubles vaso-moteurs se manifestent par des sensations de froid et de chaleur, par une ascension de la température locale (HAYEM), par des sueurs abondantes, ou au contraire par une sécheresse anormale des téguments. Dans le tissu cellulaire sous-cutané il se produit des indurations localisées rappelant l'aspect des phlegmons. Plus rarement on voit survenir des phlegmons gangréneux par infection de ces tissus dont la vitalité est très amoindrie.

Aux doigts et aux orteils les lésions envahissent tous les tissus depuis la peau jusqu'à l'os. L'onyxis, l'ongle incarné sont fréquents. Le doigt s'enflamme, se tuméfie, la peau qui le recouvre est rouge, lisse, il est le siège de vives douleurs. La suppuration apparaît d'abord superficielle, qui gagne peu à peu la profondeur. Le doigt gros, violacé ou rosé, dur, avec des trajets fistuleux conduisant sur un os nécrosé, friable, présente un aspect tout particulier que MORVAN a décrit sous le nom de *panaris analgésique*. C'est un véritable ulcère trophique profond connu au pied sous le nom de mal perforant.

Outre ces lésions d'ostéite infectieuse liées à l'évolution d'une

ulcération et qu'on rencontre presque exclusivement aux extrémités, aux doigts ou aux orteils, la névrite se manifeste encore
sur le système osseux par une atrophie, une raréfaction qui
diminue la solidité du squelette et expose aux fractures spontanées. Mory [1] a insisté sur ces atrophies osseuses consécutives

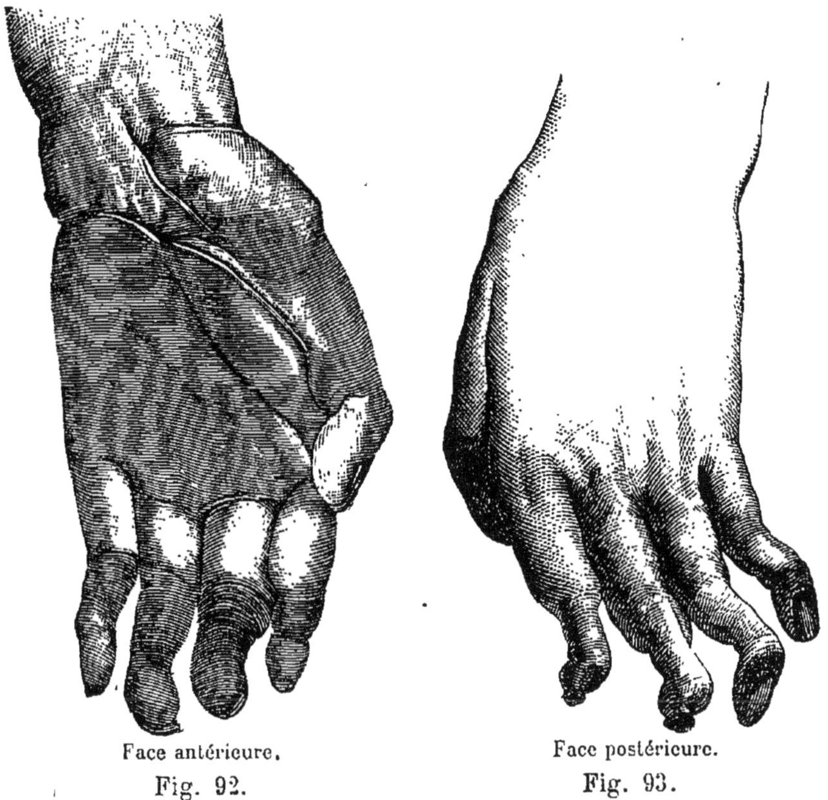

Face antérieure.   Face postérieure.
Fig. 92.   Fig. 93.

Troubles trophiques névritiques consécutifs à une plaie de la paume
de la main (Ricard et Bousquet).

aux névrites chroniques d'origine traumatique. Elles surviennent
à la suite des plaies contuses, des entorses, des luxations, des
fractures et se localisent surtout aux extrémités. Chez un individu ayant subi un double traumatisme du membre inférieur
gauche, fracture de jambe et fracture du col du fémur, il exis-

<hr>

[1] Motty. Congrès français de chirurgie, 1892, p. 249.

tait un an plus tard un raccourcissement du pied gauche de 3 centimètres « à ce point que son pied gauche semblait appartenir à une autre personne que son pied droit ». La radiographie permet de décéler ces altérations osseuses et montre qu'elles sont souvent plus étendues qu'on ne pourrait le supposer à priori. C'est surtout vers les extrémités qu'elles sont accentuées, au niveau du squelette de la main ou du pied. Au lieu de donner une zone sombre sur l'épreuve radiographique comme des os normaux, ces os raréfiés sont remarquablement clairs, presque complètement perméables aux rayons ROENTGEN.

Les articulations sont également atteintes; sans parler des attitudes vicieuses, des subluxations consécutives aux atrophies, puis aux rétractions tendineuses et musculaires bien étudiées par COUYBA [1], on rencontre dans la névrite de véritables *arthrites* et *arthropathies*, avec altérations et déformations des surfaces articulaires. BLUM [2] et ARNOZAN [3] en ont donné une bonne description. Les lésions articulaires sont souvent masquées en partie par de l'œdème et de l'empâtement des parties molles avoisinantes, notamment au niveau des gaines tendineuses péri-articulaires. La tumeur dorsale du poignet, si fréquente dans la paralysie radiale d'origine saturnine, est un trouble trophique de ce genre qu'on a signalé également à la suite de plaie nerveuse (NICAISE).

MARCHE. — PRONOSTIC

Nous avons vu que la névrite aiguë était toujours de courte durée; par contre la névrite chronique qui lui succède le plus souvent, persiste parfois avec une ténacité désespérante. Sans compter que, dans ces formes prolongées, la névrite suit une marche extensive, vers la racine du nerf et vers ses ramifications terminales. La névrite ascendante la plus grave des deux gagne la moelle, y crée des lésions de myélite et peut de là se propager

[1] COUYBA. Thèse de doctorat, Paris, 1871, n° 138.
[2] BLUM. Thèse d'agrégation, 1875.
[3] ARNOZAN. Thèse d'agrégation, 1880.

à d'autres troncs nerveux et en particulier à ceux du côté opposé.

DUMÉNIL[1] (de Rouen) a publié la première observation de névrite ascendante. Il s'agissait d'une névrite d'origine interne.

CHARVOT[2], LELOIR[3], OSGOOD MASON[4], en ont cité des exemples remarquables. L'extension est souvent annoncée par une recrudescence des douleurs au niveau de la plaie nerveuse, avec fourmillements et élancements irradiant vers la racine du membre.

Une connaissance plus approfondie de la pathologie nerveuse, et en particulier la notion plus précise de la répartition des troubles, suivant la localisation de la lésion sur le système nerveux, ont permis dans ces dernières années de distinguer dans la névrite ascendante une phase intermédiaire entre l'inflammation du tronc nerveux et celle de la moelle, c'est la *phase radiculaire* qui suit la névrite proprement dite et précède la myélite. GILLES DE LA TOURETTE et CHIPAULT[5] ont pu, d'après la topographie des troubles de la sensibilité, différencier cette phase de la névrite ascendante se propageant à la moelle.

La névrite ascendante peut compliquer la névrite aiguë, elle évolue alors beaucoup plus rapidement et entraîne la mort à brève échéance.

Formes. — La complexité des lésions, leur aspect si varié rendent la description de la névrite forcément confuse. Pour plus de clarté, on peut décrire différentes formes suivant la prédominance de tel symptôme, et suivant la marche suivie par le processus névritique. Nous avons déjà signalé les deux formes principales aiguë et chronique et nous avons ajouté combien il était fréquent de voir la forme chronique se greffer sur la forme aiguë de durée éphémère. De même nous venons de rappeler les formes extensives ascendante et descendante. On peut encore distinguer la

---

[1] DUMÉNIL (de Rouen). Gazette hebdomadaire, 1866, p. 51, 67, 84.

[2] CHARVOT. Archives générales de médecine, 1885, t. XVI, p. 151.

[3] LELOIR. Ann. de dermatol. et de syphiligr., 1886, 2e série, t. VII, p. 705.

[4] OSGOOD MASON. Ann. J. of Méd. Sciences, 1886, p. 183.

[5] GILLES DE LA TOURETTE et CHIPAULT. Presse médicale, 6 juin 1896.

forme douloureuse, la *forme atrophique,* la *forme dystrophique* et la *forme tardive.*

Certaines névrites sont remarquables à cause de l'intensité et de la persistance des douleurs qu'elles provoquent. Les troubles moteurs et trophiques ne sont pas en rapport avec cette hyperesthésie. On les rencontre surtout chez des sujets prédisposés de par leur état névropathique antérieur. Les douleurs entretiennent et accentuent cette tare préexistante et l'on peut voir un jour ou l'autre se greffer sur la névrite des accidents hystériques ou épileptiques.

Chez d'autres individus, ce sont les troubles trophiques qui attirent l'attention, non seulement au niveau des parties molles, peau, tissu cellulo-graisseux, muscles, mais aussi sur les os. L'amaigrissement d'un membre, et en particulier l'atrophie musculaire, se montre constamment à la suite de la section simple d'un nerf mais jamais au même degré 'et avec la même persistance que lorsque la plaie nerveuse se complique d'inflammation, de névrite.

D'autres fois, ce sont les œdèmes, les gonflements, les pseudophlegmons qui dominent. Le membre, surtout vers l'extrémité, prend un aspect éléphantiasique dû à l'épaississement et à l'infiltration dure de la peau et des tissus sous-jacents. Les doigts sont gros, lisses, arrondis, cylindriques, écartés les uns des autres ; la main est épaisse ; les téguments sont violacés, froids au toucher, les jointures sont enraidies. Les troubles fonctionnels sont dans ce cas considérables ; le malade peut à peine se servir de sa main raide et douloureuse.

Enfin il est une forme importante à connaître car elle peut être fort embarrassante, c'est la *névrite tardive.* Le traumatisme nerveux remonte à plusieurs mois, quelquefois même à quelques années. Au moment de l'accident, il y a eu des signes plus ou moins nets de névrite aiguë, puis tous les accidents se sont bientôt dissipés. Après une période pendant laquelle le membre a repris son aspect normal et retrouvé toutes ses fonctions, les douleurs reparaissent, puis les troubles moteurs, et surtout les troubles trophiques. Dans certains cas, la présence d'un corps étranger resté au contact du nerf blessé a été la cause de ces accidents tardifs, mais parfois ils surviennent sans aucune raison apparente. La névrite chronique a sans doute évolué insidieusement et peut-être s'est-elle manifestée à l'occasion d'un coup, d'une maladie générale infectieuse, ayant déterminé une poussée congestive, une nouvelle infection greffée sur la lésion ancienne.

DIAGNOSTIC

Lorsque la névrite siège sur un nerf facilement appréciable à travers les parties molles comme le médian au bras ou le cubital au coude, la constatation du renflement nerveux sous forme d'un cordon dur, en fuseau, ou moniliforme, permettra de distinguer nettement la névrite de la névralgie simple, dans laquelle le tronc nerveux ne présente aucune modification de volume ni de consistance. L'induration des troncs lymphatiques ou des branches veineuses superficielles pourrait en imposer pour l'épaississement du nerf. Une étude attentive de la région permettra une localisation précise sans compter que la phlébite et la lymphangite présentent des caractères propres dont la recherche empêchera toute confusion.

Les *névrites internes* ou médicales se développent sans traumatisme préalable à la suite d'une maladie générale infectieuse telle que la diphtérie, ou résultent d'une intoxication chronique, (alcoolisme, saturnisme, hydrargyrisme, tabagisme, etc.).

La *névrite puerpérale* est, elle aussi, de nature septique. Elle se développe de préférence, sur les nerfs du membre supérieur, cubital et médian. Les commémoratifs aideront à la reconnaître.

TRAITEMENT

Ce que nous avons dit des lésions et de l'évolution de la névrite nous montre que le chirurgien est presque impuissant à l'enrayer dans sa marche progressive et extensive. Aussi doit-on s'efforcer de la prévenir.

Il est à peu près impossible d'éviter la névrite consécutive aux traumatismes sous-cutanés tels que la contusion ou l'arrachement.

En présence d'un abcès, d'une adénite, d'un phlegmon, d'un

anthrax ou d'un furoncle, le traitement précoce de la maladie causale, amenant la rétrocession des accidents inflammatoires, constitue le meilleur traitement préventif de la névrite.

Mais c'est surtout en cas de plaie nerveuse que le rôle du chirurgien devient efficace. Le but à atteindre est double, si la plaie est septique, il faut s'efforcer de la désinfecter, et si elle est ou parait aseptique, on évitera, par une thérapeutique intempestive, d'y semer l'infection. L'usage des antiseptiques est nuisible et doit être absolument proscrit, on ne se servira que de fils aseptiques et d'eau bouillie ou mieux d'eau salée physiologique à 7-10 grammes par litre.

Nous avons déjà, à propos des plaies des nerfs, discuté la question de la suture immédiate et de la suture secondaire ou retardée. En principe on doit admettre que toute plaie accidentelle est infectée ; cependant, s'il s'agit d'une section nette, sans écrasement des tissus, sans corps étranger dans la plaie, on devra tenter la réunion primitive, mais on ne se servira que de fils de catgut, de façon que si la plaie suppure le nerf ne soit pas irrité par la présence d'un corps étranger persistant. En face d'une plaie contuse avec infection évidente la question se pose de l'opportunité de la suture nerveuse immédiate. Pour ma part, je pense qu'il vaut mieux surseoir à l'opération, s'efforcer de désinfecter la plaie en la drainant et en enlevant tous les corps étrangers, les esquilles, et ne tenter la suture qu'ultérieurement, au besoin même, la plaie étant complètement cicatrisée. On évitera ainsi de prolonger l'inflammation par la présence du fil à suture, et la destruction des extrémités du nerf sectionné sera réduite au minimum ; on se placera donc dans les meilleures conditions pour pratiquer, la suture secondaire. Le membre blessé sera enveloppé d'une épaisse couche d'ouate, le froid ayant une influence manifeste sur le développement de la névrite.

Le seul traitement rationnel de la névrite aiguë réside dans l'immobilisation absolue du membre blessé. On y associera le sulfate de quinine et l'emploi des différents calmants en particulier les piqûres de morphine pour combattre la douleur.

Révulsion. Compression. — Contre la névrite chronique on pourra tenter la révulsion superficielle sous forme de pointes de feu, les pulvérisations de chlorure de méthyle ou le stypage sur le trajet du nerf. L'électrisation continue peut également rendre des services, en employant suivant les cas le pôle positif ou le négatif (ERB)[1].

DELORME[2] a préconisé la compression forcée digitale contre les douleurs de la névrite et a obtenu plusieurs fois par cette méthode des résultats encourageants. Nous avons eu l'occasion[3] d'en donner la description telle que DELORME l'a fournie. Lorsqu'on soupçonne qu'un nerf est comprimé et irrité par un cal exubérant ou par une exostose, il est indiqué de supprimer la saillie osseuse, ou de désenclaver le nerf, en le sculptant dans l'épaisseur du cal.

Élongation. — L'*élongation* a été longtemps considérée comme le traitement de choix de la névrite. Elle fut pratiquée pour la première fois par BILLROTH en 1869 sur le nerf sciatique, puis par NUSSBAUM en 1872 sur les nerfs du plexus brachial. Cet auteur qui, dès 1860, avait soupçonné l'action favorable de ce traitement, en posa nettement les indications.

En France parurent les mémoires de CHAUVEL[4], LAGRANGE (1886) et plus récemment les travaux de CHARVOT[5] et de TACHARD[6].

L'élongation a pour effet de supprimer les névralgies si accentuées dans les névrites sans porter atteinte à l'action des fibres motrices. TARNOWSKY[7] a montré qu'elle a une action favorable sur les centres nerveux; on pourrait donc la tenter, même lorsqu'il existe des signes de névrite ascendante. Elle doit être pratiquée avec une certaine douceur, et autant que possible sur une portion saine du nerf. On a proposé un certain nombre d'instruments, dits crochets élongateurs (GILLETTE, NICAISE, MA-

---

[1] ERB. Traité d'électrothérapie, traduction française, 1884, p. 373.

[2] DELORME. Académie de médecine. Séance du 13 décembre 1894.

[3] Voir p. 417.

[4] CHAUVEL. Archives générales de médecine, 1885, t. XV, p. 711.

[5] CHARVOT. Société de chirurgie, 1891, p. 204.

[6] TACHARD. Archives prov. de chirurgie, 1893, p. 347.

[7] TARNOWSKY. Archives de neurologie, 1885, p. 35.

THIEU). A défaut d'outillage spécial, on pourra se servir d'une pince à forcipressure ou mieux encore des doigts. Le nerf soulevé à l'aide d'une sonde cannelée est saisi entre le pouce et l'index, et on exerce des tractions suivant l'anse du nerf, dans les deux sens, vers les centres et vers la périphérie. SCHWARTZ recommande l'emploi du crochet en graduant la traction suivant le nerf : 20 à 30 kilos pour le nerf sciatique, 8 pour les nerfs médian, cubital ou radial.

Cette opération est sans danger lorsqu'elle est prudemment faite et pourra au besoin être renouvelée.

Neurotomie. Neurectomie. — Malheureusement l'élongation a souvent échoué et force est alors d'employer un traitement plus actif. On a depuis longtemps conseillé la *neurotomie*, LETIÉVANT en a donné la technique pour les différents nerfs. A l'heure actuelle on lui substitue la *neurectomie*, supérieure à la neurotomie, par la raison qu'elle s'oppose plus sûrement à la régénération du nerf. Le principal inconvénient de la neurectomie est la suppression fonctionnelle totale des nerfs ; si donc il s'agit d'un nerf mixte on sacrifie du coup la fonction motrice. Aussi cette méthode a-t-elle été particulièrement recommandée et employée dans le traitement des névrites des nerfs purement sensitifs. Le nerf trijumeau, dont la névralgie est si fréquente, se prête tout spécialement à la neurectomie à cause de sa fonction purement sensitive. La résection nerveuse doit être pratiquée à distance de la névrite et en se rapprochant le plus possible des centres (BEAUSSE) [1]. On lui a souvent associé l'*arrachement* du bout périphérique.

La neurectomie risque elle-même d'être insuffisante. On ne compte plus les cas de récidive à échéance plus ou moins brève à la suite de cette opération. On en est réduit alors à proposer l'amputation du membre; mais une névrite peut se développer au niveau du moignon, et l'on voit ainsi des malheureux qui ont subi des mutilations successives, de plus en plus importantes, sans qu'on soit parvenu à les soulager de leurs douleurs.

[1] BEAUSSE. Thèse de doctorat, Paris, 1895-1896, n° 296.

C'est pour ces formes graves et rebelles qu'on a proposé dans ces dernières années une opération plus importante encore, consistant à sectionner ou mieux à réséquer les racines rachidiennes postérieures dans le canal rachidien. ABBE, BENNET, HORSLEY, CHIPAULT et DEMOULIN[1], MONOD et CHIPAULT[2] ont eu recours à cette intervention. Les observations sont trop peu nombreuses pour qu'on puisse à l'heure actuelle se faire une opinion décisive sur son efficacité. En tout cas il s'agit d'une opération grave qu'on n'entreprendra qu'en dernière analyse.

Les douleurs disparues, la névrite enrayée, la thérapeutique ne devra pas rester inactive; l'atrophie musculaire le plus souvent considérable, les troubles trophiques qui ont envahi tous les tissus, commandent un long traitement de convalescence. Les courants faradiques et voltaïques, les frictions, le massage, l'hydrothérapie en formeront la base. Le malade et le médecin devront rivaliser de patience, l'amélioration n'étant obtenue qu'au prix d'efforts continus et prolongés. Au besoin, on aura recours aux myotomies et aux ténotomies pour combattre les ankyloses vicieuses.

Enfin, on n'oubliera pas que la névrite exerce une influence des plus fâcheuses sur l'équilibre cérébral. Tous les sujets qui en sont atteints sont voués à la neurasthénie, à l'hystérie ou à l'épilepsie. Par un traitement général tonique, le médecin s'efforcera de dissiper les idées de suicide qui hantent si fréquemment le cerveau des névritiques.

[1] CHIPAULT et DEMOULIN. Trav. de neurologie chirurgicale, 1895, p. 235.

[2] MONOD et CHIPAULT. Bull. de la société de chirurgie, 1898, p. 288.

CHAPITRE IV

TUMEURS DES NERFS

Il existe encore à l'heure actuelle une grande confusion dans la classification des tumeurs des nerfs.

Les unes sont constituées par du tissu nerveux et seules méritent de porter le nom de *névromes*. Les autres sont des *pseudo-névromes* formés de tissus variables, conjonctif ou épithélial.

Les névromes doivent être étudiés avec les néoplasmes en général, nous ne nous y arrêterons pas.

Les tumeurs si spéciales, décrites par Verneuil pour la première fois, et qu'on appelle *névromes plexiformes*, ne sont peut-être pas des névromes à proprement parler. Il n'est pas certain en effet qu'elles renferment du tissu nerveux néoformé, ce qui, par définition, caractérise le névrome. Je pense néanmoins que jusqu'à nouvel ordre les névromes plexiformes méritent d'être rangés dans le chapitre des névromes.

Il n'en est pas de même par contre des tumeurs inflammatoires, improprement appelées névromes, et qui se produisent à l'extrémité d'un tronc nerveux coupé ou arraché, ou sur le trajet d'un nerf distendu ou contusionné. Tels sont les névromes dits d'amputation qu'on observe à l'extrémité du moignon et qui atteignaient jadis un volume considérable. De même, nous avons vu qu'au niveau d'un nerf sectionné, les deux bouts, et surtout le bout central, se renflent en olive. Nous nous sommes déjà expliqué sur la nature de ces tuméfactions et nous n'y reviendrons pas. Qu'il nous suffise de répéter qu'il ne s'agit pas en ce cas de tumeur, mais de renflement inflammatoire.

Restent les tumeurs formées de tissu conjonctif ou épithélial et développées sur le trajet d'un nerf. Ce sont celles que nous devons envisager. Et encore éliminerons-nous d'emblée le *tuber-*

cule sous-cutané douloureux qui n'est pas une tumeur nerveuse, mais une tumeur de nature variable, développée au voisinage d'un filet nerveux.

Les tumeurs des nerfs sont de deux ordres, les unes sont *primitives*. Nées sur place, aux dépens de la charpente conjonctive du nerf, elles sont formées de tissu conjonctif fibreux, muqueux ou embryonnaire, ce sont des *fibromes*, des *myxomes* ou des *sarcomes*. Et souvent il y a association de deux tissus, constituant le fibro-sarcome ou le myxo-sarcome.

Les autres sont *secondaires*, tels sont les épithéliomes des nerfs consécutifs aux épithéliomes mammaires ou utérins pour citer les deux exemples les plus communs. Les observations de sarcomes secondaires des nerfs sont exceptionnelles, ce qui tient sans doute au mode différent de propagation des épithéliomes et des sarcomes, les premiers utilisant surtout la voie lymphatique, et les seconds la voie sanguine. Néanmoins on conçoit qu'un sarcome osseux et surtout un sarcome des parties molles puissent se propager à la gaine d'un nerf situé au voisinage.

§ 1. — Tumeurs primitives

Elles se rencontrent surtout au niveau des membres : les nerfs les plus fréquemment atteints sont : le médian, le sciatique, le cubital et le radial.

Fibromes. — Les *fibromes* sont des tumeurs dures, arrondies, à surface lisse, d'un volume variable, ne dépassant guère la dimension d'un œuf de pigeon. A la périphérie se trouve une capsule plus ou moins épaisse qui isole le néoplasme du nerf, fait important au point de vue de l'intervention.

Myxomes. — Les *myxomes* ont une consistance rénitente, ou molle, parfois fluctuante. Leur surface est bosselée, moins régulière que celle du fibrome. Certains d'entre eux, dont la capsule est mince et le contenu très clair, sont transparents ou au moins translucides. A la coupe, la surface de section a un aspect gélatineux.

Sarcomes. — Les *sarcomes* sont les tumeurs les plus volumineuses ; ils atteignent les dimensions du poing et même davantage. D'aspect fusiforme ou arrondi, ils sont lobulés et de consistance inégale, molle, fluctuante par endroits, et dure en d'autres. Histologiquement, on note, suivant les cas, la variété fuso-cellulaire ou la globo-cellulaire.

D'une façon générale, l'évolution des sarcomes est rapide, tandis que les fibromes se développent lentement ; les myxomes occupent à ce point de vue une position intermédiaire.

Il est très fréquent de rencontrer une tumeur mixte, constituée par l'association du fibrome avec le sarcome ou le myxome. CLAVEL [1] a présenté à la Société anatomique un fibro-myxome du nerf médian qui pesait 200 grammes.

Certaines de ces tumeurs sont particulièrement vasculaires. PILLIET [2] a publié un cas de sarcome hémorragique du nerf cubital. D'autres subissent la

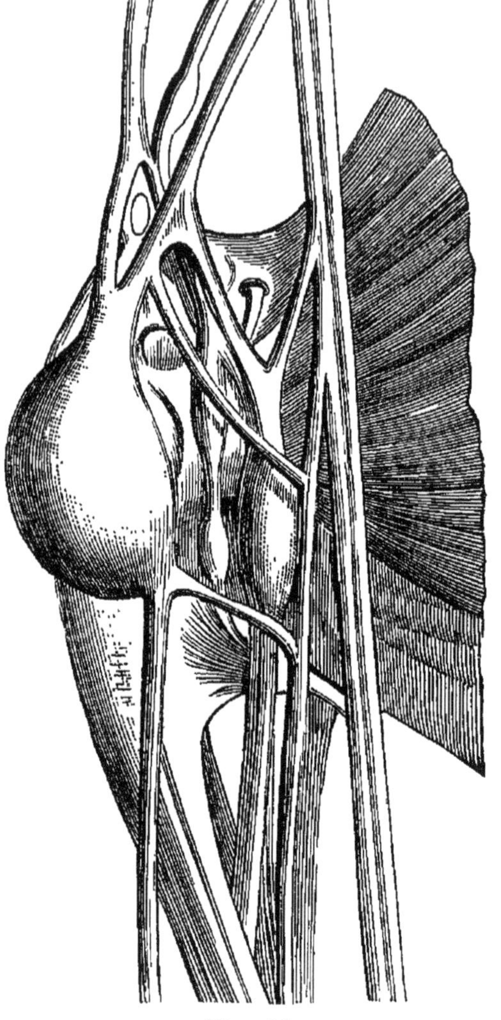

Fig. 94.

Névromes du plexus brachial
(RICARD et BOUSQUET).

---

[1] CLAVEL. Société anatomique, 21 décembre 1894.

[2] PILLIET. Société anatomique, avril 1898.

dégénérescence graisseuse partielle, ou la transformation kystique. Ces néoplasmes kystiques ont été pris quelquefois pour des kystes simples, tandis qu'il s'agit toujours de cavités creusées secondairement dans une tumeur primitivement solide. Schwartz [1] rapporte un cas personnel de kyste du nerf radial qui était sans doute un myxome kystique. De même le professeur Le Dentu [2] a observé un fait de fibrome kystique du sciatique poplité externe examiné histologiquement par Quénu. Il contenait un liquide épais, visqueux ressemblant à de la gelée de groseille délayée.

Ces tumeurs sont habituellement uniques, parfois cependant, il en existe plusieurs échelonnées sur le même tronc nerveux ; cela s'observe surtout dans le sarcome.

Recklinghausen a décrit en 1882 une affection caractérisée par la présence d'un grand nombre de petits fibromes développés sur le trajet de filets nerveux ; cette *neuro-fibromatose* encore appelée *maladie de* Recklinghausen a été l'objet dans ces dernières années de nombreux travaux tant en France qu'à l'étranger. Les lésions ne sont plus localisées à un seul tronc nerveux, mais étendues à un grand nombre et souvent même généralisées à tout le corps. Il s'agit en définitive d'une affection spéciale, tout à fait différente de ce que nous étudions ici.

Il est un point important de l'étude des néoplasmes primitifs des nerfs, ce sont les connexions de la tumeur avec les faisceaux nerveux. Elles dépendent du point de départ du néoplasme. Suivant qu'il naît dans le tissu conjonctif péri-nerveux ou dans la zone intra-fasciculaire, il est périphérique ou central. La tumeur péri-nerveuse (fig. 95) peut elle-même entourer le tronc nerveux à la façon d'un manchon, ou se développer latéralement, refoulant le nerf du côté opposé. La tumeur centrale écarte les faisceaux nerveux en augmentant de volume. Dans le cas de myxome kystique signalé par Schwartz et rapporté plus haut, les filets dissociés du nerf radial apparaissaient comme

<hr>

[1] Schwartz. Traité de Chirurgie clinique et opératoire, t. IV, p. 127.

[2] Le Dentu. Cité par Schwartz. Traité de Chirurgie clinique et opératoire, t. IV, p. 128.

autant de petites traînées blanches, de petits fils enveloppant la poche kystique.

Les nerfs restent longtemps indemnes au contact de ces tumeurs conjonctives, et c'est là un fait remarquable si on le

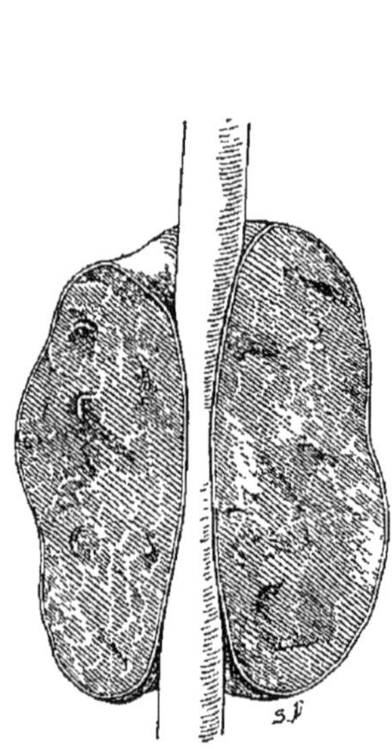

Fig. 95.
Tumeur péri-nerveuse
(schématique).

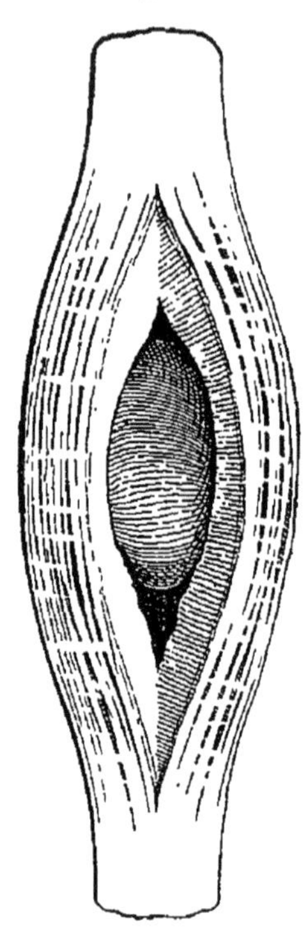

Fig. 96.
Tumeur intra-nerveuse
(*très schématique*).

compare aux lésions des nerfs envahis par les néoplasmes secondaires. Si le fibrome ou le sarcome se développe à la périphérie il comprime le tronc nerveux qui apparaît aminci lorsqu'on dissèque la tumeur, mais la continuité des tubes nerveux est conservée. En cas d'accroissement latéral, ou de point de départ central, les fibres nerveuses sont dissociées, le nerf est aplati, rubané, étalé, mais non entamé. La capsule d'enveloppe du néoplasme forme une barrière à l'envahissement. S'il s'agit d'un sarcome ou d'un myxome, à un moment de

26.

l'évolution de la tumeur, la capsule peut être détruite et les fibres nerveuses sont envahies. Mais c'est là une complication relativement tardive, et pendant longtemps le nerf a été épargné.

§ 2. — Tumeurs secondaires

Dès 1864, le professeur Cornil [1] a bien montré le mode de propagation des cancers aux troncs nerveux. Colomiatti en 1876 a fait paraître une monographie sur cette question. Plus récemment je signalerai les publications de Pilliet [2], la thèse d'Oiry [3], le travail de Reboul [4].

Le cancer du sein se propage aux nerfs intercostaux et aux nerfs de l'aisselle. Les branches supérieures du plexus lombaire peuvent être envahies dans le cancer du rein, et de même, les malades atteintes de cancer utérin souffrent de névralgie sciatique ou crurale par propagation du cancer à ces deux nerfs. L'envahissement se fait de proche en proche, et plus souvent à distance par la voie lymphatique. L'étroite connexion qui existe entre le système lymphatique et les gaines péri-nerveuses explique cette extension.

On ne trouve pas sur le tronc nerveux de tumeur circonscrite comme dans le cas de fibrome ou de sarcome, mais, sur une certaine étendue de son trajet, on constate un épaississement, le nerf est renflé et prend un aspect fusiforme. A l'œil nu, les lésions rappellent celles de la névrite. Au microscope, on voit sur une coupe transversale du nerf, des boyaux de cellules épithéliales qui infiltrent le tissu conjonctif péri et intra-fasciculaire. Les faisceaux nerveux sont dissociés et comprimés. Les cellules épithéliales se présentent avec les mêmes caractères qu'au niveau de la tumeur primitive; suivant les cas il s'agit d'épithéliome pavimenteux lobulé avec globes épidermiques, ou d'épithéliome cylindrique. Le contact entre le

---

[1] Cornil. Journal de l'anatomie, 1864, p. 183.

[2] Pilliet. Soc. anat., mai 1888, p. 585 et Soc. anat., fév. 1892.

[3] Oiry. Thèse de doctorat, Paris, 1890, n° 116.

[4] Reboul. Archives provinciales de chirurgie, 1893, p. 113.

néoplasme et le tissu nerveux est plus intime que dans les tumeurs conjonctives, aussi les fibres nerveuses sont-elles beaucoup plus altérées; un grand nombre d'entre elles sont détruites et subissent la dégénérescence wallérienne.

La diffusion du néoplasme est également beaucoup plus grande; outre la masse épithéliale principale dont l'ensemble produit le gonflement apparent du nerf, on retrouve à distance, sur des coupes pratiquées loin du foyer principal, des îlots de cellules épithéliales qui se sont ainsi propagées en suivant les espaces lymphatiques. La répartition du néoplasme explique l'inefficacité du traitement et la difficulté, pour ne pas dire l'impossibilité, de faire une exérèse complète.

S Y M P T Ô M E S

Troubles fonctionnels. — Certaines tumeurs sont absolument latentes ne se révélant cliniquement par aucun trouble fonctionnel ; ce n'est que lorsque le néoplasme a acquis un volume assez notable que le malade s'en aperçoit par hasard.

Plus souvent le début est signalé par des douleurs qui surviennent même avant l'apparition nette d'une tuméfaction. Les malades éprouvent des fourmillements, de l'engourdissement sur le trajet du nerf, et sur ses ramifications terminales. La douleur spontanée est intermittente, revenant, sous forme de crises, à la façon d'une névralgie ; souvent les souffrances sont plus fortes la nuit que le jour. Une pression exercée sur la tumeur augmente la douleur et provoque parfois des irradiations dans les deux sens, vers la périphérie et vers la moelle.

Dans certains cas, et bien plus souvent dans les infiltrations cancéreuses secondaires, les douleurs sont extrêmement vives, au point de ne permettre aucun repos aux malades. Ce sont des piqûres, des brûlures, des élancements atroces, des sensations de broiement, de dilacération qui arrachent des gémissements aux plus énergiques. Le moindre ébranlement, la plus légère variation thermique, exagèrent encore les douleurs. Au moment des fortes crises, on constate des contractions fibrillaires des muscles et parfois des contractures ; on a signalé des faits de couvulsions généralisées simulant des crises épileptiques.

L'anesthésie et la paralysie ne sont pas des symptômes habituels des tumeurs primitives des nerfs et l'anatomie pathologique nous en donne la raison. Les faisceaux nerveux sont dissociés, comprimés, mais non détruits d'emblée comme dans une section, et si à la longue quelques fibres nerveuses dégénèrent la suppléance a eu le temps de s'établir. Cependant, dans les infiltrations cancéreuses, nous avons vu que l'altération des faisceaux nerveux est plus prononcée et plus rapide, c'est sans doute pour cette raison qu'on observe dans ce cas quelques troubles trophiques. On note un peu d'atrophie musculaire, de la sécheresse et de la desquamation de la peau et de l'œdème. Il existe en outre quelques troubles fonctionnels d'origine vasomotrice, notamment une sensation de chaleur ou de froid dans le membre correspondant.

Signes physiques. — Les renseignements fournis par l'exploration de la tumeur sont importants pour le diagnostic, ils diffèrent suivant qu'il s'agit d'une tumeur primitive ou d'une dégénérescence secondaire. Dans ce dernier cas, on ne sent rien ou seulement un certain degré d'épaississement du nerf, qui donne la sensation d'un cordon dur. Dans l'aisselle, par exemple, en cas d'envahissement des branches du plexus brachial, consécutivement à un cancer du sein, il est difficile d'obtenir des sensations précises, l'engorgement des ganglions et l'infiltration du tissu cellulaire forment une masse dure, compacte, qui enserre les troncs nerveux et masque leurs contours.

La tumeur primitive se présente sous l'aspect d'une masse arrondie, d'un volume variable, à contours nets, et de consistance ferme, rénitente ou molle suivant les cas. Sa situation répond exactement au trajet d'un tronc nerveux. Si on cherche à la mobiliser, on constate qu'on peut lui imprimer des mouvements de latéralité, mais dans le sens longitudinal, parallèlement à l'axe du membre, elle est à peu près immobile. D'ailleurs son degré de mobilité varie avec l'état de relâchement ou de tension du nerf ; c'est ainsi que dans la flexion du membre, la tumeur est plus mobile que dans l'extension forcée. La douleur locale et irradiée produite par la pression est un symptôme de grande valeur. Mais il faut savoir qu'elle est inconstante et nullement pathognomonique.

Lorsque la tumeur est petite, très mobile et située dans une région facile à explorer, comme par exemple au pli du coude, on peut arriver à apprécier exactement ses connexions avec le tronc nerveux, et savoir si elle est implantée latéralement sur la gaine nerveuse ou si elle entoure complètement le nerf. Dans le premier cas, on pourra la saisir et la comprimer sans provoquer de douleur, tandis que dans le second la moindre pression retentit immédiatement sur les faisceaux nerveux. On peut même déterminer par cette exploration quelques contractions fibrillaires ou quelques secousses au niveau des muscles correspondants.

PRONOSTIC

Les néoplasmes primitifs des nerfs sont infiniment moins graves que les dégénérescences secondaires. Outre les douleurs atroces qu'elles provoquent, celles-ci sont la preuve de l'extension du cancer, et sont par suite du plus fâcheux augure, d'autant plus que toute tentative d'extirpation est irréalisable.

Parmi les tumeurs primitives, les fibromes constitués par du tissu conjonctif adulte sont particulièrement bénins à cause de leur lente évolution et de leur facile énucléation. Il faut reconnaître d'ailleurs que les fibromes purs sont rares et que le plus souvent il s'agit de fibro-myxome ou de fibro-sarcome. Mais ces tumeurs mixtes elles-mêmes ont souvent une marche lente et restent longtemps encapsulées. Le professeur DUPLAY[1] a opéré un sarcome du nerf cubital qui remontait à trois ans. A un moment de leur évolution, les sarcomes peuvent prendre une rapide extension en rompant la barrière formée par leur capsule, se propager aux régions voisines, contracter des adhérences et s'infiltrer dans les interstices musculaires et le long des

[1] DUPLAY. Progrès médical, 1877, p. 883.

gaines vasculaires. A cette période, l'extirpation devient beaucoup plus malaisée et la récidive est fréquente après l'opération, d'autant plus que l'exérèse a pu être incomplète par suite de cette diffusion que je viens de signaler. Il y a donc grand intérêt à enlever ces tumeurs conjonctives sitôt qu'elles sont appréciables.

DIAGNOSTIC

Ce qui rend le diagnostic de ces tumeurs difficile, c'est qu'il n'existe pas de symptômes caractéristiques. A moins d'avoir affaire à une tumeur bien circonscrite, pédiculée sur la gaine d'un nerf superficiellement situé et dont l'exploration est aisée à travers les téguments, le diagnostic reste souvent hésitant par la raison que certaines tumeurs, implantées sur la paroi conjonctive d'un nerf n'entraînent aucune douleur locale ou irradiée, ni aucune sensation de fourmillement, et que, d'autre part, des tumeurs para-nerveuses telles que des *kystes*, des *tumeurs ganglionnaires* et surtout des *poches anévrismales* à parois épaisses et dépourvues de battements, peuvent irriter le tronc nerveux voisin et provoquer des douleurs tout à fait comparables à celles qui caractérisent les néoplasmes des nerfs.

Les *tubercules sous-cutanés douloureux* sont des petites tumeurs situées sur le trajet de filets nerveux sensitifs; ils occupent suivant leur dénomination le tissu cellulaire sous-dermique, et ne prennent une telle importance que parce que, suivant la juste remarque de P. BROCA, ils se développent chez des sujets, des femmes le plus souvent, prédisposés de par leur état névropathique.

La *neurofibromatose*, et ses tumeurs multiples répandues en différents points de l'organisme, ne peut pas être confondue avec les néoplasmes que nous étudions dans ce chapitre.

Quant aux *névromes plexiformes*, ce sont des masses irrégulières, formées de cordons durs et entrelacés, et habituellement indolentes. Elles sont d'origine congénitale et par suite se rencontrent presque toujours chez des enfants et en certaines régions, notamment à la tempe, au cou, ou encore au niveau du prépuce.

Les douleurs vives, irradiées le long des troncs nerveux, au voisinage d'un cancer, doivent faire admettre l'envahissement nerveux secondaire sans qu'on puisse le plus souvent en reconnaître les limites.

TRAITEMENT

A. Curatif. — Toute tumeur nerveuse circonscrite, fibrome, myxome ou sarcome doit être enlevée. Il y a à cela deux raisons : 1° quelle que soit la nature du néoplasme, le nerf subit à son contact une irritation ou une compression qui peut à la longue entraîner une dégénérescence de ses fibres, et, par suite, la perte des fonctions sensitive et motrice; 2° si le fibrome pur ne présente pas de gravité par lui-même, on n'en saurait dire autant du sarcome qui peut, à un moment donné, prendre les allures d'une tumeur maligne. Or le fibrome pur est rare, le plus souvent il s'agit du fibro-sarcome, et en tout cas la transformation du fibrome en sarcome est toujours possible.

ÉNUCLÉATION. — L'opération idéale consiste à extirper complètement la tumeur, tout en conservant le tronc nerveux intact. Suivant les cas, on se trouvera en présence d'une tumeur périphérique, ou d'un néoplasme occupant le centre du nerf. La tumeur périphérique entoure complètement le nerf ou bien elle est latérale, appendue à une des parois de la gaine. Ces connexions entre le néoplasme et le tronc nerveux doivent être nettement précisées avant d'entreprendre l'extirpation, car c'est d'elles que découle la technique opératoire. La tumeur latérale est la plus facile à enlever, une dissection fine de la gaine nerveuse permettra de faire une ablation complète sans entamer les tubes nerveux. Quand le nerf est aplati et étalé à la surface du néoplasme, il peut contracter de larges adhérences et son isolement nécessite une attention soutenue. Si le nerf est environné de toutes parts par la tumeur, celle-ci devra être incisée dans toute sa longueur parallèlement à l'axe nerveux et, procédant prudemment couche par couche, on atteindra le centre de la tumeur. Redoublant alors de prudence, on parviendra à séparer la gaine du nerf de la capsule d'enveloppe de la tumeur.

La variété la plus complexe au point de vue opératoire est la tumeur centrale intra-nerveuse. Il faut de toute nécessité, pour l'aborder, traverser le nerf aminci et étalé à sa surface. Une incision longitudinale menée parallèlement à la direction des fibres nerveuses permettra de pénétrer entre les faisceaux nerveux, de les écarter et d'énucléer le néoplasme sans avoir détruit un grand nombre de tubes nerveux. Cette lésion nerveuse partielle n'entraine ultérieurement aucune conséquence fâcheuse, les fibres demeurées intactes étant en nombre suffisant pour assurer la fonction.

La conduite à tenir est la même en cas de *kyste intra-nerveux*. Cependant il ne sera pas toujours facile d'en faire l'extirpation complète, à cause de la minceur de ses parois; on pourrait alors se contenter, à l'exemple de Schwartz, d'en faire l'ouverture et l'évacuation. Le résultat fonctionnel fut bon; localement il restait une petite nodosité sur le trajet du nerf. Dans un cas analogue, le professeur Le Dentu fit l'excision incomplète du kyste et détruisit le reste de la poche au nitrate d'argent. Une telle opération n'est possible que lorsqu'il s'agit de myxome ou de fibrome kystique. Le sarcome kystique nécessite une opération plus large, et bien souvent on sera conduit à pratiquer la résection du nerf.

Toutes ces interventions doivent être faites *aseptiquement* en rejetant absolument les substances antiseptiques irritantes pour les fibres nerveuses. La rapidité d'exécution et la légèreté de main réduiront au minimum le traumatisme; et par suite l'hémorragie et la cicatrice ultérieure seront sans importance.

Courvoisier, en 1886, a rassemblé 23 extirpations de néoplasmes des nerfs avec 13 guérisons complètes, 1 mort, 4 récidives et 5 guérisons incomplètes, avec troubles fonctionnels persistants.

Résection nerveuse. — Les sarcomes exposent à la récidive même lorsqu'ils sont encore encapsulés, ainsi sera-t-on souvent conduit à faire non l'énucléation de la tumeur mais la *résection* large du nerf. A plus forte raison cette conduite s'imposet-elle en présence d'une tumeur sarcomateuse récidivée ou même lorsque le sarcome de date déjà ancienne a manifestement franchi les limites de sa capsule. Le tronc nerveux sera coupé au-dessus et au-dessous de la tumeur, à un centimètre de distance au moins, c'est-à-dire en tissu sain. Cette *résection nerveuse* comporte évidemment un pronostic beaucoup plus sérieux puisqu'elle entraîne fatalement la dégénération du nerf. La conséquence est la perte de la sensibilité et, du mouvement dans le territoire correspondant. Cependant celle-ci n'est pas fatale ; on a cité des cas dans lesquels la résection d'un tronc nerveux important n'a été suivie que de troubles fonctionnels faibles et passagers. Ce fait s'explique par la suppléance nerveuse ; le nerf réséqué, comprimé depuis longtemps par la tumeur, avait cessé de fonctionner malgré son apparence intacte, et les nerfs voisins avaient assuré la suppléance, en sorte que la résection nerveuse n'ajoute aucun trouble, parfois même, par une sorte d'action dynamogénique, invoquée par Brown-Séquard, elle peut provoquer une suppléance jusque-là latente.

Après la résection, il est indiqué de mettre les deux bouts nerveux en contact, de façon à favoriser la régénération. La *suture* n'est possible que si la tumeur est petite et par suite la résection très limitée. On pourra, pour faciliter la suture, exercer une certaine traction sur les deux bouts et surtout sur le bout central produisant ainsi une véritable élongation. C'est à Nélaton que revient l'honneur d'avoir fait la première résection nerveuse suivie de suture. Lorsque la résection nerveuse a été largement faite, on sera réduit à recourir à des procédés dont nous avons déjà parlé à propos des plaies des nerfs et qui sont : la greffe nerveuse, la suture par anastomose (Letiévant), la suture à distance avec des fils de catgut (Assaky), la suture tubulaire (Van Lair).

On a vu la fonction se rétablir presque complètement à la suite de résections nerveuses étendues, alors même qu'on n'avait employé aucun des procédés sus-énoncés. Trélat[1] réséquant le scia-

---

[1] Trélat. Bulletins de la Société de chirurgie, 17 novembre 1875 et 29 mars 1876.

tique au creux poplité, a obtenu au bout de sept mois un retour suffisant des fonctions pour permettre au malade de marcher facilement. De même, Bobroff [1] rapporte une observation dans laquelle un malade marchait avec aisance deux ans après la résection de 12 centimètres du nerf sciatique.

B. **Palliatif.** — Il n'est pas toujours possible d'extirper le néoplasme même au prix d'une résection étendue. Les sarcomes récidivés présentent souvent une disposition telle qu'il est impossible de songer à l'exérèse ; les adhérences, l'envahissement des tissus voisins, et surtout la présence de noyaux secondaires à distance dans les ganglions, les os ou les poumons sont autant de contre-indications au traitement curatif.

La chirurgie est réduite à la même impuissance en face des néoplasmes secondaires. Nous en avons déjà donné les raisons anatomiques. En admettant même, ce qui est exceptionnel, qu'il n'y ait pas de récidive du néoplasme soit à l'endroit où siégeait la tumeur primitive, soit au niveau des ganglions tributaires, l'extirpation du nerf infiltré ne donnerait aucune sécurité pour l'avenir, la localisation exacte de l'envahissement cancéreux étant impossible.

L'abstention est de rigueur dans ces cas, à moins qu'on ne songe à combattre un symptôme tel que la douleur. On sait à quelles souffrances ces malades sont fréquemment condamnés. Aussi est-on autorisé à pratiquer une opération palliative destinée à leur procurer quelque soulagement.

Aronssohn [2] avait déjà remarqué que la *compression* exercée sur le tronc nerveux au-dessus de la tumeur diminue les douleurs ; l'effet physiologique de la compression nerveuse sur l'insensibilité est aujourd'hui bien connue, et je rappellerai que c'est en s'appuyant sur ces faits que Delorme a proposé de combattre, et a combattu lui-même avec succès, les douleurs de la névrite par la compression nerveuse.

L'opération la plus simple est l'*élongation* qui abolit la fonc-

---

[1] Bobroff. Centr. f. Chir., 1895, n° 485.

[2] Aronssohn. Thèse de Strasbourg, 1822.

tion sensitive tout en conservant la fonction motrice. C'est elle qu'on devra donc tenter en premier lieu, à moins qu'il ne s'agisse de filets purement sensitifs. Dans ce dernier cas, on fera d'emblée la *section* et même la *résection* du nerf au-dessus de la zone douloureuse. On a été conduit à la pratiquer même sur des nerfs mixtes, l'élongation simple ayant échoué ; une telle opération entraîne naturellement la paralysie en même temps que l'analgésie, et le malade devra être prévenu du sacrifice qui lui est imposé.

Et malgré tout, après un temps variable, les douleurs peuvent reparaître, aussi dans ces dernières années a-t-on songé à appliquer au traitement des névrites cancéreuses l'opération déjà tentée contre les névrites rebelles : la section intra-rachidienne des racines postérieures. J.-L. FAURE[1], dans un cas de névralgie rebelle consécutive à un cancer utérin, a fait la section des racines postérieures lombaires. Le malade n'en a obtenu qu'une très légère et passagère amélioration.

[1] J.-L. FAURE. Gazette hebdomadaire, 1897.

TABLE DES MATIÈRES

PREMIÈRE PARTIE

CHIRURGIE DES ARTÈRES

CHAPITRE PREMIER

LÉSIONS TRAUMATIQUES

CHAPITRE II

ANÉVRISMES ARTÉRIELS

CHAPITRE III

ANÉVRISMES ARTÉRIO-VEINEUX

CHAPITRE IV

ANÉVRISMES CIRSOÏDES

DEUXIÈME PARTIE

CHIRURGIE DES VEINES

CHAPITRE PREMIER

LÉSIONS TRAUMATIQUES

CHAPITRE II

VARICES

CHAPITRE III

PHLÉBITE

TROISIÈME PARTIE

CHIRURGIE DES LYMPHATIQUES

CHAPITRE PREMIER

CHAPITRE II

LYMPHANGITES

CHAPITRE III

LYMPHANGIECTASIES

CHAPITRE IV

ADÉNITES

CHAPITRE V

NÉOPLASMES DES GANGLIONS

QUATRIÈME PARTIE

CHIRURGIE DES NERFS

CHAPITRE PREMIER

PLAIES DES NERFS

CHAPITRE II

LÉSIONS TRAUMATIQUES NON EXPOSÉES

CHAPITRE III

NÉVRITE

CHAPITRE IV

TUMEURS DES NERFS

ÉVREUX, IMPRIMERIE DE CHARLES HÉRISSEY